D1683481

KOMPETENZZENTRUM E-LEARNING
IN DER MEDIZIN BADEN-WÜRTTEMBERG
HTTP://E-LEARNING.MEDIZIN-BW.DE
LEARNING@MEDIZIN.UNI-ULM.DE

V. Hombach (Hrsg.)

Kardiologie:

Grundlagen – Fortschritte –
Klinische Erfahrungen

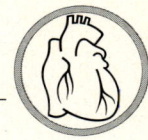

Band 1: Die Koronare Herzkrankheit

Kardiologie

Grundlagen – Fortschritte – Klinische Erfahrungen

Band 1:
Die Koronare Herzkrankheit

Herausgegeben von

V. Hombach, Köln

Mit Beiträgen von

D. W. Behrenbeck, Köln · H. Blanke, Marburg · H. Dalichau, Köln · J. Dirschinger, München · S. Effert, Aachen · R. Erbel, Mainz · R. von Essen, Aachen · M. Fuchs, Köln · A. Hannekum, Köln · H.-W. Heiss, Freiburg · H. H. Hilger, Köln · H. Hirche, Köln · V. Hombach, Köln · M. Kaltenbach, Frankfurt · G. Kober, Frankfurt · M. Koch, Frankfurt · H. C. Mehmel, Heidelberg · W. Merx, Neuss · B. J. Messmer, Aachen · J. Meyer, Mainz · P. Rentrop, New York · W. Rudolph, München · D. Scherer, Frankfurt · A. D. Schmidt-Moritz, Frankfurt · B. E. Strauer, München · M. Tauchert, Köln

Mit einem Geleitwort von

Prof. Dr. H. H. Hilger, Köln

Mit 99 Abbildungen und 71 Tabellen

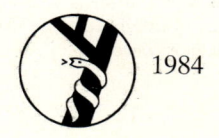

1984

F. K. SCHATTAUER VERLAG
STUTTGART – NEW YORK

CIP-Kurztitelaufnahme der Deutschen Bibliothek

Kardiologie : Grundlagen – Fortschritte – klin.
Erfahrungen / hrsg. von V. Hombach. – Stuttgart ;
New York : Schattauer

NE: Hombach, Vinzenz [Hrsg.]
Bd. 1. Die koronare Herzkrankheit. – 1984

Die koronare Herzkrankheit / hrsg. von V. Hombach.
Mit Beitr. von D. W. Behrenbeck ... Mit e. Geleitw.
von H. H. Hilger. – Stuttgart ; New York : Schattauer,
1984.
   (Kardiologie ; Bd. 1)
   ISBN 3-7945-0982-X

NE: Hombach, Vinzenz [Hrsg.]; Behrenbeck, Dieter
[Mitverf.]

In diesem Buch sind die Stichwörter, die zugleich eingetragene Warenzeichen sind, als solche nicht besonders kenntlich gemacht. Es kann also aus der Bezeichnung der Ware mit dem für diese eingetragenen Warenzeichen nicht geschlossen werden, daß die Bezeichnung ein freier Warenname ist.

Alle Rechte, insbesondere das Recht der Vervielfältigung und Verbreitung sowie der Übersetzung in fremde Sprachen, vorbehalten. Kein Teil des Werkes darf in irgendeiner Form (Fotokopie, Mikrofilm oder ein anderes Verfahren) ohne schriftliche Genehmigung des Verlages reproduziert werden.

© 1984 by F. K. Schattauer Verlag GmbH, Stuttgart, Germany

Printed in Germany

Satz, Druck und Einband: Mayr Miesbach, Druckerei und Verlag GmbH

ISBN 3-7945-0982-X

Geleitwort

Auf verschiedenen Gebieten der Kardiologie sind wir in den letzten Jahrzehnten und insbesondere in den letzten Jahren Zeugen einer stürmischen Entwicklung geworden, die sowohl den theoretischen Erkenntniszuwachs im Bereich der Grundlagenforschung betrifft als auch vielfältige neue diagnostische und therapeutische Möglichkeiten umfaßt, die unsere klinische Arbeit nachhaltig beeinflussen und auf vielen Gebieten zu wesentlichen Änderungen unseres ärztlichen Handelns geführt haben. Es ist ein begeisterndes Erlebnis für alle aktiv an diesem Entwicklungsprozeß Beteiligten, in Teilbereichen durch eigenes Tun zum Fortschritt beizutragen. Originelle Ideen, methodische Neu- und Weiterentwicklungen, experimentelle und klinische Erfahrungen mit neuen Techniken und der daraus resultierende Erkenntnisgewinn haben einen vielfältig stimulierenden Effekt auf die Arbeit der wissenschaftlich und ärztlich Tätigen und führen zu einer oft entscheidenden Verbesserung der therapeutischen Möglichkeiten und Ergebnisse – dem prinzipiellen Ziel unserer ärztlichen Bemühungen.

Die immer kürzer werdende »Halbwertszeit« des aktuellen medizinischen Wissens erfordert eine angemessene Form der publizistischen Vermittlung der neuen Erkenntnisse. Wissenschaftliche Symposien, Kongresse, Publikationen in Fachzeitschriften und zusammenfassende Darstellungen in Übersichtsartikeln und Monographien ergeben eine aktuelle und sich vorteilhaft ergänzende Vielfalt der Information. Lehrbücher und Handbuchartikel vermitteln die gesicherten Erkenntnisse einem größeren Interessentenkreis in adäquater Form. Dazwischen bleibt ein publizistischer Raum, der durch die Kombination von flexibler Aktualität und allgemeingültiger Darstellung der neueren Erkenntnisse und diagnostischen wie therapeutischen Möglichkeiten umrissen ist und am besten in der Form einer Fortbildungsreihe verwirklicht werden kann.

Mein langjähriger Mitarbeiter Prof. Dr. Vinzenz Hombach, selbst ausgewiesen durch viele fruchtbare und weiterführende neue wissenschaftliche Ergebnisse auf dem Gebiet der Kardiologie und getragen von großem ärztlichem Engagement, hat es sich zur Aufgabe gemacht, eine Buchreihe »Kardiologie: Grundlagen – Fortschritte – Klinische Erfahrungen« herauszugeben, die dem beschriebenen Erfordernis der Synthese von Aktualität und gesicherter Allgemeingültigkeit möglichst gut gerecht wird.

Der vorliegende erste Band zum Thema »Die Koronare Herzkrankheit« legt beredtes Zeugnis über dieses Bemühen ab. Es ist Herrn Hombach gelungen, das hochaktuelle und klinisch besonders relevante Thema der koronaren Herzkrankheit unter pathophysiologischen, klinischen und therapeutischen Aspekten zweckmäßig aufzugliedern und für die jeweiligen Kapitel hervorragend qualifizierte Autoren zu gewinnen, die durch eigene Untersuchungen und Erfahrungen auf dem jeweiligen Gebiet besonders ausgewiesen sind. Als Ergebnis liegt nunmehr ein Buch vor, das sowohl für alle auf diesem Gebiet aktiv Tätigen eine aktuelle Fundgrube neuer Erkenntnisse und Erfahrungen in übersichtlicher und leicht auffindbarer Form sein wird als auch den am Thema interessierten Neuzugängern eine hervorragende Übersicht und Primärinformation mit hilfreicher Einführung in die wichtigen Details ermöglicht.

Die fruchtbare Zusammenarbeit von Herausgeber und F. K. Schattauer Verlag, dem für die adäquate Ausstattung des Buches Anerkennung gezollt sei, hat ein gelungenes Werk hervorgebracht, dem ich eine gute Aufnahme bei einem weiten Interessentenkreis wünsche, der aus der Lektüre großen Nutzen ziehen wird.

Köln, im Juli 1984　　　　　　　　　　H. H. Hilger

Vorwort

In den letzten zwei Jahrzehnten sind auf dem Gebiete der Kardio-Angiologie sowohl in diagnostischer, als auch in therapeutischer Hinsicht bedeutsame Fortschritte erzielt worden. Man denke nur an diagnostische Verfahren wie die Verfeinerung der Herzkatheterisierung, die Echokardiographie, die Dopplersonographie, die digitale Subtraktionsangiographie oder die Computertomographie und neuerdings die Kernspinresonanztomographie, oder an spezielle Therapieverfahren wie die Herzchirurgie, die Ballonkatheterdilatationen, die intrakoronaren Reperfusionsmaßnahmen oder die Herzschrittmachertherapie. Durch den raschen Fortschritt des Wissens entsteht ein fortwährendes Informationsbedürfnis, das durch eine ganze Reihe von Fortbildungsmaßnahmen wie Medizinkongresse, Zeitschriften und Lehrbücher gedeckt werden kann. In der letzten Zeit sind neben einer Zunahme allgemein interessierender Kongresse und speziellen Themen gewidmeter Symposien eine Reihe ausgezeichneter Lehrbücher der Kardio-Angiologie erschienen. Die hier konzipierte Fortbildungsreihe soll deshalb kein weiteres Lehrbuch der Kardiologie darstellen. Da aber Lehrbücher infolge des rapiden Wissenszuwachses in Detailfragen rasch überholt sein können, war das Konzept bei der Planung dieser Reihe, eine Synthese aus spezieller Information und allgemeingültiger Darstellung bestimmter Themenkreise aus dem Gebiet der Kardio-Angiologie zu versuchen.

In jeweils einem gesonderten Band, der einmal im Jahr erscheinen soll, sollen durch Experten schwerpunktmäßig größere zusammenhängende Themenkreise der Kardio-Angiologie so dargestellt werden, daß nicht nur der auf dem betreffenden Gebiet tätige Spezialist zumindest den neuesten Überblick über *sein* Thema erhält, sondern besonders auch der klinisch-praktisch tätige Kardio-Angiologe und der nicht spezialisierte Kollege ausgiebig und verständlich über die gültigen Ansichten und Neuentwicklungen informiert wird. Dabei waren die Autoren aufgefordert, aus eigenen Ergebnissen und Erfahrungen aus der Literatur auch bei kontroversen Standpunkten ein möglichst ausgewogenes Urteil abzugeben. Andererseits sollte auch die Individualität der eigenen Meinungsbildung der einzelnen Autoren gewahrt bleiben, wodurch eine allzu straffe Anlehnung an ein Darstellungskorsett vermieden werden sollte und konnte. Wir hoffen, daß durch die lebhafte und individuelle Darstellung der Themenkomplexe fruchtbare Diskussionen entstehen, welche den Erkenntnisstand vorantreiben können. Insofern sind wir für jede nützliche und aufbauende Kritik sehr dankbar.

Als Thema des ersten Bandes wurde die Darstellung der *Koronaren Herzkrankheit* gewählt, eines Krankheitskomplexes, der in diagnostischer und therapeutischer Hinsicht qualitativ und quantitativ eine besondere Herausforderung an Epidemiologen, Biochemiker, Physiologen, Pathologen und Kliniker darstellt. In 13 schwerpunktmäßig aufgeteilten Kapiteln werden die wichtigsten diagnostisch und therapeutisch gesicherten Erfahrungen und zukünftigen Entwicklungen besprochen, wobei nicht alle Nuancen und Aspekte dieses großen Themenkreises im Detail erörtert werden konnten. Die Autoren sind dem gewünschten Konzept in beinahe optimaler Weise gerecht geworden, wofür ich allen Beteiligten meinen besonderen Dank aussprechen möchte.

Mein ausdrücklicher Dank gilt meinem verehrten Chef, Herrn Professor Dr. H. H. Hilger, für die stete Unterstützung und moralische Aufmunterung bei der Durchführung dieses Projektes. Dem F. K. Schattauer Verlag sei herzlich gedankt für die hervorragende Ausstattung der Buchreihe, und besonders Herrn Professor Dr. Dr. P. Matis schulde ich Dank für seine große Geduld und freundschaftliche Hilfe bei der Planung und Realisierung dieser Fortbildungsreihe.

Köln, im April 1984   V. Hombach

Inhaltsverzeichnis

Kap. 1
Physiologie und Pathophysiologie des Koronarkreislaufs
Von Hj. Hirche 1

- 1.1. Anatomie der Koronargefäße 1
  - 1.1.1. Arterien und Venen 1
  - 1.1.2. Kapillaren 1
- 1.2. Messung der Koronardurchblutung 3
  - 1.2.1. Elektromagnetische Flowmeter 3
  - 1.2.2. Ultraschall-Flowmeter 4
  - 1.2.3. Indikatormethode 4
  - 1.2.4. Messung des regionalen Flusses 4
- 1.3. Regelung der Koronardurchblutung 4
  - 1.3.1. Physikalische Faktoren 4
  - 1.3.2. Vegetative Innervation 6
  - 1.3.3. Metabolische Regelung 7
- 1.4. Kollateralzirkulation 8
- 1.5. Koronarsklerose 10
- 1.6. Pathophysiologie der Myokardischämie 10

Kap. 2
Koronardurchblutungsmessungen bei koronarer Herzkrankheit
Von H. W. Heiss 19

- 2.1. Einführung 19
- 2.2. Argonmethode 20
  - 2.2.1. Schlußfolgerungen 26
- 2.3. Thermodilutionsmethode 26
- 2.4. Regionale Myokarddurchblutungsmessungen 27
  - 2.4.1. Mikrosphären 29
  - 2.4.2. Positronenemissionstomographie 29
- 2.5. Schlußfolgerungen 30

Kap. 3
Die nichtinvasive Diagnostik der koronaren Herzkrankheit
Von V. Hombach und H. H. Hilger 33

- 3.1. Einleitung 33
- 3.2. Anamneseerhebung 33
- 3.3. Klinische Untersuchung 36
- 3.4. Elektrokardiogramm 37
  - 3.4.1. Ruhe-Elektrokardiogramm 37
  - 3.4.2. Belastungs-Elektrokardiogramm 38
  - 3.4.3. Dipyridamol-Test 43
  - 3.4.4. Langzeitelektrokardiogramm 45

	3.4.5.	Signalgemitteltes hochverstärktes Oberflächen-EKG	50
	3.4.6.	Fortlaufend registriertes, hochverstärktes Oberflächen-EKG	52
3.5.	Plötzlicher Herztod		53
3.6.	Mechanokardiographie (systolische Zeitintervalle)		55
3.7.	Echokardiographie		56
3.8.	Nuklearmedizinische Methoden (Herzbinnenraumszintigraphie, Myokardszintigraphie)		60
3.9.	Radiologische Methoden		66
3.10.	Nuklearmagnetische Resonanztomographie (Kernspintomographie)		72

Kap. 4
Die invasive Diagnostik der Koronaren Herzkrankheit
Von M. Fuchs, D. W. Behrenbeck und V. Hombach 83

4.1.	Einschwemmkatheter		83
4.2.	Makroherzkatheteruntersuchung		84
	4.2.1.	Koronarangiographie	85
	4.2.2.	Druckmessung, Hämodynamik, Herzmuskelmechanik	86
		4.2.2.1. Linksventrikulärer Druck	87
		4.2.2.2. Aus der Kammerdruckkurve abgeleitete Parameter der Kontraktilität	87
	4.2.3.	Lävokardiographie	88
		4.2.3.1. Qualitative Auswertung des Lävokardiogramms	89
		4.2.3.2. Quantitative Analyse des Lävokardiogramms	89
	4.2.4.	Ventrikelvolumina und davon abgeleitete Größen	91
	4.2.5.	Parameter zur Ventrikelwandanalyse	95
		4.2.5.1. Segmentale Funktionsanalyse des linken Ventrikels	96
	4.2.6.	Mehrbildanalyse der Ventrikelfunktion und abgeleitete Parameter	97
4.3.	Zusammenfassende Bewertung der invasiven diagnostischen Methoden		99

Kap. 5
Hämodynamik, Koronardurchblutung, myokardialer Sauerstoffverbrauch und Myokardstoffwechsel bei chronisch stabiler koronarer Herzkrankheit und bei akutem Myokardinfarkt des Menschen
Von H. C. Mehmel 103

5.1.	Hämodynamik		103
	5.1.1.	Hämodynamik im Angina-pectoris-Anfall	103
	5.1.2.	Hämodynamik beim akuten Myokardinfarkt	105
5.2.	Myokardstoffwechsel		107
	5.2.1.	Sauerstoffverbrauch und Koronardurchblutung	107
	5.2.2.	Die frühe Phase der Ischämie	107
	5.2.3.	Die späte Phase der Ischämie	109
	5.2.4.	Strukturelle Veränderungen und Ischämiestadien	109
5.3.	Myokardprotektion nach akutem Koronararterienverschluß		109

Kap. 6
Zum Problem des Koronarspasmus
Von R. Erbel, J. Meyer und S. Effert 113

6.1.	Klinik	113
6.2.	Koronarographische Befunde	119
6.3.	Provokationsmethoden von Koronarspasmen	122
6.4.	Pathophysiologie der Koronarspasmen	124
6.5.	Therapie der Variant-Angina	126
6.6.	Prognose	128
6.7.	Schlußfolgerung	128

Kap. 7
Atypische Koronarerkrankungen
Von M. TAUCHERT 137

7.1. Angina pectoris bei normalem Koronarangiogramm 137
    7.1.1. Nomenklatur 137
    7.1.2. Diagnostische Methoden 138
    7.1.3. Atypische Koronarerkrankungen mit erkennbaren pathogenetischen Faktoren . 138
    7.1.4. Atypische koronare Herzkrankheit ohne erkennbare pathogenetische Faktoren 140
    7.1.5. Therapie 143
    7.1.6. Prognose 143
7.2. Herzinfarkt bei normalem Koronarogramm 144
    7.2.1. Erklärungsmöglichkeiten für das Auftreten von Myokardinfarkten bei angiographisch normalen Koronararterien 144
    7.2.2. Therapie und Prognose 145

Kap. 8
Diagnostik und Therapie des Hochdruckherzens
Von B. E. STRAUER 149

8.1. Einleitung 149
8.2. Hypertrophieentwicklung und Koronararterien 150
8.3. Epidemiologische Kenndaten des Hochdruckherzens 151
8.4. Symptomatik des Hochdruckherzens 151
8.5. Ventrikelfunktion und koronare Hämodynamik 151
    8.5.1. Ventrikelgröße und Ventrikelfunktion 151
    8.5.2. Zentrale Hämodynamik 153
    8.5.3. Ventrikelfunktion unter Ruhebedingungen 154
    8.5.4. Ventrikelfunktion unter körperlicher Belastung 155
    8.5.5. Ventrikeldynamik und Hypertrophiegrad 157
    8.5.6. Regionale Motilität des Hochdruckherzens 158
    8.5.7. Ventrikeldehnbarkeit 158
    8.5.8. Kontraktilitäts- und Wandspannungsreserve 159
    8.5.9. Kardiale Auswirkungen bei Hochdruckkrisen 160
    8.5.10. Koronare Hämodynamik 163
    8.5.11. Myokardialer Sauerstoffverbrauch 164
8.6. Klinische Schweregradeinteilung des Hochdruckherzens 165
8.7. Therapeutische Konsequenzen 165
    8.7.1. Neue Entwicklungen in der Pharmakotherapie des Hochdruckherzens . . . 166
8.8. Zusammenfassende Schlußfolgerungen 168

Kap. 9
Pharmakotherapie der Angina pectoris
Von W. RUDOLPH und J. DIRSCHINGER 173

9.1. Nitrate – nitratähnliche Substanzen 174
    9.1.1. Wirkungsprinzip 174
    9.1.2. Pharmakokinetische Gesichtspunkte 174
    9.1.3. Antianginöse Wirksamkeit 175
        9.1.3.1. Akuttherapie, Akutprophylaxe der Angina pectoris . . . 175
        9.1.3.2. Dauerbehandlung der belastungsabhängigen Angina pectoris 176
        9.1.3.3. Behandlung der spontanen Angina pectoris 179
    9.1.4. Verträglichkeit 179
9.2. Beta-Rezeptorenblocker 180
    9.2.1. Wirkungsprinzip 180
    9.2.2. Pharmakokinetische Gesichtspunkte 180
    9.2.3. Antianginöse Wirksamkeit 181

		9.2.3.1.	Akuttherapie, Akutprophylaxe der Angina pectoris	182
		9.2.3.2.	Dauerbehandlung der belastungsabhängigen Angina pectoris	182
		9.2.3.3.	Behandlung der spontanen Angina pectoris	184
	9.2.4.	Verträglichkeit		184
9.3.	Calciumantagonisten			185
	9.3.1.	Wirkungsprinzip		185
	9.3.2.	Pharmakokinetische Gesichtspunkte		186
	9.3.3.	Antianginöse Wirksamkeit		187
		9.3.3.1.	Akuttherapie, Akutprophylaxe der Angina pectoris	187
		9.3.3.2.	Dauerbehandlung der belastungsabhängigen Angina pectoris	187
		9.3.3.3.	Behandlung der spontanen Angina pectoris	190
	9.3.4.	Verträglichkeit		190
9.4.	Oxyfedrin			190
9.5.	Amiodarone			191
9.6.	Medikamentenwahl/Kombinationstherapie			191

Kap. 10
Katheterdilatation von Herzkranzgefäßstenosen
Von G. Kober, A. D. Schmidt-Moritz, D. Scherer, M. Koch und M. Kaltenbach 205

10.1.	Einleitung		205
10.2.	Methode		205
	10.2.1.	Indikation zur TCA	205
	10.2.2.	Begleitbehandlung	205
	10.2.3.	Überprüfung des Stenoseausmaßes	206
	10.2.4.	Führungskatheter, Ballonkatheter	206
	10.2.5.	Ablauf der Ballondilatation	207
	10.2.6.	Beschwerden, Ischämiezeichen	208
	10.2.7.	Erfolgskontrolle	208
10.3.	Patienten und Ergebnisse		208
10.4.	Diskussion		214
10.5.	Zusammenfassung		215

Kap. 11
Intrakoronare Lysetherapie
Von H. Blanke und P. Rentrop 219

11.1.	Historischer Hintergrund	219
11.2.	Technik der nicht-chirurgischen Reperfusion	220
11.3.	Rekanalisationsraten der intrakoronaren Streptokinasetherapie	221
11.4.	Komplikationen der intrakoronaren Streptokinaseapplikation	224
11.5.	Mortalitätssenkung durch Reperfusion?	225
11.6.	Infarktgrößenbegrenzung durch Reperfusion?	226
11.7.	Vergleich mit systemischer Lysetherapie	231
11.8.	Indikationen und Zukunftsperspektiven	231

Kap. 12
Revaskularisation nach Streptolysebehandlung des akuten Herzinfarktes – Ballondilatation, Bypass-Operation
Von J. Meyer, W. Merx, R. Erbel, R. von Essen, B. J. Messmer und S. Effert 235

Kap. 13
Chirurgische Therapie der koronaren Herzkrankheit
Von H. Dalichau und A. Hannekum 241

13.1.	Elektive Koronar- und Ventrikelchirurgie		241
	13.1.1.	Indikationen zur Myokardrevaskularisation	241
		13.1.1.1. Chronische stabile Angina pectoris	241
		13.1.1.2. Instabile Angina pectoris	243

13.1.2.	Operationstechnik und Risiken der Myokardrevaskularisation	244
13.1.3.	Ergebnisse der Bypass-Chirurgie und Trends in der Koronarchirurgie	246
13.1.4.	Elektive Eingriffe am infarktgeschädigten Herzen	248
	13.1.4.1. Myokardrevaskularisation nach Infarkt	249
	13.1.4.2. Ventrikelchirurgie wegen Infarktfolgen	249
	13.1.4.2.1. Ventrikelaneurysma	249
	13.1.4.2.2. Postinfarzielle Mitralklappeninsuffizienz	252
	13.1.4.3. Ventrikeleingriffe wegen postinfarzieller Herzrhythmusstörungen . . .	252
13.1.5.	Klappen- und Koronarchirurgie	254
13.2. Notfallchirurgische Eingriffe wegen Infarktfolgen		255
13.2.1.	Ventrikelwandruptur	255
13.2.2.	Kammerseptumruptur (postinfarzieller Ventrikelseptumdefekt)	255
13.2.3.	Papillarmuskelruptur	256
13.3. Chirurgische Therapie des akuten Myokardinfarktes		257

Sachverzeichnis 267

Autorenverzeichnis

Prof. Dr. D. W. BEHRENBECK
  Medizinische Universitätsklinik III, Schwerpunkt Kardiologie, Joseph-Stelzmann-Straße 9, 5000 Köln 41

Dr. H. BLANKE
  Medizinische Universitätsklinik, Mannkopffstraße 1, 3550 Marburg

Prof. Dr. H. DALICHAU
  Herzchirurgische Klinik der Universität zu Köln, Joseph-Stelzmann-Straße 9, 5000 Köln 41

Dr. J. DIRSCHINGER
  Deutsches Herzzentrum, Lothstr. 11, 8000 München 2

Prof. Dr. S. EFFERT
  Abteilung Innere Medizin I der RWTH Aachen, Goethestr. 27/27, 5100 Aachen

Prof. Dr. R. ERBEL
  II. Medizinische Klinik und Poliklinik der Universität, Langenbeckstr. 1, 6500 Mainz

Prof. Dr. R. VON ESSEN
  Abteilung Innere Medizin I der RWTH Aachen, Goethestr. 27/27, 5100 Aachen

Dr. M. FUCHS
  Medizinische Universitäts-Klinik III, Schwerpunkt Kardiologie, Joseph-Stelzmann-Straße 9, 5000 Köln 41

Dr. A. HANNEKUM
  Herzchirurgische Klinik der Universität zu Köln, Joseph-Stelzmann-Straße 9, 5000 Köln 41

Prof. Dr. H.-W. HEISS
  Medizinische Universitäts-Klinik, Innere Medizin III, Kardiologie, Hugstetter Str. 55, 7800 Freiburg i. Br.

Prof. Dr. H. H. HILGER
  Medizinische Universitätsklinik III, Schwerpunkt Kardiologie, Joseph-Stelzmann-Straße 9, 5000 Köln 41

Prof. Dr. HJ. HIRCHE
  Lehrstuhl für Angewandte Physiologie, Institut NUP der Universität, Robert-Koch-Str. 39, 5000 Köln 39

Prof. Dr. V. HOMBACH
  Medizinische Universitäts-Klinik III, Schwerpunkt Kardiologie, Joseph-Stelzmann-Straße 9, 5000 Köln 41

Prof. Dr. M. KALTENBACH
  Zentrum der Inneren Medizin, Abteilung für Kardiologie, Klinikum der Universität, Theodor-Stern-Kai 7, 6000 Frankfurt/Main 70

Prof. Dr. G. KOBER
  Zentrum der Inneren Medizin, Abteilung für Kardiologie, Klinikum der Universität, Theodor-Stern-Kai 7, 6000 Frankfurt/Main 70

Dr. M. KOCH
  Zentrum der Inneren Medizin, Abteilung für Kardiologie, Klinikum der Universität, Theodor-Stern-Kai 7, 6000 Frankfurt/Main 70

Prof. Dr. H. C. MEHMEL
Medizinische Universitäts-Klinik, Abteilung Innere Medizin III, Kardiologie, Bergheimer Str. 58, 6900 Heidelberg

Prof. Dr. W. MERX
Medizinische Klinik, Städtische Krankenanstalten Neuss, St. Lukas Krankenhaus, Preußenstraße, 4040 Neuss

Prof. Dr. B. J. MESSMER
Abteilung für Herz- und Gefäßchirurgie der RWTH Aachen, Goethestraße 27/29, 5100 Aachen

Prof. Dr. J. MEYER
II. Medizinische Klinik und Poliklinik der Universität Mainz, Langenbeckstr. 1, 6500 Mainz

Prof. Dr. P. RENTROP
Mount Sinai Hospital, Department of Cardiology I, G. V. L. Navy Place, New York, N. Y. 10029, U.S.A.

Prof. Dr. W. RUDOLPH
Deutsches Herzzentrum, Lothstr. 11, 8000 München 2

Dr. D. SCHERER
Zentrum der Inneren Medizin, Abteilung Kardiologie, Klinikum der Universität, Theodor-Stern-Kai 7, 6000 Frankfurt/Main 70

Dr. A. D. SCHMIDT-MORITZ
Zentrum der Inneren Medizin, Abteilung Kardiologie, Klinikum der Universität, Theodor-Stern-Kai 7, 6000 Frankfurt/Main

Prof. Dr. B.-E. STRAUER
Klinikum Großhadern, Medizinische Klinik I, Universität München, Marchioninistr. 15, 8000 München 15

Prof. Dr. M. TAUCHERT
Medizinische Universitätsklinik III, Schwerpunkt Kardiologie, Joseph-Stelzmann-Str. 9, 5000 Köln 41

1. Physiologie und Pathophysiologie des Koronarkreislaufs

Von Hj. Hirche

1.1. Anatomie der Koronargefäße

1.1.1. Arterien und Venen

Zwei große Koronararterien, die rechte und die linke, entspringen in der Aorta in den Sinus Valsalvae, jeweils hinter der vorderen und hinteren Spitze der Aortenklappe. Die beiden Koronarostien liegen etwa in Höhe der freien Ränder der Aortenklappen, so daß sie durch die Klappen nicht verschlossen werden können. Bei etwa 14% der Menschen liegen die Ostien allerdings unterhalb der Höhe der freien Klappenränder (Lit. in Berne und Rubio, 1979). Eine Wirbelbildung der Blutströmung verhindert, daß sich die Klappen während der Austreibungsphase an die Aortenwand anlegen und die Koronarostien verschließen.

Die linke Koronararterie verläuft zwischen der Pulmonalarterie und dem linken Vorhofohr und teilt sich in den R. descendens und den R. circumflexus. Die linke Koronararterie ist beim Menschen 2–40 mm lang. Der R. descendens verläuft in der vorderen interventrikularen Furche zur Spitze und versorgt das angrenzende linke und rechte Ventrikelmyokard und den größten Teil des Interventrikular-Septums. Aus dem R. descendens entspringen vier bis sechs Seitenäste. Er endet an der Spitze oder verläuft um die Spitze herum und steigt in der Interventrikularfurche unterschiedlich hoch. Der R. circumflexus verläuft in der Vorhofkammerfurche und endet vor, in oder jenseits der hinteren Interventrikularfurche. Nur in 10% findet sich eine hintere deszendierende Arterie beim Menschen aus dem R. circumflexus (B in Abb. 1). Sie entspringt gewöhnlich aus der rechten Koronararterie (A in Abb. 1). Aus dem R. circumflexus entspringen zahlreiche Seitenäste zum linken Ventrikel und zum linken Vorhof (Abb. 1.1).

Die rechte Koronararterie folgt der aurikuloventrikulären Furche zum rechten Herzrand. Diese Arterie endet häufig jenseits der hinteren Interventrikularfurche und gibt den hinteren deszendierenden Ast ab. Die rechte Koronararterie versorgt den rechten Vorhof, den rechten Ventrikel und bei etwa 90% menschlicher Herzen einen beträchtlichen Anteil des posterioren Teils des linken Ventrikels. Im Unterschied zum Hund ist daher beim Menschen die rechte Koronararterie meistens dominierend.

Aus den Hauptarterienästen entspringen intramurale Gefäße im rechten Winkel und penetrieren fast senkrecht zum Epikard die Ventrikelwand. Im rechten Ventrikel penetrieren die Gefäße dagegen quer.

Interarterielle Anastomosen mit einem Durchmesser zwischen 35–500 µm werden überall im Myokard gefunden, ihre Dichte ist im Epikard am geringsten. Im linken Ventrikel penetrierende intramurale Arterien mit einem Durchmesser von 200 µm versorgen ein subendokardiales Netzwerk arterieller Anastomosen mit einem Durchmesser von 100–200 µm. Diese Anastomosen verlaufen in den Columnae carnae, und Verbindungen kommen dort vor, wo die Muskelsäulen miteinander verbunden sind (Lit. in Berne und Rubio, 1979).

Einige Koronararterien mit einem Durchmesser von 80–200 µm münden direkt in die Ventrikel. Pro Arterie finden sich gewöhnlich zwei Venen, die beiderseits parallel zur Arterie verlaufen. Der venöse Abfluß aus der linken Koronararterie erfolgt zu 80–85% über den Sinus coronarius in den rechten Vorhof, die restlichen 15–20% münden in den rechten Ventrikel über Thebesische Venen. Nur 2% münden direkt in den linken Ventrikel (Abb. 1.2). Im Hundemyokard gelangen etwa 80% des Blutes der Septalarterie direkt in den rechten Ventrikel, das sind etwa 13% des Gesamtflusses der linken Koronararterie.

1.1.2. Kapillaren

Für den Herzmuskel ist eine hohe Kapillardichte charakteristisch. Die Relation Kapillaren

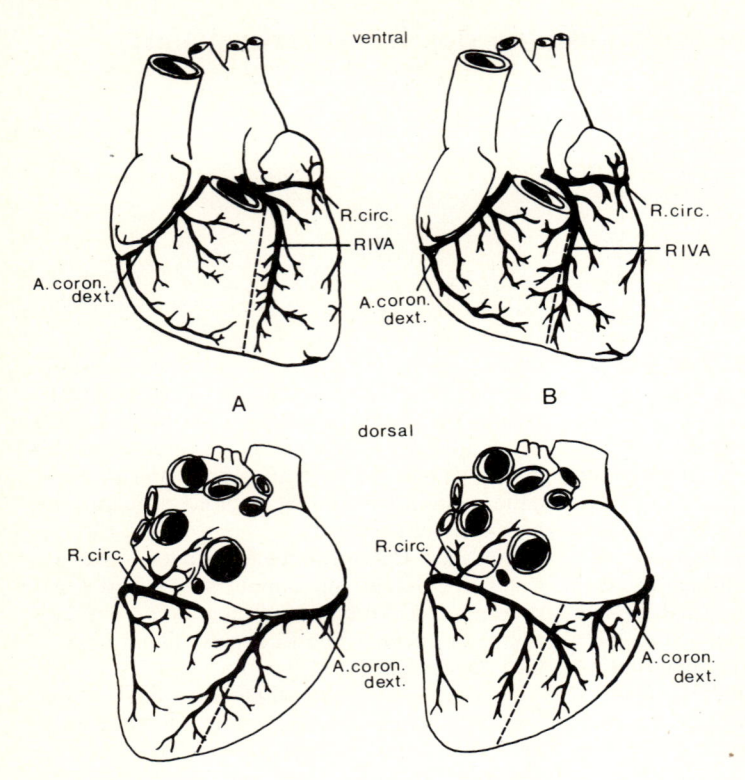

Abb. 1.1. Vorder- und Hinteransicht des Herzens mit rechter und linker Koronararterie. In 90% entspringt der hintere deszendierende Ramus aus der rechten Koronararterie (A) bei 10% aus dem R. circumflexus (B). RIVA = R. interventricularis anterior = R. descendens der linken Koronararterie.

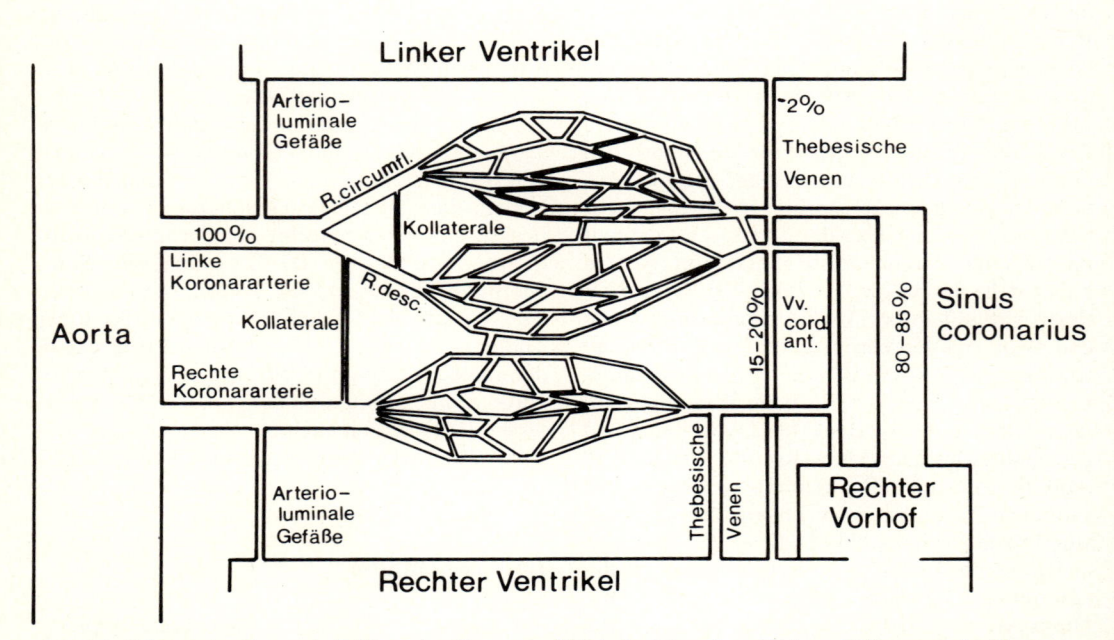

Abb. 1.2. Schema der Zu- und Abflüsse der Koronargefäße beim Menschen. Weitere Erläuterung im Text.

zu Muskelfasern beträgt bei den meisten Spezies etwa 1:1. Da der Durchmesser der Myokardzelle mit rund 14–16 µm angegeben wird, ist die interkapillare Distanz zwischen benachbarten Kapillaren etwa gleich groß. Die Kapillardichte ist gleichförmig in allen Myokardschichten. Der niedrige Sauerstoffdruck subendokardial ist daher wahrscheinlich eher durch eine höhere O_2-Extraktion in ventrikelnahen Wandschichten bedingt (KIRK und HONIG, 1964; MONROE et al., 1975), deren Durchblutung durch die Systole behindert wird (GRIGGS und NAKAMURA, 1968). Unklar ist, ob alle Kapillaren ständig durchströmt werden. Es gibt experimentelle Hinweise dafür, daß bei Hypoxie die interkapillare Distanz von ca. 17 µm auf 11 µm absinkt und die Zahl der durchströmten Kapillaren ansteigt (HONIG und BOURDEAU-MARTINI, 1974), was allerdings von anderen Autoren bezweifelt wird (TILLMANNS et al., 1978).

Die ungefensterte Endothelzelle ist die Hauptkomponente der Kapillarwand. In ca. 80% umgeben Perizyten oder perikapilläre Zellen mit langen verzweigten Fortsätzen von außen die Kapillarwand mit den Endothelzellen. Da Perizyten Mikrofilamente enthalten, wird angenommen, daß sie den Durchmesser der Kapillaren verändern können (FORBES et al., 1977).

Der Austausch von Wasser und Substraten erfolgt nicht nur durch das Kapillarendothel, sondern auch im arteriellen, arteriolären und venolären Bereich (DULING und BERNE, 1970; NAKAMURA und WAYLAND, 1975; STOSSECK, 1970). Dabei sind die Venolen am meisten permeabel, wo hauptsächlich Substanzen mit einem Molekulargewicht bis 20000 und mehr die Gefäßwände passieren (NAKAMURA und WAYLAND, 1975; WIEDERHIELM, 1966).

Die Endothelwand ist im Bereich des Zellkerns (Perikaryon) der Perizyten ungefähr 3 µm dick, im übrigen Bereich dagegen nur 0,1–0,3 µm. Rund ⅓ des Zellvolumens der Endothelzellen ist mit Vesikeln mit einem Durchmesser von ungefähr 0,04 µm gefüllt. Viele dieser Vesikel erscheinen als Invaginationen der Plasmamembran, die sich in den intravaskulären oder in den interstitiellen Raum öffnen (BRUNS und PALADE, 1968). Es wird angenommen, daß der langsame Transport großer Moleküle mittels dieser Vesikel durch die Endothelzelle hindurch erfolgt (BRUNS und PALADE, 1968; KARNOVSKY, 1967; RENKIN, 1964). Es wird auch angenommen, daß invaginierte Vesikel miteinander konfluieren können und dadurch einen transendothelialen Kanal bilden (SIMIONESCU et al., 1975).

Der interzelluläre Spalt zwischen benachbarten Endothelzellen wird ebenfalls als Weg für den Transfer von Lösungen durch die Kapillarwand angesehen (CHAMBERS und ZWEIFACH, 1947; GULLER et al., 1975; KARNOVSKY, 1967). Diese Spalten sind 200 Å oder mehr breit. Da die Perizyten ungefähr 50% der äußeren Oberfläche der Kapillarwand umschließen, entsteht eine weitere Zellspalte für die transkapilläre Diffusion.

Es ist bekannt, daß die Permeation von Lösungen vom intra- in den extravaskulären Raum mit zunehmender Molekülgröße abnimmt. Aufgrund zahlreicher Untersuchungen der Kapillarpermeabilität wurde ein System mit sehr zahlreichen kleinen Poren mit einem Radius von 40–50 Å für den raschen Transfer kleiner Moleküle und sehr viel weniger zahlreichen Poren mit einem größeren Radius von 250 Å für den langsameren Transfer größerer Moleküle gefordert. Die interendothelialen Spalten sollen dabei das kleinporige System darstellen (GULLER et al., 1975; KARNOVSKY, 1967). Ob diese interendothelialen Spalten für eine freie Penetration kleiner Moleküle offen sind, ist jedoch noch unklar. Die Vorstellung, daß transendotheliale Kanäle durch die Verschmelzung von Vesikeln entstehen können, eröffnet neue Möglichkeiten für das Verständnis der transkapillären Permeation (SIMIONESCU et al., 1975). Die Vesikelstrukturen könnten somit durch zwei Mechanismen zum Transfer großer Moleküle beitragen.
1. Durch Transport innerhalb der Vesikel und
2. durch Diffusion via transendotheliale vesikuläre Kanäle.

1.2. Messung der Koronardurchblutung

Im folgenden sollen nur die heute gebräuchlichen Methoden kurz erwähnt werden. Eine ausführliche Darstellung der Methoden findet sich in BERNE und RUBIO, 1979; MARAIS, 1983; siehe auch Kapitel 2 dieses Buches.

1.2.1. Elektromagnetische Flowmeter

Die elektromagnetische Methode ist das wichtigste Verfahren im akuten und chronischen Tierexperiment. Einer der wesentlichen Vorteile ist u.a. die hohe zeitliche Auflösung, die die Messung der phasischen Änderungen des Koronarflusses während der Herzaktion erlaubt.

1.2.2. Ultraschall-Flowmeter

Zwei Typen werden benutzt:
1. Schall breitet sich schneller aus, wenn er sich mit einer Flüssigkeitsströmung bewegt. Zur Messung werden zwei piezoelektrische Kristalle an gegenüberliegenden Seiten des Gefäßes angebracht. Jeder Kristall ist abwechselnd Sender oder Empfänger des Ultraschalls. Die Laufzeit des Schalls ist dabei proportional der Strömungsgeschwindigkeit.
2. Ultraschall-Dopplereffekt: Zwei piezoelektrische Kristalle als Sender und Empfänger werden an gegenüberliegenden oder an einer Seite des Gefäßes angebracht. Der emittierte Ultraschall trifft auf Erythrozyten. Infolge deren Geschwindigkeit trifft der Schall die Erythrozyten mit einer kürzeren Wellenlänge und damit einer höheren Frequenz (1. Dopplereffekt). Die Frequenz des reflektierten Schalls wird wegen der Erythrozytenbewegung nochmals erhöht (2. Dopplereffekt). Strömungsgeschwindigkeit und Frequenzerhöhung sind einander proportional.

1.2.3. Indikatormethoden

Nach dem Fickschen Prinzip zur Messung der Lungendurchblutung werden unter folgenden Annahmen eine Reihe von Fremdgasen benutzt:
1. Arterieller und venöser Fluß sind gleich und bleiben während der Messung konstant.
2. Die Organdurchblutung ist homogen.
3. Die Gewebskonzentration des Indikators ist gleich der koronarvenösen Konzentration, d.h., die Aufnahme und die Abgabe des Indikators wird nur durch die Durchblutung und nicht die Diffusion limitiert.
4. Es existiert nur ein Verteilungskoeffizient zwischen Blut und Gewebe, er sollte im Idealfall 1,0 betragen.
5. Die Abgabe des Indikators erfolgt exponentiell mit der Zeit. Folgende Indikatoren wurden bei diesem Meßprinzip angewendet: Stickoxidul, Argon, ^{85}Kr, ^{133}Xe, ^{125}I-Antipyrin und Wasserstoff.

1.2.4. Messung des regionalen Flusses

1. Der regionale Fluß kann durch Messung der lokalen Aufnahme oder Auswaschung eines Indikators (z.B. ^{42}K, ^{86}Rb) entweder bei Dauerinfusion oder bei lokaler Injektion bestimmt werden.
2. Der regionale Fluß, insbesondere die Kollateraldurchblutung, wird heutzutage meistens mit radioaktiv markierten Mikrosphären gemessen. Diese werden z.B. in den linken Vorhof injiziert, im linken Ventrikel gemischt und dann in Abhängigkeit vom Blutfluß in den Organen verteilt. Sie bleiben je nach Kügelchengröße in verschiedenen Gefäßbereichen stecken. Als Isotope werden Gammastrahlen wie z.B. ^{125}I, ^{46}Mc, ^{85}Sr, ^{95}Mb und ^{141}Ce verwendet. Durch differenzielle Spektroskopie können die Isotope getrennt in Gewebeproben gemessen werden, so daß wiederholte Bestimmungen in einem Tier unter verschiedenen Versuchsbedingungen möglich sind.
3. Die schonendste Methode zur Messung des regionalen Flusses beim Patienten besteht in der präkordialen Messung mit der Gammakamera nach der Injektion von schwachen Gammastrahlern wie ^{99m}Tc, ^{131m}In, ^{131}I und den diffusiblen Indikatoren ^{133}Xe, ^{43}K, ^{131}Cs, ^{192}Cs und ^{201}Tl.

1.3. Regelung der Koronardurchblutung

Folgende Voraussetzungen sind für das Verständnis der Regelung der Koronardurchblutung wesentlich. Das Herz deckt normalerweise seinen Energiebedarf ausschließlich aerob und geht auch bei plötzlicher Mehrleistung kein O_2-Defizit ein: Da die arterio-koronarvenöse O_2-Differenz unter Ruhebedingungen ca. 15 ml/100 ml Blut beträgt und bei Arbeit auf ca. 18 ml/100 ml Blut ansteigen kann, muß die Koronardurchblutung bei erhöhtem Energiebedarf ansteigen. Die Differenz zwischen der Höhe der Koronardurchblutung in Ruhe und bei maximaler körperlicher Belastung oder maximaler pharmakologischer Dilatation wird als Koronarreserve bezeichnet. Sie bestimmt die Leistungsfähigkeit des Herzens. Abb. 1.3 faßt die wichtigsten Faktoren, die die Höhe der Koronardurchblutung bestimmen, schematisch zusammen.

1.3.1. Physikalische Faktoren

Entsprechend der Gleichung nach Hagen und Poiseuille ist die Höhe der Koronardurchblutung direkt dem Perfusionsdruck und der vierten Potenz des Gefäßradius und umgekehrt der Länge der Gefäße und der Viskosität proportional. Die Länge der Gefäße und die Blutviskosität sind

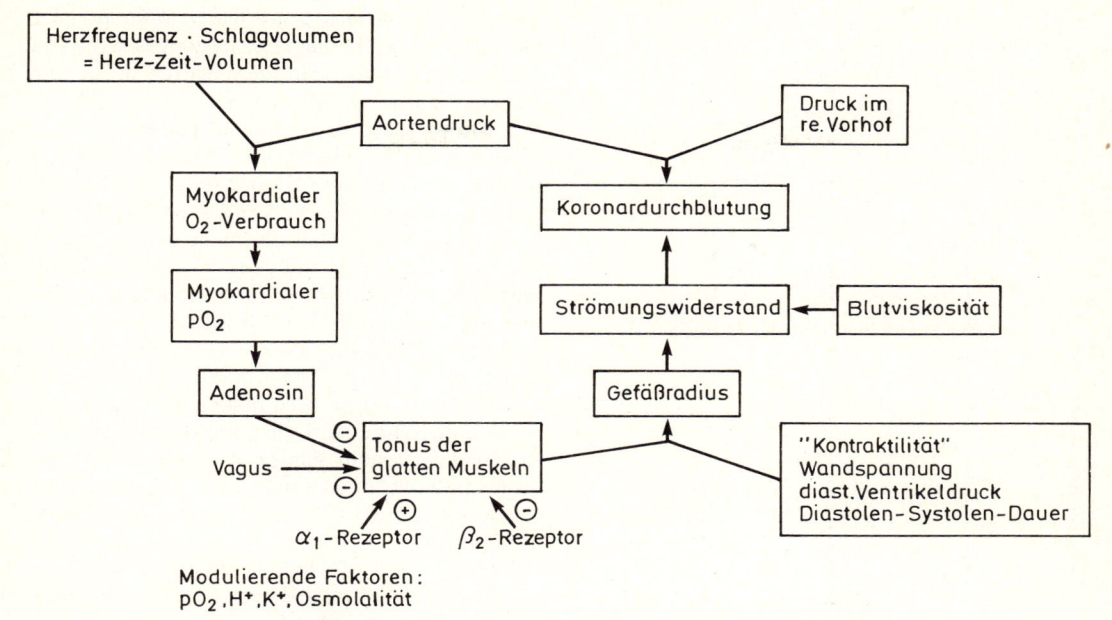

Abb. 1.3. Schema der Regelung der Koronardurchblutung. Weitere Erläuterungen im Text.

konstant. Die Höhe des Blutdrucks wird durch die Pressorezeptoren reguliert. Die Änderung der Höhe der Koronardurchblutung um den Faktor 4–5 erfolgt deshalb überwiegend durch Variation des Gefäßradius insbesondere der Arteriolen.

Auch die Koronargefäße zeigen das Phänomen der Autoregulation (BERNE, 1959). Bei abrupten Änderungen des Perfusionsdruckes zwischen 40 und 160 mm Hg ändert sich der Strömungswiderstand jeweils in dem Sinne, daß die Koronardurchblutung annähernd konstant bleibt. Bei Änderungen des Hämatokrits ist zu berücksichtigen, daß sich der myokardiale O_2-Verbrauch wegen der geänderten Herzarbeit verändert, und daß der O_2-Partialdruck im Myokard nicht konstant bleibt (RESTORFF et al., 1975). Bei erhöhter Strömungsgeschwindigkeit kann ein erhöhter Anteil des inertiellen Anteils des Druckabfalls in den Koronargefäßen zur Gewebshypoxie beitragen (HÖFLING et al., 1975). Änderungen von Hämatokrit und Plasmaviskosität können durch metabolische Dilatation in gesunden Koronargefäßen kompensiert werden. Eine Zunahme von Hämatokrit und Plasmaviskosität bewirkt eine Abnahme der Koronardurchblutung und kann wahrscheinlich die myokardiale O_2-Versorgung in teilweise ischämischen und durch Kollateralen versorgten Myokardbezirken verschlechtern.

Die erheblichen Änderungen des intramuralen Druckes im linken Ventrikel während der Kontraktion verursachen die bekannten phasischen Schwankungen des koronaren Ein- und Ausstromes (Abb. 1.4). Da die rechte Kammerwand viel dünner ist und weniger Spannung entwickelt, wird die Koronardurchblutung im rechten Ventrikel viel weniger durch die Kontraktion beeinflußt. Arterieller Einstrom und koronarvenöser Ausstrom steigen sofort an, wenn das Herz bei konstantem arteriellen Perfusionsdruck durch Vagusreizung stillgestellt wird (GREGG und SABISTON, 1956). Da die Systole den koronaren Einstrom hemmt, steigt der extravaskuläre Strömungswiderstand mit der Herzfrequenz an, wenn die Systolendauer zu- und die Diastolendauer abnimmt (RAFF et al., 1971). Die metabolische Dilatation ist jedoch normalerweise imstande, Steigerungen des extravaskulären Strömungswiderstandes durch erhöhte Herzfrequenz, Kontraktilität und Dehnung der Ventrikel zu überspielen. Es ist immer noch unklar, ob die positiv inotrope Wirkung, die eine Erhöhung des Perfusionsdrucks in den Koronargefäßen verursacht (sog. »Gartenschlaucheffekt«), am Herzen in situ physiologisch oder pathophysiologisch eine Rolle spielt (ARNOLD et al., 1968).

Durch sogenannte Gegenpulsation mit einem Ballon in der Aorta descendens gelingt es, den diastolischen Koronarfluß zu erhöhen. Dadurch wird außerdem das »afterload« während der Systole und somit die Herzarbeit gesenkt. Die Methode der Gegenpulsation wurde daher zur Behandlung des kardiogenen Schocks und zur Steigerung des Kollateralflusses eingesetzt.

Durch die Kammersystole wird das Blut aus den Venen ausgepreßt. Daher steigt der Blutfluß im Sinus coronarius während der Systole und sinkt während der Diastole. Entsprechend sinkt die Strömungsgeschwindigkeit in den Arteriolen und steigt in Kapillaren und Venolen in der Systole, während in der Diastole die umgekehrten Änderungen der Strömungsgeschwindigkeit beobachtet wurden (TILLMANNS et al., 1974).

Obwohl es methodisch immer noch schwierig ist, den interstitiellen Druck im Myokardgewebe zu messen, besteht Einigkeit darüber, daß ein Druckgradient quer durch die Ventrikelwand existiert mit einem Maximum nahe dem Endokard.

Normalerweise verhält sich die Durchblutung vom Endo- zum Epikard auch bei Änderung des intraventrikulären Druckes wie 1:1 (BAGGAR, 1977). Bei Drosselung oder bei Verschluß einer größeren Koronararterie sinkt jedoch das Verhältnis von Endo- zu Epikarddurchblutung unter 1,0 (GRIGGS und NAKAMURA, 1968). Die stärkere Gefährdung der endokardnahen Schicht bei koronarer Minderperfusion wird zudem durch die höhere Wandspannung und den höheren Energiebedarf erklärt, woraus ein niedriger kapillärer Hb-O_2-Gehalt im Endokard resultiert (HOLTZ et al., 1977).

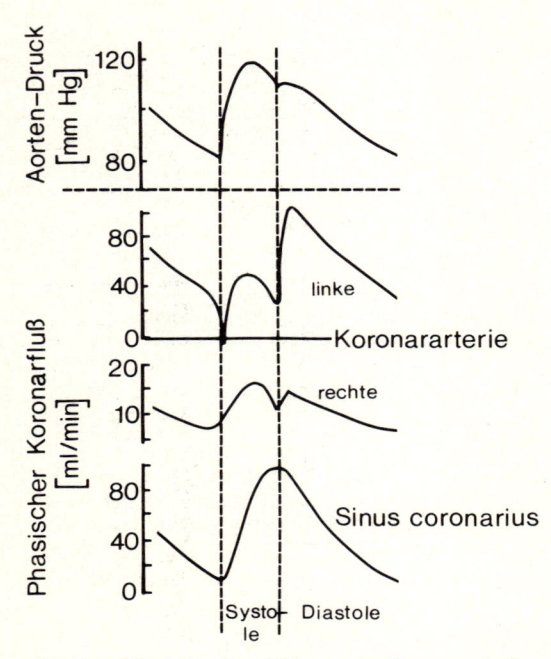

Abb. 1.4. Phasische Durchblutung in Koronararterien und im Sinus coronarius. Weitere Erläuterungen im Text.

1.3.2. Vegetative Innervation

Dünne unmyelinisierte autonome Nervenfasern verlaufen in enger Nachbarschaft der Koronargefäße und verteilen sich im Herzmuskelgewebe. Diese vegetativen Fasern haben durch Varikositäten engen Kontakt zu den Wänden der Gefäße verschiedener Größe. Als Ort der Transmitterfreisetzung werden diese Varikositäten oft in engem Kontakt zu Kapillaren gesehen (FORBES et al., 1977; MALOR et al., 1973). Dabei werden sowohl cholinerge als auch adrenerge Varikositäten in großer Zahl beobachtet (BURNSTOCK, 1975). Deshalb wird auch ein Effekt auf die Kapillardurchblutung (FORBES et al., 1977a; 1977b) und die Kapillarpermeabilität (UCHIZONO, 1964) diskutiert.

Die Ergebnisse der zahlreichen experimentellen Untersuchungen über die Wirkung der vegetativen Innervation auf die Koronardurchblutung lassen sich wie folgt zusammenfassen (Lit. bei

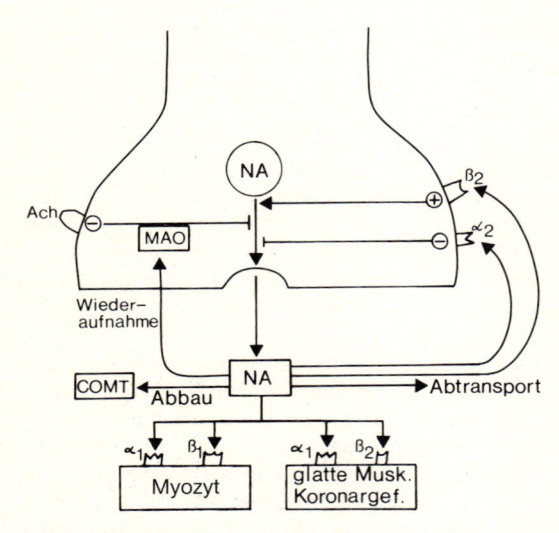

Abb. 1.5. Schematische Darstellung einer adrenergen Nervenendigung mit prä- und postsynaptischen Rezeptoren. (−) bedeutet Hemmung der Noradrenalin-(NA)-Freisetzung, (+) deren Förderung. MAO = Monoaminoxidase, COMT = Catechol-O-methyltransferase, Ach = Acetylcholin. Weitere Erläuterungen im Text.

BERNE u. RUBIO, 1979). Ein vasokonstriktorischer Tonus durch $α_1$-*Rezeptoren* in Arterien und Arteriolen wird durch die metabolische Dilatation ähnlich wie in den Skelettmuskelgefäßen überwunden (FEIGL u. BUFFINGTON, 1982). Dadurch wird eine Luxusdurchblutung verhindert, der koronarvenöse O_2-Druck bleibt niedrig, die Koronardurchblutung entspricht jedoch immer dem lokalen Energiebedarf. Bei erhöhtem Sympathikustonus steigt die Koronardurchblutung nach Blockierung der $α_1$-Rezeptoren beim Hund um rund 30% stärker an als bei erhaltenem Vasokonstriktortonus (FEIGL u. BUFFINGTON, 1982). $β_1$-*Rezeptoren* im Myokard und im Reizleitungssystem vermitteln die bekannten positiv inotropen, chronotropen und dromotropen Effekte bei erhöhtem Sympathikustonus (Abb. 1.5). Unklar ist die physiologische Bedeutung der dilatatorisch wirkenden $β_2$-*Rezeptoren*, die in den Koronargefäßen nachgewiesen sind (HIRCHE, 1966). Die Koronargefäße sind auch parasympathisch inerviert. Vagusstimulation verursacht eine Abnahme des Strömungswiderstandes (DAGGETT et al., 1967). Der Effekt ist jedoch gering und hat wahrscheinlich keine große physiologische Bedeutung.

Wenn bei Patienten mit einer eingeschränkten Koronarreserve während sympathischer Aktivierung infolge eines psychischen oder physischen Streß eine Angina pectoris auftritt, so ist die allgemein anerkannte Erklärung, daß durch den erhöhten myokardialen O_2-Bedarf eine Koronarinsuffizienz resultiert, weil die Koronarstenose die Erhöhung der Koronardurchblutung und damit den O_2-Antransport begrenzt. Tierexperimentelle Daten sprechen darüber hinaus für die Vermutung, daß ein konstriktorischer Einfluß von $α_1$-Rezeptoren auch distal stenosierter Gefäße wirksam ist, so daß dadurch die O_2-Versorgung zusätzlich verschlechtert wird (FEIGL u. BUFFINGTON, 1982).

1.3.3. Metabolische Regelung

Aufgrund zahlreicher meist tierexperimenteller Befunde muß heute angenommen werden, daß *Adenosin als Mediator* bei der Anpassung der Höhe der Koronardurchblutung an den jeweiligen O_2-Bedarf des Herzens eine entscheidende Rolle spielt. Adenosin erfüllt die meisten Voraussetzungen für eine physiologische Regelung. So ist Adenosin ein sehr potenter Vasodilatator wie nach intravenöser und intrakoronarer Applikation gezeigt werden konnte (HIRCHE, 1966). Adenosin wird durch Dephosphorylierung aus AMP unter dem Einfluß von 5'-Nukleotidase im Herzmuskel gebildet. Das Vorkommen der 5'-Nukleotidase in Endothelzellen (NAKATSU und DRUMMOND, 1972) und in den Zellmembranen der Myozyten ist bewiesen (Lit. in BERNE u. RUBIO, 1979). Adenosin kann die Zellmembran leicht permeieren und die glatte Muskulatur der Widerstandsgefäße relaxieren (Abb. 1.6).

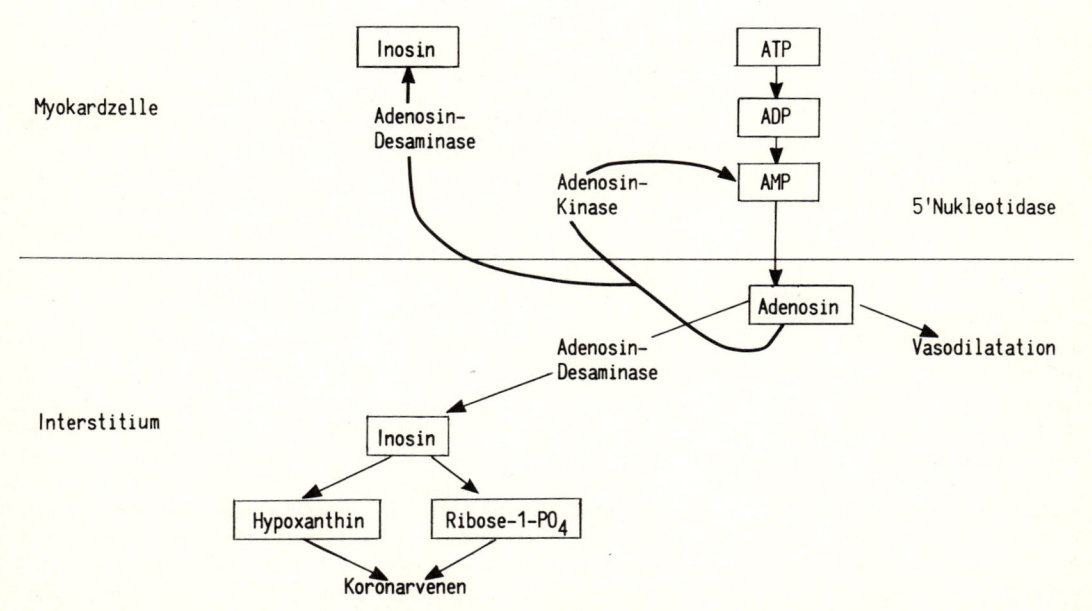

Abb. 1.6. Schema der Freisetzung, der Wiederaufnahme und des Abbaus von Adenosin.

Adenosindesaminase katalysiert die Desaminierung von Adenosin zu Inosin, und Nukleosidphosphorylase katalysiert den Abbau von Inosin zu Hypoxanthin und Ribose-1-PO_4. Adenosindesaminase ist ubiquitär (BAER et al., 1966), so daß ein Teil des Adenosins, das in die Myozyten wiederaufgenommen wird oder ins Blut gelangt, schnell zu Inosin überführt wird. Nukleosidphosphorylase kommt dagegen im Herzen nur in den Endothelzellen und Perizyten vor (RUBIO et al., 1972). Die Wiederaufnahme und Reinkorporation von Adenosin in die Adeninnukleotide erfolgt durch direkte Phosphorylierung mittels Adenosinkinase (WIEDMEIER et al., 1972). Adenosin wird daher nach der Freisetzung aus der Myokardzelle rasch inaktiviert durch Desaminierung und Wiederaufnahme in die Zelle mit Reinkorporation in die Adeninnukleotide.

Die stark dilatierende Wirkung von Adenosin wird mit der Existenz eines spezifischen Adenosin-Rezeptors der glatten Gefäßmuskulatur in Zusammenhang gebracht (OLSSON et al., 1977). Die relaxierende Wirkung beruht möglicherweise auf einer Hemmung des Ca^{2+}-Einstroms durch Adenosin (TURNHEIM et al., 1977).

Es wird angenommen, daß für Adenosin zwei intrazelluläre Kompartimente bestehen, ein kleines Kompartiment mit hoher spezifischer Aktivität von Adenosin und zyklischem AMP und als zweites das viel größere Adeninnukleotid-Kompartiment mit geringer Aktivität. Möglicherweise wird letzteres bei Ischämie zur Quelle von Adenosin (SCHRADER u. GERLACH, 1976). Es wird ferner angenommen, daß die Aktivierung der 5'-Nukleotidase, die zur Bildung von Adenosin führt, durch Abnahme der Konzentration von Kreatinphosphat und ATP bei gleichzeitiger Freisetzung von Mg^{2+} erfolgt. Dadurch wäre eine empfindliche Abstimmung von O_2-Mangel und Adenosinbildung vorstellbar.

Zusammenfassend ist festzustellen, daß Adenosin wie keine andere Substanz die meisten Kriterien für einen Mediator der physiologischen Koronarregulation erfüllt. Trotzdem ist nicht sicher, ob Adenosin der einzige Transmitter der metabolischen Regulation des Koronarwiderstandes ist, und ob die Adenosinwirkung durch andere Faktoren modifiziert wird.

Hypokaliämie steigert, leichte Hyperkaliämie senkt den Koronarwiderstand. Trotzdem gibt es keinen experimentellen Hinweis dafür, daß *Kalium* unter physiologischen Bedingungen eine wesentliche Rolle bei der Regelung der Koronardurchblutung spielt. Intrakoronare Ca^{2+}-Injektion bewirkt eine Vasokonstriktion, bei i.v. Injektion entsteht indirekt über die Kontraktilitätssteigerung eine Vasodilatation. Es wird allerdings angenommen, daß Adenosin den Ca^{2+}-Einstrom in die glatte Muskelzelle hemmt, so daß dadurch die glatte Muskulatur erschlafft. Hyperosmolalität, die bei der Arbeitshyperämie des Skelettmuskels vielleicht eine Rolle spielt, wird im Sinus coronarius nach sympathischer Stimulierung nicht beobachtet (SCOTT u. RADAWSKI, 1971). K^+, Ca^{2+} oder Osmolalität spielen somit keine wesentliche Rolle bei der metabolischen Regulation der Koronardurchblutung.

Vasodilatierende *Prostaglandine* kardialer und extrakardialer Genese können zweifellos an der Regulation des Koronarwiderstandes beteiligt sein. So lange jedoch andere Faktoren wie z. B. das Adenosin wirksam sind, spielen Prostaglandine offenbar keine Rolle (SCHRÖR, 1984).

1.4. Kollateralzirkulation

Es ist bekannt, daß Herzinfarkte kleiner sein können als das Perfusionsgebiet der verschlossenen Koronararterie und daß in manchen Fällen trotz zahlreicher Koronarverschlüsse kein Herzinfarkt eintritt (SCHAPER, 1974). Die Ursache für diese Beobachtung ist zweifellos ein effizienter Kollateralkreislauf.

Untersuchungen von FULTON (1965) haben gezeigt, daß das normale menschliche Herz zahlreiche interarterielle Verbindungen hat, die sich bei Hypoxie und Ischämie erweitern können. Die Effizienz dieser Kollateralgefäße entscheidet über das Schicksal des Myokards nach einer Koronarokklusion. Die Tatsache, daß trotz der auch beim Menschen vorhandenen Kollateralgefäße häufig Herzinfarkte entstehen, beruht darauf, daß in den meisten Fällen ein Mißverhältnis zwischen den folgenden drei Faktoren entsteht.
1. Die Geschwindigkeit der Entstehung eines totalen Koronarverschlusses z. B. durch intrakoronare Thrombose ist hoch und kann wahrscheinlich in Minuten erfolgen.
2. Irreversible Schäden treten nach kompletter Ischämie im linken Ventrikel schon nach 15 ± 5 min auf.
3. Die Entwicklung eines effizienten Kollateralkreislaufs benötigt dagegen Stunden bis Tage.

Mechanismus, Geschwindigkeit, Ausmaß, Ursache und Effizienz der kollateralen Entstehung sind sehr eingehend in tierexperimentellen Studien, insbesondere an Hunden und Schweinen, untersucht worden (SCHAPER, 1974). Rund zwei Drittel aller Hunde überleben z. B. den langsamen Verschluß zweier Koronararterien (rechte Koronararterie und R. circumflexus der linken Koronararterie) innerhalb von 2½ Wochen ohne Infarkt durch die zeitgerechte Entwicklung eines Kollateralkreislaufs. Auch zwei Drittel aller Schweine überleben den allmählichen Verschluß entweder der ganzen rechten Koronararterie oder des RIVA, jedoch treten in fast allen Fällen mehr oder weniger ausgeprägte Infarkte auf (SCHAPER, 1974).

Das erste Stadium der Kollateralentwicklung spielt sich an Gefäßen ab, die aufgrund ihrer Größe noch zu den Arteriolen zu rechnen sind, die aber extrem dünnwandig sind und wie Venolen aussehen. Häufig finden sich in diesen Stadien Zeichen von Gefäßwandläsionen und Veränderungen im perivaskulären Raum und in der Adventitia. Der weitere Verlauf der Kollateralentwicklung hängt von der anatomischen Lage der Gefäße ab. Subendokardial gelegene Kollateralen, die häufig bei Schwein und Mensch, nicht jedoch beim Hund vorkommen, bleiben in diesem Zustand, ebenso die meisten endomuralen Kollateralen, die bei Mensch und Schwein vorkommen. Subepikardial gelegene Gefäße, die hauptsächlich beim Hund, weniger beim Menschen und seltener beim Schwein auftreten, schreiten dagegen in ihrer Entwicklung fort. Während des Dehnvorganges beginnt in den Kollateralgefäßen eine Zellproliferation in der Gefäßwand, an der sich glatte Muskelzellen, Endothelzellen und Fibroblasten der Adventitia beteiligen. Die Proliferation läßt sich durch DNS-Synthese im Zellkern und Mitose auch noch 4 bis 6 Wochen nach einem Verschluß nachweisen. Der komplette Zyklus einer Zellteilung dauert dabei wahrscheinlich 24 Stunden. Es ist daher nicht überraschend, daß das akut ischämische Myokard keine Überlebenschance hat (SCHAPER u. WÜSTEN, 1979).

Unter günstigsten Bedingungen, z. B. beim Hund, d. h. durch partielle Okklusion oder langsame Stenosierung ist eine normale Gewebedurchblutung von etwa 70 ml/min und 100 g beim Tier innerhalb von drei Tagen zu erreichen. Exakte Messungen der Höhe der Kollateraldurchblutung wurden durch Einführung der radioaktiv markierten »tracer microspheres« möglich. Es handelt sich um radioaktiv-markierte Plastikkügelchen mit einem Durchmesser von 8–10 µm, die in den linken Vorhof oder den linken Ventrikel injiziert werden und mit dem Blutstrom in Präkapillaren stecken bleiben, d. h. durch Mikroembolisierung ausfiltriert werden. Durch die hohe spezifische Aktivität genügt es, wenn etwa ein 1000stel aller Arteriolen embolisiert werden, so daß eine rückwirkungsfreie Messung der Organdurchblutung mit hoher räumlicher Auflösung möglich ist.

Das Studium der Druck-Durchfluß-Beziehungen bei maximaler Ausschöpfung der Koronarreserve führte zu der Entdeckung erheblicher Inhomogenitäten der Durchblutungsverteilung im normalen und ischämischen Myokard. In der Reihenfolge von niedrigem zu hohem Widerstand ließen sich dabei unterscheiden:
1. Subendokardiales Myokard, normalversorgt,
2. subepikardiales Myokard, normalversorgt,
3. subepikardiales Myokard, kollateralversorgt und
4. subendokardiales Myokard, kollateralversorgt.

Diese Inhomogenität der Durchblutungsverteilung konnte im Tierexperiment auch sechs Monate nach erfolgtem Koronarverschluß nachgewiesen werden.

Kollateralen entwickeln sich bevorzugt im Randgebiet zwischen ischämischem und normaldurchblutetem Muskel. Dabei muß eine lokale Ischämie bestehen oder bestanden haben. Welcher Mechanismus die Gefäßproliferation im Sinne einer unspezifischen Wachstumsreaktion stimuliert, ist noch nicht geklärt.

Tierexperimentelle Studien haben ferner ergeben, daß die Durchblutung in kollateralversorgten Myokardbezirken nicht in gleichem Maße ansteigen kann, wie in normalperfundiertem Myokard. So beträgt die Leitfähigkeit in Kollateralgefäßen nur rund 30% der okkludierten Koronargefäße. Diese erhebliche Einschränkung der Koronarreserve in Kollateralgefäßen begrenzt daher auch die kontraktile Reserve des kollateralversorgten Myokards. In Kollateralgefäßen ist auch der extravaskuläre Strömungswiderstand höher als in normalen Koronarien. Insbesondere eine Erhöhung der Herzfrequenz kann den Strömungswiderstand von etwa 0,3 auf 2,1 mmHg/ml/min und 100 g bei einer Herzfrequenz von 200/min in subendokardialen Bezirken erhöhen. Bei Erhöhung des O_2-Bedarfs sinkt somit gleichzeitig die Kollateraldurchblutung ab. Im kollateralversorgten Herzmuskel beträgt der subendokardiale Fluß maximal 20–30 ml/min und 100 g, bei Normalperfusion dagegen mehr als 300 ml/min und 100 g. Außer durch Tachykardie steigt der extravaskuläre Strömungswiderstand durch extravaskuläre Koronarkompression bei erhöhtem Ventrikeldruck in den Kollateralgefäßen sehr viel stärker an als in normalen Koronarien. Dabei sinkt das Verhältnis der Kollateraldurchblutung Endo- zu Epikard auf extrem niedrige Werte (SCHAPER u. WÜSTEN, 1979).

Bei genereller Vasodilatation kann es zu einer Abnahme der Durchblutung in kollateralversorgten Bezirken, einem sogenannten »steal-Phänomen« kommen. Die Ursache hierfür ist offenbar eine Abnahme des Perfusionsdruckes am Ursprung der Kollateralgefäße, so daß deren Durchblutung abnimmt, weil diese bereits maximal dilatiert sind. Ob unter klinischen Bedingungen nach Gabe von Koronardilatatoren auch eine Zunahme des extravaskulären Strömungswiderstandes z. B. durch Herzfrequenzsteigerung eine Rolle spielt, ist unklar. Auch eine transmurale Umverteilung der Durchblutung zuungunsten des Endokards durch pharmakologische Vasodilatation distal einer hochgradigen Stenose ist nachgewiesen (GEWIRTZ et al., 1983).

Zusammenfassend läßt sich sagen, daß ein gut entwickelter Kollateralkreislauf die Entstehung eines Herzinfarktes trotz Koronarokklusion verhindern kann. In den meisten Fällen vollzieht sich jedoch die Okklusion sehr viel schneller als die Entwicklung der Kollateralgefäße. Diese entstehen aus präformierten Gefäßen durch Wachstumsprozesse, die allerdings Tage bis Wochen bis zur vollen Entwicklung benötigen. Auch eine vollentwickelte Kollateralzirkulation ist nicht in der Lage, einen erhöhten Energiebedarf des kollateralversorgten Myokards ausreichend zu decken. Zudem spielt der extravaskulär bedingte Strömungswiderstand eine größere Rolle als in normalen Koronargefäßen. Der Reiz für das Wachstum der Kollateralgefäße ist die Ischämie. Ob es darüber hinaus gelingt, die Entwicklung der Kollateralgefäße durch körperliche Aktivität oder durch Pharmaka zu stimulieren, ist zweifelhaft.

1.5. Koronarsklerose

Koronarsklerotische Veränderungen finden sich hauptsächlich in den proximalen Abschnitten der Koronararterienstämme und deren Seitenästen. Dabei besteht eine Korrelation zwischen den sklerotischen Veränderungen in den Kranzarterienstämmen und ihren Ästen. Äste mit sklerotischen Veränderungen entspringen fast immer aus sklerotisch veränderten Kranzarterien und umgekehrt (NAUTH et al., 1979). Am häufigsten finden sich sklerotische Veränderungen in den Koronararterienästen des RIVA, weniger häufig im Bereich des R. circumflexus der linken Koronararterie und am seltensten in der rechten Kranzarterie. Intimaläsionen kommen in Arteriolen und kleinen intramuralen Arterien mit Durchmessern unter 500 µm nur in höchstens 1,8% (100–200 µm Durchmesser) vor (WILKAT u. HORT, 1981).

Bei der Entstehung eines großen Herzinfarktes spielt die Koronarthrombose in 82–96% der Fälle die entscheidende ursächliche Rolle (HORT u. SCHULZ, 1981). Eingehende histologische Untersuchungen haben gezeigt, daß unter einem Koronarthrombus bei tödlichem Herzinfarkt so gut wie immer ein Einriß der fibrösen Deckplatte vorliegt (Lit. in HORT u. SCHULZ, 1981). Voraussetzung der Koronarthrombose sind offenbar stets koronarsklerotische Wandveränderungen. Ein intakter Endothelüberzug als »Wächter der Intima« im Verein mit einer hohen Durchblutung ist zweifellos ein sicherer Schutz gegen Thrombose. Die ursächliche Bedeutung der Koronarthrombose für den Herzinfarkt wird auch durch die eindrucksvollen Erfolge der frühen thrombolytischen Therapie bewiesen (EFFERT et al., 1981).

1.6. Pathophysiologie der Myokardischämie

Abgesehen vom kardiogenen Schock sind schwere Herzrhythmusstörungen die häufigste Todesursache in der Frühphase des Herzinfarktes. Mehr als 50% der Patienten, die an einem Herzinfarkt sterben, entwickeln in den ersten 30–60 min nach Beginn der schweren Myokardischämie ventrikuläre Extrasystolen bis hin zum Kammerflimmern.

Im Tierexperiment läßt sich nachweisen, daß die frühen postischämischen Herzrhythmusstörungen in einer bestimmten zeitlichen Reihenfolge auftreten (Lit. in HIRCHE et al., 1980). Abb. 1.7 zeigt die Zahl der ventrikulären Extrasystolen nach dem Beginn der akuten Okklusion der distalen Hälfte des RIVA bei 49 narkotisierten Schweinen (HIRCHE et al., 1984). 8 Tiere entwickelten Kammerflimmern während der 1a-Phase, d. h., innerhalb der ersten 10 min nach Beginn der Koronarokklusion. 9 Tiere hatten fast keine VES während der 1a-Phase, entwickelten jedoch Kammerflimmern während der 1b-Phase, d. h., zwischen der 12. und 25. Minute nach Beginn der Koronarokklusion. 21 Tiere hatten eine typische 1a- und 1b-Phase und gerieten in der 1b-Phase ins Kammerflimmern. 11 Tiere hatten während der 1a-Phase weniger Arrhythmien, jedoch sehr zahlreiche VES in der 1b-Phase, sie gerieten jedoch nicht ins Kammerflimmern. Das Diagramm rechts oben zeigt, daß nahezu 20% der 49 Tiere während der 1a-Phase und ca. 60% in der 1b-Phase ins Kammerflimmern gerieten, so daß nur rund 20% diese frühen Arrhythmiephasen überlebten.

Der Entstehungsmechanismus der frühen postischämischen Herzrhythmusstörungen ist noch nicht völlig geklärt. Als Ursprungsort der ektopischen Impulse wird insbesondere die sogenannte »Border-Zone« zwischen ischämischem und nicht-ischämischem Myokard diskutiert (VAN CAPELLE u. JANSE, 1983). Elektrophysiologisch kommen als Ursache die fokale *ektopische Automatie* und die sogenannten *Reentry-Mechanismen* in Frage.

Voraussetzung für die Entstehung einer kreisenden Erregung (Reentry) sind eine unidirektio-

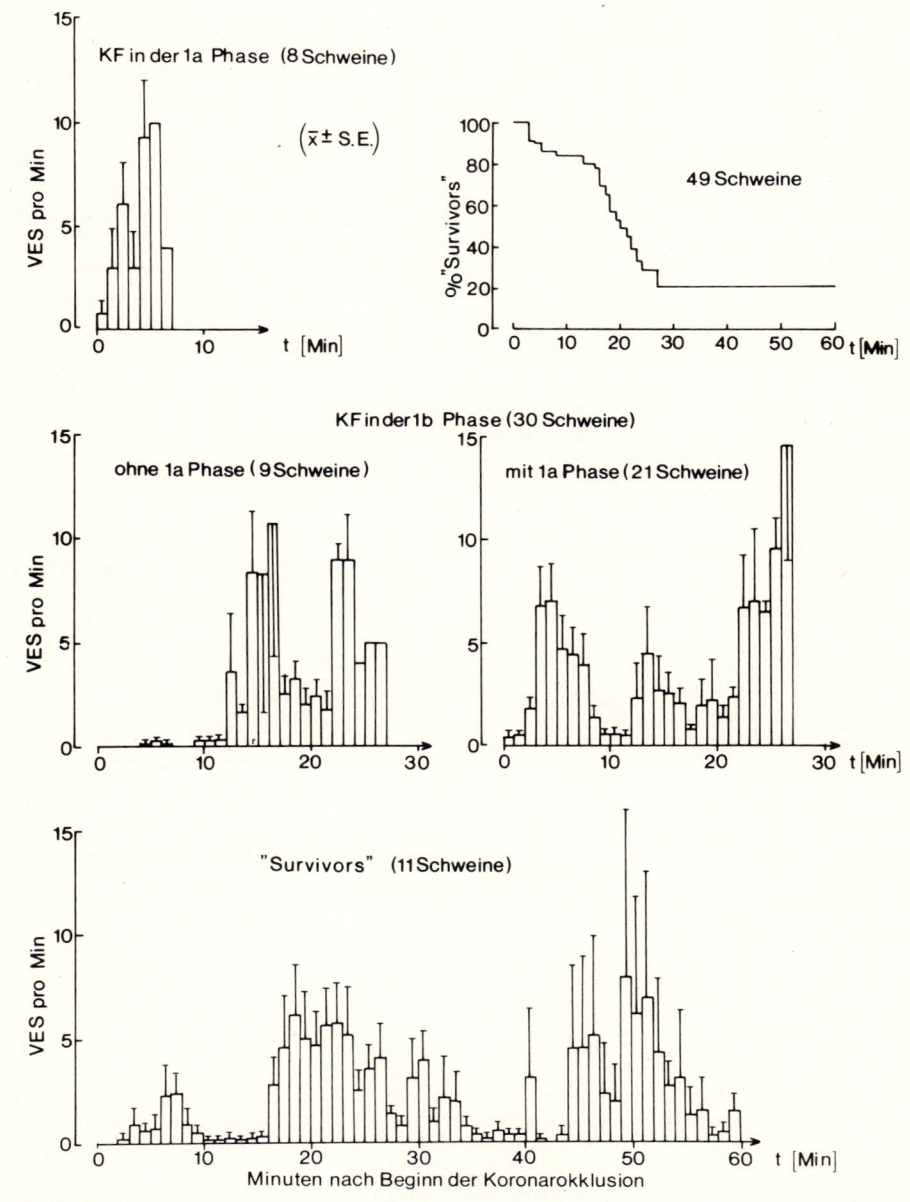

Abb. 1.7. Häufigkeit ventrikulärer Extrasystolen (VES) bei insgesamt 49 narkotisierten Schweinen nach akuter Okklusion der distalen Hälfte des RIVA. Rechts oben ist die Häufigkeit des Kammerflimmerns dargestellt. Weitere Diskussion im Text. (HIRCHE et al., 1984).

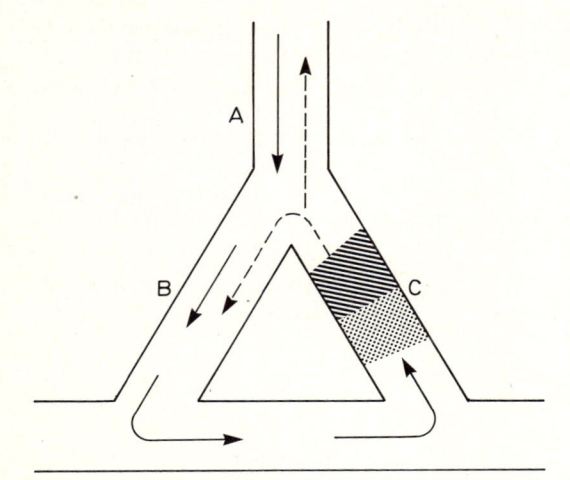

Abb. 1.8. Schematische Darstellung zum Entstehungsmechanismus des »Reentry-Mechanismus«. Weitere Erläuterungen im Text.

nale Blockierung und eine verzögerte Erregungsleitung. Wie aus der Abb. 1.8 ersichtlich ist, hat die normale Erregung bei Blockierung in C die Chance, auf dem Umweg über B nach einer zeitlichen Verzögerung C zu depolarisieren. Durch die Leitungsverzögerung in C kann sich die Erregung dann retrograd über A oder als kreisende Erregung über B ausbreiten, weil nach der Leitungsverzögerung in C das Gewebe in A und B bereits wieder erregbar ist. Makro-Reentry-Kreise kommen wahrscheinlich im Myokard nicht vor. Sorgfältige Mapping-Studien ergaben keinen Anhalt für deren Existenz. Mikro-Reentry-Kreise mit einem Radius von wenigen Millimetern können allerdings nicht ausgeschlossen werden. Sie könnten allerdings nur mit einer Vielzahl möglichst intrazellulärer Messungen auf engstem Raum am schlagenden Herzen nachgewiesen werden. Derartige Messungen sind bisher technisch nicht möglich (van Capelle u. Janse, 1983).

Fokale Mechanismen werden dagegen als wahrscheinlich angesehen. Fokale Automatie kann insbesondere durch folgende Faktoren ausgelöst werden:
1. Die sogenannten Verletzungsströme zwischen ischämischem und nicht-ischämischem Myokard (Janse et al., 1978).
2. Die abnorme Dehnung von Myokardfasern, die infolge Energiemangel ihren Tonus verloren haben.
3. Die lokale und die generalisierte Katecholaminfreisetzung beim Infarkt. Für alle drei

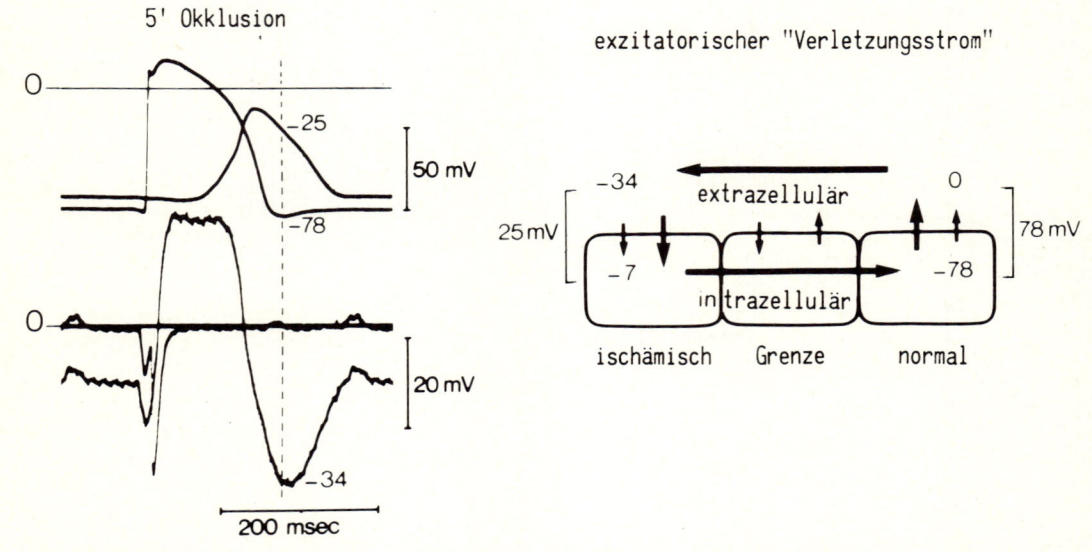

Abb. 1.9. Schema zur Entstehung der sogenannten Verletzungsströme (nach Janse et al., 1978). Transmembranäre Potentiale (obere Registrierung) und lokale Gleichstrom-Elektrogramme (untere Registrierung) von einem isolierten perfundierten Hundeherzen vor und 5 min nach Okklusion des RIVA. Die normalen und die ischämischen Potentiale wurden übereinander registriert. Zum Zeitpunkt, der durch die gestrichelte Linie markiert ist, wurden extra- und intrazellulär Potentialdifferenzen zwischen dem ischämischen und dem nichtischämischen Myokard gemessen. Die Gleichströme, die gleichzeitig durch diese Potentialdifferenzen entstehen, sind im Schema dargestellt. Dieser sog. Verletzungsstrom könnte im markierten Zeitpunkt die nichtischämische Zelle depolarisieren.

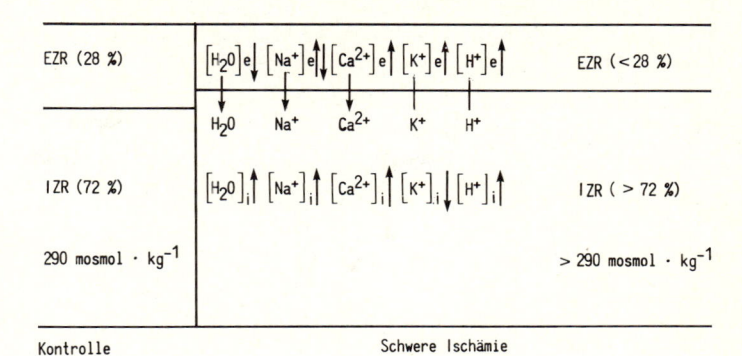

	Kontrolle		Schwere Ischämie
EZR (28 %)	$[H_2O]_e \downarrow$ $[Na^+]_e \uparrow\downarrow$ $[Ca^{2+}]_e \uparrow$ $[K^+]_e \uparrow$ $[H^+]_e \uparrow$		EZR (< 28 %)
	H_2O $\quad$ Na^+ $\quad$ Ca^{2+} $\quad$ K^+ $\quad$ H^+		
IZR (72 %)	$[H_2O]_i \uparrow$ $[Na^+]_i \uparrow$ $[Ca^{2+}]_i \uparrow$ $[K^+]_i \downarrow$ $[H^+]_i \uparrow$		IZR (> 72 %)
290 mosmol · kg^{-1}			> 290 mosmol · kg^{-1}

Abb. 1.10. Schema der Umverteilung von Wasser und Ionen zwischen Extra- (EZR) und Intra-Zellulärraum (IZR) im schwer ischämischen Myokard (HIRCHE et al., 1984). Weitere Diskussion im Text.

Mechanismen gibt es heute zumeist tierexperimentelle Hinweise.

JANSE et al. (1978) haben die Bedeutung der sogenannten *Verletzungsströme* betont und hierzu wichtige experimentelle Grundlagen erarbeitet. Im oberen Teil der Abb. 1.9 sind intrazellulär abgeleitete Aktionspotentiale von einem isolierten Hundeherzen und darunter das Gleichspannungselektrogramm jeweils vor und 5 min nach RIVA-Okklusion dargestellt. Die normalen und die Registrierungen nach Ischämie wurden übereinander projiziert. Wie im Schema rechts ersichtlich ist, lassen sich zu bestimmten Zeitpunkten des Herzzyklus intra- und extrazelluläre Potentialdifferenzen messen, die Ursache der sogenannten Verletzungsströme sind. Zum Zeitpunkt, der gestrichelt markiert ist, fließt z. B. intrazellulär ein Gleichstrom vom ischämischen durch die »Border-Zone« zum nicht-ischämischen Myokard. Dieser intrazelluläre Gleichstrom würde die normale Myokardzelle im vorliegenden Fall depolarisieren, d. h., erregen.

Am Schweineherzen in situ wurde versucht, diese Verletzungsströme durch die epikardiale Applikation von schwachen Gleichströmen nachzuahmen. Bei einer Distanz von wenigen Millimetern zwischen Kathode und Anode gelang es durch Gleichströme EKG-Veränderungen wie bei myokardialer Ischämie, Extrasystolen, ventrikuläre Tachykardien bis hin zum Kammerflimmern auszulösen (WINTER et al., 1983). Die Arrhythmien und die Wahrscheinlichkeit auch ventrikuläre Spätpotentiale zu registrieren, hingen dabei nicht nur von der Stromstärke sondern auch von der gewählten Lage der Elektroden ab. Arrhythmien konnten im paraseptalen Bereich immer mit den niedrigsten Stromstärken ausgelöst werden. Im lateralen und im anterobasalen Bereich waren dagegen höhere Stromstärken erforderlich. Andererseits wurden in diesem Bereich sehr viel häufiger ventrikuläre Spätpotentiale beobachtet. Bei der Entstehung der postischämischen Herzrhythmusstörungen spielen wahrscheinlich die Purkinje-Fasern eine besondere Rolle. Bei histologischen Untersuchungen fanden sich beim Schweineherzen paraseptal die meisten Purkinje-Fasern. Im anterobasalen und im lateralen Bereich wurden dagegen weniger intramurale Purkinje-Fasern nachgewiesen (WINTER, et al., 1983).

Ursache der postischämischen elektrischen Inhomogenität im Herzmuskel sind *transmembranäre Ionenströme*, die zu einer Änderung der extra- und intrazellulären Ionengradienten führen (Abb. 1.10). Na^+ und Ca^{2+} strömen in die Zelle, K^+ und H^+ diffundieren aus dem Intrazellulärraum nach außen. Infolge einer Zunahme des intrazellulären osmotischen Druckes strömt Wasser in die Zelle (HIRCHE et al., 1982, 1984). Ein intrazelluläres Ödem und eine Schrumpfung des Extrazellulärraums sind bekanntlich die Folge. Die Ionengradienten werden durch diese H_2O-Umverteilung zusätzlich verändert.

Durch Messung mit ionenselektiven Elektroden im Tierexperiment, konnte das Ausmaß und der Zeitgang der Änderungen der Ionenaktivitäten im Extrazellulärraum bestimmt werden (HIRCHE et al., 1980, 1981, 1982, 1984). Am besten sind bisher die Änderungen der extrazellulären Kaliumkonzentration im ischämischen Myokard untersucht worden (FRIEDRICH et al., 1981, 1982; HILL u. GETTES, 1980; HIRCHE et al., 1980, 1981, 1982, 1984; WIEGAND et al., 1979; WEISS u. SHINE, 1982).

Nach akuter Okklusion der distalen Hälfte des RIVA beim narkotisierten Schwein, konnte gezeigt werden, daß die extrazelluläre Kaliumkonzentration ($[K^+]e$) bereits 15 sec nach Beginn der Ischämie beginnt anzusteigen. Das Maximum der Anstiegsgeschwindigkeit wird nach 2–3 min mit Werten von 3 mmol/l und Minute erreicht (Abb. 1.11). Danach sinkt $[K^+]e$ vorübergehend

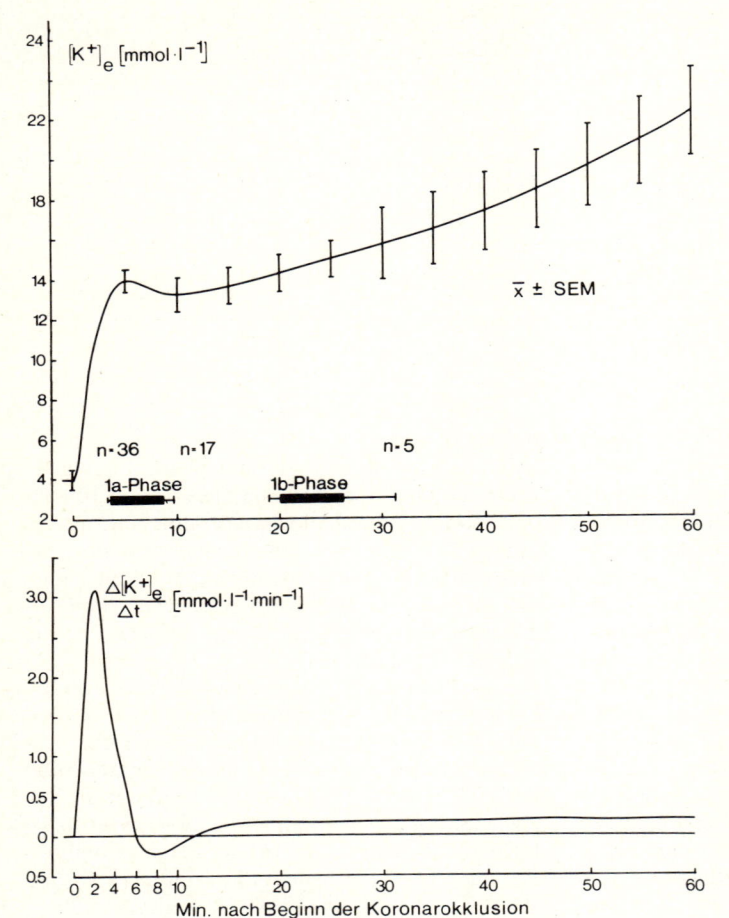

Abb. 1.11. Anstieg der extrazellulären K$^+$-Konzentration ([K$^+$]e) im Zentrum des ischämischen Myokardbezirkes beim narkotisierten Schwein nach akuter Okklusion der distalen Hälfte des RIVA (oben) und mittlere Änderungsgeschwindigkeit von [K$^+$]e (unten). (HIRCHE et al., 1984). Weitere Diskussion im Text.

ab und beginnt dann nach ca. 10 min mit nahezu konstanter allerdings niedriger Geschwindigkeit wieder anzusteigen. Die Ursachen für die drei unterschiedlichen Geschwindigkeits-Phasen des Anstiegs von [K$^+$]e sind bis heute noch nicht völlig geklärt. Die Geschwindigkeit des initialen Anstiegs von [K$^+$]e wird wahrscheinlich auch von der Herzfrequenz, der Kontraktilität und der Temperatur beeinflußt (WEISS u. SHINE, 1982). Die Plateauphase beruht wahrscheinlich auf einer erhöhten Aktivität der Na$^+$-K$^+$-Pumpe, die zu Beginn der myokardialen Ischämie noch aktiv ist. Die dritte Phase, der langsame Anstieg von [K$^+$]e im ischämischen Myokard fällt zeitlich in die Phase, in der die ischämisch-bedingten Veränderungen irreversibel werden (JENNINGS, 1975). Obwohl im Schweineherzen nach Koronarokklusion wegen der fehlenden Kollateralzirkulation immer ein transmuraler Infarkt entsteht, wurden erhebliche Inhomogenitäten des Anstiegs von [K$^+$]e sowohl auf dem Epikard als auch in unterschiedlichen Schichten des Myokards festgestellt (HILL u. GETTES, 1980; HIRCHE et al., 1984). Dabei steigt [K$^+$]e im Zentrum und in tieferen Schichten stärker an als in Epikardnähe und am Rande der ischämischen Zone.

Aus den Änderungen von [K$^+$]e läßt sich die Änderung des Kaliumgleichgewichtspotentials im ischämischen Myokard abschätzen. Entsprechende Berechnungen zeigen, daß bereits 5 min nach Beginn der Koronarokklusion das Kaliumgleichgewichtspotential und damit das Membranpotential auf Werte unter -60 mV absinken kann. D.h., daß allein die Änderungen des Kaliumgleichgewichtspotentials die elektrische Inhomogenität zwischen ischämischem und nichtischämischem Myokard erklärt.

Als weiterer Faktor, der pathologisch fokale Automatie auslösen kann, wird die *mechanische Dehnung von Myokard und Purkinje-Fasern* diskutiert. Es ist bekannt, daß bereits wenige Sekunden nach Beginn der Koronarokklusion der diastolische Tonus abnimmt, daß nach ca. 20 sec die Kontraktilität erlischt und daß sich nach ca. 1 min schwerer Ischämie das Ventrikelmyokard nur noch passiv verhält. Es ist bekannt, daß derartige Faserdehnungen an isolierten Präparaten Oszillationen des Membranpotentials und damit Arrhythmien auslösen können. Nach einer schweren Ischämie von 5 min Dauer kommt es nach 60 min Reperfusion beim Schweineherzen in vielen Fällen nicht wieder zu einer vollständigen Normalisierung des diastolischen Tonus und der Kontraktilität im vorher ischämischen Myokard (eigene Beobachtungen).

Als ein weiterer arrhythmogener Faktor wird die systemische und lokale *Freisetzung von Katecholaminen* diskutiert. Durch Messung der Katecholaminfluoreszenz und der Katecholaminkonzentration im ischämischen Myokard, konnte gezeigt werden, daß bei schwerer myokardialer Ischämie Katecholamine spätestens 5 min nach Beginn der Okklusion aus den adrenergen Fasern freigesetzt werden (McDonald et al., 1983). Dabei nimmt die Katecholaminkonzentration prozentual weniger stark ab, als die Fluoreszenz in den adrenergen Fasern. Daraus kann geschlossen werden, daß die Katecholamine im ischämischen Myokard frühzeitig freigesetzt werden und arrhythmogen wirken können (Sharma u. Corr, 1983).

Diese lokale Katecholaminfreisetzung im ischämischen Herzen wirkt wahrscheinlich insbesondere deshalb arrhythmogen, weil sie sehr heterogen erfolgt. Es wird auch angenommen, daß eine Asymmetrie der sympathischen Innervation, z. B. durch verminderte Stimulierung des rechten Ganglion stellatum bei verstärkter Reizung des linken Ganglion stellatum Arrhythmien auslöst (Sharma u. Corr, 1983).

Die Tatsache, daß die myokardiale Katecholaminfreisetzung eine wichtige Rolle bei der Entstehung postischämischer Arrhythmien spielt, ist die Begründung für die therapeutische Blockierung der adrenergen Rezeptoren im Herzen bei ischämischen Herzerkrankungen. Im Tierexperiment hat sich dabei gezeigt, daß sowohl die Blockierung der β- wie auch der $α_1$-Rezeptoren die Zahl der Arrhythmien nach Koronarokklusion reduzieren kann. Klinische Studien haben die Wirksamkeit einer antiadrenergen Therapie in der Sekundärprävention des plötzlichen Herztodes bewiesen (Lit. bei Sharma u. Corr, 1983).

Bei der Entstehung der postischämischen Arrhythmien spielen möglicherweise auch *Störungen des Fettstoffwechsels* im hypoxischen Myokard eine ursächliche Rolle. Fettsäureester und Phospholipide mit hydrophoben und hydrophilen Eigenschaften, die vermehrt im ischämischen Myokard gefunden werden, können wahrscheinlich arrhythmogen wirken. Zahlreiche experimentelle Befunde sprechen dafür, daß auch geringe Zunahmen dieser amphipathischen Substanzen, insbesondere die Lysophospholipide, aufgrund ihrer Struktur an kritischen Orten in der Zellmembran oder an der Membranoberfläche Dysfunktionen und elektrophysiologische Veränderungen hervorrufen können (Corr et al., 1984).

Literatur

(1) Arnold, G., F. Kosche, E. Miessner, A. Neitzert, W. Lochner: The importance of the perfusion pressure in the coronary arteries for the contractility and the oxygen consumption of the heart. Pflügers Arch. ges. Physiol. *299:* 339–356 (1968).

(2) Baer, H.-P., G. I. Drummond, E. L. Duncan: Formation and deamination of adenosine by cardiac muscle enzymes. Molec. Pharmacol. *2:* 67–76 (1966).

(3) Baggar, H.: Distribution of coronary blood flow in the left ventricular wall of dogs evaluated by the uptake of Xe-133. Acta physiol. scand. *99:* 421–431 (1977).

(4) Bassenge, E., J. Holtz, W. von Restorff: Role of sympathetic coronary innervation in coronary artery vasomotion of the conscious dog. In: Kaltenbach, M., P. Lichtlen, R. Balcon, W.-D. Bussmann (Hrsg.): Coronary Heart Disease, S. 205–207. Thieme, Stuttgart 1978.

(5) Berne, R. M.: Cardiodynamics and the coronary circulation in hypothermia. Ann. N. Y. Acad. Sci. *80:* 365–383 (1959).

(6) Berne, R. M., R. Rubio: Coronary Circulation. In: Handbook of Physiology Set. 2: The Cardiovascular System. Bd. I. The Heart, S. 873–970. Amer. Physiol. Soc. Bethesda, Med. 1979.

(7) Bonke, F. I. M.: Pathomechanismen kardialer Arrhythmien. In: Lüderitz, B. (Hrsg.): Ventrikuläre Herzrhythmusstörungen. Pathophysiologie – Klinik – Therapie. Springer, Berlin – Heidelberg – New York 1981.

(8) Bruns, R. R., G. E. Palade: Studies on blood capillaries. I. General organization of blood capillaries in muscle. J. Cell. Biol. *37:* 244–276 (1968).

(9) Bruns, R. R., G. E. Palade: Studies on blood capillaries. II. Transport of ferritin molecules across the wall of muscle capillaries. J. Cell. Biol. *37:* 277–299 (1968).

(10) Burnstock, G.: Innervation of vascular smooth muscle: histochemistry and electron microscopy. Clin. exp. Pharmacol. *2 (Suppl.):* 7–20 (1975).

(11) van Capelle, F. J. L., M. J. Janse: A computer model for evaluation of mechanisms of cardiac arrhythmias. In: Breithardt, G., F. Loogen (Hrsg.): New Aspects in the Medical Treatment of Tachyarrhythmias. Role of Amiodarone. Urban u. Schwarzenberg, München – Wien – Baltimore 1983.
(12) Chambers, R., B. W. Zweifach: Intercellular cement and capillary permeability. Physiol. Rev. 27: 436–463 (1947).
(13) Corr, P. B., R. W. Gross, B. E. Sobel: Amphipathic metabolites and membrane dysfunction in ischemic myocardium. Circulat. Res. (im Druck, 1984).
(14) Daggett, W. M., G. C. Nugent, P. W. Carr, P. C. Powers, Y. Harada: Influence of vegal stimulation on ventricular contractility, O_2 consumption, and coronary flow. Amer. J. Physiol. 212: 8–18 (1967).
(15) Duling, B. R., R. M. Berne: Longitudinal gradients in periarteriolar oxygen tension. A possible mechanism for the participation of oxygen in local regulation of blood flow. Circulat. Res. 27: 669–678 (1970).
(16) Effert, S., W. Merx, J. Meyer: Revascularisation des Myokards. Dtsch. Ärztebl. 78: 807 (1981).
(17) Feigl, E. O., W. Buffington: Adrenergic control of myocardial blood flow with normal and stenosed coronary vessels. In: Riemersma, R. A., M. F. Oliver: Catecholamines in the Nonischaemic and Ischaemic Myocardium, S. 155–161. Elsevier Biomedical Press, Amsterdam – New York – Oxford 1982.
(18) Forbes, M. S., M. L. Rennels, E. Nelson: Innervation of myocardial microcirculation: terminal automatic axons associated with capillaries and postcapillary venules in mouse heart. Amer. J. Anat. 149: 71–92 (1977).
(19) Forbes, M. S., M. L. Rennels, E. Nelson: Ultrastructure of pericytes in mouse heart. Amer. J. Anat. 149: 47–70 (1977).
(20) Friedrich, R., H. Hirche, U. Kebbel, V. Zylka, F. M. McDonald: Changes of extracellular electrolytes during myocardial ischemia. In: Grote, J., E. Witzleb (Hrsg.): Durchblutungsregulation und Organstoffwechsel, 8. Steiner, Wiesbaden 1982.
(21) Friedrich, R., H. Hirche, U. Kebbel, V. Zylka, R. Bissig: Changes of extracellular Na^+, K^+, Ca^{2+} and H^+ of the ischemic myocardium in pigs. Basic Res. Cardiol. 76: 453–456 (1981).
(22) Fulton, W. F. M.: The Coronary Arteries. C. C. Thomas, Springfield, Ill. 1965.
(23) Gerlach, E., B. Deuticke, R. H. Dreisbach: Der Nucleotid-Abbau im Herzmuskel bei Sauerstoffmangel und seine mögliche Bedeutung für die Coronardurchblutung. Naturwissenschaften 50:/6: 228/29 (1963).
(24) Gerlach, E., J. Schrader, S. Nees: Sites and mode of action of adenosine in the heart. I. Coronary system. Physiological and Regulatory Functions of Adenosine and Adenine Nucleotides, Baer, H. P., G. I. Drummons (Hrsg.). Raven Press, New York 1979.
(25) Gewirtz, H., D. O. Williams, W. H. Ohley, A. S. Most: Influence of coronary vasodilation on the transmural distribution of myocardial blood flow distal to a severe fixed coronary artery stenosis. Amer. Heart J. 106: 674–680 (1983).
(26) Gregg, D. E., D. C. Sabiston, Jr.: Current research and problems of the coronary circulation. Circulation 13: 916–927 (1956).
(27) Griggs, D. M., Jr., Y. Nakamura: Effect of coronary constriction on myocardial distribution of iodoantipyrine-^{131}I. Amer. J. Physiol. 215: 1082–1088 (1968).
(28) Guller, B. T., A. L. Yipintsoi, Orvis, J. B. Bassing-Thwaighte: Myocardial sodium extraction at varied coronary flows in the dog: estimation of capillary permeability by residue and outflow detection. Circulat. Res. 37: 359–378 (1975).
(29) Hill, J. L., L. S. Gettes: Effect of acute coronary artery occlusion on local myocardial extracellular K^+ activity in swine. Circulation 61/4 (1980).
(30) Hirche, H.: Die Wirkung von Isoproterenol, Adrenalin, Noradrenalin und Adenosin auf die Durchblutung und den O_2-Verbrauch des Herzmuskels vor und nach der Blockierung der β-Rezeptoren. Pflügers Arch. 288: 162–185 (1966).
(31) Hirche, H., Chr. Franz, L. Bös, R. Bissig, R. Lang, M. Schramm: Myocardial extracellular K^+ and H^+ increase and noradrenalin release as possible cause of early arrhythmias following acute coronary artery occlusion in pigs. J. molec. Cell. Cardiol. 12: 579–593 (1980).
(32) Hirche, H., R. Bissig, R. Friedrich, U. Kebbel, V. Zylka: Measurements of myocardial extracellular Na^+, K^+ Ca^{2+} und H^+ using ion-selective electrodes during ischemia. In: Lübbers, D. W., H. Acker, R. P. Buck, G. Eisenman, M. Kessler, W. Simon (Hrsg.): Enzyme and Ion-Selective Electrodes, S. 164–170. Springer, Berlin – Heidelberg – New York 1981.
(33) Hirche, H., R. Friedrich, U. Kebbel, F. M. McDonald, V. Zylka: Early arrhythmias, myocardial extracellular potassium and pH. In: Parratt, J. R. (Hrsg.): Early Arrhythmias Resulting from Myocardial Ischaemia, Mechanisms and Prevention by Drugs, S. 113–124. MacMillan Press, 1982.
(34) Hirche, H., U. Kebbel, F. M. McDonald, H. Knopf, A. Bischoff, A. Barth: Measurement of non-homogeneous changes of extracellular K^+ concentration within the ischaemic myocardium. In: Kessler, M., J. Höper, K. Harrison (Hrsg.): The Theory and Application of Ion-Selective Electrodes in Physiology and Medicine. Springer, Berlin – Heidelberg – New York 1984.
(35) Hirche, H., F. M. McDonald, A. Bischoff, S. Hartono, U. Kebbel, H. Knopf: Early arrhythmias and electrolyte shifts in the ischaemic myocardium following acute coronary artery occlu-

sion. In: HILGER, H. H., V. HOMBACH (Hrsg.) International Symposium on Holter Monitoring Technique, im Druck, 1984.
(36) HÖFLING, B., W. VON RESTORFF, J. HOLTZ, E. BASSENGE: Viscous and inertial fractions of total perfusion energy dissipation in the coronary circulation of the in situ perfused dog heart. Pflügers Arch. Eur. J. Physiol. *358:* 1–10 (1975).
(37) HOLTZ, J., W. A. GRUNEWALD, R. MANZ, W. VON RESTORFF, E. BASSENGE: Intracapillary hemoglobin oxygen saturation and oxygen consumption in different areas of the left ventricular myocardium. Pflügers Arch. Eur. J. Physiol. *370:* 253–258 (1977).
(38) HONIG, C. R., J. BOURDEAU-MARTINI: Extravascular component of oxygen transport in normal and hypertrophied hearts with special references to oxygen therapy. Circulat. Res. *34–35 (Suppl. II):* 97–103 (1974).
(39) HORT, W., W. SCHULZ: Pro-Contra Entstehung der Arteriosklerose. Bedeutung der Gefäßwandfaktoren. Internist *22:* 661–663 (1981).
(40) JANSE, M. J., H. MORÉNA, J. CINCA, A. G. KLÉBER, E. DOWNAR, F. J. L. VON CAPELLE, D. DURRER: Role of re-entry and currents of injury in early ischemic ventricular tachyarrhythmias: which properties should theoretically make a drug effective in the management of these arrhythmias? In: SANDOE, E., D. G. JULIAN, J. W. BELL (Hrsg.): Management of Ventricular Tachycardia – Role of Mexiletine. Excerpta Medica, Amsterdam – Oxford 1978.
(41) JENNINGS, R. B., CH. E. GANOTE, K. A. REIMER: Ischemic tissue injury. Amer. J. Pathol. *81:* 179–198 (1975).
(42) KARNOVSKY, M. J.: The ultrastructural basis of capillary permeability studied with proxidase as a tracer. J. Cell Biol. *35:* 213–236 (1967).
(43) KECECIOGLU, D., W. HORT: Postmortale Untersuchungen über die Lichtungsweiten von Infarktarterien und Nichtinfarktarterien von Infarktherzen. Z. Kardiol. *69:* 398–405 (1980).
(44) KIRK, E. S., C. R. HONIG: Nonuniform distribution of blood flow and gradients of oxygen tension within the heart. Amer. J. Physiol. *207:* 661–668 (1964).
(45) MALOR, R., C. J. GRIFFIN, D. TAYLOR: Innervation of the blood vessels in guinea-pig atria. Cardiovasc. Res. *7:* 95–104 (1973).
(46) MARAUS, M. L.: The coronary circulation in health and discase. McGraw-Hill, New York 1983.
(47) McDONALD, F. M., K. ADDICKS, A. BISCHOFF, S. HARTONE, H. HIRCHE, H. KNOPF: Myocardial catecholamine release following acute coronary artery occlusion in anaesthetised pigs. In: Abstracts. Suppl. to Progress in Neuro-Psychopharmacology and Biological Psychiatry. Pergamon Press, Oxford – New York – Frankfurt 1983.
(48) McDONALD, F. M., K. ADDICKS, A. BISCHOFF, S. HARTONO, H. HIRCHE, H. KNOPF: Myocardial catecholamine release following acute coronary artery occlusion in anaesthetised pigs. Progress in Neuro-Psychopharmacology and Biological Psychiatry, *Suppl. 327,* 1983.
(49) MONROE, R. G., W. J. GAMBLE, C. G. LaFARGE, H. BENOUALIS, J. WEISUL: Transmural coronary venous O_2 saturations in normal and isolated hearts. Amer. J. Physiol. *228:* 318–324 (1975).
(50) NAKAMURA, A., H. WAYLAND: Macromolecular transport in the cat mesentery. Microvasc. Res. *9:* 1–21 (1975).
(50a) NAKATSU, K., G. I. DRUMMOND: Adenylate metabolism and adenosine formation in the heart. Amer. J. Physiol. *223:* 1119–1127 (1972).
(51) NAUTH, H. F., W. HORT, R. HUBINGER: Untersuchungen über die Lokalisation sklerotischer Veränderungen in den Koronararterien und ihren großen epikardialen Ästen. Z. Kardiol. *68:* 832–838 (1979).
(52) OLSSON, R. A., C. C. DAVIS, E. M. KHOURI: Coronary vasoactivity of adenosine covalently linked to polylysine. Life Sci. *21:* 1343–1350 (1977).
(53) RAFF, W. K., F. KOSCHE, W. LOCHNER: Extravasale Komponente des Coronarwiderstandes und Coronardurchblutung bei steigendem enddiastolischen Druck. Pflügers Arch. Eur. J. Physiol. *327:* 225–233 (1971).
(54) RENKIN, E. M.: Transport of large molecules across capillary walls. Eighth Bowdich Lecture. Physiologist *7:* 13–28 (1964).
(55) RESTORFF, W. VON, B. HÖFLING, J. HOLTZ, E. BASSENGE: Effect of increased blood fluidity through hemodilution on coronary circulation at rest and during exercise in dogs. Pflügers Arch. Eur. J. Physiol. *357:* 15–24 (1975).
(56) RUBIO, R., V. T. WIEDMEIER, R. M. BERNE: Nucleoside phosphorylase: localization and role in the myocardial distribution of purines. Amer. J. Physiol. *222:* 550–555 (1972).
(57) SCHAPER, W.: Zur Entstehung eines Kollateralkreislaufs bei Koronararterienverschlüssen. Dtsch. med. Wschr. *99* (1974).
(58) SCHAPER, W., B. WÜSTEN: Collateral circulation. In: SCHAPER, W. (Hrsg.): The Pathophysiology of Myocardial Perfusion. Elsevier/North Holland Biomedical Press 1979.
(59) SCHAPER, W.: Experimenteller Koronarverschluß III. Die Determinanten der Kollateraldurchblutung beim akuten Koronarverschluß. Basic Res. Cardiol. *73:* 584–594 (1978).
(60) SCHRADER, J., E. GERLACH: Compartmentation of cardiac adenine nucleotides and formation of adenosine. Pflügers Arch. *367:* 129–135 (1976).
(61) SCHRÖR, K.: Prostaglandine und verwandte Verbindungen. Thieme, Stuttgart, New York 1984.
(62) SCOTT, J. B., D. RADAWSKI: Role of hyperosmolarity in the genesis of active and reactive hyperemia. Circulat. Res. *28–29 (Suppl. I):* 26–32 (1971).
(63) SHARMA, A. D., P. B. CORR: Adrenergic factors in arrhythmogenesis in the ischemic and reperfused

myocardium. Eur. Heart J. *4/Suppl. D:* 79–90 (1983).
(64) SIMIONESCU, N., M. SIMIONESCU, G. E. PALADE: Permeability of muscle capillaries to small hemepeptides. Evidence for the existence of patent transendothelial channels. J. Cell. Biol. *64:* 586–607 (1975).
(65) STOSSECK, K.: Hydrogen exchange through the pial vessels wall and its meaning for the determination of the local cerebral blood flow. Pflügers Arch. Eur. J. Physiol. *320:* 111–119 (1970).
(66) TAUCHERT, M., H. H. HILGER: Application of the coronary reserve concept to the study of myocardial perfusion In: SCHAPER, W. (Hrsg.): The Pathophysiology of Myocardial Perfusion. Elsevier/North-Holland Biomedical Press 1979.
(67) TAUCHERT, M.: Wert und Grenzen klinischer Koronardurchblutungsmessungen. Klin. Wschr. *53:* 691–707 (1975).
(68) TILLMANNS, H., S. IKEDA, H. HANSEN, J. S. M. SARMA, J.-M. FAUVEL, R. J. BING: Mircocirculation in the ventricle of the dog and turtle. Circulat. Res. *34:* 561–569 (1974).
(69) TILLMANNS, H., H. LEINBERGER, H. THEDERAN, M. STEINHAUSEN: No recruitment of epimyocardial capillaries during hypoxia (Abstract). Circulation *58: (Suppl. 2):* 162 (1978).
(70) TURNHEIM, K. S., H. PITTNER, N. KOLASSA, O. KRAUPP: Relaxation of coronary artery strips by adenosine and acidosis. Eur. J. Pharmacol. *41:* 217–220 (1977).

(71) UCHIZONO, K.: Innervation of the blood capillary in the heart of dog and rabbit. Japan J. Physiol. *14:* 587–589 (1964).
(72) WEISS, J., K. J. SHINE: Extracellular K^+ accumulation during myocardial ischemia in isolated rabbit heart. Amer. J. Physiol. *242* (Heart Circ. Physiol. *11*): H 619–H 628 (1982).
(73) WIEDERHIELM, C. A.: Transcapillary and interstitial transport phenomena in the mesentery. Fed. Proc. *25:* 1789–1798 (1966).
(74) WIEDMEIER, V. T., R. RUBIO, R. M. BERNE: Inosine incorporation into myocardial nucleotides. J. molec. Cell. Cardiol. *4:* 445–452 (1972).
(75) WIEGAND, V., M. GÜGGI, W. MEESMANN, M. KESSLER, F. GREITSCHUS: Extracellular potassium activity changes in the canine myocardium after acute coronary occlusion and the influence of β-blockade. Cardiovasc. Res. *13:* 297–302 (1979).
(76) WILKAT, U., W. HORT: Quantitative Untersuchungen über Stenosierungen von Arteriolen und kleinen intramuralen Arterien in menschlichen Herzen. Z. Kardiol. *70:* 721–728 (1981).
(77) WINTER, U. J., H. EBELING, U. KEBBEL, G. ARNOLD, M. SCHMAHL, H. HIRCHE: Induction of ventricular arrhythmias and ventricular late potentials by epicardial direct current (DC) application in pig hearts in situ: Importance of the stimulation position. Circulation *68, Suppl. III:* 288 (1983).

2. Koronardurchblutungsmessungen bei koronarer Herzkrankheit*

Von H. W. Heiss

2.1. Einführung

Die koronare Herzerkrankung wirft für die Bestimmung der Myokardperfusion folgende gravierende Probleme (Heiss, 1974; Heiss, 1977; Heiss, 1982; Schaper, 1981; Tauchert, 1975; Tauchert u. Hilger, 1979) auf, die bislang nicht oder nur teilweise methodisch gelöst sind:

1. Das Strömungsprofil in den großen Koronargefäßen wird durch die Wandläsionen, die Stenosen und die von Kollateralen überbrückten Gefäßverschlüsse pathologisch verändert. Vor allem bei hochgradigen Stenosen kommt es zu erheblichen Strömungsbeschleunigungen mit oder ohne Venturi-Effekt. Der distal der hämodynamisch führenden Stenose(n) herrschende Perfusionsdruck fällt erheblich ab. Deshalb wird der distal der Stenose bestehende Perfusionsdruck als treibende Kraft für die Myokardperfusion in Abhängigkeit von Ausmaß und Länge der Stenose(n) reduziert. Die Durchströmung der peripheren Gefäßabschnitte und der Widerstandsgefäße ist vermindert oder lokal sogar aufgehoben.

2. Die Kapazität der großen subepikardial gelegenen Koronargefäße wird in unterschiedlichem Ausmaß verringert.

3. Die Durchblutungsgröße im Kollateralgefäßsystem wird für die Myokardperfusion distal der Stenose(n) unter gering- bis mittelgradigen Belastungen von Bedeutung.

4. Die Durchströmung unterschiedlicher Myokardbezirke ist nicht mehr homogen wie im gesunden Herzen. Die Myokarddurchblutung in subepikardial und subendokardial gelegenen Myokardbezirken, zwischen Narbengebieten, zwischen ischämischen und nichtischämischen, hypertrophierten und nichthypertrophierten Arealen, zwischen hyperkinetischen und hypo- bis akinetischen Bezirken sowie in hypo- und akinetischen Myokardzonen ist regional unterschiedlich.

5. Die diastolische Durchströmung des Herzmuskels wird aufgrund der durch Narben und ischämische Zonen verminderten Weitbarkeit der linken Herzkammer verschlechtert. Dies trifft besonders auf die subendokardial gelegenen Myokardschichten zu.

6. In schweren Fällen verändert sich zusätzlich die Ventrikelgeometrie, z. B. bei Herzwandaneurysma, die ihrerseits wiederum die Substratversorgung der Randbezirke zwischen Narbengebiet und Arbeitsmyokard durch eine vermehrte Haltearbeit der Myokardfaser verschlechtert.

7. Außerdem können Koronargefäßspasmen und Herzrhythmusstörungen die Durchblutung im Herzmuskel regional dramatisch akut verringern. Im chronisch kranken Herzen wird das Ausmaß einer begleitenden Herzinsuffizienz die Durchblutungsgröße beeinflussen.

Es steht zur Zeit keine geeignete Methode zur Verfügung, die in der Lage wäre, die regionale und globale Myokarddurchblutung im geschädigten linken Ventrikel bei koronarer Herzerkrankung im gesamten Durchblutungsbereich quantitativ und simultan mit den tatsächlichen Durchblutungsveränderungen zu messen (Heiss u. Blümchen, 1982). So stellen deshalb die nachfolgend genannten Methoden nur Versuche dar, wenn auch eindrucksvolle, das Problem einzukreisen. Im Einzelfall muß man mit großen direktionalen und räumlichen Abweichungen von den wahren Verhältnissen rechnen. Die nachgenannten Meßverfahren bedienen sich ausnahmslos eines Indikators, dessen Verteilung im Myokard mit unterschiedlichen Techniken verfolgt wird.

---

* Mit Unterstützung der Gesellschaft für Fortschritte in klinischer Kardiologie, Freiburg.

2.2. Argonmethode

Die Argonmethode, eine Inertgasmethode, ist ein indirektes Verfahren zur Messung der Myokarddurchblutung bei Patienten (BRETSCHNEIDER, 1964; BRETSCHNEIDER et al., 1966; HEISS et al., 1973; TAUCHERT, 1973; TAUCHERT et al., 1969; TAUCHERT et al., 1971a; TAUCHERT et al., 1971b; VON ÖRTZEN, 1972). Grundsätzlich können die indirekten Verfahren als *Aufsättigungs-, Entsättigungs-, Auswasch-, Clearance- und Indikatorverdünnungsverfahren* angewandt werden. Sie leiten sich ohne Ausnahme von dem Fickschen Prinzip (FICK, 1870) ab. KETY und SCHMIDT haben dann 1945 dieses Prinzip für die Organdurchblutungsmessung unter Verwendung von Lachgas (Stickoxydul, N_2O) genutzt (KETY, 1951; KETY u. SCHMIDT, 1945). Die Anwendbarkeit der Methode und ihre Meßgenauigkeit hängen von dem Gleichgewicht der Partialdrücke für das Indikatorgas zwischen Organgewebe und organvenösem Kapillarblut am Ende einer Meßperiode von definierter Dauer und von der Annahme einer homogenen Organdurchblutung ab. Unter diesen Voraussetzungen gibt das Meßergebnis die Durchblutungsgröße in Volumen pro Zeit- und Gewichtseinheit des Organs an, z. B. in ml/min/100 g.

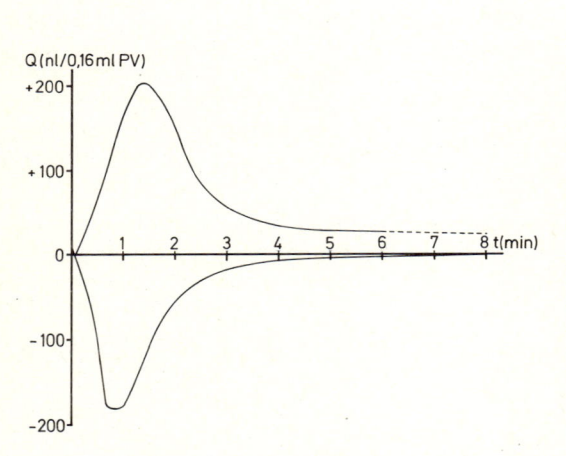

An den *Indikator* werden hohe *Anforderungen* hinsichtlich seiner biophysikalischen Eigenschaften gestellt. Er soll folgende Merkmale besitzen:
1. Schlechte Löslichkeit im Blut,
2. Sehr gute Diffusionseigenschaften,
3. Geringe Löslichkeit in Fett,
4. Geringe Affinität zu Hämoglobin,
5. Keine toxischen oder narkotischen Wirkungen,
6. Kein Stoffwechsel,
7. Keine Abhängigkeit von der Funktion von Membranpumpen,
8. Keine Wirkungen auf Herz und Kreislauf,
9. Hochempfindlicher und exakt quantitativer Nachweis,
10. Keine oder nur sehr geringe Diffusion über die Organgrenzen hinaus.

Abb. 2.1. *Argondiffusion in das Myokard (Aufsättigungsverfahren, obere Bildhälfte) bzw. aus dem Myokard in das koronarvenöse Blut (Entsättigungsverfahren, untere Bildhälfte) bei einem 24jährigen gesunden männlichen Probanden.*
Die Veränderung der Argonkonzentrationen im Myokard sind dargestellt als Differenz zwischen arterieller und koronarvenöser Argonkonzentration der in das Myokard diffundierten Argonmenge Q in nl/0,16 ml Probenvolumen der gaschromatographischen Extraktionskammer zum Zeitpunkt t in Minuten (Aufsättigung) und als Differenz der koronarvenösen und arteriellen Konzentrationen beim Entsättigungsverfahren. Diese Differenz entspricht der aus dem Myokard effundierten Argonmenge Q in nl/0,16 ml Probenvolumen zum Zeitpunkt t in Minuten. Die Berechnung der Argonmenge wird im Text angegeben. Die auf diese Weise ermittelten Argonmengen Q in nl/0,16 ml Probenvolumen entsprechen der in das Myokard ein- bzw. ausgeströmten Argonmenge unter der Annahme, daß keine nennenswerte Argondiffusion über die inneren und äußeren Organgrenzen hinaus erfolgt (Aufsättigung) bzw. keine Rückdiffusion aus anderen Organgeweben in das arterielle Blut während der Entsättigungsphase erfolgt. Der Kurvenverlauf zeigt, daß bei der Aufsättigung nach 5 min ein Äquilibrium zwischen arterieller und organvenöser sowie myokardialer Argonkonzentration besteht. Bei der Entsättigung ist nach 7,5 min nur noch eine geringste Restkonzentration von Argon im koronarvenösen Blut nachweisbar. Der Kurvenverlauf zeigt, daß die Talsohle während der Entsättigung nach 46 sec um 33 sec früher erreicht ist als der Gipfelpunkt nach 79 sec. Zu diesem Zeitpunkt waren ca. 30% der gesamten nach 7,5 min ermittelten Argonmenge pro 0,16 ml Probenvolumen diffundiert. Die zu diesem Zeitpunkt insgesamt nachweisbare Argonmenge war bei der Aufsättigung um 80% größer als bei der Entsättigung. Die hämodynamischen und respiratorischen Kenngrößen waren während der gesamten Aufsättigungs- und Entsättigungsperiode gleich. Die Durchblutungsgröße betrug während der Aufsättigungsphase 88 ml/min/100 g bei einer Meßperiode von 5 min und 77 ml/min/100 g für eine Meßperiode von 7,5 min. Sie lag damit erheblich niedriger als der Wert, der während der Entsättigungsperiode nach 5 min mit 136 ml/min/100 g und nach 7,5 min mit 132 ml/min/100 g bestimmt wurde. Kurvenverlauf und die Größe der Fläche unter der Kurve zeigen, daß während einer Entsättigungsperiode beträchtliche Argonmengen über die inneren und äußeren Organgrenzen hinaus diffundieren und somit methodisch im koronarvenösen Blut nicht erfaßt werden können.

Abb. 2.2. *Argondiffusion in das Myokard (Aufsättigungsverfahren, obere Bildhälfte) bzw. aus dem Myokard in das koronarvenöse Blut (Entsättigungsverfahren, untere Bildhälfte) bei einem 48jährigen Koronarpatienten.*
Weitere grundsätzliche Angaben sind im Text und der Legende zu Abb. 2.1 zu entnehmen. – Der Patient leidet an einer koronaren Herzerkrankung mit instabiler Angina pectoris und Zustand nach anteroseptalem Herzinfarkt 1968 sowie Herzhinterwandinfarkt 1971. Bei der Ergometrie war der Patient bis 125 Watt belastbar mit ST-Strecken-Hebungen in den Ableitungen V_1 bis V_6 bis maximal 0,4 mV in V_2. Bei der Einschwemmkatheteruntersuchung kam es auf einer Belastungsstufe von 100 Watt zu pathologischen Druckanstiegen rechtskardial, pulmonararteriell und pulmonarkapillar. Der Anstieg des Herzzeitvolumen unter der Belastung war unzureichend, die $AVDO_2$ erhöhte sich überproportional von 5,12 Vol% auf 15,28 Vol% als Ausdruck der ausgeprägten Belastungsherzinsuffizienz. Die Koronarangiographie zeigte einen gut kollateralisierten langstreckigen Verschluß der rechten Koronararterie. Der R. descendens anterior der linken Koronararterie stellte sich retrograd ohne sichtbare Anastomosen im Bereich des Kammerseptum dar. Er war nach Abgang des zweiten Septumastes vollständig verschlossen. Ferner bestanden hochgradige Stenosierungen von mehr als 95% im Verlauf zweier Diagonaläste. Der R. circumflexus war verschlossen und gut kollateralisiert. Die Ventrikulographie zeigte in den distalen zwei Dritteln der Vorderwand eine ausgeprägte Akinesie und Dyskinesie. – Die Talsohle der Entsättigungskurve lag mit 51 sec um 55 sec vor dem Gipfelpunkt der Aufsättigungskurve mit 106 sec. Zu beiden Zeitpunkten waren ca. 25% der insgesamt nach 7,5 min diffundierten Argonmenge pro 0,16 ml Probenvolumen der gaschromatographischen Extraktionskammer diffundiert. Während der Aufsättigungsphase war nach 5 min 85% der nach 7,5 min ermittelten Gesamtargonmenge diffundiert, während der Entsättigung zum selben Zeitpunkt 93%. Die nach 7,5 min ermittelte Argonmenge war während der Aufsättigung um 40% größer als bei der Entsättigung. Der nach 5 min bestimmte Durchblutungswert betrug während der Aufsättigungsphase 38 ml/min/100 g, nach 7,5 min 39 ml/min/100 g. Während der Entsättigungsphase betrugen die entsprechenden Werte 63 ml/min/100 g bzw. 61 ml/min/100 g. Die hämodynamischen und respiratorischen Kenngrößen waren während beider Meßperioden gut vergleichbar. – Der Verlauf der Aufsättigungskurve belegt, daß durch eine Verlängerung der Meßperiode auf 7,5 min die Aussagekraft des nach 5 min bestimmten Wertes bei guter Kollateralisierung nicht verbessert wird. Andererseits kommt es während der Entsättigungsphase wiederum zu einem unkontrollierbaren Argonverlust durch Diffusion über die inneren und äußeren Organgrenzen. Durch den Einfluß der Narbengebiete ist selbst nach 8minütiger Meßperiode noch kein Konzentrationsangleich zwischen Myokard und koronarvenösem Blut erfolgt.

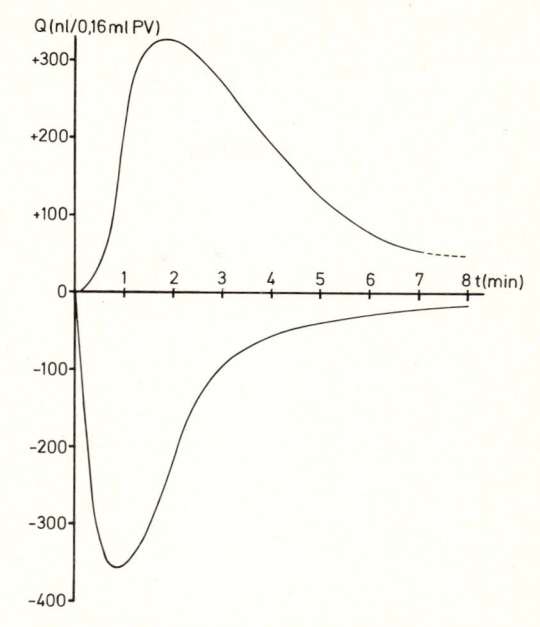

In der Folgezeit erwies sich Stickoxydul nicht als der geeignete Indikator, so daß die Stickoxydulmethode (KETY u. SCHMIDT, 1945) durch die Entwicklung der Argonmethode (BRETSCHNEIDER et al., 1966) abgelöst wurde. Diese Methode ist auch heute noch das einzige klinisch anwendbare, exakt messende Verfahren (HEISS et al., 1973) zur Bestimmung der Myokarddurchblutung in dem großen Durchblutungsbereich von 50–500 ml/min/100 g. Sie wird als Aufsättigungsverfahren nach der kontinuierlichen Entnahmetechnik eingesetzt.

Für *Messungen bei Patienten mit koronarer Herzerkrankung* können mit der Argonmethode allerdings einschränkend nur Näherungswerte der Durchblutungsgröße gewonnen werden, da eine Kontrolle des Equilibriums der Partialdrükke für Argon zwischen Myokardgewebe und koronarvenösem Blut nach dem genannten Vorgehen nicht möglich und ein solcher Zustand aufgrund der unterschiedlichen Durchblutungskompartimente auch wenig wahrscheinlich ist. Stattdessen besteht in vielen Fällen eine heterogene Perfusion (BASSINGTHWAIGHTE et al., 1968; KLOCKE u. WITTENBERG, 1969; KLOCKE et al., 1968; TAUCHERT u. HILGER, 1979), so daß die beiden wichtigsten Voraussetzungen für die Anwendung der Kety-Schmidt-Formel im strengen Sinne nicht erfüllt sind. Dies gilt besonders dann,

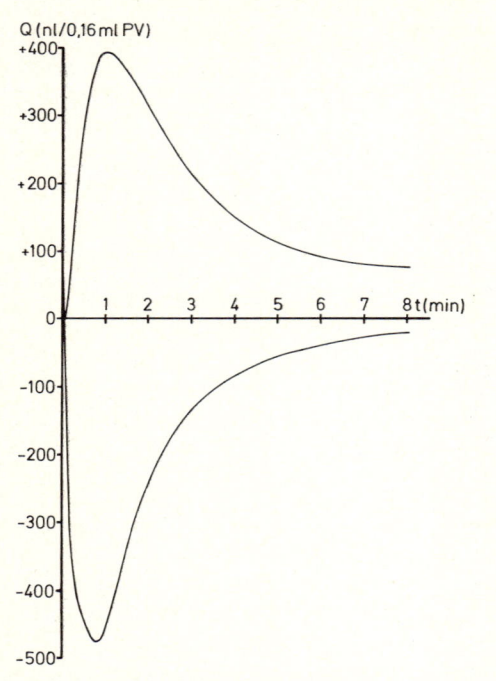

Abb. 2.3. *Argondiffusion in das Myokard (Aufsättigungsverfahren, obere Bildhälfte) bzw. aus dem Myokard in das koronarvenöse Blut (Entsättigungsverfahren, untere Bildhälfte) bei einem 60jährigen Patienten mit koronarer Herzkrankung.*
Weitere grundsätzliche Angaben sind im Text und der Legende zu Abb. 2.1 zu entnehmen. – Bei dem Patienten besteht eine stabile Angina pectoris bei normalem Stromverlauf im Ruhe-EKG. Unter Belastung kommt es auf der 75 Watt Stufe zu einer ST-Strecken-Senkung in den Ableitungen V_4 bis V_6 von maximal 0,3 mV in V_5. Der Abbruch der Belastung erfolgte wegen allgemeiner Erschöpfung, nicht wegen Angina pectoris. Bei der Einschwemmkatheteruntersuchung wurde ein pathologischer Druckanstieg pulmonararteriell und pulmonarkapillar beobachtet. Es besteht ein Walk-through-Phänomen. Der Anstieg des Herzzeitvolumen unter der Belastung war unzureichend, der der $AVDO_2$ war überhöht. Die Koronarangiographie zeigte 2- bis 90%ige proximale Stenosen des R. descendens anterior der linken Koronararterie. Der R. circumflexus wies proximal eine 80%ige Stenose auf. Ferner bestand eine 70%ige Stenose am Abgang des linken seitlichen Kantenastes. Die rechte Koronararterie hatte mehrere umschriebene 40 bis 50%ige Stenosierungen. Die Ventrikulographie zeigte ein regelrechtes Kontraktionsverhalten des linken Ventrikel bei normalen Kammervolumina. Der Gipfelpunkt der Aufsättigungskurve lag bei 56 sec nach dem kinetisch wirksamen Aufsättigungsbeginn, die Talsohle der Entsättigungskurve 45 sec nach dem Entsättigungsbeginn und damit 11 sec vor dem Aufsättigungsgipfel. Zu diesem Zeitpunkt waren während der Aufsättttigung 18%, während der Entsättigung 25% der nach 7,5 min insgesamt bestimmten Argonmenge pro 0,16 Probenvolumen der gaschromatographischen Extraktionskammer diffundiert. Gleichzeitig war die gesamte Argonkonzentration hier bei der Aufsättigung nur um 19% größer als bei der Entsättigung. Auch die Durchblutungsgrößen variierten nur gering. So betrug der 5-min- Wert während der Aufsättigungsphase 53 ml/min/100 g, der 7,5-min-Wert 48 ml/min/100 g. Während der Entsättigungsperiode betrugen die entsprechenden Daten 57 ml/min/100 g bzw. 56 ml/min/100 g. – Es ist zu erkennen, daß nach der üblichen 5minütigen Meßperiode noch kein Äquilibrium der Argonkonzentrationen zwischen Myokard und koronarvenösem Blut stattgefunden hat. Andererseits verlängert auch hier die Ausweitung der Meßperiode auf 7,5 min den aus einer 5minütigen Meßphase bestimmten Wert nur unwesentlich.

wenn Infarktzonen den Herzmuskel durchsetzen. Ein Großteil dieser Fehlerquellen kann durch die Anwendung der punktuellen Entnahmetechnik eliminiert werden. Sie ist allerdings mit einem großen analytischen Aufwand verbunden, der die Verbreitung dieses Verfahrens in der Klinik verhindert.

Für *vergleichende Bestimmungen der Durchblutungsgröße nach dem Aufsättigungs- und Entsättigungsverfahren* mittels der punktuellen Entnahmetechnik wurden in einer eigenen Studie identische Patienten mit koronarer Herzerkrankung untersucht. Die gaschromatographischen Analysen gestatteten die Berechnung der Argon-Partialdrücke in den Blutproben, die zu den verschiedenen Entnahmezeitpunkten manuell und standardisiert entnommen worden waren (ROMMEL, 1979). Aus der Differenz zwischen dem arteriellen und koronarvenösen Kurvenverlauf im Aufsättigungs- und Entsättigungsverfahren ließ sich die in das Myokard eingeströmte *(Aufsättigungsverfahren)* und die aus dem Myokard abgeströmte *(Entsättigungsverfahren)* Argonmenge zu den verschiedenen Entnahmezeitpunkten berechnen und graphisch darstellen (siehe Abb. 2.1–2.4). Die Verzögerung des Auf- bzw. Entsättigungszeitpunktes durch die Entnahme des Totraumvolumens des Katheters wurde berücksichtigt.

Für die Messungen wurde anstatt des bisher benutzten gaschromatographischen Systems (TAUCHERT et al., 1971 a+b) ein Helium-Ionisationsdetektor der Fa. Erba Science, Hofheim, (Typ Fractovap, Modell GH) zur Argonanalyse benutzt. Er weist gegenüber dem bisherigen System analytische Vorteile bezüglich Nachweisgrenze, Empfindlichkeit, Grundlinienstabilität, Linearität und Reproduzierbarkeit der Argon-Chromatogramme auf. Die Signale des Detektors wurden verstärkt (Elektrometer Modell SS 455,

Fa. Erba Science, Hofheim), integriert (Autolab Digital Integrator 6300, Fa. Autolab Spectra-Physics GmbH, Darmstadt) und aufgezeichnet (Speedomax Recorder, Fa. Leeds and Nothrop, England). Die in einem Aliquot enthaltene Argonmenge wird bei dieser Registrierung durch den Gipfelpunkt des Argon-Chromatogrammes in µV/sec dargestellt.

Die in einem ml Blut enthaltene Argonmenge wurde wie folgt berechnet: Der zur Zeit der Analyse herrschende Barometerdruck wurde um den Wasserdampfdruck für die entsprechende Säulentemperatur des Gaschromatographen vermindert, da der Wasserdampf des Aliquot von der gaschromatographischen Säule vollständig adsorbiert wird. Der Wasserdampfdruck wurde Tabellen entnommen (HOPPE-SEYLER/THIERFELDER 1955, S. 300). Die Argonmenge errechnet sich dann aus dem Produkt des korrigierten Barometerdruckes unter ATPD-Bedingungen und dem Bunsenschen Adsorptionskoeffizienten. Der Adsorptionskoeffizient α für Argon ent-

spricht nahezu dem des Sauerstoffs in Wasser zuzüglich 0,002. Diese Werte wurden ebenfalls Tabellen entnommen (HOPPE-SEYLER/THIERFELDER, 1955, S. 306). Weiterhin wurden das Verhältnis des Gasprobenvolumens des Aliquot zur gesamten Gasphase der Vakuum-Extraktionskammer des gaschromatographischen Analysensystems (1/244 bei 0,16 ml Gasprobenvolumen) und der aus der Blutprobe nicht extrahierbare Argonrest von 0,4% zur Berechnung des Argongehaltes herangezogen. Bei Vollsättigung einer Blutprobe mit Argon entsprach der Argongehalt eines Aliquots im gaschromatographischen Peak 26 300 µV/sec auf der Eichkurve. Der aktuelle Argongehalt einer Blutprobe wurde im Einzelfall aus der entsprechenden Eichkurve abgegriffen.

Bei der Aufsättigung des Myokards entspricht die Differenz zwischen arterieller und koronarvenöser Argonkonzentration der Argonmenge Q in nl/0,16 ml Probenvolumen zum Zeitpunkt t in Minuten, die *in* das Myokard diffundiert ist. Beim Entsättigungsverfahren wurden die arte-

Abb. 2.4. *Argondiffusion in das Myokard (Aufsättigungsverfahren, obere Bildhälfte) bzw. aus dem Myokard in das koronarvenöse Blut (Entsättigungsverfahren, untere Bildhälfte) bei einem 51jährigen Patienten mit koronarer Herzerkrankung.*
Weitere grundsätzliche Angaben sind im Text und der Legende zu Abb. 2.1 zu entnehmen. – Bei dem Patienten besteht eine stabile Angina pectoris ohne Infarktzeichen im EKG. Unter Belastung bis 50 Watt kommt es zu horizontalen ST-Strecken-Senkungen in V_2 bis V_5 bis maximal 0,3 mV in V_3. Unter dieser Belastung stiegen die rechtskardialen, pulmonararteriellen und pulmonarkapillaren Drücke mäßiggradig im pathologischen Bereich an. Der Anstieg des Herzzeitvolumen unter der Belastung war unzureichend, die $AVDO_2$ stieg überproportional an. Die Koronarangiographie ergab einen Verschluß des R. descendens anterior der linken Koronararterie nach Abgang des R. diagonalis. Die rechte Koronararterie wies eine mehr als 95%ige
Stenosierung auf, die von Kollateralen gut überbrückt war. Der R. descendens anterior der linken Koronararterie füllte sich retrograd nach Kontrastmittelinjektion in die rechte Koronararterie über sehr gut ausgebildete septale Anastomosen. Die Ventrikulographie ergab eine Akinesie im Bereich des distalen Drittels der Herzvorderwand, die sich über die Herzspitze hinweg bis in das distale Drittel der Herzhinterwand erstreckte. Die Aufsättigungsperiode konnte aus technischen Gründen nur über 5 min verfolgt werden. Zu diesem Zeitpunkt betrug die Durchblutungsgröße 67 ml/min/100 g, während der Entsättigungsphase zum entsprechenden Zeitpunkt 94 ml/min/ 100 g. Dieser beträchtliche Unterschied beruhte nicht auf möglichen Abweichungen in Hämodynamik und Atmung. Die Talsohle der Entsättigungskurve war mit 73 sec um 41 sec früher als der Gipfel der Aufsättigungskurve mit 114 sec. Die nach 5minütiger Diffusionsperiode insgesamt ermittelte Argonmenge pro 0,16 ml Probenvolumen der gaschromatographischen Extraktionskammer war bei der Aufsättigungsphase um 55% größer als bei der Entsättigungsphase. – Der Kurvenverlauf zeigt, daß auch hier nach der üblichen 5minütigen Meßperiode kein Äquilibrium der Argonkonzentration und damit auch der Argonpartialdrücke zwischen Myokardgewebe und koronarvenösem Blut besteht. Der Beginn der Entsättigungskurve im positiven Bereich nach 15minütiger Aufsättigungsperiode läßt einen verzögerten Abfall der arteriellen Argonkonzentration erkennen, so daß der Beginn der Entsättigungsphase auf den Schnittpunkt der Kurve mit der x-Achse bezogen wurde, wie dies auch in dem vorangegangenen Beispiel geschehen war.

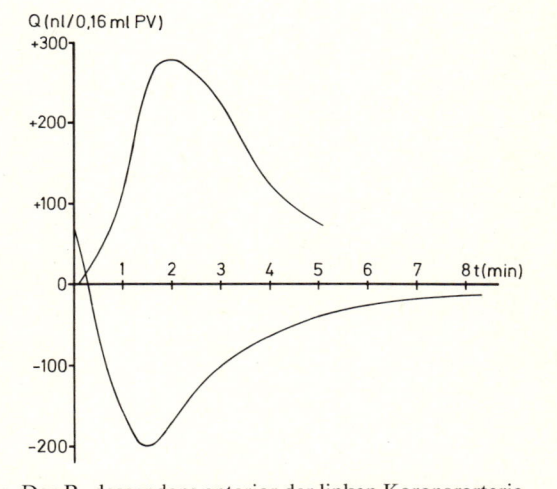

riellen Werte von den koronarvenösen subtrahiert. Diese Differenz entsprach dann der *aus dem Myokard diffundierten Argonmenge Q* in nl/0,16 ml/Volumen zum Zeitpunkt t in Minuten. Die so ermittelte Argonmenge wurden in ein Koordinatensystem gegen die Zeit aufgetragen, wobei die in das Myokard einströmende Argonmenge pro 0,16 ml Probenvolumen oberhalb der Abzisse und die aus dem Myokard abströmende Argonmenge unterhalb der Abzisse dargestellt wurde (siehe Abb. 2.1–2.4). Die Gesamtargonmenge, die je nach Verfahren entweder in das Myokard ein- oder abgeströmt ist (QS_{gesamt} in nl/0,16 Probenvolumen) wurde vom kinetisch wirksamen Auf- oder Entsättigungsbeginn an (= Schnittpunkt der Kurve mit der Abzisse) planimetrisch bestimmt. Dazu wurde jede Teilfläche unter der Auf- und Entsättigungskurve für einminütige Intervalle dreifach planimetriert. Die Mittelwerte wurden dann zur Gesamtfläche addiert. Unter Berücksichtigung des Abbildungsmaßstabes ergaben sich die jeweiligen Teil- und Gesamt-Argonmengen.

Die Myokarddurchblutungsgröße selbst wurde jeweils für eine 5- und 7,5minütige Meßperiode bestimmt.

Anhand der punktuellen Entnahmetechnik ließ sich zeigen, daß die Aufsättigung des Myokardes mit Argon rascher als die Entsättigung erfolgt. Diese Beobachtung wurde sowohl bei einem gesunden Probanden als auch bei den Patienten mit koronarer Herzerkrankung gemacht. Während der Aufsättigungsphase waren im Intervall bis zum Erreichen des Kurvengipfels 18% bis 30% der nach 7,5 min nachweisbaren Argonmenge in das Myokard diffundiert. Beim Entsättigungsverfahren betrugen die Werte bis zum Zeitpunkt des Kurventales 22% bis 28%. Die größte Argonfraktion diffundiert demnach in der Zeit nach dem Kurvengipfel bzw. strömt nach dem Kurvental ab. Im Vergleich zu dem gesunden Probanden nimmt bei Patienten mit koronarer Herzerkrankung das Zeitintervall bis zum Kurvengipfel bzw. Kurvental relevant zu, wobei der Unterschied im Entsättigungsverfahren weniger ausgeprägt ist. Ferner fällt im gesunden Myokard die Kurve nach Erreichen des Gipfels bzw. des Tales rascher ab als bei Patienten mit koronarer Herzerkrankung. Außerdem wurde beobachtet, daß während der Entsättigungsperiode wesentlich geringere Argonmengen in den Blutstrom gelangten als zuvor bei der Aufsättigungsperiode eingeströmt waren. Man hätte hier zu gleichen Zeitpunkten während der Auf- und Entsättigungsphase eher annähernd gleich große Argonmengen erwartet. Dieser »Argonverlust« war bei einer Meßdauer von 7,5 min größer als nach der 5minütigen Meßperiode. Der Einstrom-/Ausstrom-Quotient für Argon lag bei den Koronarpatienten für die 7,5minütige Meßperiode zwischen 1,1 und 1,4, bei den gesunden Probanden bei 1,8. Diese Beobachtung interpretieren wir als Folge einer vermehrten Abdiffusion von Argon über die inneren Oberflächen des linken Ventrikels. Sie war bei dem Koronarpatienten mit besonders großem endsystolischen und enddiastolischen linksventrikulären Volumen besonders ausgeprägt und wurde noch verstärkt, wenn die Auf- bzw. Entsättigungsphase auf 15 min verlängert wurde. Bei derartig ausgedehnten Meßperioden ist allerdings auch mit zusätzlichem Verlust durch eine Argondiffusion über die Perikardgrenzen hinaus zu rechnen.

Diese Kurvenverläufe der Argondiffusion in das Myokard bzw. der Argonabdiffusion aus dem Myokard entsprechen dem von KLOCKE, KOBERSTEIN und WITTENBERG (1968 u. 1969) für andere Inertgase mitgeteilten Befunden. Bei deren Patienten überwog die Zwei-Gefäß-Erkrankung mit mehr als 50%iger Stenosierung der Koronargefäße. Die Mehrzahl dieser Patienten besaß einen angiographisch nachweisbaren Kollateralkreislauf. Ihre organvenösen Entsättigungskurven verliefen flacher als die der herzgesunden Patienten im Kontrollkollektiv. In dieser Gruppe stellte sich die Kurve bei semilogarithmischer Auftragung nahezu als Gerade dar. Die Abweichung von der Geraden bei den Koronarpatienten begründeten die Autoren mit einem verlangsamten venösen Abfluß des Indikatorgases aus minderdurchbluteten Myokardbezirken. Die Diffusion von Indikatorgas in myokardiales Narbengewebe und der Abstrom aus demselben führte zu gleichsinnigen Wirkungen auf den Kurvenverlauf. Andere mögliche Ursachen spielten dabei quantitativ eine unbedeutende Rolle, wie z. B. die mögliche Beimischung von Blut aus dem rechten Vorhof zum Koronarsinusblut, eine ungenügende Position der Kathetersonde im Sinus coronarius, der Auswirkung von intrakardial gelegenem Fettgewebe oder der Einstrom von Argon in das Koronarsinusblut über extrakardiale Gefäßbrücken.

Bezogen auf die Durchblutungsgröße wurden in unserer Untersuchung unter Ruhebedingungen im Auf- und Entsättigungsverfahren während der 5minütigen Meßperiode durchschnittliche um 5% bis 9% höhere Werte ermittelt als während der 7,5minütigen Meßperiode. Diese Abweichungen liegen im oder unwesentlich über dem Meßfehler der Argonmethode. Ein solcher systematischer Fehler ist für Ruhemessungen nicht von Bedeutung. Er kann sich aber bei hohen Durchblutungsgrößen, wie sie z. B. durch Pharmaka zur Bestimmung der Koronarreserve induziert werden, entscheidend verstärken. In dieser Situation werden die Myokardbezirke mit hohen Durchblutungsgrößen bevorzugt im Sinus coronarius repräsentiert. Sie bestimmen dann entscheidend das Meßergebnis. Wie die Detailanalyse durch die punktuelle Entnahmetechnik bei den Koronarpatienten gezeigt hat und wie auch früher bereits von KLOCKE et al. (1968, 1969) dargelegt worden war, sind aber für die exakte Bestimmung der Durchblutungsgröße nach dem Aufsättigungsverfahren gerade die nach dem maximalen Argoneinstrom ablaufenden Diffusionsvorgänge von großer Bedeutung für das Meßergebnis.

Somit sind für die Koronardurchblutungsmessung bei Patienten mit koronarer Herzerkrankung mittels der Argonmethode nach dem Aufsättigungsverfahren folgende *Gesichtspunkte* zu beachten:

1. Die bisher übliche 5minütige Meßperiode ist mit einem systematischen Fehler behaftet. Er führt zu falsch hohen Durchblutungswerten. Sie können bei Ruhemessungen statistisch weitgehend vernachlässigt werden, verfälschen aber im Einzelfall oder bei der Bestimmung der Koronarreserve das Meßergebnis beträchtlich.

2. Der systematische Fehler wird durch große Ventrikelvolumina, eine diffuse Koronarsklerose mit unterschiedlichen Stenosegraden und ausgedehnte Myokardnarben bei Zuständen nach Herzinfarkt verstärkt, durch den Einfluß eines effektiven Kollateralkreislaufes verringert.

3. Das Aufsättigungsverfahren ist dem Entsättigungsverfahren wegen des unkontrollierbaren Argonverlustes über die inneren Oberflächen des Herzens vorzuziehen. Aus methodischen Gründen wird eine insgesamt 8minütige Meßperiode empfohlen, um bei heterogener Myokardperfusion den unvollständigen Angleich der Argonpartialdrücke zwischen Myokardgewebe und kornarvenösem Blut bei klinisch vertretbaren Meßfehlern ausgleichen zu können.

4. Für wissenschaftliche Fragestellungen empfiehlt sich ausschließlich die Untersuchung von Koronarpatienten mit hämodynamisch relevanter Stenosierung des R. descendens anterior der linken Koronararterie ohne transmuralen Infarkt. Dabei ist die punktuelle Entnahmetechnik stets der kontinuierlichen Entnahmetechnik vorzuziehen. Wegen des damit verbundenen erheblichen analytischen Aufwandes scheint bei der genannten Selektion des Patientengutes auch die Anwendung der kontinuierlichen Entnahmetechnik bei Ausdehnung der Meßperiode auf 8 min gerechtfertigt zu sein.

Aufgrund der genannten methodischen Fehler ließ sich bislang kein Unterschied in der Ruhedurchblutung zwischen Patienten mit koronarer Herzerkrankung und Herzgesunden nachweisen (TAUCHERT und HILGER, 1979). Zur Verbesserung der Aussagekraft von Durchblutungsmessungen wurde deshalb die *Koronarreserve* (BRETSCHNEIDER, 1967; HEISS, 1973, 1982; TAUCHERT u. HILGER, 1979) bestimmt. Sie ist als Quotient aus dem Koronarwiderstand unter den Ausgangsbedingungen in Ruhe und während maximaler, pharmakologisch induzierter Koronardilatation definiert. Sie ist ein Maß für die maximale Dilatationsfähigkeit eines Koronargefäßsystems im Bereich der Widerstandsgefäße und gibt mittelbar Aufschluß über das maximale Sauerstoffangebot an das betreffende Herz, die minimale arterio-koronarvenöse Sauerstoffdifferenz und die maximal mögliche Steigerung des Sauerstoffverbrauches eines Herzens. Für die Zuverlässigkeit dieser Angabe ist die methodische Meßgenauigkeit im hohen Durchblutungsbereich entscheidend. Sie ist grundsätzlich für die Argonmethode als einzigem indirekten Verfahren gesichert (HEISS, 1972; TAUCHERT, 1973 und 1975). Auf die Einschränkungen bei der Anwendung dieser Methode bei der koronaren Herzerkrankung wurde hingewiesen. Als weitere Einschränkung kommt hinzu, daß der zur Widerstandsberechnung benötigte Perfusionsdruck bei hämodynamisch relevanter Stenosierung des Koronargefäßsystems nicht aus dem mittleren diastolischen Aortendruck abgeleitet werden kann, sondern im strengen Sinne nur aus dem intrakoronaren Druck distal der Stenose, da über die Stenosierung hinweg ein Druckabfall in Abhängigkeit vom Ausmaß der Stenose erfolgt. Eine derartige Druckmessung ist derzeit nur im Rahmen einer koronaren Angioplastie in den großen, subepikardial gelegenen Koronargefäßen möglich. Dagegen kann der mittlere diastolische Ventrikeldruck als Gegenspieler des Perfusionsdruckes eher gemessen werden. Angesichts dieser Einschränkungen empfehlen wir für klinische Fragestellungen nicht die Bestimmung der Koronarreserve bei Patienten mit koronarer Herzerkrankung.

In Kenntnis dieser Bedenken wurde gezeigt (TAUCHERT u. HILGER, 1979), daß die Koronarreserve bei Koronarpatienten auf die Hälfte des Normalwertes von ca. +400% reduziert ist, wobei vor allem der durch Dipyridamol maximal induzierbare koronare Widerstand erhöht ist. Bei einer Einschränkung der Koronarreserve über diesen Wert hinaus besteht immer eine schwere diffuse koronare Herzerkrankung. Besonders wertvoll allerdings erwies sich die Bestimmung der Koronarreserve bei Patienten mit koronarangiographisch unauffälligem Koronargefäßsystem und Angina pectoris (ENGEL et al., 1977; TAUCHERT u. HILGER, 1979; OPHERK, 1979). Hier war in allen Fällen die Koronarreserve erheblich eingeschränkt, und zwar in dem Maße, wie sie bei schwerer koronarer Herzerkrankung beobachtet wurde. Die Ursache dafür ist noch immer unbekannt. Es wird eine Erkrankung der kleinen Koronargefäße, eine Small vessel disease, diskutiert. Bei Patienten mit Angina pectoris und hypertrophisch obstruktiver Kardiomyopathie war die Koronarreserve normal, dagegen bei Kardiomyopathien im kongestiven Stadium deutlich reduziert (STRAUER, 1977).

Eine Verbesserung der Koronarreserve kann medikamentös durch eine Senkung des Sauerstoffverbrauches in Ruhe mit begleitender Abnahme des Koronarwiderstandes in Ruhe durch die Gabe von Nitraten, Calciumantagonisten und von kleinen Dosen von Betablockern erzielt werden. Patienten mit über 50%iger Stenosierung des R. descendens anterior der linken Koronararterie, der Zirkumflexarterie oder der rechten Koronararterie oder Kombinationen von diesen zeigten nach koronarchirurgischen Eingriffen eine mäßiggradige Reduktion des minimal induzierbaren koronaren Widerstandes um nur ca. 20% (TAUCHERT u. HILGER, 1979). Diese relativ geringen Auswirkungen wurden von den Autoren in Übereinstimmung mit ZIERLER (1962) dadurch erklärt, daß nach gefäßchirurgischen Eingriffen zuvor minder perfundierte Myokardbezirke, die nicht durch das Meßergebnis erfaßt wurden, nach dem Eingriff besser durchströmt sind. Dadurch würden sie nun meßtechnisch erfaßt, gleichzeitig würde aber auch ein größeres Volumen von Myokardgewebe sowohl relativ wie auch absolut in das Meßergebnis eingehen. Dies würde sich dann nicht in einer Zunahme der Durchblutungsgröße äußern. Gleichsinniges gelte für hypo- oder akinetische Gebiete, deren Perfusion zwar die Integrität der Myokardzelle annähernd sichere, sie jedoch nicht zu einer ausreichenden Kontraktionsleistung befähige. Die Durchblutungsgröße dieser Areale bliebe dann ebenfalls unberücksichtigt. Die Verbesserung der Durchströmung dieser Bezirke nach der Operation äußere sich dann auch als Zunahme des Myokardvolumens, aber nicht der Durchblutungsgröße.

2.2.1. Schlußfolgerungen

Die Argonmethode eignet sich unter den oben genannten Voraussetzungen für die Durchblutungsmessung des Myokards bei Patienten mit koronarer Herzerkrankung unter Steady-state-Bedingungen. Der große analytische Aufwand dafür verhindert eine breite klinische Anwendung. Ihr Einsatz bleibt daher wissenschaftlichen Fragestellungen vorbehalten. Unsicherheiten bei der Bestimmung des Perfusionsdruckes distal einer hämodynamisch relevanten Stenose im R. descendens anterior der linken Koronararterie und bei der Durchblutungsmessung nach der kontinuierlichen Entnahmetechnik relativieren die Ergebnisse einer Bestimmung der Koronarreserve. Bei den derzeitigen methodischen Bedingungen ist sie kein geeignetes klinisches Maß zur Differenzierung von Koronarpatienten. Die geschilderten Modifikationen der Methode können jedoch ihre Aussagekraft verbessern.

2.3. Thermodilutionsmethode

Die Thermodilutionsmethode basiert auf dem Stewart-Hamilton-Prinzip, wie es seit langem zur Bestimmung des Herzzeitvolumens mittels der Farbstoff-Verdünnungsmethode angewandt wird. Seine Anwendung zur Bestimmung der Koronarsinus-Durchströmung wurde möglich, nachdem von FRONEK und GANZ (1960) sowie GANZ et al. (1979) ein geeigneter Katheter entwickelt worden war.

Der Katheter trägt zwei Thermistoren. Davon mißt der eine die Temperatur eines Injektates (zimmerwarme Glucoselösung), der andere die Temperatur des Gemisches aus Blut und Injektat an der Katheterspitze. Bestehen im Koronarsinus hohe Stromstärken wird die Temperatur des koronarvenösen Blutes wenig verändert. Die Differenz zwischen der Temperatur des Injektates und des koronarvenösen Blutes bleibt relativ groß. Bei kleiner Stromstärke kehrt sich dieses Verhältnis um. Die Meßwerte werden in Volumen pro Zeiteinheit angegeben, üblicherweise in ml/min. Mit diesem Thermodilutionskatheter ist es möglich, die Durchströmung in der V. cordis magna und im Koronarsinus zu bestimmen. Eine vergleichende Untersuchung von SIGMUND-DUCHANOVA et al. (1979) ergab für die Thermodilutionsmethode keine befriedigende Meßgenauigkeit.

2.4. Regionale Myokarddurchblutungsmessungen

Zur Darstellung der regionalen Durchblutungsverhältnisse werden radioaktiv markierte Substanzen verwendet. Einige von ihnen sind geeignet, in einem beschränkten Meßbereich die Durchblutungsgröße quantitativ zu erfassen. Mit anderen läßt sich das Ausmaß einer Gewebsnekrose im Myokard darstellen, weitere werden für die Bestimmung des Substratumsatzes durch den Herzstoffwechsel benutzt. Jede Substanz weist allerdings bestimmte Charakteristika auf, die die Aussagekraft der Untersuchungsergebnisse und den Meßbereich deutlich einschränken (CANNON et al., 1975; DOMENECH et al., 1969; DWYER et al., 1973; ENGEL, 1979; ENGEL et al., 1976; HERD et al., 1962; HIRZEL u. KRAYENBÜHL, 1974; LICHTLEN u. ENGEL, 1976; MAKOWSKI et al., 1968; MASERI, 1976; PHELPS et al., 1976; PRINZMETAL et al., 1947; ROMHILT, 1975; ROSS et al., 1964; RUDOLPH u. HEYMAN, 1967; WAGNER u. STRAUSS, 1975). Hierfür sind mehrere Gründe anzuführen:

Die Darstellung der Radioaktivität durch das bildgebende System, z. B. die *Szintillationskamera* und andere konventionelle nuklearmedizinische Apparaturen, ergeben keine quantitativen Ergebnisse, da sowohl die Szintillationskamera als auch ein rektilinearer Scanner die Qualität der dargestellten Information aufgrund ihrer physikalischen Eigenschaften vermindert (SCHAD u. NICKEL, 1979). Dies beruht zum einen darauf, daß ein dreidimensionaler Gegenstand, das Herz, in einem zweidimensionalen Bild wiedergegeben wird. Damit überlagern sich zwangsläufig verschiedene Ebenen. Zum anderen variiert der Winkel des Collimators mit der Entfernung zwischen Objekt und Detektor. Zusätzlich wird die räumliche Verteilung des Radionuklids im Organ stark durch das Gewebe abgeschwächt, das zwischen der Quelle der Strahlung und dem Detektor liegt. Die Summation dieser drei Effekte reduziert entscheidend die Kontrastauflösung und verhindert eine exakte quantitative Bestimmung der Verteilung der Radioaktivität.

Die Szintillationskamera gibt die Durchblutungsverhältnisse in Form von Counts pro Zeiteinheit (z. B. cps) und pro Flächeneinheit (z. B. cm^2) an. Die aus einem Gewebszylinder stammenden Counts werden über eine bestimmte Volumen- und Zeiteinheit integriert und als Datenpunkte wiedergegeben. Somit erhält man eine Information über die Countdichte, die sich auf die Zahl der Counts/cm^2 im Bildausschnitt bezieht. Die Meßgenauigkeit hängt entscheidend von der Möglichkeit ab, eine Störung zu entdecken. Hierbei spielt der Bildkontrast eine große Rolle. Man bezieht sich dabei auf den Unterschied im Ausmaß der Radioaktivität zwischen einem erkrankten Myokardgebiet und der durchschnittlichen Aktivität in dem ihn umgebenden Areal. Die Fähigkeit der Szintillationskamera, Verfälschungen auf ein Minimum zu reduzieren, hängt von der Empfindlichkeit und dem Auflösungsvermögen eines solchen Systems ab. Beide sind wiederum Folge aller Teilkomponenten des Systems, wie z. B. des Collimators, des Detektors, der Datenübermittlung, des Computers und der bilddarstellenden Systeme. Nachteile bei der Bilddarstellung werden meistens durch einen Mangel an räumlicher Auflösung und durch Rauschen verursacht.

Der Vorteil der *Gammakamera* besteht nun darin, daß eine räumliche Auflösung über ein großes Gebiet möglich wird. Ihr Detektor kann einen größeren Bereich von Kontrastunterschieden mit feineren Abstufungen darstellen als es dem menschlichen Auge möglich ist. So können moderne Multikristallkameras bis zu 400000 cps, eine Monokristallkamera bis zu 100000 cps darstellen. Die Größe der Herzkammern und die der großen Gefäße erfordert eine Matrix von 4096 oder 4704 (64 × 64 bzw. 56 × 84) Elementen für eine gute Auflösung. Die gegenwärtige Limitation des Systems liegt hauptsächlich in der Kamera und dem Collimator. Man hofft, durch die Verwendung von Radionukliden mit wesentlich kürzerer Halbwertszeit größere Dosen der Substanz verwenden zu können, die dann ihrerseits zu höheren Count-Zahlen führen und nachfolgend die Entwicklung von Collimatoren mit besserer räumlicher Auflösung anregen werden.

Gegenwärtig muß man allerdings bei hoher Aktivität und entsprechend hoher Countrate damit rechnen, daß ein Verlust an Information in der Szintillationskamera oder im Computersystem entsteht. Es kann nämlich ein Sättigungspunkt erreicht werden, an dem die Gammakamera eine abnehmende Countrate aufweist bei ansteigender Radioaktivität. Dieser Wendepunkt bestimmt die maximal mögliche Countrate des

Systems. Ein weiteres Hemmnis besteht darin, daß die Zufallsverteilung in der Kontrastdichte des Bildes, die von der Zufallsverteilung der Radioaktivität im Objekt stammt, eine statistische Fluktuation, das Rauschen, bewirkt. Weitere Schwierigkeiten liegen in der Bestimmung der äußeren Grenzflächen des Herzens und der Bewegung des Organs.

Zur Zeit werden *zwei Kamerasysteme* benutzt, die Einzelkristall- oder Anger-Kamera und die Multikristall- oder Bender-Blaukamera. Die Anger-Kamera besitzt eine bessere räumliche Auflösung als die Multikristallkamera, weist allerdings eine beachtliche Zahl von Fehlinformationen auf, wenn die Countrate über 100 000 cps ansteigt. Die Multikristallsysteme werden deshalb bevorzugt. Sie gestatten hohe Countraten, wodurch die Dauer für Untersuchung deutlich abgekürzt und Bewegungsartefakte reduziert werden.

Um unter klinischen Bedingungen möglichst hohe Countdichten über dem linken Ventrikel zu erzielen, benutzt man spezielle Radionuklide, Injektionsverfahren und Datenverarbeitungssysteme. Für statische Darstellungen des linken Ventrikels werden ^{99m}Tc mit hoher Affinität zu infarziertem Herzmuskelgewebe (hot-spot imaging) oder ^{201}Tl verwandt, das sich nicht in Gebieten mit ausgeprägter Ischämie oder in Narbenarealen anreichert (cold-spot imaging). Um die Qualität der *Thallium-Szintigraphie* zu verbessern, werden Interventionen gewählt, wie z. B. die Ergometrie und die Injektion von Dipyridamol. Damit wird der Kontrast zwischen normal perfundierten und minderperfundierten Gebieten stärker ausgebildet. Zur Darstellung dynamischer Vorgänge in der Kammer des linken Ventrikels stehen die Blood-pool-Technik und die First-pass-Technik zur Verfügung. Auf diese Verfahren kann an dieser Stelle aus Raumgründen nicht näher eingegangen werden. Sie stellen im strengen Sinne auch keine Durchblutungsmeßverfahren dar, gestatten aber die wertvolle Analyse regionaler Wandbewegungsstörungen und die Bestimmung regionaler Ejektionsfraktionen, wobei gleichzeitig qualitative Aussagen über regionale Durchblutungsveränderungen möglich sind. Obwohl ^{201}Tl dem radioaktiv markierten Kalium (^{43}K) oder einem seiner Analogen, dem ^{81}Rb und ^{129}Cs, meßtechnisch überlegen ist, muß man bedenken, daß seine Aufnahme in die Myokardzelle nicht flußunabhängig ist. Nach Untersuchungen von WINKLER und SCHAPER (1979) muß man damit rechnen, daß die Thalliumaufnahme im hohen Durchblutungsbereich auf etwa die Hälfte absinkt, während sie im niedrigen Durchblutungsbereich ca. 80% des injizierten Thalliums beträgt. Andererseits wurde aber von den Autoren im Gegensatz zu früheren Vermutungen nachgewiesen, daß die Thalliumaufnahme durch das Myokard unabhängig vom Sauerstoffverbrauch des Herzmuskels und von der Funktion von Membranpumpen ist. Zur Vermeidung zahlreicher mit der Methode verbundener Probleme wird die intrakoronare Injektion des Thallium vorgeschlagen (SCHAPER, 1981).

Die genannten Nachteile gelten auch für die weitverbreitete *^{133}Xenon-Methode*. Dieses Verfahren hat besonders von der Einführung der Gammakamera profitiert. Man registriert mit dieser Methode die Auswaschkurve eines intrakoronar injizierten Bolus des Radionuklids präkordial. Die grundlegenden Arbeiten für dieses Verfahren stammen von HERD et al. (1962) für ^{85}Kr und von Ross et al. (1964) für ^{133}Xe. Üblicherweise werden 10 mCi von ^{133}Xe in die linke oder rechte Koronararterie injiziert und danach die bei dem Zerfall des Radionuklids freiwerdende Gammastrahlung über eine 64×64-Matrix einer Szintillationskamera mit niederenergetischem Collimator registriert. Die Bilder werden in zweisekündigen Abständen während der ersten Minute und in fünfsekündigen Abständen während der zweiten Minute nach der Injektion aufgezeichnet, wobei die Hintergrundaktivität berücksichtigt wird, die 20 sec vor der Xenoninjektion aufgezeichnet wird. Von den ersten 30 sec der Auswaschkurve wird die Flußgröße in ml/min/100 g nach der Kety-Schmidt-Formel berechnet und für die individuellen Matrixelemente ($0,5 \times 0,5$ cm) wie auch größere Gebiete ($2,5 \times 2,5$ cm) angegeben. Weitere Details wurden von ENGEL (1981) ausführlich beschrieben. Für das Verfahren gelten grundsätzlich dieselben methodischen Einschränkungen, wie sie für die Argonmethode bereits erwähnt wurden. Hinzu kommen die ungünstigeren biophysikalischen Eigenschaften des Indikators, wie hohe Fettlöslichkeit und schlechte Diffusionseigenschaften. Trotz dieser und anderer Limitationen konnten folgende Befunde erhoben werden, für die ein hohes Maß an Wahrscheinlichkeit zutrifft (ENGEL, 1981; LICHTLEN u. ENGEL, 1976): Die Durchblutung poststenotischer Myokardbezirke ist reduziert, besonders dann, wenn der Myokardbezirk hypokinetisch oder akinetisch ist. Bei normaler regionaler Wandbewegung war die Durchblutung nicht signifikant vermindert. Sie war dabei unabhängig von dem Ausmaß der vorgeschalteten Koronarstenose(n). Diese Beobachtung wurde auch für die akinetischen Segmente gemacht. Für Nitroglycerin und Betablocker konnte ein antianginöser Effekt auf die Reduktion des Sauerstoffverbrauchs und nicht auf eine Zunahme der transmuralen Durchblutung zurückgeführt werden. Unter Nifidepin kam es zu einer Zunahme der Durchblutungsgröße im prä- und poststenotischen Bezirk.

2.4.1. Mikrosphären

Die Verwendung von radioaktiv markierten Mikropartikeln (SCHAPER, 1981; SCHWARZ, 1979; WINKLER, 1979), wie z. B. ^{125}I, ^{141}Ce, ^{113}Sn, ^{51}Cr, ^{85}Sr, ^{95}Nb und ^{46}Sc, in einer durchschnittlichen Größe von 9 ± 1 µm nutzt ebenfalls die Gammastrahlung, die beim Zerfall dieser Partikel mit einer Energie zwischen 35 und 1.121 keV mit einer Halbwertszeit von 27–120 Tagen freigesetzt wird. Die Registrierung erfolgt ebenfalls über eine Gammakamera. Das Verfahren wurde erstmals von PRINZMETAL et al. (1947) beschrieben und später von RUDOLPH und HEYMAN (1967) modifiziert. Zur Untersuchung bei Patienten werden häufig mit Jod markierte Humanalbuminaggregate in die linke Koronararterie injiziert (FELIX et al., 1974; MASERI et al., 1976). Tierexperimentell erfolgt die Injektion in den linken Vorhof oder den linken Ventrikel. Dadurch wird eine bessere Vermischung der Partikel mit dem Blutstrom möglich. Dies verbietet sich bei Patienten, da man sonst den Organismus mit einer nicht mehr vertretbar hohen Dosis an Radioaktivität belasten würde. Für tierexperimentelle Untersuchungen ist die Meßgenauigkeit jedoch heute noch nicht übertroffen. Für Durchblutungsmessungen bei Patienten muß man sich allerdings eines »Referenzorgans« bedienen, das in einer arteriellen Blutprobe besteht, die mittels einer Entnahmepumpe mit einer vorgegebenen Entnahmegeschwindigkeit von 20–50 ml/min unmittelbar vor der Injektion bis ca. 1,5 min nach der Injektion gewonnen wird (MAKOWSKI et al., 1968; DOMENECH et al., 1969). Die Mikropartikel gelangen mit dem Blutstrom in die verschiedenen Organe des Körpers, wo ihre prozentuale Verteilung dann proportional dem Blutfluß im Organ ist. Die Radioaktivität der Partikel, die in den Kapillaren eines Organes steckenbleiben, ist mit der durchschnittlichen Radioaktivität pro ml Blut vergleichbar multipliziert mit dem Produkt aus der Durchblutungsgröße in dem betreffenden Gewebsareal und der Zeit, in der radioaktiv markiertes Blut durch das Gewebe fließt. Aus der Kenntnis der Entnahmegeschwindigkeit der arteriellen Blutprobe und der Radioaktivität wird dann die Größe des regionalen Blutflusses berechnet. Die Meßgenauigkeit der Methode erstreckt sich über einen Bereich von 5–100 ml/min/100 g beim Menschen (SCHAPER, 1981).

Mit dieser Methode konnten vor allen Dingen die Durchblutungsverhältnisse in den subendokardialen Myokardschichten und transmuralen Bezirken untersucht werden. Ferner waren Messungen bei akutem und chronischem Koronararterienverschluß sowie zur Funktion des Kollateralgefäßsystems des Herzens möglich (SCHAPER, 1981).

2.4.2. Positronenemissionstomographie

Die Verwendung von Positronen emittierenden Radionukliden von Substanzen, die für Durchblutungsbestimmungen und Stoffwechseluntersuchungen geeignet sind, kann einige der Nachteile der szintigraphischen Verfahren überwinden (PHELPS et al., 1976; TER-POGOSSIAN, 1979). Diese Radionuklide verlieren ihre kinetische Energie und kommen zum Stillstand, wenn sie auf ein Elektron treffen. Die Masse der beiden Teilchen wird dann in zwei Photonen umgewandelt, die sich in einem Winkel von 180° von einander entfernen mit einer Energie von ca. 511 keV, der Auslöschungsstrahlung. Diese kann von zwei gegenüberliegenden Detektoren aufgefangen werden, die so verbunden sind, daß nur dann eine Registrierung erfolgt, wenn beide Detektoren ein Auslöschungsphoton gleichzeitig auffangen. Der Effekt führt zu einer Collimation, da beide Detektoren das Ereignis nur aus einem Volumen empfangen können, das direkt geradlinig zwischen den beiden Detektoren liegt. Dadurch ist die registrierte Abschwächung, die die Auslöschungsstrahlung erfährt, praktisch unabhängig von der Produktion der Strahlenquelle, also von der Positronenquelle innerhalb des Objektes. Bislang wurden verschiedene radioaktive Substanzen benutzt, so z. B. ^{38}K, ^{15}O, ^{13}N, ^{11}C (wegen chemischer Eigenschaften), ^{92}Rb und ^{13}N (wegen sehr kurzer Halbwertzeiten) und ^{82}Rb und ^{68}Ga (wegen der leichten Herstellung und der chemischen Eigenschaften). Der Nachteil der Anwendung dieses Verfahren besteht zur Zeit darin, daß Substanzen für exakte Messungen im gesamten Meßbereich noch nicht zur Verfügung stehen und daß ein Zyklotron in der Nähe bereitstehen muß, um diese Substanzen herstellen zu können. Dies gilt besonders für ^{11}CO, ^{11}C-Palmitat, ^{13}NH$_3$ und ^{13}N-Aminosäuren sowie die ^{18}F-2-Fluor-2-deoxyglucose wie auch verschiedener Fettsäuren (TER-POGOSSIAN, 1979; PHELPS, et al., 1980; SCHELBERT et al., 1980; VYSKA et al., 1980). Die Anwendung dieses aufwendigen Verfahrens für Durchblutungs- und Stoffwechseluntersuchungen bei koronarkranken Patienten steht zur Zeit in der experimentellen Phase und ist noch nicht abgeschlossen.

2.5. Schlußfolgerungen

Die Erforschung pathophysiologischer Modelle zur Auswirkung von Koronarstenosierungen auf die Myokardperfusion und den Herzstoffwechsel hat in den letzten Jahren tierexperimentell große Fortschritte erzielt. Der Nachweis der Gültigkeit dieser Beobachtungen bei der koronaren Herzerkrankung steht an. Es ist damit zu rechnen, daß dadurch wesentliche Zusammenhänge zwischen Durchblutung, Stoffwechsel und Funktion bei diesem Krankheitsbild aufgedeckt und neue ätiologische Kenntnisse und therapeutische Ansatzpunkte gewonnen werden können.

Literatur

(1) BASSINGTHWAIGHTE, J., T. STRANDELL, D. E. DONALD: Estimation of coronary blood flow by washout of diffusable indicators. Circulat. Res. 23: 259 (1968).
(2) BEHRENBECK, D. W., M. TAUCHERT, M. D. FREYLAND, B. NIEHUES, F. R. RÖHRIG, H. H. HILGER: Vergleich zwischen ergometrischer Belastbarkeit und medikamentös erschließbarer Koronarreserve bei Patienten mit koronarer Herzkrankheit (KHK). Verh. dtsch. Ges. inn. Med. 81: 283 (1975).
(3) BEHRENBECK, D. W., M. TAUCHERT, B. NIEHUES, H. H. HILGER: Ventricular function, coronary blood flow, and myocardial oxygen consumption at rest, during excercise, and influenced by nitrates. In: H. ROSKAMM, CH. HAHN (Hrsg.): Ventricular Function at Rest and During Exercise. S. 21. Springer, Berlin, Heidelberg, New York 1976.
(4) BING, R. J., H. TILLMANNS: Radioisotopic measurements of coronary blood flow. In: N. O. FLOWLER (Hrsg.): Diagnostic Methods in Cardiology, S. 297. Davis Company, Philadelphia 1975.
(5) BRETSCHNEIDER, H. J.: Messung der Koronardurchblutung am Patienten. In: A. FLECKENSTEIN (Hrsg.): Kreislaufmessungen, Vol. 4, S. 295. Banaschewski, München 1964.
(6) BRETSCHNEIDER, H. J.: Aktuelle Probleme der Koronardurchblutung und des Myokardstoffwechsels. Regensburg. Jb. ärztl. Fortb. 15: 1 (1967).
(7) BRETSCHNEIDER, H. J., L. COTT, G. HILGERT, R. PROBST, G. RAU: Gaschromatographische Trennung und Analyse von Argon als Basis einer neuen Fremdgasmethode zur Durchblutungsmessung von Organen. Verh. dtsch. Ges. Kreisl.-Forsch. 32: 267 (1966).
(8) CANNON, P. J., R. R. SCIACCA D. L. FOWLER, M. B. WEISS, D. H. SCHMIDT, W. J. CASARELLA: Measurement of regional myocardial blood flow in man: description and critique of the method using 133 xenon and a scintillation camera. Amer. J. Cardiol. 36: 783 (1975).
(9) DOMENECH, R. J., J. J. E. HOFMAN, M. J. M. NOBLE, K. B. SAUNDERS, J. R. HENDERSON, S. SUBIJANTO: Total and regional coronary blood flow measured by radioactive microspheres in conscious and anesthetized dogs. Circulat. Res. 25: 581 (1969).
(10) DWYER, E. M., R. B. DELL, P. J. CANNON: Regional myocardial blood flow in patients with residual anterior and inferior transmural infarction. Circulation 48: 924 (1973).
(11) ENGEL, H. J., R. HEIM, W. LIESE, H. HUNDESHAGEN, P. LICHTLEN: Regional myocardial perfusion at rest in coronary disease assessed by microsphere scintigraphy and inert gas clearance. Amer. J. Cardiol 37: 134 (1976).
(12) ENGEL, H. J., H. HUNDESHAGEN, P. LICHTLEN: Transmural myocardial infarctions in young women taking oral contraceptives – Evidence of reduced regional coronary flow in spite of normal coronary arteries. Brit. Heart. J. 39: 477 (1977).
(13) ENGEL, H. J.: Assessment of regional myocardial blood flow by precordial ^{133}xenon clearance technique. In: W. SCHAPER (Hrsg.): The Pathophysiology of Myocardial Perfusion, S. 58. Elsevier/North-Holland Biomedical Press 1979.
(14) FRONĚK, A., V. GANZ: Measurement of flow in single blood vessels including cardiac output local thermodilution. Circulat. Res. 8: 175 (1960).
(15) GANZ, W., K. TAMURA, H. S. MARCUS, R. DONOSO, S. YOSHIDA, H. J. C. SWAN: Measurement of coronary sinus blood flow by continuous thermodilution in man. Circulation 44: 181 (1971).
(16) HEISS, H. W., J. HENSEL, D. KETTLER, M. TAUCHERT, H. J. BRETSCHNEIDER: Über den Anteil des Koronarsinus – Ausflusses an der Myokarddurchblutung des linken Ventrikels. Z. Kardiol. 62: 593 (1973).
(17) HEISS, H. W.: Regulation der Koronardurchblutung. In: J. BARMEYER, H. REINDELL (Hrsg.): Koronare Herzerkrankung, S. 3. Witzstrock, Baden-Baden, Brüssel, Köln, New York 1977.
(18) HEISS, H. W.: Durchblutung des menschlichen Myokards bei Koronarsklerose. In: J. KEUL (Hrsg.): Koronarsklerose und Herzinfarkt, S. 71. Freiburg 1974.
(19) HEISS, H. W.: Coronarkreislauf. In: H. ROSKAMM, H. REINDELL (Hrsg.): Herzkrankheiten. Pathophysiologie, Diagnostik, Therapie, S. 89. Springer, Berlin, Heidelberg, New York 1982a.

(20) HEISS, H. W., G. BLÜMCHEN: Durchblutungsmessungen am Coronargefäßsystem. In: H. ROSKAMM, H. REINDELL (Hrsg.): Herzkrankheiten. Pathophysiologie, Diagnostik, Therapie, S. 413. Springer, Berlin, Heidelberg, New York 1982b.
(21) HEISS, H. W: Die Coronarreserve des menschlichen Herzens. In: H. ROSKAMM, H. REINDELL (Hrsg.): Herkrankheiten,. Pathophysiologie, Diagnostik, Therapie, S. 451. Springer, Berlin, Heidelberg, New York 1982c.
(22) HERD, J. A., M. HOLLENBERG, G. D. THRONBURN, H. H. KOPALD, A. C. BARGER: Myocardial blood flow determined with krypton 85 in unanesthetized dogs. Amer. J. Physiol. *203:* 122 (1962).
(23) HIRZEL, H. O., H. P. KRAYENBÜHL: Validity of the 133 xenon method for measuring coronary blood flow – Comparison with coronary sinus outflow determined by an electromagnetic flow probe. Pflügers Arch. *349:* 159 (1974).
(24) KETY, S. S., C. F. SCHMIDT: The determination of cerebral blood flow in man by the use of nitrous oxide in low concentrations. Amer. J. Physiol. *143:* 53 (1945).
(25) KETY, S. S.: The theory and applications of the exchange of inert gas at the lungs and tissue. Pharmacol. Rev. *3:* 1 (1951).
(26) KLOCKE, F. J., R. C. KOBERSTEIN, D. E. PITTMAN, I. L. BUNELL, D. G. GREENE, D. R. ROSING: Effects of heterogenous myocardial perfusion on coronary venous H_2 desaturation curves and calculations of coronary flow. J. clin. Invest. *47:* 2711 (1968).
(27) KLOCKE, F. J., S. M. WITTENBERG: Heterogeneity of coronary blood flow in human coronary artery disease and experimental myocardial infarction. Amer. J. Cardiol. *24:* 782 (1969).
(28) KLOCKE, F. J., G. G. SCHIMERT, D. G. GREENE, I. L. BUNELL, S. M. WITTENBERG, T. Z. LAJOS: Inert gas evaluation of perfusion supplied by aorta-atocoronary artery venous bypass grafts. In: A. MASERI (Hrsg.): Myocardial Blood Flow in Man, S. 375. Minerva Medica, Turin 1972.
(29) KLOCKE, F. J., I. L. DUNELL, D. G. GREENE, S. M. WITTENBERG, J. P. VISCO: Average coronary blood flow per unit weight of left ventricle in patients with and without coronary artery disease. Circulation *50:* 547 (1974).
(30) LICHTLEN, P., H. J. ENGEL: Coronary dynamics of various antianginal drugs at rest and during exercise measured by the precordial xenon residue detection technique. In: P. R. LICHTLEN (Hrsg): Coronary Angiography and Angina Pectoris, S. 365. Thieme, Stuttgart 1976.
(31) MAKOWSKI, E. L., G. MESCHIA, W. DROEGERMUELLER: Measurement of umbilical arterial blood blow to the sheep, placenta and fetus in utero. Circulat. Res. *23:* 623 (1968).
(32) MASERI, A., P. MANCINI: The evaluation of regional myocardial perfusion in man by a scintillation camera computer system. In: A. MASERI (Hrsg.): Myocardial Blood Flow in Man – Methods and Significance, S. 219. Minerva Medica, Turin 1972.

(33) MASERI, A.: Radioactive tracer techniques for evaluating coronary flow. In: P. N. YU, J. F. GOODWIN (Hrsg.): Progress in Cardiology, S. 141, Vol 5. Lea and Febinger, Philadelphia 1976.
(34) OPHERK, D., H. ZEBE, E. WEIHE, G. MALL, H. C. MEHMEL, B. STOCKINS, W. KÜBLER: Reduced coronary reserve and ultrastructural changes of the myocardium in patients with angina pectoris but normal coronary arteries. Circulation *60 (Suppl. II):* 75 (1979).
(35) PHELPS, M. E., E. J. HOFFMAN, R. E. COLEMAN: Tomographic images of blood pool and perfusion in brain and heart. J. Nucl. Med. *17:* 603 (1976).
(36) PRINZMETAL, M., B. SIURKIN, H. C. BERGMAN: Studies on the coronary circulation, Part II (The collateral circulation of the normal human heart by coronary perfusion with radioactive erythrocythes and glass microspheres). Amer. Heart. J. *33:* 420 (1947).
(37) ROMHILT, D. W.: Myocardial scintigraphy for noninvasive studies of myocardial perfusion in man. In: N. O. FOWLER (Hrsg.): Diagnostic Methods in Cardiology, S. 305. Davis, Philadelphia 1975.
(38) ROMMEL, K.: Untersuchungen zur Perfusion des menschlichen Herzens bei koronarer Herzerkrankung. Inaug.-Diss. Freiburg 1979.
(39) ROSS, R. S., K. UEDA, P. R. LICHTLEN, J. R. REES: Measurement of myocardial blood flow in animals and man by selective injection of radioactive inert gas into the coronary arteries. Circulat. Res. *15:* 28 (1964).
(40) RUDOLPH, A. M., M. A. HEYMAN: The circulation of the fetus in utero: Methods for studying distribution of blood flow cardiac output and organ blood flow. Circulat. Res. *21:* 163 (1967).
(41) SCHAD, N., O. NICKEL: Detection of regional flow disturbeances with the gamma-camera. In: W. S. SCHAPER (Hrsg.): The Pathophysiology of Myocardial Perfusion, S. 43. Elsevier/North-Holland Biomedical Press, Amsterdam, New York, Oxford 1979.
(42) SCHAPER, W., B. WÜSTEN: Collateral circulation. In: W. SCHAPER (Hrsg.): The Pathophysiology of Myocardial Perfusion, S. 415. Elsevier/-North-Holland Biomedical Press, Amsterdam, New York, Oxford 1979a.
(43) SCHAPER, W.: Influence of physical exercise on myocardial perfusion. In: W. SCHAPER (Hrsg.): The Pathophysiology of Myocardial Perfusion, S. 519. Elsevier/North-Holland Biomedical Press, Amsterdam, New York, Oxford 1979b.
(44) SCHAPER, W.: Messung der Koronardurchblutung. In: H. P. KRAYENBÜHL, W. KÜBLER (Hrsg.): Kardiologie in Klinik und Praxis, Band I, S. 27.1. Thieme, Stuttgart, New York 1981.
(45) SCHWARZ, F.: Correlation between the degree of coronary artery obstruction and myocardial dysfunction. In: W. SCHAPER (Hrsg.): The Pathophysiology of Myocardial Perfusion, S. 305. Elsevier/North-Holland Biomedical Press, Amsterdam, New York, Oxford 1979.

(46) SIGMUND-DUCHANOVA, H., D. BALLER, H. J. BRETSCHNEIDER, H. PRENNSCHÜTZ-SCHÜTZENAU, K. H. PIESKER, H. VENNEBUSCH, J. ZIPFEL, G. HELLIGE: Experimental validation of methods for the measurement of coronary sinus blood flow in man. Basic Res. Cardiol. *74:* 277 (1979).

(47) STRAUER, B. E.: Neuere Ergebnisse zur Pathophysiologie der Koronarinsuffizienz. Internist *18:* 294 (1977).

(48) TAUCHERT, M., L. COTT, H. D. REPLOH, B. E. STRAUER, H. J. BRETSCHNEIDER: Vergleichende Messungen der Coronardurchblutung mit der Argon-Fremdgasmethode und dem Druckdifferenzverfahren. Pflügers Arch. ges. Physiol. *312:* R 13 (1969).

(49) TAUCHERT, M., K. KOCHSIEK, H. W. HEISS, G. RAU, H. J. BRETSCHNEIDER: Technik der Organdurchblutungsmessung mit der Argonmethode. Z. Kreisl.-Forsch. *60:* 871 (1971a).

(50) TAUCHERT, M., H. W. HEISS, R. PROBST, H. J. BRETSCHNEIDER: Extraktionskammer mit Dossierhahn für die gaschromatographische Bestimmung des Gasgehaltes von Blut und wässrigen Lösungen. Z. Kreisl.-Forsch. *60:* 836 (1971b).

(51) TAUCHERT, M.: Koronarreserve und maximaler Sauerstoffverbrauch des menschlichen Herzens. Basic Res. Cardiol. *68:* 183 (1973).

(52) TAUCHERT, M.: Wert und Grenzen klinischer Koronardurchblutungsmessungen. Klin. Wschr. *53:* 691 (1975a).

(53) TAUCHERT, M., D. W. BEHRENBECK, M. D. FREYLAND, B. NIEHUES, F. R. RÖHRIG, H. H. HILGER: Koronare Herzkrankheit (KHK) bei normalem Koronarangiogramm. Verh. dtsch. Ges. Kreisl.-Forsch. *41:* 108 (1975b).

(54) TAUCHERT, M., D. W. BEHRENBECK, B. NIEHUES, H. H. HILGER: Der Einfluß von Nitraten auf Systemkreislauf und myokardialen Sauerstoffverbrauch. Z. Kardiol. *Suppl. 2:* 84 (1975c).

(55) TAUCHERT, M., D. W. BEHRENBECK, J. HÖTZEL, W. JANSEN, B. NIEHUES, H. H. HILGER: Der Einfluß von Digoxin auf den myokardialen Sauerstoffverbrauch bei koronarer Herzkrankheit. Verh. dtsch. Ges. inn. Med. *83:* 1641 (1977).

(56) TAUCHERT, M., H. H. HILGER: Application of the coronary reserve concept to the study of myocardial perfusion. In: W. SCHAPER (Hrsg.): The Pathophysiology of Myocardial Perfusion, S. 141. Elsevier/North-Holland Biomedical Press, Amsterdam, New York, Oxford 1979.

(57) TER-POGOSSIAN, M. M.: The assessment of myocardial integrity by positron emission coputerized tomography. In: W. SCHAPER (Hrsg.): The Pathophysiology of Myocardial Perfusion, S. 113. Elsevier/North-Holland Biomedical Press, Amsterdam, New York, Oxford 1979.

(58) VON OERTZEN, H. D.: Der Verteilungskoeffizient von Argon zwischen Myokard und Blut sowie zwischen Niere und Blut. Inaug.-Diss. Göttingen 1972.

(59) WAGNER, H. W. STRAUSS: Radioactive tracers in cardiac diagnosis. In: N. O. FOWLER (Hrsg.): Diagnostic Methods in Cardiology, S. 319. Davis, Philadelphia 1975.

(60) WINKLER, B.: The tracer microsphere method. In: W. SCHAPER (Hrsg.): The Pathophysiology of Myocardial Perfusion, S. 13. Elsevier/North-Holland Biomedical Press, Amsterdam 1979.

(61) ZIERLER K. L.: Equation measuring blood flow by external monitoring of radioisotopes. Circulat. Res. *16:* 309 (1965).

3. Die nichtinvasive Diagnostik der koronaren Herzkrankheit

Von V. Hombach und H. H. Hilger

3.1. Einleitung

In den letzten Jahrzehnten ist besonders in den Industrieländern eine deutliche Zunahme der Personen, die an einer koronaren Herzkrankheit leiden, zu verzeichnen. Diese Zunahme betrifft vor allem auch die Auftrittshäufigkeit eines Herzinfarktes, der in Deutschland mit einer Zahl von etwa 200000 Infarkten pro Jahr ein erhebliches diagnostisches und vor allem therapeutisches Problem darstellt (1). Bei 45–55jährigen Männern kann man etwa mit einer 3,5–4%igen Neumanifestation einer koronaren Herzkrankheit pro Jahr rechnen (1). In den Jahren 1952 bis 1978 hat sich die Zahl der koronaren Todesfälle mehr als verfünffacht (von etwa 23600 auf 141500 (2). Diese große Zahl an Patienten mit bestehender und neu hinzukommender koronarer Herzkrankheit stellt ein erhebliches diagnostisches und therapeutisches Problem dar. Die genannten Zahlen machen aber auch den erheblichen Stellenwert nichtinvasiver Verfahren zur diagnostischen Sicherung der koronaren Herzkrankheit deutlich. Infolge der begrenzten Anzahl bestehender Institutionen, welche die invasiven diagnostischen Verfahren der Koronarangiographie und Lävokardiographie durchführen können, kann nur ein Bruchteil von Patienten mit vermuteter koronarer Herzkrankheit invasiv untersucht werden. Da die invasiven diagnostischen Methoden mit einem gewissen Risiko behaftet sind, müssen die Patienten mit vermuteter koronarer Herzkrankheit nichtinvasiv voruntersucht und selektioniert werden. Zu diesem Zwecke stehen eine Reihe von diagnostischen Techniken und Methoden zur Verfügung, welche in Tab. 3.1 aufgelistet sind.

3.2. Anamneseerhebung

»Der Arzt benutzt die Anamnese, die klinische Untersuchung und bestimmte Labordaten, um Kriterien an die Hand zu bekommen, welche die Formulierung des Problems der koronaren Herzkrankheit erlauben«. Diese kurze Feststellung von Hurst (4) beschreibt das praktische Vorgehen bei Patienten, die sich erstmals mit einer der koronaren Herzkrankheit ähnlichen Beschwerdesymptomatik beim Arzt vorstellen. Es ist allgemein anerkannt, daß eine sorgfältige und gezielte Anamneseerhebung in vielen Fällen wertvolle Hinweise auf das Vorliegen einer koronaren Herzkrankheit geben kann. Allerdings muß man sich jederzeit auch die Grenzen dieser Methode vor Augen halten, die einmal in der Fähigkeit und Erfahrung des Arztes liegen, andererseits aber auch von der Mitarbeit, der Intelligenz und der psychologischen Verfassung des Patienten (z.B. Neigung zur Aggravation oder

Tab. 3.1. Nichtinvasive Verfahren in der Diagnostik der koronaren Herzkrankheit.

1. Anamnese
2. Klinischer Befund
3. Elektrokardiogramm
   a) Ruhe-EKG
   b) Belastungs-EKG
   c) Dipyridamoltest
   d) Langzeit-EKG
   e) Signalgemitteltes EKG (hochverstärkt)
   f) Hochauflösendes EKG (fortlaufend)
4. Mechanokardiographie (Systolische Zeitintervalle)
5. Echokardiographie
   a) eindimensional
   b) zweidimensional
6. Nuklearmedizinische Methoden
   a) Herzbinnenraumszintigraphie
   b) Myokardszintigraphie
7. Röntgenuntersuchungen
   a) Standard-Röntgen-Thorax
   b) Durchleuchtung
   c) Computertomographie
   d) Dynamischer, räumlich auflösender Computer-Scanner
   e) Digitale intravenöse Subtraktionsangiographie
8. Kernspinresonanztomographie

zum Herabspielen der Beschwerdesymptomatik, oder Schilderung von sogenannten Walk-through-Phänomenen) abhängen. Zur Anamneseerhebung gehört neben der Erfassung des subjektiven Beschwerdebildes auch das Fahnden nach koronaren Risikofaktoren, wie z. B. einer familiären Belastung durch plötzlichen Herztod, durch Herzinfarkt, durch Schlaganfälle oder Hypertonien, wie auch der Rauch- und Eßgewohnheiten, der Frage nach körperlicher Inaktivität und dem Auftreten psychosozialer Streßsituationen. Die Beschreibung des Beschwerdebildes durch den Patienten verdient besondere Aufmerksamkeit. Als typische Angina pectoris wird ein meist retrosternal empfundener Schmerz beschrieben, welcher unter Bedingungen auftritt, die den myokardialen Sauerstoffverbrauch erhöhen: z. B. körperliche und psychische Belastungen, Kälte, schwere Mahlzeiten. Der Schmerz klingt in aller Regel rasch nach Belastungsende oder nach Gabe von Nitroglycerin ab. Eine atypische Angina pectoris liegt dann vor, wenn das Schmerzsyndrom nach der Lokalisation, der Dauer und den Auslösebedingungen von dem eben für die typische Angina pectoris beschriebenen Bild abweicht. Die diagnostische Treffsicherheit bei Angabe typischer Angina-pectoris-Beschwerden wird in der Literatur unterschiedlich beurteilt (7). In einer Studie von PROUDFIT u. Mitarb. (5) lag bei Angabe typischer pektanginöser Beschwerden die Irrtumswahrscheinlichkeit bei 6%, bei Angabe atypischer Angina-pectoris-Beschwerden, insbesondere wenn die Schmerzdauer verlängert war, die Beschwerden intermittierend und in Ruheperioden auftraten, war die Möglichkeit der korrekten Einordnung der Symptomatik in etwa 78% gegeben. In einer weiteren Studie der gleichen Gruppe (6) wurde gezeigt, daß die Verteilung der Schmerzsymptomatik, der Auslösefaktoren, der Dauer und des Verlaufs der Angina pectoris keinerlei Vorhersagewert für das Ausmaß der Koronarobstruktion darstellte, diese Befunde wurden auch durch andere Untersuchergruppen bestätigt (6, 8, 9). In diesem Zusammenhang war die Beobachtung bedeutsam, daß fast 50% der weiblichen Patienten mit nachgewiesener koronarer Herzkrankheit eine atypische Angina-pectoris-Symptomatik hatten, während dieser Prozentsatz bei jungen Männern deutlich niedriger lag (10, 11). SAMEK u. Mitarb. (3) teilten kürzlich mit, daß bei 75% der Patienten mit Angabe einer typischen Angina-pectoris-Symptomatik eine mindestens 50%ige Stenose in wenigstens einem Koronargefäß vorlag, dieser Prozentsatz lag bei Patienten mit atypischer Angina-pectoris-Beschwerdesymptomatik bei nur 36% und bei Patienten ohne Angina-pectoris-Symptomatik nur bei 15% (Tab. 3.2). Somit darf festgehalten werden, daß die Schilderung der Angina-pectoris-Symptomatik in aller Regel der Ausgangspunkt für weitere diagnostische Maßnahmen zur Sicherung der koronaren Herzkrankheit darstellt, daß aber aus der Art des Beschwerdebildes nicht auf Ausmaß und Verteilung der Koronarobstruktionen rückgeschlossen werden kann.

Die Erhebung einer gründlichen Anamnese und die Einordnung des Beschwerdebildes spielt aber auch noch eine große Rolle bei der Überlegung, wann ein zusätzlicher diagnostischer Test einen erheblichen Zugewinn für die Sicherung der koronaren Herzkrankheit bringt. Das Entscheidungskriterium zum Einsatz solcher diagnostischer Tests stellt die sogenannte *Vortest-Wahrscheinlichkeit* dar. Hierunter wird die Wahrscheinlichkeit des tatsächlichen Vorliegens einer

---

Tab. 3.2. Anamnestische Daten in der Diagnostik der koronaren Herzkrankheit.

1. *Vortest-Wahrscheinlichkeit* (Wahrscheinlichkeit des Vorliegens einer KHK vor Durchführung eines diagnostischen Tests):
   a) Sehr hohe Vortest-Wahrscheinlichkeit:
      1. Typische Angina-pectoris-Beschwerden
      2. Höheres Lebensalter (über 40 Jahre)
      3. Risikofaktoren einer Koronaren Herzkrankheit
      4. Nachweisbarer Koronarkalk.
   b) Mittlere Vortest-Wahrscheinlichkeit
      1. Atypische Brustschmerzen, die eine typische Angina pectoris nicht ausschließen lassen
      2. Nachgewiesener oder fehlender Koronarkalk.
      3. Vorliegen oder Fehlen koronarer Risikofaktoren.
   c) Sehr niedrige Vortest-Wahrscheinlichkeit:
      1. Junge Patienten
      2. Völlig untypische Brustschmerzen
      3. Keine koronaren Risikofaktoren.
2. *Treffsicherheit der Angina-pectoris-Anamnese:*
   a) Angaben typischer Angina-pectoris-Beschwerden: bei 75% der Patienten eine mindestens 50%ige Stenose in wenigstens einem Koronargefäß, ohne weibliche Patienten bei 90%.
   b) Atypische Angina pectoris, Gesamtbild aber verdächtig auf das Vorliegen einer Koronaren Herzkrankheit: bei nur 36% der Patienten eine mindestens 50%ige Stenose in wenigstens einem Koronargefäß
   c) Keine Angina pectoris bei Anstrengung oder ausreichend hoher fahrradergometrischer Belastung: bei nur 15% der Patienten eine mindestens 50%ige Stenose in wenigstens einem Koronargefäß.

Nach SAMEK et al. (3), FRÖHLICHER (37) und SCHWAIGER et al. (151).

koronaren Herzkrankheit vor Durchführung eines diagnostischen Tests verstanden. Neben der Klassifizierung der Angina-pectoris-Symptomatik in typisch, atypisch und völlig untypisch spielen zusätzliche Informationen für die Eingruppierung in eine sehr hohe, eine mittlere und sehr niedrige Vortest-Wahrscheinlichkeit eine wichtige Rolle (Tab. 3.2). Der diagnostische Zugewinn ist in aller Regel in der Patientengruppe mit mittlerer Vortest-Wahrscheinlichkeit am größten, wie später am Beispiel des Belastungs-EKGs noch auszuführen sein wird. Aus diagnostischen und therapeutischen Gründen wird eine neuere Einteilung der Angina-pectoris-Symptomatik in eine Belastungs-Angina und in eine spontane Angina bzw. eine Ruhe-Angina vorgeschlagen (3, siehe Tab. 3.3). In der Gruppe der Patienten mit typischer Belastungs-Angina sind in aller Regel solche zu finden, welche eine hämodynamisch bedeutsame Stenose in einer Koronararterie aufweisen. Unter den Patienten mit Ruhe-Angina sind möglicherweise besonders solche zu finden, welche ihre Angina-pectoris-Beschwerden aufgrund eines Koronarspasmus mit Auftreten passagerer ST-Segement-Elevationen im EKG entwickeln. Besondere Beachtung verdient die progrediente Belastungs-Angina (Crescendo-Angina, Präinfarktsyndrom), da diese Form des Beschwerdebildes ein relativ invasives diagnostisches (EKG mit Langzeitüberwachung, Überwachung des arteriellen Blutdrucks und des Pulmonalarteriendrucks, Enzymverlauf, in den meisten Fällen Koronarangiographie und Lävokardiographie) und therapeutisches Vorgehen (intravenöse Gabe von Nitroglycerin, von Calciumantagonisten, Durchführung einer Ballondilatation oder Anlegen eines aortokoronaren Venen-Bypass) erfordert (12). Ein besonderes diagnostisches Problem stellt das Vorliegen einer koronaren Herzkrankheit ohne Angina-pectoris-Symptomatik dar. Epidemiologische Studien von Patienten mit unerwartetem, plötzlichem Herztod und die klinische Beobachtung über das Auftreten stummer Myokardinfarkte haben gezeigt, daß bei einigen Patienten trotz bedeutsamer Koronarstenosen unter den genannten Belastungsbedingungen keine pektanginösen Beschwerden auftreten müssen (7). In den Untersuchungen von ERIKSON u. Mitarb. (13) und FROEHLICHER u. Mitarb. (14) wurde gezeigt, daß zwischen 3,5% und 2,2% asymptomatischer Patienten eine bedeutsame koronare Herzkrankheit haben. Eine Studie von COHEN und GORLIN (15) ergab, daß sogar Patienten mit einer bedeutsamen Stenose des Hauptstamms der linken Koronararterie in bis zu 7% der Fälle asymptomatisch

Tab. 3.3. Differentialdiagnostische und differentialtherapeutische Aspekte der Angina-pectoris-Anamnese.

1. Belastungsangina:
   Definition:
   – retrosternaler Schmerz
   – unter Bedingungen auftretend, welche den myokardialen Sauerstoffverbrauch erhöhen: körperliche und psychische Belastung, Kälte, schwere Mahlzeiten
   – schnelles Abklingen des Schmerzes nach Belastungsende oder nach Gabe von Nitroglycerin
   a) De novo:
      1. neu aufgetretene Angina pectoris
      2. nicht älter als einen Monat
   b) Stabile Angina:
      1. Belastungsangina über längere Zeiträume (mehr als einen Monat bestehend)
   c) Progrediente Belastungsangina (Crescendo-Angina, Präinfarkt-Syndrom:
      1. Zunahme der Häufigkeit, Dauer und Heftigkeit der Angina pectoris bei gleich hoher Belastung
2. Spontane Angina, Ruheangina:
   Definition:
   – Episoden von Brustschmerz ohne Beziehung zu einer Steigerung des myokardialen Sauerstoffverbrauchs
   – stärker anhaltende Schmerzen
   – langsameres Abklingen nach Gabe von Nitroglycerin
   – ST-Segment-Senkung im EKG
   – ST-Segment-Elevation im EKG
   – infarkttypische Enzyme unauffällig

Nach: WHO, International Society of Cardiology, International Federation of Cardiology 1979.

waren. Durch die Anwendung weiterer nichtinvasiver Verfahren wie der Belastungselektrokardiographie und der Myokardszintigraphie kann das Vorhandensein einer koronaren Minderperfusion wahrscheinlich gemacht werden, woraus dann die Indikationsstellung zur Durchführung einer Koronarangiographie erleichtert wird (16). In diesem Zusammenhang muß noch auf das Krankheitsbild der atypischen koronaren Herzkrankheit bzw. des Syndroms X hingewiesen werden. Diese Patienten haben eine typische Angina-pectoris-Symptomatik, eine eingeschränkte körperliche Leistungsfähigkeit und im Koronarangiogramm normale Koronararterien ohne Obstruktionen in den großen röntgenologisch sichtbaren Gefäßen. Diese Patienten sind therapeutisch wie Patienten mit typischer koronarer Herzkrankheit zu betrachten, auf dieses Krankheitsbild wird in einem gesonderten Kapitel eingegangen werden.

Neben der anamnestischen Erfassung einer myokardialen Ischämie in Form der Angina-pectoris-Beschwerden müssen auch, besonders nach abgelaufenem Herzinfarkt, Symptome einer Störung der linksventrikulären Funktion erfragt werden. Eine solche Störung kann sich in einer Ruhe- und besonders Belastungsdyspnoe äußern, und häufig liegen auch ventrikuläre Herzrhythmusstörungen vor, welche sich in Form von Palpitationen, Schwindel oder Synkopen manifestieren können. Die Ausprägung der genannten Symptome kann unter Umständen auf den Schweregrad der Funktionsstörung hinweisen, und für den praktischen Gebrauch (Dringlichkeit des diagnostischen Vorgehens, Indikation zu ventrikelchirurgischen Maßnahmen) hat sich der Versuch der Einordnung der Patienten in eine der vier Klassen klinischer Schweregrade entsprechend der New York Heart Association (NYHA) bewährt.

3.3. Klinische Untersuchung

Spezifische klinische Zeichen einer koronaren Herzkrankheit sind im allgemeinen bei der körperlichen Untersuchung nicht zu erheben. Trotzdem können gewisse allgemein klinische Befunde Risikofaktoren einer koronaren Herzkrankheit aufdecken (gelblich verfärbte Finger beim Raucher, Raucherbronchitis, Xanthome bei Hyperlipoproteinämien, arterielle Hypertonie) bzw. Zustände erkennen helfen, welche die Angina-pectoris-Beschwerden auslösen und verstärken können (Tab. 3.4). Darüber hinaus können bei der speziellen kardiologischen Untersuchung gelegentlich palpatorisch und auskultatorisch Befunde erhoben werden, die auf einer Störung der linksventrikulären Funktion als Folge einer Myokardischämie oder eines Myokardaneurysmas basieren (3, 7, siehe Tab. 3.4). Daneben wird üblicherweise eine Reihe von Laborparametern überprüft, welche das Vorliegen einer prädisponierenden Stoffwechselerkrankung aufdecken können: Hypercholesterinämie, Hypertriglyzeridämie, Verhältnis der HDL/LDL-Lipoproteine, Hyperurikämie, Hyperglykämie (3). Aufgrund klinischer und epidemiologischer Studien ist bekannt, daß zwischen der Konzentration des LDL-Cholesterins und der koronaren Herzkrankheit eine positive Beziehung, dagegen zwischen der Konzentration des HDL-Cholesterins und der koronaren Herzkrankheit eine inverse Beziehung besteht (17, 18). Für die Basisdiagnostik einer Fettstoffwechselstörung und der Beurteilung des koronaren Risikos scheint die Bestimmung der Triglyceride, des Gesamtcholesterins sowie des HDL-Cholesterins bzw. des LDL-Cholesterins (berechnet nach der sog. Friedewald-Formel: LDL-Cholesterin = Gesamtcholesterin minus Triglyceride/5-HDL-Cholesterin) ausreichend. Hierbei gelten Konzentrationen der Triglyceride von über 200 mg/dl, des Gesamtcholesterin von über 260 mg/dl und des LDL-Cholesterins von über 190 mg/dl als behandlungsbedürftig (18). Konzentrationen des HDL-Cholesterins von über 55 mg/dl bei Männern und von über 65 mg/dl bei Frauen können als prognostisch günstig angesehen werden, während dementsprechend Konzentrationen des HDL-Cholesterins unter 35 mg/dl bei Männern und unter

Tab. 3.4. Klinische Untersuchung bei der koronaren Herzkrankheit.

1. *Allgemein:*
   a) Arterieller Blutdruck
   b) Gefäßstatus, Gefäßkrankheiten (A. carotis, A. femoralis, periphere Arterien)
   c) Xanthome (Hand, Ellenbogen, Gelenke, Augenlid)
   d) Arcus senilis unter 50 Jahren
   e) Abnorme Pulsation des Sternoklavikulargelenks (Hinweis für Aortenaneurysma)
   f) Anämie und Hyperthyreose (Angina-pectoris-verstärkende Faktoren)
   g) Während Angina-pectoris-Anfall:
      Herzfrequenzanstieg
      Blutdruckanstieg
      Schwitzen
      Ängstlichkeit
      Immobilisation (Sitzen, Stehen).

2. *Kardial:*
   a) Abnorme systolische Buckelung an der Herzspitze: linksventrikuläre Kontraktionsstörung, Aneurysma (relativ selten, nach Herzinfarkt).
   b) Abgeschwächter 1. HT: verminderte linksventrikuläre Kontraktilität (häufiger bei Angina pectoris).
   c) Paradoxe Spaltung des 2. Herztons: linksventrikuläre Kontraktionsstörung (sehr selten).
   d) 3. Herzton = diastolischer Galopp: erhöhter linksventrikulärer Füllungsdruck mit und ohne Zeichen einer Linksherzinsuffizienz (relativ selten, nach ausgedehntem Herzinfarkt, gelegentlich bei Angina pectoris).
   e) 4. Herzton: Verminderte ventrikuläre Compliance (Stiff heart, häufiger, sehr oft nach früherem Herzinfarkt oder während Angina pectoris).
   f) Systolisches Geräusch über der Herzspitze, ohne anamnestischen Hinweis auf rheumatisch bedingte Mitralklappeninsuffizienz: Papillarmuskeldysfunktion (relativ selten, gelegentlich nach früherem Herzinfarkt oder bei Angina pectoris).
   g) Diastolisches Geräusch ohne anamnestisch bekannte Aortenklappeninsuffizienz: Koronararterienstenose (sehr selten).

Nach: P. F. COHN 1979 (7).

45 mg/dl bei Frauen als Risikoindikator, allerdings im Zusammenhang mit den übrigen vorhandenen Risikofaktoren, gelten (18). Ein Quotient der Konzentrationen des LDL-Cholesterins zu HDL-Cholesterins von größer als 2 wird als Hinweis auf ein erhöhtes Koronarrisiko gewertet (3). So konnte in einer Studie von ZIMMER u. Mitarb. (19) eine Korrelation zwischen der Höhe dieses Quotienten und der Schwere des koronarangiographischen Befundes nachgewiesen werden. Eine noch offene Frage ist zur Zeit, ob es eine Beziehung zwischen einer gestörten Plättchenfunktion und der Entwicklung einer Koronarsklerose gibt (3).

3.4. Elektrokardiogramm

3.4.1. Ruhe-Elektrokardiogramm

Aufgrund klinischer Erfahrungen ist bekannt, daß bei etwa der Hälfte aller Patienten mit gesicherter Angina pectoris und koronarer Herzkrankheit das Ruhe-EKG normal sein kann, bei den übrigen Patienten werden meistens recht unspezifische EKG-Befunde erhoben (21, 25). Nach abgelaufenem Herzinfarkt können infarkttypische EKG-Veränderungen wie pathologische Q-Zacken, ST-Strecken- und T-Wellen-Veränderungen auftreten (Tab. 3.5). ST-Strecken-Senkungen und besonders ST-Strecken-Hebungen in Ruhe weisen meistens auf eine erhebliche myokardiale Ischämie – besonders häufig im Rahmen einer koronarspastischen Komponente zu beobachten (26) – oder auf ein Präinfarktsyndrom hin. Nach abgelaufenem Herzinfarkt kann aufgrund der infarkttypischen Veränderungen und der Lokalisation in den einzelnen Ableitungen die regionale Verteilung der pathologisch-anatomischen Veränderungen vermutet werden. Hierzu gibt es eine Reihe von Korrelationsuntersuchungen über Infarktlokalisation im EKG, zur Stenoselokalisation im Koronarangiogramm und zur Infarktlokalisation im Ventrikulogramm (27, 28, 29, 30, 31, 32, 33, Tab. 3.5). Zusammenfassend kann gesagt werden, daß bei elektrokardiographischer Infarktlokalisation im Vorderwand- wie im Hinterwandbereich zwischen 80% und 100% der Fälle auch Kontraktionsstörungen im Ventrikulogramm nachweisbar sind, daß sich aber gelegentlich Überschneidungen bzw. fehlende Kontraktionsanomalien im betreffenden Bereich bei positivem EKG-Befund ergeben können (23). Eine ST-Strecken-Elevation in Ableitungen mit Infarktzeichen sollte erst dann als

Tab. 3.5. Das Ruhe-Elektrokardiogramm und die koronare Herzkrankheit.

1. *Angina pectoris und Ruhe-EKG:*
   a) Bei etwa 50% der Patienten mit schwerer Koronarsklerose Normbefund im EKG
   b) Nach abgelaufenem Infarkt typische EKG-Veränderungen (Q-Zacke, ST-Strecken- und T-Wellen-Veränderungen).

2. *Ruhe-Angina-pectoris und Ruhe-EKG:*
   a) ST-Strecken-Hebungen oder -Senkungen ohne Erhöhung der infarkttypischen Enzyme
   b) Schenkelblock (ganz selten, nur diagnostisch beweisend, wenn reproduzierbar im Angina-pectoris-Anfall).

3. *Ruhe-EKG und Myokardinfarkt:*
   a) Typische Infarktzeichen: meist großer Infarkt.
   b) Fehlende Veränderungen: meist kleinere Infarktareale.
   c) Korrelationen:
      1. Infarktlokalisation meist gute Übereinstimmung mit pathologisch-anatomischer Lokalisation.
      2. Infarktlokalisation im EKG und Stenoselokalisation im Koronarangiogramm:
         a) Vorderwandinfarkt: Stenosen im RIVA
         b) Hinterwandinfarkt: Stenosen im R. circumflexus oder der rechten Koronararterie.
      3. Infarktlokalisation im EKG und Korrelation mit dem Ventrikulogramm:
         a) Vorderwandinfarkt im EKG: in ca. 84–98% Kontraktionsstörungen der Vorderwand oder der Spitze des linken Ventrikels
         b) Vorderwandinfarkt im EKG: ca. 20% der Patienten haben Kontraktionsstörungen im Hinterwandbereich
         c) Hinterwandinfarkt im EKG: bei ca. 87% der Patienten Störungen der Kontraktion im diaphragmalen, und bei ca. 16% der Patienten im dorsalen Bereich der Hinterwand des linken Ventrikels, bei 11% normales Verhalten der Hinterwand, jedoch Kontraktionsstörungen in der Vorderwand und im Ventrikelseptum
         d) Hinterwandinfarkt (anamnestisch) ohne Infarktzeichen im EKG: mittleres Drittel der diaphragmalen Wand infarziert (Ableitung Nehb D!)
         e) Hinterwandinfarkt- und Vorderwandinfarktzeichen im EKG: in 100% Kontraktionsstörungen der Vorderwand und Spitze. In ca. 63% Hinterwand oder Septum mit Kontraktionsstörungen
         f) Abschätzung der Infarktgröße: je mehr Ableitungen mit Infarktzeichen, um so größer der Infarkt.

4. Aneurysmaverdacht: persistierende ST-Elevation in Ableitungen mit Infarktzeichen (erst 3 Monate nach Infarkt).

Nach BECKER (1980) (21).

verdächtig für das Vorliegen eines Ventrikelaneurysmas angenommen werden, wenn diese ST-Strecken-Veränderung länger als 3 Monate persistiert. Bei Vorliegen von pathologischen Q-Zakken sind differentialdiagnostisch zum abgelaufenen Herzinfarkt auch Kardiomyopathien (vor allem die hypertrophisch obstruktive Kardiomyopathie), Myokarditiden, Perikarditiden und in ganz seltenen Fällen eine Lungenembolie in Betracht zu ziehen (21).

Tab. 3.6. Das Belastungs-EKG (I).

1. *Indikationen:*
   a) Thorakale Schmerzen bei Belastung (Belastungskoronarinsuffizienz?)
   b) Bestätigung einer Koronaren Herzkrankheit bei asymptomatischen Personen aus prophylaktischen Gründen (Busfahrer, Piloten etc.)
   c) Nachweis einer Myokardischämie zusätzlich zu einem abgelaufenen Herzinfarkt
   d) Erkennung des Schweregrades einer Koronaren Herzkrankheit
   e) Verlauf der Koronaren Herzkrankheit oder/und Therapiekontrolle (medikamentös, aortokoronarer Venenbypass) bei Patienten mit bekannter KHK
   f) Diagnostik und Therapiekontrolle bei hypertoner Regulationsstörung
   g) Ausschluß belastungsinduzierter, lebensbedrohlicher ventrikulärer Herzrhythmusstörungen bei Koronarpatienten oder Patienten mit Kardiomyopathien

2. *Kontraindikationen:*
   a) Akuter Myokardinfarkt
   b) Patienten mit Ruhe-Angina-pectoris
   c) Patienten mit akuter Myokarditis/Perikarditis
   d) Patienten mit einer manifesten Herzinsuffizienz
   e) Gefährliche Herzrhythmusstörungen (in Ruhe schon bestehend)
   f) Manifeste arterielle Hypertonie (systolischer Blutdruck = 220 mmHg, diastolischer Blutdruck mehr als 120 mmHg)
   g) Frische thromboembolische Prozesse.

3. *Abbruchkriterien:*
   a) Zunehmende Angina pectoris
   b) Horizontale bis deszendierende ST-Senkung von mehr als 2 mm (= 0,2 mV)
   c) ST-Hebungen in Ableitungen ohne Infarktzeichen (typisch: Q- oder QS-Zacken)
   d) Zunehmende Zahl oder polytope ventrikuläre Extrasystolie
   e) Auftreten von Vorhofflimmern/flattern
   f) Störungen der intraventrikulären Leitung (Schenkelblock)
   g) Fehlender Anstieg oder Abfall des arteriellen Blutdrucks
   h) Blutdruck systolisch über 250 mmHg, diastolisch über 130 mmHg
   i) Schwere und ungewöhnliche Dyspnoe.

3.4.2. Belastungs-Elektrokardiogramm

Das Belastungs-EKG ist in der klinischen Praxis die am weitesten verbreitete und am besten validierte, nichtinvasive Provokationsmethode zur Diagnostik der koronaren Herzkrankheit. Zu diesem speziellen Thema gibt es eine Reihe ausgezeichneter Monographien und Übersichtsartikel (34, 35, 36, 37, 38, 38a), weshalb hier nur die für die klinische Beurteilung wesentlichsten Punkte angesprochen werden sollen. Das Belastungs-EKG ist nicht nur eine wichtige Screening-Methode zur Untermauerung oder Entkräftung des Verdachts auf das Vorliegen einer koronaren Herzkrankheit. In Verbindung mit der Koronarangiographie kann das Belastungs-EKG die Indikation zu einem koronarchirurgischen Eingriff präzisieren, da unter Belastungsbedingungen geklärt werden kann, ob noch vitales Gewebe in einem poststenotischen Areal vorhanden ist (34). Der weitere klinische Verlauf einer koronaren Herzkrankheit kann ebenfalls durch das Belastungs-EKG verfolgt werden und die Effektivität therapeutischer Maßnahmen wie Behandlung mit antianginös wirksamen Pharmaka, die Beseitigung hämodynamisch wirksamer Stenosen durch Ballondilatation bzw. Überbrückung durch einen aortokoronaren Venen-Bypass überprüft werden. Tab. 3.6 gibt eine Übersicht über die Indikationsliste und die Kontraindikation sowie die Abbruchkriterien für die Durchführung eines Belastungs-EKGs. Zur Durchführung einer Belastungs-Elektrokardiographie stehen verschiedene Belastungsmethoden zur Verfügung: Das *Ergometer* (Drehkurbelergometer, Fahrradergometer), das *Laufband, Stufentests, pharmakologische Tests* mit Isoproterenol oder Persantin oder die Durchführung einer *Vorhofstimulation* (Tab. 3.7). Die Dosierung der Belastung wird sehr unterschiedlich gewählt, und auch der Ablauf der Belastung differiert bei den einzelnen Protokollen deutlich (45), siehe Tab. 3.7. In jedem Falle sollte die Belastungshöhe so gewählt werden, daß mindestens submaximale Werte der aeroben Kapazität erreicht werden. Nur so kann die Sensitivität der Methode in befriedigendem Umfang gesteigert werden (34). In der Praxis unterscheiden sich die verschiedenen Belastungsmethoden unter anderem dadurch, daß z. B. mit Stufentests und mit dem Laufbandergometer höhere Leistungen erbracht werden können, während beim Fahrradergometer u. U. die Leistung durch eine vorzeitige Ermüdung der Beinmuskulatur limitiert werden kann (34, 35, 36, 38a). Beurteilungskriterien für einen Belastungstest stellen die Leistungsfähig-

Tab. 3.7. Das Belastungs-EKG (II).

1. *Belastungsarten:*
   a) Ergometer: Drehkurbel
      Fahrrad (Sitzen, Liegen)
   b) Laufband
   c) Stufentests:
      Master-Test
      Einstufentest
      Kletterstufe
   d) Pharmakologisch:
      Isoproterenol
      Persantin
   e) Vorhofstimulation.
2. *Dosierung:*
   a) Solleistung: W/1,73 m² KOF (20–79jährige von 150–50 W/1,73 m² KOF)
   b) Sollpulsfrequenz: 80% der maximalen, altersabhängigen Pulsfrequenz: Ausbel.-HF = 220-Alter (Jahre) × 0,8
   c) Symptomlimitierte maximale aerobe Kapazität (besonders beim Laufbandergometer).
3. *Ablauf der Belastung:*
   a) Rechteckförmig: sofortige volle Solleistung über mindestens 6 min
   b) Stufenförmig: Beginn bei 25–50 W und Steigerung um 25 W alle 3 min bis zum Endpunkt
   c) Laufband:
      1. Konstante Geschwindigkeit mit zunehmendem Steigungswinkel:
         a) Balke-Protokoll: 3,3 mph und 1° Neigungszunahme pro min
         b) Astrand-Protokoll: 5–8 mph und 2,5° Neigungszunahme/2 min
      2. Steigende Geschwindigkeit und zunehmender Steigungswinkel:
         a) Bruce-Protokoll: 1,7; 2,5; 3,4; 4,2; 5,0; 5,5 und 6,0 mph mit je 2° Neigungszunahme alle 3 min
         b) Ellestadt-Protokoll: 1,7; 3,4 und 5 mph über 10 min und 10° Neigung, anschließend 6,0; 7,0 und 8,0 mph bei 15° Steigungswinkel über 6 min.

Tab. 3.8. Das Belastungs-EKG und die koronare Herzkrankheit (III). Kriterien für die Bewertung.

1. *ST-Streckensenkung:*
   a) Pathologisch:
      mindestens 1 mm (= 0,1 mV), horizontal oder deszendierend oder nach oben konvexbogig verlaufend (Hebung),
      träg aszendierender ST-Strecken-Verlauf: J-Punkt mindestens 0,1 mV gesenkt und Aszension der ST-Strecke um nicht mehr als 1,0 mV/s.
   b) Nicht pathologisch:
      gesenkte ST-Strecke mit aszendierendem Verlauf, formal ischämische ST-Senkung, die vor Belastung im Stehen oder im Liegen schon vorhanden war
      ST-Strecken-Senkungen bei
      – WPW-Syndrom
      – Digitalismedikation
      – Hypokaliämie.
2. *Herzrhythmusstörungen:*
   Pathologisch nur in Kombination mit Ischämiereaktion
3. *ST-Hebung:*
   Pathologisch nur in Ableitungen ohne infarkttypische Zeichen vor Beginn der Belastung
   Zeichen einer schweren Myokardischämie!
4. *T-Wellenänderungen:*
   Unspezifisch
5. *R-Amplitudenänderung:*
   Größenzunahme unter Belastung als Zeichen einer Ischämiereaktion,
   Amplitude gleichbleibend oder abnehmend: normal
   Spezifität möglicherweise geringer als ST-Strecken-Veränderungen!
6. *Subjektive Angaben:*
   Angina pectoris
   Atemnot
   Erschöpfungsgefühl
   Schweißausbruch
   Muskelschwäche.

keit, das Herzfrequenz- und Blutdruckverhalten sowie die Veränderung bestimmter EKG-Parameter dar (45). Die diagnostische Bedeutung der einzelnen EKG-Kriterien für die Bewertung des Belastungs-EKGs sind in Tab. 3.8 aufgelistet. Dabei stellt das Auftreten von ST-Segment-Alterationen in Form von ST-Senkungen oder ST-Hebungen das diagnostisch wertvollste Kriterium für eine unter Belastungsbedingungen auftretende Myokardischämie dar. Hierbei sind sowohl die horizontal bis deszendierend verlaufende ST-Strecken-Senkung von mindestens 0,1 mV als auch die aszendierende ST-Strecken-Senkung mit wenigstens 0,1 bis 0,2 mV Senkung im J-Punkt bei trägem Anstieg verdächtig auf das Vorliegen einer hämodynamisch wirksamen Koronarstenose. Bei Auftreten von ST-Segment-Elevationen in Ableitungen ohne infarkttypische Veränderungen vor Beginn des Belastungs-EKGs liegt in aller Regel eine schwere Myokardischämie infolge einer hochgradigen Koronarstenose vor (34). Die diagnostische Relevanz von unter Belastungsbedingungen auftretenden ventrikulären Herzrhythmusstörungen ist sehr vieldeutig, in Tab. 3.9 sind einige praktisch-klinische Kriterien zur Bewertung dieses Phänomens aufgeführt.

Die diagnostische Wertigkeit und Trennschärfe eines Testes zur Sicherung einer bestimmten

Tab. 3.9. Diagnostische Wertigkeit ventrikulärer Arrhythmien beim Belastungs-EKG.

1. Belastungsinduzierte ventrikuläre Arrhythmien (VA) sind sehr viel häufiger bei Patienten mit KHK als bei Gesunden.
2. Patienten mit KHK und belastungsinduzierten VA haben häufiger eine Mehrgefäßerkrankung und eine schlechte Ventrikelfunktion.
3. VA bei leichter und mittelgradiger Belastung (unter 70% der vorausgesetzten maximalen Herzfrequenz) deuten sehr stark auf das Vorliegen einer KHK hin.
4. VA verschwinden häufig bei höherer Herzfrequenz; daraus kann weder auf das Vorliegen, noch auf das Fehlen einer KHK geschlossen werden.
5. Wenn VA unter Belastung nicht supprimiert werden, kann daraus nicht auf Malignität der VA oder das Vorliegen einer KHK geschlossen werden.
6. VA sind häufig in der Post-Belastungsphase bei Gesunden wie bei Patienten mit KHK anzutreffen.
7. Belastungsinduzierte VES oder ventrikuläre Tachykardien ohne ST-Segment-Alterationen bedeuten nicht notwendigerweise das Vorliegen einer KHK (z. B. Mitralklappenprolaps, Kardiomyopathie).
8. Häufige (10 oder mehr VES/min) unifokale VES unter Belastung sind alleine noch kein Indikator für eine KHK.
9. Multifokale VES und Couplets können unter Belastung bei Gesunden wie bei Patienten mit KHK gefunden werden, sind aber häufiger bei KHK.
10. Belastungsinduzierte kurze Salven von VA (drei und mehr VES) oder ventrikuläre Tachykardien sprechen sehr stark für das Vorliegen einer KHK.
11. Die Bedeutung des Ursprungsortes der VES ist umstritten; VES bei Gesunden scheinen häufiger aus dem rechten Ventrikel, bei Patienten mit KHK mehr aus Septum und linkem Ventrikel zu kommen.
12. Die Reproduzierbarkeit von VES durch Belastung ist bei Patienten mit KHK sehr viel besser als bei Gesunden.
13. Möglicherweise bedeuten belastungsinduzierte VA ein definiertes Risiko der Entwicklung neuer koronarer Ereignisse (Myokardinfarkt, plötzlicher Herztod), besonders bei Patienten mit KHK.
14. Die klinische Bedeutung einer belastungsinduzierten Parasystolie ist unklar.

Nach CHUNG 1979.

Diagnose wie z. B. der koronaren Herzkrankheit kann mit den Kriterien *Sensitivität*, *Spezifität* und *Vorhersagewert (prädiktiver Wert)* beschrieben werden. Hierunter versteht man im einzelnen:

Sensitivität

$$= \frac{\text{richtig positiv}}{\text{richtig positiv + falsch negativ}} \times 100(\%).$$

Spezifität

$$= \frac{\text{richtig negativ}}{\text{richtig negativ + falsch positiv}} \times 100(\%).$$

Vorhersagewert für einen positiven Test

$$= \frac{\text{richtig positiv}}{\text{richtig positiv + falsch positiv}} \times 100(\%).$$

Vorhersagewert für einen negativen Test

$$= \frac{\text{richtig negativ}}{\text{richtig negativ + falsch negativ}} \times 100(\%).$$

Wie aus diesen Gleichungen hervorgeht, wird die Sensitivität durch falsch negative Ergebnisse vermindert und die Spezifität durch falsch positive Ergebnisse erniedrigt (34). In zahllosen Studien, in denen die ST-Segment-Veränderungen unter körperlicher Belastung mit dem angiographisch ermittelten Koronarstatus verglichen wurden, wurde eine relativ hohe Spezifität für die ST-Segment-Senkung von im Mittel 90% beschrieben. Die Angaben über die Sensitivität des Testverfahrens sind recht unterschiedlich, so wurden Zahlen zwischen 40 und 90% berichtet (Übersicht in 34). Von einzelnen Autoren wurde eine zunehmende Sensitivität bei zunehmendem Befall der Koronararterien beschrieben (37). In der Praxis bedeutet eine mittlere Sensitivität von 70%, daß 30% der Patienten mit einer anatomisch faßbaren Koronarerkrankung durch den Belastungstest nicht erfaßt werden *(falsch negativer Test)*, und eine 90%ige Spezifität bedeutet, daß 10% der Patienten ohne anatomisch nachweisbare koronare Herzkrankheit eine ischämieverdächtige ST-Strecken-Änderung haben *(falsch positiver Test)*. Wenn auch versucht wurde, die Sensitivität der ST-Strecken-Senkung durch zusätzliche Kriterien zu erhöhen, so muß doch beachtet werden, daß ST-Segment-Depressionen zunächst nur ein funktionelles Zeichen eines gestörten metabolischen Verhältnisses von Sauerstoffzufuhr und Sauerstoffverbrauch der myokardialen Zellmembranen darstellen. Eine anatomische Ursache wird durch die ST-Segment-Alterationen nicht angezeigt (36). Denn es gibt auch andere Ursachen für ST-Segment-Depressionen wie Anämie, Hypoxämie, bronchopulmonale Erkrankungen, erhöhter CO-Hb-Wert, Myokardhypertrophie, Hypokaliämie, Digitalistherapie und die verschiedenen Kombinationen dieser Faktoren. Ein exzessiver hämodynamischer Streß bei jungen, gesunden Probanden kann ebenfalls zu ST-Segment-Depressionen führen (39). Diese Faktoren müssen differentialdiagnostisch bei der Beurteilung einer ST-Strecken-Senkung unter körperlicher Belastung berücksichtigt werden.

Sensitivität und Spezifität der Belastungs-Elektrokardiographie sind aber nicht allein für den diagnostischen Aussagewert entscheidend. Aufgrund statistischer Überlegungen wird der diagnostische Zugewinn durch einen positiven oder negativen Test von der Wahrscheinlichkeit des tatsächlichen Vorliegens der gesuchten Krankheit vor Durchführung des Belastungstests *(Prävalenz, Vortest-Wahrscheinlichkeit)* bestimmt. Nach Vorliegen des Testresultates wird dann diese Vortest-Wahrscheinlichkeit durch einen positiven Test um einen bestimmten Betrag erhöht bzw. durch einen negativen Test um einen bestimmten Prozentsatz erniedrigt. Der erreichte Wert entspricht der *Nachtest-Wahrscheinlichkeit* oder dem prädiktiven Wert (Vorhersagewert, 40, 41, 42). Dieser bedeutet den Prozentsatz an Patienten mit einem positiven Test, die an der gesuchten Krankheit tatsächlich leiden, oder umgekehrt den Prozentsatz an Patienten mit einem negativen Test, die tatsächlich keine koronare Herzkrankheit haben. In untersuchten Gruppen, in denen die Prävalenz der koronaren Herzkrankheit niedrig ist, kann der Vorhersagewert eines positiven Testes deutlich vermindert werden durch ein hohes Verhältnis von falsch positiven zu echt positiven Resultaten, selbst wenn man eine so hohe Spezifität von 90% für die ST-Segment-Depression bei der Belastungs-Elektrokardiographie ansetzt. In ähnlicher Weise wird in untersuchten Patientenkollektiven mit einer hohen Prävalenz der koronaren Herzkrankheit der Vorhersagewert eines negativen Testes für keine zugrundeliegende Erkrankung vermindert durch die häufig falsch negativen Resultate (36). Die Frage der Abhängigkeit des diagnostischen Aussagewertes des Belastungs-EKGs von der Prävalenz der koronaren Herzkrankheit im untersuchten Krankengut kann durch das BAYESche Theorem beantwortet werden (43). Dieses besagt, daß die Chance eines Patienten, nach Vorliegen des Testresultates tatsächlich an einer Erkrankung zu leiden, gleich ist der Wahrscheinlichkeit vor Durchführung des Testes, multipliziert mit der Chance, daß das Testresultat echt war. Die Chance, daß ein Testresultat richtig war, d. h. daß bei positivem Test auch die Erkrankung tatsächlich vorhanden ist, kann durch das *Wahrscheinlichkeitsverhältnis* ausgedrückt werden, und dieses stellt das Verhältnis der echt positiven zu den falsch positiven Resultaten dar. Im Falle eines abnormen, d. h. eines positiven Testresultates, entspricht das positive Wahrscheinlichkeitsverhältnis dem Ausdruck (36):

Positives Wahrscheinlichkeitsverhältnis

$$= \frac{\text{\% Pat. mit Erkrankung und pos. Test}}{\text{\% Pat. ohne Erkrankung u. pos. Test}}$$

$$= \frac{\text{Sensitivität}}{1\text{-Spezifität}}.$$

Im Falle eines normalen Testresultates entspricht das negative Wahrscheinlichkeitsverhältnis dem Ausdruck:

Negatives Wahrscheinlichkeitsverhältnis

$$= \frac{\text{\% Pat. ohne Erkrankung und neg. Test}}{\text{\% Pat. mit Erkrankung und neg. Test}}$$

$$= \frac{\text{Spezifität}}{1\text{-Sensitivität}}.$$

Das BAYEsche Theorem kann dann in der folgenden Weise ausgedrückt werden:
Nachtest-Wahrscheinlichkeit = Vortest-Wahrscheinlichkeit × Wahrscheinlichkeitsverhältnis.

Das Wahrscheinlichkeitsverhältnis ist ein Indikator für die diagnostische Treffsicherheit eines Testes, je höher das Verhältnis ist, desto größer ist auch die diagnostische Sicherheit des Testes. Aufgrund ausgedehnter Untersuchungen wird für die ST-Segment-Depression während des Belastungs-EKGs eine Sensitivität von etwa 70%, und eine Spezifität von 90% angenommen. Das Wahrscheinlichkeitsverhältnis für ein abnormes Testresultat wäre dann.

Positives Wahrscheinlichkeitsverhältnis

$$= \frac{0{,}7}{1-0{,}9} = 7{,}0.$$

Das Wahrscheinlichkeitsverhältnis für einen normalen (negativen) Test wäre:

Negatives Wahrscheinlichkeitsverhältnis

$$= \frac{0{,}9}{1-0{,}7} = 3{,}0.$$

Die Prävalenz (Vortest-Wahrscheinlichkeit) einer vermuteten koronaren Herzkrankheit kann recht genau aus dem Angina-pectoris-Bild (typische Angina pectoris, atypische Angina pectoris,

Tab. 3.10.

Vortest-Chance entsprechend der Prävalenz	Wahrscheinlichkeits-Verhältnis	Chance nach Vorliegen des Testergebnisses	Wahrscheinlichkeit des tatsächlichen Vorliegens der Erkrankung nach Vorliegen des Testresultates
Typische Angina pectoris: 9:1 (90%:10%)	1. Abnormer Test: mal 7 (= positiver Test) 2. Normaler Test: mal 3 (= negativer Test)	63:1 9:3	63/64 = 98% 9/12 = 75%
Atypische Angina pectoris: 1:1 (50%:50%)	1. Abnormer Test: mal 7 (= positiver Test) 2. Normaler Test: mal 3 (= negativer Test)	7:1 1:3	7/8 = 88% 1/4 = 25%
Nicht typische Angina pectoris 1:9 (10%:90%)	1. Abnormer Test: mal 7 (= positiver Test) 2. Normaler Test: mal 3 (= negativer Test)	7:9 1:27	7/16 = 44% 1/28 = 4%
Asymptomatischer Proband: 1:19 (1%:99%)	1. Abnormer Test: mal 7 (= positiver Test) 2. Normaler Test: mal 3 (= negativer Test)	7:19 1:57	7/26 = 27% 1/58 = 2%

Nach FRÖHLICHER 1979 (14).

thorakaler Schmerz der nicht auf eine Angina pectoris zu beziehen ist), aus dem Alter, dem Geschlecht und evtl. vorhandenen Risikofaktoren (siehe Tab. 3.2) vermutet werden: Bei etwa 1% asymptomatischer junger Männer, bei etwa 10% von Patienten mit thorakalem Schmerz, der wahrscheinlich keiner Angina pectoris entspricht, bei 50% der Patienten mit atypischer Angina pectoris und bei etwa 80 bis 90% der Patienten mit typischer Angina pectoris liegt tatsächlich eine koronare Herzkrankheit vor (36, 37). Die Beinflussung der Wahrscheinlichkeit des Vorliegens einer koronaren Herzkrankheit durch die Prävalenz der Erkrankung und das Ergebnis des Belastungstests kann anhand der Tab. 3.10 (37) abgelesen werden: Ein Patient mit einer typischen Angina pectoris hat eine 90%ige Chance des Vorliegens einer koronaren Herzkrankheit (= 9:1), ein positiver Belastungstest wird die Chance von 9:1 entsprechend dem Wahrscheinlichkeitsverhältnis von 7 auf 63:1 erhöhen. Das heißt bei 63 von 64 Patienten mit typischer Angina pectoris und pathologischem Belastungs-EKG liegt also mit 98%iger Wahrscheinlichkeit eine echte Koronarsklerose vor, das Wahrscheinlichkeitsverhältnis wurde in diesem Fall von 90% auf 98% gesteigert. Da aber in 10% der Fälle bei einer 90%igen Sensitivität trotz negativem Belastungstest eine koronare Herzkrankheit vorliegen kann, liegt die Chance nach Vorliegen des Testergebnisses bei 9:3, d. h. 9 von 12 Patienten können eine tatsächliche koronare Herzkrankheit haben, was bedeutet, daß in 75% der Fälle mit negativem Belastungstest bei Patienten mit typischer Angina pectoris dennoch eine koronare Herzkrankheit bestehen kann, weshalb in solchen Fällen trotzdem die Koronarangiographie zur Klärung der Verhältnisse durchgeführt werden muß. Deutlich anders liegen die Verhältnisse bei Patienten mit atpyischer Angina pectoris, hier liegt die Prävalenz der Erkrankung bei etwa 50%, d. h. die Chance des Vorliegens einer koronaren Herzkrankheit ist 1:1. Fällt hier das Belastungs-EKG positiv aus, besteht eine Chance von 7:1 entsprechend dem Wahrscheinlichkeitsverhältnis, d. h. von 8 Patienten mit atypischer Angina pectoris haben 7 Patienten möglicherweise eine koronare Herzkrankheit, d. h. die diagnostische Treffsicherheit wurde bei positivem Belastungs-EKG von 50% auf 88% erhöht. Fällt das Belastungs-EKG bei Patienten mit atypischer Angina pectoris negativ aus, so reduziert sich die Wahrscheinlichkeit des Vorliegens einer koronaren Herzkrankheit von 50% auf 25%. In der Gruppe von Probanden mit Thoraxschmerzen, die nicht auf eine Angina pectoris zu beziehen sind, wird die Chance des Vorliegens einer koronaren Herzkrankheit bei positivem Belastungs-EKG von 10% auf 44% erhöht. In solchen Fällen muß die Frage der Durchführung einer Koronarangiographie diskutiert werden. Fällt in dieser Probandengruppe der Belastungstest negativ aus, so reduziert sich die Wahrscheinlichkeit des Vorliegens einer koronaren Herzkrankheit von 10% auf 4%. Bei asymptomatischen jungen Männern wird die Chance des Vorliegens einer koronaren Herzkrankheit bei positivem Belastungs-EKG von 5% auf etwa 27% erhöht, bei Vorliegen eines negativen Testes wird die Chance von etwa 5% auf 2% vermindert (37). Die hier zitierten Berechnungen zeigen, daß in Patientengruppen mit hoher Prävalenz der koronaren Herzkrankheit die diagnostische Zusatzinformation durch ein Belastungs-EKG relativ gering ist, während die 10% falsch negativer Belastungstests in dieser Gruppe (bei Annahme einer 90%igen Spezifität) den Vorhersagewert einschränken, da mit 75%iger Wahrscheinlichkeit der Patienten mit negativem Belastungs-EKG doch noch eine koronare Herzkrankheit vorliegen kann, weshalb in solchen Fällen trotzdem eine Koronarangiographie bei typischem Angina-pectoris-Beschwerdebild durchgeführt werden muß. Auf der anderen Seite ist der diagnostische Gewinn durch eine Belastungs-Elektrokardiographie bei Patientenkollektiven mit niedriger Prävalenz einer koronaren Herzkrankheit ebenfalls relativ gering, da in einem hohen Prozentsatz falsch positive Ergebnisse erzielt werden und dann etwa 27–44% der asymptomatischen Probanden mit Thoraxschmerzen, die nicht typisch für eine Angina pectoris sind, mit positivem Belastungs-EKG an einer koronaren Herzkrankheit leiden. In der Praxis bedeutet dies, daß der diagnostische Zugewinn durch ein positives Belastungs-EKG in der Gruppe der Patienten mit atypischer Angina pectoris am größten ist. Ähnliche Ergebnisse wurden auch für den diagnostischen Zugewinn des Thallium-Szintigramms berechnet (44). Durch Kombination mehrerer nichtinvasiver Untersuchungsverfahren wie der Belastungs-Elektrokardiographie und des Thallium-Szintigramms oder des Echokardiogramms und des Thallium-Szintigramms wurde versucht, die Sensitivität der Einzelmethoden zu erhöhen, wobei die Methoden prinzipiell voneinander unabhängig sein müssen (152). Hierbei ist jedoch zu berücksichtigen, daß u. U. durch die Summation falsch positiver Befunde die Sensitivität sinkt (22). In einer kürzlich erschienenen Arbeit haben STANILOFF u. Mitarb. (42) Tabellen angegeben, die basierend auf dem BAYESchen Theorem in Abhängigkeit von der Vortestwahrscheinlichkeit anhand des Ergebnisses dreier nichtinvasiver Verfahren, nämlich des Thallium-Myokardszintigramms, der Technetium-Binnenraumszintigraphie und der Feststellung von Koronarkalk bei Durchleuchtung das Ablesen der Nachtest-Wahrscheinlichkeit eines positiven oder negativen Testes ermöglichen. Hierbei wird in einem ersten Schritt in einer Tabelle anhand der Kriterien Alter, Geschlecht, Angina-pectoris-Symptomatik und Ausfall des Belastungs-EKGs die Vortest-Wahrscheinlichkeit festgelegt. Danach kann sukzessive die Nachtest-Wahrscheinlichkeit für jede Beobachtung in Abhängigkeit von der Prätest-Wahrscheinlichkeit für jede einzelne Untersuchungsmethodik abgelesen werden. Die Folge davon ist, daß durch Summation z. B. der positiven Befunde von Thallium-Szintigramm, Binnenraumszintigraphie und dem Nachweis von Koronarkalk die Nachtest-Wahrscheinlichkeit wesentlich gesteigert werden kann, bzw. bei Vorliegen negativer Befunde die Nachtest-Wahrscheinlichkeit über das tatsächliche Vorliegen einer koronaren Herzkrankheit erheblich reduziert werden kann.

3.4.3. Dipyridamol-Test

Schon vor etwa 10 Jahren, in der Ära der Behandlung der koronaren Herzkrankheit mit Koronardilatatoren, wurde über die Auslösung von Angina-pectoris-Anfällen bei Koronarpatienten nach Injektion von Dipyridamol berichtet (45a, 47). Aus späteren Untersuchungen wurde außerdem bekannt, daß bei Koronarpatienten unter dem Einfluß von Dipyridamol Angina-pectoris-Beschwerden sowohl bei der Fahrradergometrie als auch unter Vorhofstimulation deutlich früher auftreten als bei den gleichen untersuchten Patienten ohne Gabe des Medikamentes (52, 53). Die Dipyridamol-induzierten Angina-pectoris-Beschwerden werden durch das Auftreten eines sogenannten koronaren »Steal-Mechanismus« erklärt: Durch die maximale Dilatation der Widerstandsgefäße durch den Koronardilatator und das Absinken des Flußwiderstandes in gesunden, normal perfundierten Arealen kann u. U. Blut an poststenotischen Arealen mit schon vorher maximal erweiterten Widerstandsgefäßen vorbeigeleitet werden (47, 48, 54). Diese Dipyridamol-induzierte Koronarischämie konnte auch mit Hilfe von Thallium-Myokardszintigraphien belegt werden. So fand sich nach Gabe von Dipyridamol eine passagere Minderdurchblutung von poststenotischen Myokardarealen (50, 55, 56). Ebenso konnten angiographisch nach Gabe von Dipyridamol regionale Myokardkontraktionsstörungen nachgewiesen werden (57).

Diese Durchblutungs-steigernde Wirkung des Dipyridamols am Koronargefäßsystem kann durch Gabe von Theophyllin vollständig unterbunden werden (48).

Ausgehend von diesen Beobachtungen wurde der sog. Dipyridamol-Test als nichtinvasive Suchmethode in der Vorfelddiagnostik der koronaren Herzkrankheit eingeführt (47). Zur Durchführung des Tests wird bei den Patienten in Ruhelage das Brustwand-EKG vor und nach intravenöser Gabe von Dipyridamol registriert (Tab. 3.11). Beurteilungskriterien für einen positiven Test sind das spontane Auftreten einer Angina pectoris sowie ST-Strecken-Änderungen im EKG (ST-Strecken-Senkung oder ST-Strecken-Elevation) sowie die prompte Beseitigung der Angina-pectoris-Symptomatik nach Gabe von Theophyllin. Vorbedingung ist, daß über mindestens 12 Stunden keine Aminophyllin-haltigen Pharmaka sowie Kaffee oder Tee eingenommen werden. Die *Sensitivität* des Dipyridamol-Tests liegt nach den bisherigen Studien zwischen 69 und 85%, die *Spezifität* bei 63 bis 85% (46, 47, 48, 49, 51, 52). Dies sind Werte, die den Ergebnissen der Belastungs-Elektrokardiographie ebenbürtig sind. Für die Beurteilung des Testergebnisses ist auch zu berücksichtigen, daß antianginös wirksame Pharmaka abgesetzt werden müssen. So konnte eine Abschwächung der Ischämie-induzierenden Wirkung des Dipyridamols unter antianginöser Therapie mit Nitraten, Molsidomin, Calciumantagonisten oder Beta-Rezeptorenblockern beobachtet werden (46). Da sowohl unter ergometrischer Belastung als auch unter Verabreichung von Dipyridamol eine auftretende Myokardischämie zu einer Erhöhung des myokardialen Flußwiderstandes infolge Anstiegs des Füllungsdrucks sowie zu einer Erhöhung des myokardialen Sauerstoffverbrauchs führt, ist es sehr wahrscheinlich, daß die Testergebnisse von Belastungs-EKG und von Dipyridamol-Test durch antianginöse wirksame Medikamente in gleicher Weise und in gleicher Stärke beeinflußt werden. Durch Kombination des Dipyridamol-Tests mit der fahrradergometrischen Belastung kann die Sensitivität u. U. auf 95% gesteigert werden (47) (Abb. 3.1). Zu beachten ist außerdem, daß der positive Ausfall des Dipyridamol-Tests bei angiographisch normalen Koronargefäßen auf eine atypische koronare Herzkrankheit (»small vessel disease, Syndrom X«) hinweisen kann, welche nur durch den Nachweis einer eingeschränkten Koronarreserve bestätigt werden kann. In einem solchen Fall würde der Dipyridamol-Test irrtümlich als falsch positiv eingestuft (46, 47). Der Dipyridamol-Test sollte additiv zur fahrradergometrischen Belastung durchgeführt werden. Alternativ kann der Dipyridamol-Test bei solchen Patienten mit vermuteter koronarer Herzkrankheit eingesetzt werden, die körperlich nicht belastet werden können oder die die Belastung wegen Erschöpfung oder Dyspnoe vorzeitig abbrechen, bevor im EKG Hinweise auf eine Koronarischämie auftreten. Auch ergeben sich gelegentlich neue Aspekte nach

---

Tab. 3.11. Der Dipyridamoltest.

1. *Vorbedingung:*
   a) mindestens 12 h Karenz aminophyllinhaltiger Pharmaka sowie von Kaffee und Tee
   b) keine antianginös-wirksamen Pharmaka.
2. *Technik:*
   a) Patient entspannt in Rückenlage
   b) Ruhe-EKG (Wilson-Brustwandableitungen)
   c) Kontroll-EKG vor Dipyridamol
      Injektion von Dipyridamol, 0,75 mg/kg KG, 0,35–0,4 mg/kg in 3 min, Rest in 7 min i. v., Registrierung des EKGs minütlich und Protokollierung möglicher Angina-pectoris-Beschwerden.
   d) Nach 10 min oder bei schwerer Angina pectoris und/oder erheblicher ST-Streckensenkung oder ventrikulären Extrasystolen iv. Injektion von Theophyllin, 0,24 g.
3. *Beurteilungskriterien:*
   a) Spontanes Auftreten von Angina pectoris (Wärmegefühl uncharakteristisch)
   b) ST-Strecken-Senkung oder -Elevation im EKG ohne und mit Angina pectoris
   c) Prompte Beseitigung von Angina pectoris und/oder ST-Strecken-Veränderung nach Theophyllin (Angina pectoris meist schneller zurückgehend als die ST-Strecken-Veränderungen).
4. *Aussagekraft:*
   a) Sensitivität: 69–85%
   b) Spezifität: 63–85%.
5. *Indikationen:*
   a) Patienten mit vermuteter KHK und Angina pectoris
   b) Patienten, die wegen körperlicher Gebrechen oder aus anderer Ursache nicht belastet werden können
   c) Patienten mit Angina pectoris und normalem Belastungs-EKG (Verdacht auf atypische KHK im Sinne der »small vessel disease«)
   d) Mit Einschränkung: Patienten mit Digitalismedikation oder mit Schenkelblock.
   Der Persantintest wird als Ergänzung zur Belastungs-Elektrokardiographie verstanden.
6. *Komplikationsmöglichkeiten:*
   a) Bradykardie (Sinusbradykardie, AVB-I-II°)
   b) Hypotonie
      Antidot: Atropin 1–1,5 mg i. v.
7. *Kontraindikationen:*
   a) Manifeste Herzinsuffizienz
   b) Frischer Myokardinfarkt
   c) Schwere instabile Angina pectoris
   d) Akute Myokarditis
   e) Unkontrollierbare Arrhythmien.

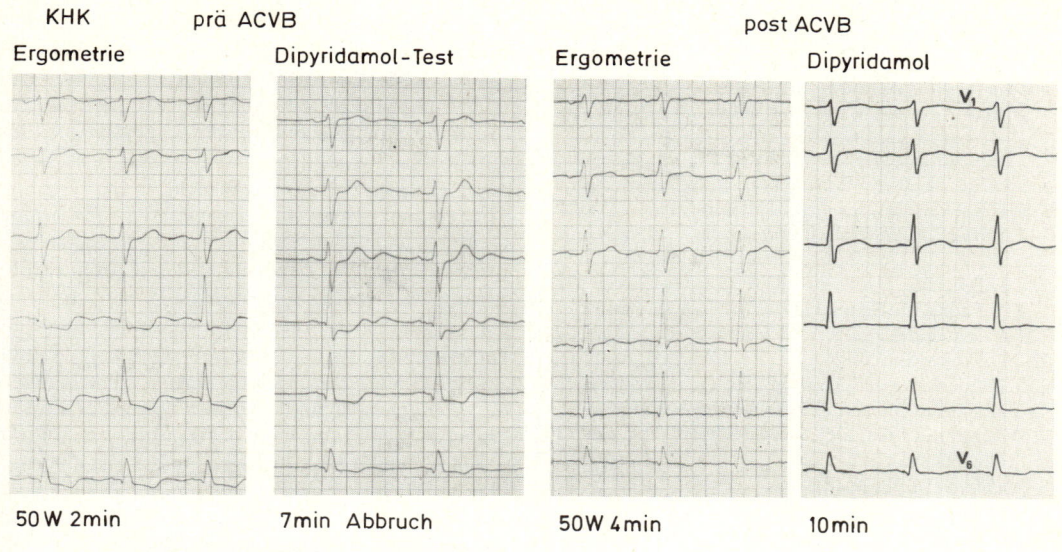

KHK	prä ACVB		post ACVB	
Ergometrie	Dipyridamol-Test	Ergometrie	Dipyridamol	
50W 2min	7min Abbruch	50W 4min	10min	

K.F., ♂ 59a, RIVA-, R.marg.- u.RD$_1$-Stenosen

Abb. 3.1. Belastungs-EKG und Dipyridamoltest bei einem Patienten mit hämodynamisch bedeutsamen Stenosen im RIVA, R. diagonalis und im R. marginalis vor (linke Bildhälfte) und nach (rechte Bildhälfte) Anlegen einer aortokoronaren Venenbrücke zu den drei genannten Koronarästen. Vor der Operation tief deszendierene ST-Strecken-Senkungen in V_4-V_6 unter beiden Provokationsmethoden (positives Belastungs-EKG und positiver Dipyridamoltest), welche nach der Bypass-Operation nicht mehr reproduzierbar sind. ACVB: Aortokoronarer Venenbypass.

Durchführung eines Dipyridamol-Tests bei Patienten, bei denen das Ruhe- und auch Belastungs-EKG negativ ist, obwohl nach Anamnese und Beschwerdebild der dringende Verdacht auf das Vorliegen einer koronaren Herzkrankheit besteht (47). Im übrigen gelten prinzipiell für den Dipyridamol-Test die Zusammenhänge von Sensitivität, Spezifität, Vortestwahrscheinlichkeit und Vorhersagewert in ähnlicher Weise wie schon für das Belastungs-EKG beschrieben.

3.4.4. Langzeitelektrokardiogramm

Ein großer Anteil der mittels Langzeitelektrokardiographie untersuchten Patienten stellt solche mit vermuteter oder gesicherter koronarer Herzkrankheit dar. Das Langzeit-EKG stellt hier eine wesentliche Hilfe in der Beurteilung der dynamischen Veränderungen von Sauerstoffzufuhr und Sauerstoffbedarf des Herzens im Rahmen einer koronaren Herzkrankheit dar, da Herzfrequenz, Herzrhythmus, Form der QRS-Komplexe, ST-Strecke und T-Wellen kontinuierlich registriert werden können (58, 59). Tab. 3.12 gibt eine Übersicht über die Indikationsliste zum Einsatz des Langzeit-EKGs bei Patienten mit vermuteter oder gesicherter koronarer Herzkrankheit. So können intermittierend auftretende Symptome wie Dyspnoe, thorakale Schmerzen, Schwindel oder Synkopen untersucht und Herzrhythmusstörungen oder ST-Strecken-Änderungen zugeordnet werden. Es können symptomatische und/oder potentiell lebensbedrohliche Arrhythmien aufgedeckt werden, und gelegentlich sind Zusatzinformationen zu einem positiven Belastungs-EKG zu erwarten. Bei Patienten mit nachgewiesener koronarer Herzkrankheit können Herzfrequenzverhalten, vermutete symptomatische oder asymptomatische Arrhythmien sowie besonders Perioden asymptomatischer (sog. stiller) ST-Segment-Alterationen aufgedeckt werden.

Des weiteren kann bei nachgewiesener koronarer Herzkrankheit das Langzeit-EKG zur Überprüfung einer antiarrhythmischen, antianginösen oder eventuell notwendig werdenden Schrittmachertherapie herangezogen werden. In der Rehabilitation von Patienten können Trainingsprogramme überwacht werden, oder die Patienten können in häuslicher und beruflicher Umgebung bezüglich Symptomatik und Komplikationen der koronaren Herzkrankheit beobachtet werden. Neben der Dokumentation von AV-Blockierungen, welche bei entsprechender klinischer Symptomatik zur Implantation eines Ven-

Tab. 3.12. Indikation zur Langzeitelektrokardiographie bei KHK.

1. *Patienten mit Verdacht auf KHK:*
   a) Als Ersatz zum Belastungs-EKG bei Patienten, die kein Belastungs-EKG durchführen können (neurologische Erkrankungen, Claudicatio, Arthritis, schlechte Motivation, Beinamputierte).
   b) Überprüfung intermittierend auftretender Symptome, die verdächtig sind auf das Vorliegen einer KHK
      1. Dyspnoe
      2. Thorakale Schmerzen
      3. Schwindel
      4. Synkopen.
   c) Aufdeckung von symptomatischen und/oder lebensbedrohlichen Herzrhythmusstörungen.
   d) Zusatzinformationen zu einem positiven Belastungstest.
2. *Patienten mit nachgewiesener KHK:*
   a) Diagnostik:
      1. Nachweis einer vermuteten Angina pectoris
      2. Nachweis asymptomatischer (»stummer«) ST-Segment-Alterationen (Senkung, Hebung)
      3. Nachweis von Herzrhythmusstörungen (Ausmaß, Schwere, Art)
      4. Nachweis vermuteter oder bekannter Blockierungen (besonders intraventrikulärer Blockierungen)
      5. Untersuchung des Herzfrequenzverhaltens.
   b) Behandlung:
      1. Überprüfung einer antiarrhythmischen Therapie
      2. Überprüfung einer antianginösen Therapie
      3. Überprüfung einer Schrittmachertherapie.
   c) Rehabilitation:
      1. Überwachung eines Trainingsprogramms
      2. Überwachung des Patienten in häuslicher und beruflicher Umgebung.

Nach KENNEDY 1981.

trikel-stimulierenden Schrittmachers zwingen, sind vor allem das Herzfrequenzverhalten, das Auftreten von Arrhythmien und das Verhalten der ST-Strecke im Langzeit-EKG von Patienten mit koronarer Herzkrankheit diagnostisch bedeutsam. So wurde z. B. von KENNEDY berichtet (58), daß Patienten nach Herzinfarkt mit mäßiger bis schwerer Beeinträchtigung der Herzauswurfleistung im Schnitt ein relativ hohes Herzfrequenzniveau besonders nachts aufwiesen, und damit die Tag-Nacht-Rhythmik unterbrochen war. Die Überprüfung der Herzfrequenz ist auch unter dem Gesichtspunkt einer antianginösen Therapie mit Beta-Rezeptorenblockern oder Calciumantagonisten sinnvoll. Im Einzelfall können auch aus dem Herzfrequenzniveau differentialtherapeutische Aspekte gewonnen werden. So kann bei relativ niedrigem Frequenzniveau der bevorzugte Einsatz antianginös wirksamer Pharmaka mit vasodilatatorischer Komponente (Nitrate, Nifedipin) favorisiert werden, während bei durchschnittlich hohem Herzfrequenzniveau bevorzugt Beta-Rezeptorenblocker oder Calciumantagonisten vom Typ des Verapamil oder Diltiazem eingesetzt werden können.

Die qualitative und quantitative Erfassung ventrikulärer Herzrhythmusstörungen ist bei Koronarpatienten von enormer diagnostischer, therapeutischer und prognostischer Bedeutung. Für die exakte Beurteilung von Art und Häufigkeit ventrikulärer Herzrhythmusstörungen im Langzeit-EKG sind die Probleme der Artefakt-Erkennung, der Ungenauigkeit einer computerisierten Analyse, das Phänomen der Spontanvariabilität von Herzrhythmusstörungen sowie die Wertigkeit der Herzrhythmusstörungen per se zu beachten. Durch sorgfältige Elektrodenplazierung und die simultane Registrierung des EKGs aus wenigstens zwei Kanälen kann die Artefakt-Entstehung minimiert und die Erkennung verbessert werden. Diesbezüglich bestehen jedoch bei den einzelnen zur Verfügung stehenden Langzeit-EKG-Geräten erhebliche Unterschiede, insbesondere wenn bei der automatischen Auswertung nur ein Kanal zur Verfügung steht (67). Prinzipiell werden zur Zeit kontinuierlich aufnehmende Langzeit-EKG-Geräte mit maximal 24-Stunden-Registrierung und späterer Analyse des gesamten kontinuierlich aufgenommenen Bandinhaltes oder Systeme einer diskontinuierlichen Aufnahme des EKGs nach Datenvorselektion durch den Aufnahmecomputer angeboten (67, 68). Der Hauptvertreter der kontinuierlich arbeitenden Systeme, das Medilog-Pathfinder-System, ist bisher ausführlich validisiert worden, dies mit überwiegend guten bis sehr guten Resultaten (69, 70). Das System enthüllte aber auch gewisse spezifische Schwächen bei der Analyse von Asystolien, supraventrikulären Extrasystolen, nicht vorzeitigen ventrikulären Extrasystolen, ventrikulärem Bigeminus und R-auf-T-Phänomenen (67, 69, 70). Eine klinische Validisierung des diskontinuierlichen Systems vom Typ IMC-Quickscan lag bisher nicht vor. In einer eigenen Studie wurde ein semiautomatischer und rein visueller Vergleich der Registrierergebnisse zweier kontinuierlich registrierender EKG-Systeme (Medilog-Pathfinder-System, Advance Med) und einem diskontinuierlich registrierenden System (IMC-Quickscan) vorgenommen. Die semiautomatische Analyse mit den kontinuierlichen Systemen erfolgte so, daß eine Korrektur des automatischen Ergebnisses durch visuelle Kontrolle und/oder durch zwischenzeitliche, dem EKG angepaßte Änderung der Kriterieneinstellung vorgenommen wurde. Als Vergleich diente der gesamte auf UV-Papier ausgeschriebene Bandinhalt. Die semiautomatische Analyse des über den gleichen Zeitraum gleichzeitig mitregistrierten EKGs mit dem diskontinuierlich arbeitenden System erfolgt durch eine automatische Datenselektion während der Aufnahme durch einen speziellen Mikrocomputer, der die eingehenden EKG-Informationen je nach Geräteeinstellung über maximal 12, 24 oder 72 Stunden in Echtzeit analysiert und aufsummiert. Auftretende Herzrhythmusstörungen werden durch den Mikrocomputer im Aufnahmegerät klassifiziert und jeweils beispielhaft in bestimmten statistischen Proportionen zur realen Häufigkeit ihres Auftretens in Form 10 sec dauernder Rhythmusstreifen auf dem Band aufgezeichnet, wobei eine Gesamtzahl von 720 Rhythmusstreifen von 10 sec Dauer auf einer Schleife ausgeschrieben werden. Diese wurden visuell auf die Arrhythmiequalität und -quantität beurteilt. Da die Gesamtzahl der vom Computer erkannten Arrhythmien nicht ausgeschrieben werden konnte, konnte nur ein qualitativer Vergleich der vom diskontinuierlich arbeitenden Mikrocomputer erkannten Arrhythmiearten zu den mit dem kontinuierlich arbeitenden System als Referenzmethode erfaßten Arrhythmien durchgeführt werden. Für klinische Gesichtspunkte konnten bei diesem Vergleich folgende Erkenntnisse gewonnen werden:

1. Die Zuverlässigkeit der vollautomatischen Bandanalyse (einmalige Einstellung der Erkennungskriterien und nachfolgend automatische Analyse des gesamten Bandinhaltes durch das Auswertesystem) der kontinuierlichen Geräte ist für die klinische Diagnostik nicht ausreichend. Sie bedarf – erst recht für wissenschaftliche Belange – der visuellen Kontrolle eines kardiologisch geschulten Beobachters.
2. Die diskontinuierliche, semiautomatische Langzeitelektrokardiographie ist für klinische Zwecke in der Erkennung von Arrhythmien der Computer-assistierten, kontinuierlich arbeitenden Methode ebenbürtig. Wesentliche Arrhythmien gehen beim diskontinuierlich arbeitenden System trotz vollautomatischer Daten-Vorselektion bei der Aufnahme nicht verloren.
3. Vorteile der diskontinuierlichen Methode sind potentiell längere Überwachungszeiträume, kürzere Auswertungszeiten, ausführlichere Dokumentation und bessere Reproduzierbarkeit.
4. Nachteile der diskontinuierlichen Methode sind Eigenständigkeit und Intransparenz der Datenselektion und Datenklassifizierung, die fehlende automatische und nur eingeschränkt mögliche visuelle Quantifizierung der Arrhythmieereignisse sowie das höhere Gewicht der Aufnahmegeräte (67).

Eine quantitative Analyse der Arrhythmieereignisse durch das diskontinuierlich arbeitende System war nicht möglich, da der Computer weder Zahlen noch Arrhythmiecodierungen ausdruckt. Deshalb sind für dieses System auch nicht die für eine quantitative Analysegenauigkeit üblichen Begriffe der Sensitivität (prozentualer Anteil der richtig erkannten von allen tatsächlich vorhandenen Ereignissen), der Spezifität (prozentualer Anteil der richtig erkannten von allen tatsächlich vorhandenen Normalschlägen) und positive Korrektheit (prozentualer Anteil der richtig erkannten von allen gezählten Ereignissen) anwendbar. Auch die mit Recht erhobene Forderung nach einer getrennten Zählung von falsch positiven und falsch negativen Computerentscheidungen zur Vermeidung einer sonst möglichen gegenseitigen Annullierung der beiden Summen und einer daraus resultierenden Pseudogenauigkeit des Systems sind nicht anwendbar. Deshalb sind quantitative Angaben über Arrhythmieereignisse mit dem diskontinuierlichen System nicht möglich, für die klinisch qualitative Diagnostik ist jedoch festzuhalten, daß mit dem von uns geprüften diskontinuierlich registrierenden System keinerlei Arrhythmien verlorengehen, womit eine solide Basis für Diagnosefindung und die Einleitung einer adäquaten Therapie (medikamentös, Schrittmachertherapie etc.) gegeben ist (Abb. 3.2).

Die exakte Aufzeichnung und Wiedergabe der ST-Segment-Anteile im Langzeit-EKG ist für die meisten Systeme häufig unzuverlässig, da zum Erreichen einer stabilen Nullinie Tiefpaßfilter eingebaut sind, welche die Registrierung auch der tieferen Frequenzanteile limitieren. In einer kürzlich veröffentlichten Studie von BRAGG-REMSCHEL et al. (65) ergaben sich bezüglich der Frequenz-Antwort-Charakteristik, der exakten Reproduktion simulierter ST-Segment-Depressionen und möglicherweise auftretender Phasenverschiebungen bei acht untersuchten Langzeit-EKG-Systemen erhebliche Unterschiede. Die technischen Anforderungen, die die American Heart Association für normal registrierende EKG-Geräte empfohlen hat, wurden bei den untersuchten Langzeit-EKG-Systemen nicht erreicht. Deshalb muß eine quantitative Analyse der ST-Segment-Veränderungen im Langzeit-

LZ-EKG   12,5 mm/sec

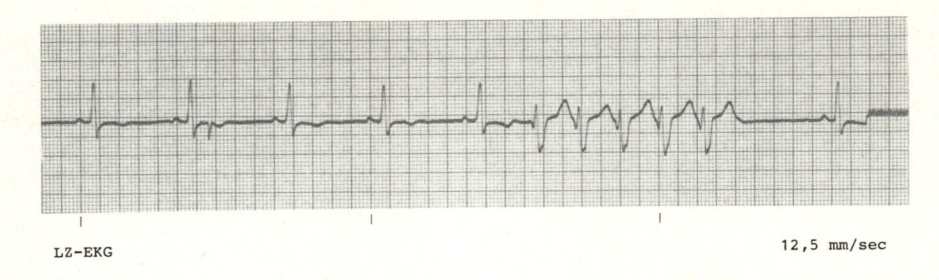

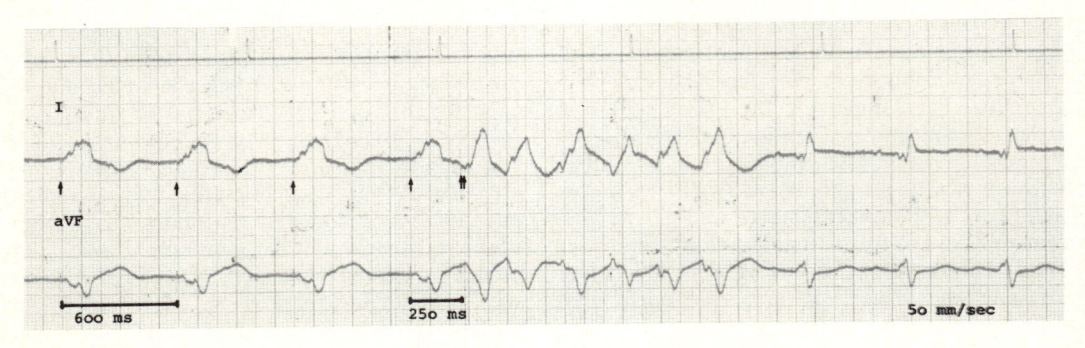

I
aVF
600 ms   250 ms   50 mm/sec

P.M., 34a, ♀

Abb. 3.2. Erhöhte linksventrikuläre Vulnerabilität bei einer 34jährigen Patientin mit postinfarziellem Vorderwandaneurysma. Spontan zeigte sich im Langzeit-EKG eine ventrikuläre Fünfersalve (obere Bildhälfte), und während programmierter rechtsventrikulärer Stimulation (untere Bildhälfte) war durch einen einzelnen ventrikulären Extrastimulus (Doppelpfeil) eine kurze Salve einer ventrikulären Tachykardie auslösbar, die spontan sistierte. Zusätzlich hatte die Patientin im signalgemittelten, hochverstärkten Oberflächen-EKG ein ventrikuläres Spätpotential, so daß bei dieser Patientin alle drei Kriterien einer gesteigerten ventrikulären Vulnerabilität positiv waren (spontane komplexe ventrikuläre Arrhythmien, ventrikuläre Spätpotentiale, repetitive Kammerantwort bei programmierter Stimulation). Pfeile: ventrikuläre Grundstimulation mit 100 Stimuli/min, 250 ms: Extrastimulusintervall.

Tab. 3.13. Antianginöse Therapie und Langzeitelektrokardiographie.

1. Analyse der Dauer von ST-Segment-Alterationen vor und nach Therapie (medikamentös, chirurgisch: ACVB).
2. Korrelation der Medikamenteneinnahme und der Wirkung auf die ST-Segment-Alterationen.
3. Herzfrequenzkontrolle unter
   a) Nitraten
   b) Betarezeptorenblockern
   c) Calciumantagonisten.
4. Erfassung einer Änderung der Symptomatologie der Angina pectoris (besonders unter Betablockade):
   a) statt Angina pectoris häufiger Dyspnoe oder schnelle Ermüdbarkeit,
   b) häufiger »stumme« Ischämieperioden (bei ca. 5% aller langzeittherapierter Patienten unter Langzeit-EKG-Überwachung).
5. Dokumentation einer objektiven Besserung nach aortokoronarer Venenbypass-OP (kein reiner Plazeboeffekt des ACVB).

Nach KENNEDY 1981.

EKG kritisch beurteilt werden. Unter Berücksichtigung der technischen Limitierungen lassen sich jedoch qualitativ-therapeutische Befunde bei der langzeitelektrokardiographischen Untersuchung von Koronarpatienten verwerten (siehe Tab. 3.13).

Bei der Beurteilung der klinischen Bedeutsamkeit insbesondere ventrikulärer Herzrhythmusstörungen bei Koronarpatienten ist das Phänomen der *Spontanvariabilität* zu beachten. Darunter versteht man die Beobachtung, daß Herzrhythmusstörungen in Abhängigkeit von Tageszeit, psychosozialem Streß und Länge des Untersuchungszeitraumes in ihrer Häufigkeit unabhängig von einer ersichtlichen Periodik schwanken können (71, 72, 73, 74, 75, 76). So fanden z. B. MORGANROTH u. Mitarb. eine Spontanvariabilität ventrikulärer Extrasystolen von Stunde zu Stunde von 48%, von Tag zu Tag in einem Prozentsatz von 23% und über einen längeren Zeitraum von etwa 37%. ANDRESEN u. Mitarb. fanden intraindividuelle Spontanvariabilitäten bei je-

Tab. 3.14.

Länge des Überwachungs-Zeitraums (Stunden)	Zahl der Überwachungsperioden		Minimale prozentuale Reduktion der ventrikulären Arrhythmien		
	Kontrolle	Medikation	VES	V-Couplets	VT
12	1	1	89	82	71
24	1	1	83	75	65
24	3	3	65	55	45
24	7	7	49	41	32

Nach MORGANROTH 1981 (73).

weils drei 24-Stunden-Langzeitelektrokardiogrammen von 43 ± 23% bei ventrikulären Doppel-Extrasystolen (Couplets) und von 70 ± 43% bei ventrikulären Salven. Bei einfachen ventrikulären Extrasystolen war die Spontanvariabilität mit 28 ± 15% geringer. Besondere praktische Bedeutung erlangen diese Befunde bei der Frage der Effektivitätskontrolle einer antiarrhythmischen Therapie (63, 66, 74, 77, 78). MORGANROTH (73) kommt aufgrund statistischer Überlegungen zu dem Ergebnis, daß quantitativ eine bestimmte minimale Reduktion verschiedener Formen ventrikulärer Arrhythmien erzielt werden muß, bevor ein eindeutiger Einfluß der getesteten, antiarrhythmisch wirksamen Medikamente unterstellt werden könne (siehe Tab. 3.14). Die für eine antiarrhythmische Therapie im Zusammenhang mit der Langzeitelektrokardiographie wesentlichen Gesichtspunkte faßt Tab. 3.15 zusammen. Bei Koronarpatienten muß durch das Langzeit-EKG die Korrelation zwischen der Symptomatik und der vermuteten Arrhythmie gesichert werden. Eine Trennung von supraventrikulären und ventrikulären Arrhythmien ist aus prognostischen Gründen wesentlich. Weiterhin müssen durch die Langzeitelektrokardiographie asymptomatische Patienten mit ventrikulären Arrhythmien und schlechter Prognose herausgefiltert und behandelt werden. Hierbei muß bei der angestrebten Reduktion von Arrhythmien durch entsprechende Medikamente die Spontanvariabilität und die mögliche Induktion kardialer Arrhythmien durch Antiarrhythmika beachtet werden. In manchen Fällen empfiehlt sich die Effektivitätskontrolle der antiarrhythmischen Therapie durch die Bestimmung der Plasmakonzentration der betreffenden Antiarrhythmika, da gelegentlich sehr hohe Dosen dieser Substanzen notwendig sind, um eine erwünschte Reduktion der Arrhythmien zu erreichen. In diesem Zusammenhang muß noch erwähnt werden, daß vom diagnostischen und prognostischen Standpunkt aus besonders das Auftreten ventrikulärer Herzrhythmusstörungen unter Belastungsbedingungen im Belastungs-EKG und im Langzeit-EKG unterschiedlich zu bewerten ist, da das Langzeit-EKG eine ausführliche Erfassung der Rand-Bedingungen (Relation zum Herzfrequenzverhalten, zu normalen täglichen Belastungen, zu

Tab. 3.15. Langzeitelektrokardiographie und antiarrhythmische Therapie.

1. *Ziel:*
   Korrelation der Symptomatik des Patienten mit den vermuteten Arrhythmien und Unterdrückung der symptomatischen Episoden.
2. *Differenzierung:*
   Trennung supraventrikulärer von ventrikulären Arrhythmien, da
   a) Prognose durch supraventrikuläre Arrhythmien in der Regel nicht beeinflußt,
   b) Supraventrikuläre Arrhythmien Ursache für Symptome von Patienten sein können (Bradykardie, Tachykardie).
3. *Ventrikuläre Arrhythmien:*
   Erkennung asymptomatischer Patienten mit lebensbedrohlichen ventrikulären Arrhythmien bzw. mit Arrhythmien mit schlechter Prognose:
   a) Versuch einer möglichst vollständigen (mehr als 80–90%igen) Reduktion komplexer Formen,
   b) Erhöhung der myokardialen Stabilität (Reduktion der ventrikulären Vulnerabilität) durch hochdosierte Antiarrhythmika (Blutspiegelkontrolle). *Nachteil:* Ein klinisch leicht faßbarer, möglichst nichtinvasiver Parameter der myokardialen Flimmerschwelle fehlt noch (vielleicht der nichtinvasive Nachweis ventrikulärer Spätpotentiale mit Induktion ventrikulärer Tachykardien).
4. *Arrhythmiereduktion:*
   Therapeutische Trugschlüsse sind möglich, zu beachten sind:
   a) Spontanvariabilität der Arrhythmien,
   b) Induktion kardialer Arrhythmien durch Antiarrhythmika.
5. *Kontrolle der Therapie:*
   Unter Umständen Kontrolle der Effektivität der antiarrhythmischen Medikation durch Blutspiegelkontrolle (gelegentlich sind sehr hohe Dosen von Antiarrhythmika zur Stabilisierung notwendig).

Nach KENNEDY 1981.

psychosozialem Streß) als Auslöser der Arrhythmien erlaubt (79, 80). Für die klinische Beurteilung belastungsinduzierter ventrikulärer Arrhythmien kann festgehalten werden, daß bei asymptomatischen Probanden ohne Hinweis für eine strukturelle Herzerkrankung mit normaler Belastungsdauer und normaler Belastungshämodynamik sowie einer Normalreaktion des ST-Segmentes die Arrhythmien eher als benigne zu werten sind. Demgegenüber können Patienten mit einem gewissen Risikoprofil folgendermaßen definiert werden: Patienten mit symptomatischer ischämischer Herzerkrankung ohne oder mit abgelaufenem Herzinfarkt, Auftreten besonders maligner Formen wie multiforme oder repetitive ventrikuläre Extrasystolen und ST-Segment-Depressionen unter Belastung.

In einer Reihe von Untersuchungen konnte nachgewiesen werden, daß das Langzeit-EKG ischämische ST-Segment-Alterationen bei Patienten mit koronarer Herzkrankheit aufdecken kann (58, 59, 60, 61, 62, 63, 64). Im Vergleich zum Belastungs-EKG fallen jedoch einige Unterschiede in der Charakteristik des Auftretens auf (Tab. 3.16): Im Langzeit-EKG treten ST-Segment-Veränderungen relativ häufiger bei niedrigeren Herzfrequenzen und niedrigeren körperlichen Aktivitäten auf, bis zu 80% der Episoden sind stumm, diese stummen ischämischen Episoden sind häufiger bei Patienten mit Angina pectoris und pathologischem Belastungs-EKG. Die Sensitivität des Langzeit-EKGs für die Aufdeckung von ST-Segment-Alterationen scheint ähnlich hoch zu sein wie die des Belastungs-EKGs. Der größte Nutzen der Langzeitelektrokardiographie liegt darin, daß besonders ST-Segment-Änderungen ohne Bezug zur körperlichen Belastung registriert werden können, dies ist besonders wichtig bei der diagnostischen Sicherung einer vasospastischen Angina pectoris (62, 63, 64). Falsch positive ST-Segment-Alterationen treten auch bei Lagewechsel, bei Medikamenteneinnahme, und unter besonderen autonomen Einflüssen, bei Mahlzeiten, beim Zigarettenrauchen und bei bestimmten kardiologischen Syndromen auf (siehe Tab. 3.16).

3.4.5. Signalgemitteltes, hochverstärktes Oberflächen-EKG

Im Laufe der letzten Jahre ist die Methode der Signalmittlungstechnik in den Blickpunkt des Interesses gerückt, da es mit Hilfe dieser Methode möglich wurde, bioelektrische Signale des Herzens im Mikrovoltbereich auch von der Körperoberfläche zu registrieren. Klinisch wurde diese Methode erstmalig zur Registrierung des fetalen EKGs eingesetzt (83). 1973 beschrieben drei Untersuchergruppen die Registrierung von His-Bündel-Potentialen von der Körperoberfläche durch den Einsatz der Signalmittlungstechnik (83, 84, 85). In der Folgezeit wurde dieses Verfahren zur Ableitung von Prä-P-Potentialen über intrakardiale und Oberflächenelektroden, zur Registrierung von AV-Knoten-Potentialen sowie von ventrikulären Spätpotentialen von der Körperoberfläche eingesetzt (87). Das Ziel dieser Technik besteht darin, in hochverstärkten

---

Tab. 3.16. ST-Segment-Analyse im Langzeit-EKG; methodische und diagnostische Gesichtspunkte.

1. ST-Segment-Änderungen treten im Langzeit-EKG meist bei niedrigeren Herzfrequenzen und körperlichen Aktivitäten auf als im Belastungs-EKG.
2. Zwischen 60–80% der Episoden von ST-Segment-Senkungen treten ohne Angina pectoris auf (stumme ST-Senkungen).
3. Stumme ST-Senkungen sind häufiger bei Patienten mit Angina pectoris und pathologischem Belastungs-EKG.
4. Möglicherweise unterschätzt das Symptom Angina pectoris die wahre Zahl ischämischer Attacken.
5. Die Sensitivität des Holter-EKGs für ST-Senkungen scheint ähnlich hoch zu sein wie die des Belastungs-EKGs (60–70%).
6. Das Langzeit-EKG ist von besonderem Wert im Aufdecken ischämischer ST-Segment-Alterationen, die ohne Bezug zur körperlichen Belastung auftreten (insbesondere die vasospastische Angina).
7. Unter bestimmten Voraussetzungen kann das ST-Segment-Verhalten im Langzeit-EKG auch zur Kontrolle einer antianginösen Therapie herangezogen werden.
8. Falsch positive ST-Segment-Alterationen sind bekannt bei
   a) Lageänderung (aufrecht, sitzend, liegend),
   b) Medikamenteneinnahme
      1. Digitalis
      2. Diuretika (Hypokaliämie)
      3. Antiarrhythmika
      4. Phenothiazine
      5. Trizyklische Antidepressiva,
   c) Autonome Einflüsse
      1. Ärger, Erregung
      2. Hyperventilation
      3. Defäkation,
   d) Mahlzeiten,
   e) Zigarettenrauchen,
   f) Bestimmte kardiologische Syndrome bzw. Erkrankungen
      1. Linksventrikuläre Hypertrophie
      2. Perikarderkrankungen
      3. WPW-Syndrom
      4. Mitralklappenprolaps.

Nach KENNEDY 1981.

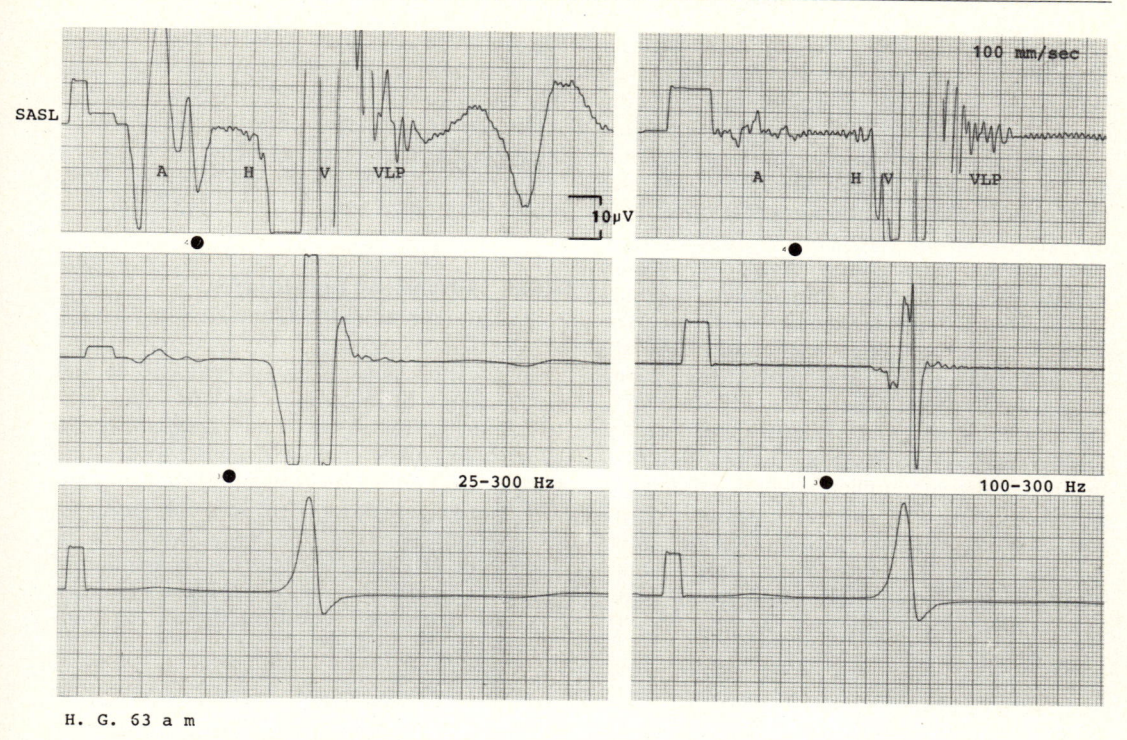

3. Die nichtinvasive Diagnostik der koronaren Herzkrankheit 51

H. G. 63 a m

Abb. 3.3. Ventrikuläres Spätpotential (VLP) in der ersten Hälfte der ST-Strecke bei einem Patienten mit koronarer Dreigefäßerkrankung und postinfarziellem Vorderwandaneurysma. Dieser Patient hatte spontan häufigere Anfälle von Kammerflattern/flimmern und bei der programmierten Stimulation zur medikamentösen Einstellung auslösbare, relativ hochfrequente (200–220 Schl./min) ventrikuläre Tachykardien, die durch antitachykarde ventrikuläre »Burst«-Stimulation nicht zu beenden waren. Der Patient ist unter einer Amiodarone-Medikation bis jetzt stabil geblieben. SASL: Signalgemitteltes, hochverstärktes Oberflächen-EKG, A: Vorhof-, H: His-Bündel- und V: Ventrikeldepolarisation. VLP: Ventrikuläres Spätpotential.

EKG-Ableitungen das Signal-Rausch-Verhältnis zugunsten der interessierenden Signale derartig zu verbessern, daß interessierende bioelektrische Signale des Herzens im Mikrovoltbereich sichtbar werden. Diese geschieht dadurch, daß durch exakte zeitliche Übereinanderlagerung und Signalmittlung mehrerer hundert Herzzyklen das zufällig an einer Stelle mal positiv, mal negativ auftretende Grundrauschen minimiert wird, während an gleicher Stelle mit gleicher Polarität auftretende interessierende Signale aufsummiert und verdeutlicht werden. Bezüglich technischer Details und der Handhabung von Signalmittlungscomputern wird auf Übersichtsarbeiten verwiesen (86, 87, 88).

Im Rahmen der Untersuchung von Koronarpatienten ist vor allem die *Registrierung von His-Bündel-Potentialen* und von *ventrikulären Spätpotentialen* aus hochverstärkten Oberflächenableitungen wichtig. Bei bradykarden Herzrhythmusstörungen können mit Hilfe der Signalmittlungstechnik wenigstens AV-Blockierungen I.°

lokalisiert werden, wobei der Messung der HV-Zeit besondere prognostische Bedeutung bei HV-Blockierungen I.° zukommen kann. Durch den Summierungsprozeß werden AV-Blockierungen höheren Grades nicht erfaßt bzw. kann der Ort der Blockierung nicht lokalisiert werden, weshalb die weiteren Bemühungen dahin gehen, das His-Bündel-Signal mit Hilfe spezieller EKG-Verstärker fortlaufend von der Körperoberfläche zu registrieren (94, 95, 96).

Klinisch bedeutsamer dürfte für die Einschätzung der Gefährdung von Koronarpatienten besonders nach abgelaufenem Herzinfarkt die nichtinvasive Registrierung *ventrikulärer Spätpotentiale* innerhalb der ST-Strecke des hochverstärkten Oberflächen-EKGs sein (89, 90, 91, 92, 93, 96). In tierexperimentellen Untersuchungen wurde gefunden, daß ischämisches Herzmuskelgewebe deutlich später depolarisiert wird als gesundes, normal durchblutetes Myokard. Wenn das Intervall zwischen Depolarisation des gesunden und dem Auftreten der Depolarisation des ischämischen Myokards länger ist als die Refraktärperiode des umgebenden gesunden Herzmuskelgewebes, kann dieses erneut und vorzeitig erregt werden (89, 96). Die verspätete Erregung des ischämischen Myokards würde nach Ende der Depolarisation des gesunden Myokards, also nach dem Ende des QRS-Komplexes innerhalb der ST-Strecke auftreten. Solche fraktionierten Erregungen sind mit Hilfe endokardial liegender Elektroden und auch bei epikardialen Mapping-Untersuchungen am offenen Herzen registriert worden. Diese fraktionierten Ventrikeldepolarisationen stellen wahrscheinlich ein kritisches Bindeglied einer pathologischen, ventrikulären Reentry-Bahn dar und sind essentiell für das Ingangkommen ventrikulärer Tachykardien (89). In einer Reihe von Studien konnten Zusammenhänge zwischen dem Ausmaß einer linksventrikulären Funktionsstörung, der Zahl besonders lebensbedrohender ventrikulärer Herzrhythmusstörungen und dem Auftreten von ventrikulären Spätpotentialen nachgewiesen werden (90, 91, 92, 93). Wahrscheinlich bedeutet der Nachweis von ventrikulären Spätpotentialen in Verbindung mit einer gestörten Ventrikelkinetik und dem Auftreten bedrohlicher ventrikulärer Arrhythmien ein Zeichen eines besonderen Risikos der betreffenden Koronarpatienten, an einem plötzlichen Herztod zu versterben (Abb. 3.3).

3.4.6. Fortlaufend registriertes, hochverstärktes Oberflächen-EKG

Um die besondere funktionelle Rolle der ventrikulären Spätpotentiale in der Genese ventrikulärer Extrasystolen und Tachykardien zu beleuchten, müßte man diese Signale fortlaufend von der Körperoberfläche ableiten können. Deshalb wurden in letzter Zeit vermehrt Anstrengungen unternommen, für diesen Zweck hochauflösende EKG-Verstärker zu konstruieren, und erste Erfolge wurden mit solchen Systemen in der fortlaufenden Registrierung von His-Bün-

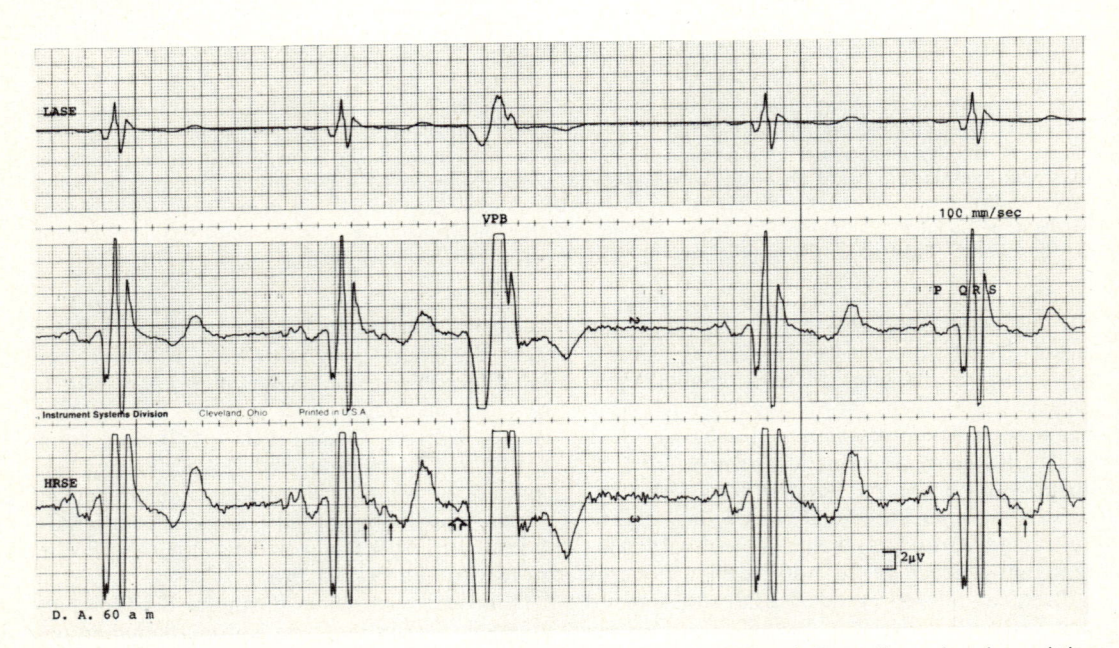

Abb. 3.4. Fortlaufende Registrierung des hochverstärkten Oberflächen-EKGs mit Darstellung eines intermittierend auftretenden ventrikulären Spätpotentials innerhalb der ST-Strecke (dünne Pfeile) und beim zweiten EKG-Komplex zusätzlich nach der T-Welle (dicker Pfeil), aus dem heraus eine ventrikuläre Extrasystole auftritt. Im letzten EKG-Komplex (rechte Bildhälfte) ist wiederum ein Spätpotential innerhalb der ST-Strecke zu sehen, jedoch nicht nach der T-Welle, eine ventrikuläre Extrasystole folgt hier nicht. Diese Befunde könnten die These stützen, daß in diesem Fall die ventrikuläre Extrasystole durch das einmalige Durchlaufen eines myokardialen Reentry-Kreises (normale Kammererregung – verspätete Erregung eines ischämischen Bezirkes – erneute und vorzeitige Erregung des gesunden, nicht mehr refraktären Myokards durch die aus der ischämischen Zone wieder austretenden Erregungsfront) bedingt war. LASE: niedrig verstärktes Oberflächen-EKG, HRSE: hochverstärktes und hochauflösendes Oberflächen-EKG, fortlaufend registriert, P: Vorhofdepolarisation, QRS: Kammerdepolarisation, VPB: ventrikuläre Extrasystole.

del-Potentialen erzielt (94, 95, 96). Mit einem eigenen, selbst konstruierten EKG-System[1], bestehend aus einem extrem rauscharmen Verstärker, der Durchführung einer parallelen Signalmittlung aus vier Elektrodenpaaren, Konstruktion spezieller Saugelektroden mit spezifischer Geometrie der Elektrodenstifte und Registrierung im Faraday-Käfig, konnten Prä-P-Potentiale, His-Bündel-Potentiale und ventrikuläre Spätpotentiale fortlaufend von der Körperoberfläche registriert werden (95). Wenn die ventrikulären Spätpotentiale die Erregung des ischämischen und verspätet depolarisierten Myokardanteils darstellen, und wenn das gesunde Myokard nach Repolarisation von der aus dem ischämischen Anteil austretenden Erregungswelle erneut und vorzeitig depolarisiert wird, dann sollten im hochverstärkten EKG die nachweisbaren Spätpotentiale das Intervall zwischen letzter Normalerregung des Myokards und der ventrikulären Extrasystole oder dem Beginn einer ventrikulären Tachykardie ausfüllen. Das würde im Oberflächen-EKG die folgende Sequenz bedeuten: Letzter normaler QRS-Komplex, darauffolgendes Spätpotential, welches in eine Extrasystole oder eine Tachykardie einmündet (siehe Abb. 3.3). Falls diese funktionelle Beziehung der Spätpotentiale zum Auftreten der ventrikulären Ektopien sich an einer größeren Patientenzahl mit koronarer Herzkrankheit und ventrikulären Herzrhythmusstörungen zeigen läßt, könnte damit ein äußerst wertvolles Kriterium zur individuellen Identifizierung von Patienten zur Verfügung stehen, welche durch lebensbedrohliche ventrikuläre Arrhythmien gefährdet sind. Außerdem könnte der fortlaufende Nachweis ventrikulärer Spätpotentiale Reentry von fokalen ventrikulären Arrhythmien trennen helfen. Im Falle einer Reentry-Bahn würde das Spätpotential das diastolische Intervall zwischen vorangehendem Normalkomplex und folgender ventrikulärer Extrasystole ausfüllen, ebenso wie das Intervall von aufeinanderfolgenden Schlägen einer Reentry-Tachykardie (Abb. 3.4). Diese Potentiale sollten charakteristischerweise im diastolischen Intervall zwischen Normalaktion und erster fokaler Erregung fehlen, ebenso wie in den darauffolgenden Intervallen von sukzessiven fokalen Ektopien (96). Allerdings ist zu beachten, daß eine schnelle fokale Tachykardie auch zu einer genügenden, frequenzabhängigen Leitungsverzögerung in der Infarktzone führen könnte, welche in Verbindung mit der Verkürzung des diastolischen Intervalls während der Tachykardie auch zu der Registrierung von Spätpotentialen führen würde, welche das diastolische Intervall zwischen aufeinanderfolgenden fokalen Schlägen ausfüllen würde. Wenn es mit der Registrierung des fortlaufend geschriebenen hochverstärkten Oberflächen-EKGs gelingt, die Reentry-Kreise darzustellen, dann könnte theoretisch auch der Effekt einer antiarrhythmischen Medikation oder einer antitachykarden Elektrostimulation an den Einzelkomponenten des Reentry-Kreises nichtinvasiv untersucht werden. Mit der hier kurz beschriebenen Technik dürften in Zukunft wesentlich neue Gesichtspunkte zur Genese von ventrikulären Arrhythmien und zur Gefährdung solcher Patienten zu erwarten sein.

3.5. Plötzlicher Herztod

Unter dem plötzlichen Herztod wird der innerhalb weniger Minuten bis innerhalb einer Stunde auftretende, plötzliche Tod aus kardialer Ursache verstanden (Definition der WHO bzw. der Internationalen Gesellschaft für Kardiologie [99, 100, 102].) Pathogenetisch scheinen etwa 80% der Patienten mit plötzlichem Herztod an einer primär kardial bedingten elektrischen Instabilität akut zu versterben, während bei den restlichen 20% der Patienten das Herz Erfolgsorgan extrakardialer Prozesse darstellt, welche damit indirekt zum plötzlichen Herztod führen. Pathologisch-anatomisch finden sich bei akut aus kardialer Ursache Verstorbenen in etwa 92% koronare Veränderungen (davon der überwiegende Anteil mit degenerativen Koronarveränderungen, bei einem geringeren Anteil angeborener Anomalien oder infektiöse Prozesse), während in nur etwa 7% eine myokardiale Komponente (Kardiomyopathie, Mitralklappenprolaps, Aortenklappenstenose) und in weniger als 1% sonstige abnorme kardiale Prozesse (QT-Syndrom, Sarkoidosen) vorhanden sind (104). Über die Häufigkeit plötzlicher kardialer Todesfälle gibt es keine exakten Zahlen. Es wird geschätzt, daß etwa 20–30 plötzlicher Todesfälle pro Woche pro einer Million Einwohner auftreten. Die Charakteristika des plötzlichen Herztodes sind folgende: Ablauf ohne Prodromi, meistens nicht im Zusammenhang mit einer körperlichen Belastung auftretend, häufigster Auslöser eine myokardiale, elektrische Instabilität, nur selten in Verbindung mit einem akuten Myokardinfarkt auftretend (unter 20% der Fälle), jährliche Rezi-

---

[1] In Zusammenarbeit mit Dr. U. KEBBEL/Prof. Dr. H. HIRCHE, Lehrstuhl für Angewandte Physiologie der Universität zu Köln.

Tab. 3.17. Diagnostisches Vorgehen bei vermuteter oder gesicherter KHK und ventrikulären Arrhythmien.

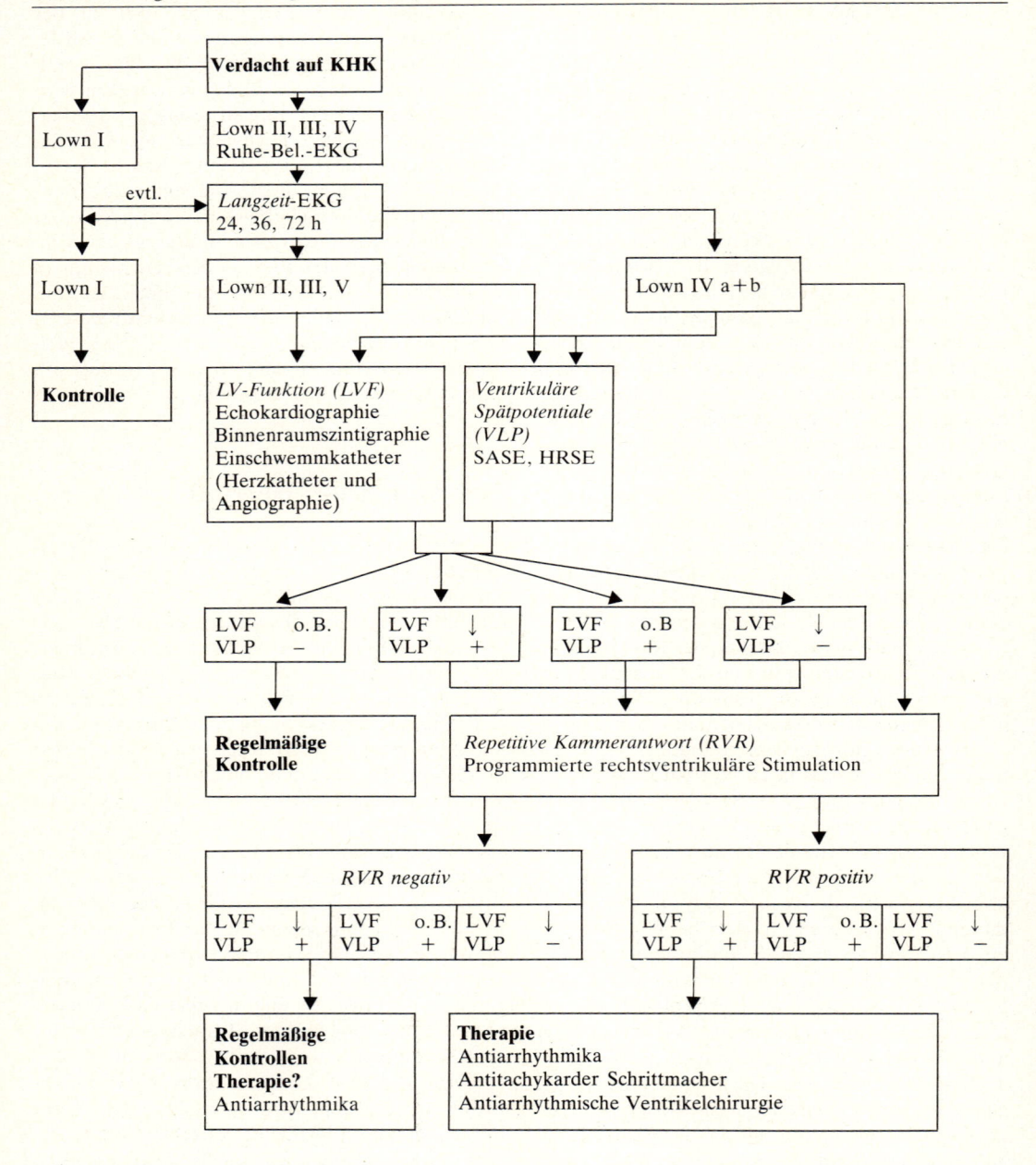

```
                          Verdacht auf KHK
                                │
              ┌─────────────────┤
              │                 │
          Lown I         Lown II, III, IV
                         Ruhe-Bel.-EKG
                                │
              ◄──── evtl. ──── Langzeit-EKG
              │                 24, 36, 72 h
              │                 │
              ▼                 ▼                              ▼
          Lown I          Lown II, III, V                 Lown IV a+b
              │                 │                              │
              ▼                 ▼                              │
          Kontrolle      LV-Funktion (LVF)      Ventrikuläre   │
                         Echokardiographie      Spätpotentiale │
                         Binnenraumszintigraphie (VLP)         │
                         Einschwemmkatheter     SASE, HRSE     │
                         (Herzkatheter und                     │
                         Angiographie)                         │
```

LVF o.B.	LVF ↓	LVF o.B	LVF ↓
VLP −	VLP +	VLP +	VLP −

Regelmäßige Kontrolle	Repetitive Kammerantwort (RVR) Programmierte rechtsventrikuläre Stimulation

RVR negativ			RVR positiv		
LVF ↓	LVF o.B.	LVF ↓	LVF ↓	LVF o.B.	LVF ↓
VLP +	VLP +	VLP −	VLP +	VLP +	VLP −

Regelmäßige Kontrollen Therapie? Antiarrhythmika	Therapie Antiarrhythmika Antitachykarder Schrittmacher Antiarrhythmische Ventrikelchirurgie

divrate bei erfolgreich reanimierten Patienten 30% (99). In zahlreichen Untersuchungen konnte eine Korrelation zwischen der Einschränkung der linksventrikulären Pumpleistung (105, 106), dem Auftreten ventrikulärer Herzrhythmusstörungen (97, 98, 99, 103) und dem Auftreten eines plötzlichen Herztodes gefunden werden. Es wurde auch versucht, ein Risikoprofil von Patienten zu erarbeiten, welches eine höhere Gefährdung durch einen plötzlichen Herztod anzeigen kann. Dabei fanden sich im einzelnen folgende Faktoren: relativ junge, meist männliche Patienten, körperliche Inaktivität und exzessives Zigarettenrauchen, koronare Herzkrankheit mit abgelaufenen Ischämieveränderungen und Störungen der linksventrikulären Funktion, Dreigefäßerkrankung, komplexe ventrikuläre Herzrhythmusstörungen und Kardiomegalie (102). Bei dieser Konstellation ist vom klinischen Standpunkt aus die Sicherung der Diagnose einer koronaren Herzkrankheit sogar notfalls durch angiographische Abklärung bei fehlenden Kontraindikationen anzustreben. Bei gesicherter koronarer Herzkrankheit gilt es, die linksventrikuläre Funktion zu prüfen sowie Kriterien der elektrischen Instabilität des Myokards zu dokumentieren. Solche Kriterien der elektrischen Instabilität stellen komplexe ventrikuläre Herzrhythmusstörungen dar (Langzeit-EKG) sowie ventrikuläre Spätpotentiale im hochverstärkten Oberflächen-EKG (signalgemitteltes EKG, fortlaufend geschriebenes hochauflösendes EKG) und die Induktion ventrikulärer Herzrhythmusstörungen mit Hilfe der programmierten Ventrikelstimulation (101, 107). Aus den Ergebnissen dieser vier Funktionsprüfungen ergibt sich dann die Notwendigkeit einer antiarrhythmischen oder einer invasiven Therapie, wobei allerdings bis jetzt die Frage noch völlig offen ist, ob durch eine konsequente antiarrhythmische Therapie, eine antitachykarde Schrittmacherstimulation, eine automatisch erfolgende Kardioversion des Herzens oder eine antiarrhythmisch wirksame Ventrikelchirurgie die Rate an plötzlichen Herztodesfällen bei entsprechend disponierten Patienten gesenkt werden kann (108, 109). Aufgrund der Mitteilungen der Literatur und unseren eigenen Erfahrungen hat sich uns das in der Tab. 3.17 skizzierte Vorgehen bei Patienten mit vermuteter oder gesicherter koronarer Herzkrankheit und bestimmten Formen ventrikulärer Herzrhythmusstörungen bewährt. Patienten mit ventrikulären Arrhythmien der Lown-Klasse I werden ohne Therapie regelmäßig kontrolliert. Patienten mit Rhythmusstörungen der Lown-Klassen II, III und V werden durch Langzeit-EKG kontrolliert. Bestätigen sich diese Rhythmusstörungen im Langzeit-EKG, schließt sich eine Überprüfung der linksventrikulären Funktion durch Echokardiographie oder Herzbinnenraumszintigraphie und/oder durch Einschwemmkatheteruntersuchung an. Bei entsprechender Indikation wird auch die invasive Diagnostik mit Lävokardiographie und Koronarangiographie durchgeführt. Daneben wird bei dem Patienten ein hochverstärktes Oberflächen-EKG (signalgemittelt, fortlaufend) zur Erfassung möglicher ventrikulärer Spätpotentiale registriert. Ist die linksventrikuläre Funktion normal und fehlen ventrikuläre Spätpotentiale, so erfolgen nur regelmäßige Kontrollen. Ist die linksventrikuläre Funktion gestört bzw. sind ventrikuläre Spätpotentiale nachweisbar, wird die programmierte rechtsventrikuläre Stimulation durchgeführt. Verläuft diese negativ, d. h. sind keine repetitiven ventrikulären Arrhythmien durch verschiedene Stimulationsverfahren an verschiedenen Stimulationsorten auslösbar, so kann u. U. bei mäßiger Häufigkeit der Extrasystolie unter engmaschiger Kontrolle ohne Therapie abgewartet werden. Bei positivem Stimulationsergebnis (Induktion repetitiver ventrikulärer Arrhythmien oder ventrikulärer Tachykardien) muß eine konsequente antiarrhythmische Medikation eingeleitet werden. Bei ventrikulären Herzrhythmusstörungen der Lown-Klasse IV a und b sollte neben der linksventrikulären Funktionsanalyse und der Registrierung des hochverstärkten Oberflächen-EKGs auch immer eine rechtsventrikuläre Stimulation zur Provokation einer repetitiven Kammerantwort und anschließend zur Überprüfung der Effektivität einer antiarrhythmischen Therapie eingesetzt werden. Ist die antiarrhythmische Therapie ausweislich der programmierten Ventrikelstimulation nicht effektiv, muß alternativ eine Kontrolle der Arrhythmien durch eine antitachykarde Elektrostimulation oder durch ventrikelchirurgische Maßnahmen zusammen mit intraoperativ erfolgendem intra- und epikardialem Mapping erwogen werden.

3.6. Mechanokardiographie (systolische Zeitintervalle)

Vor Einführung der Echokardiographie hatten mechanokardiographische Methoden wie Apexkardiogramm, Karotispulskurve und Phonokardiographie ihren festen Platz in der nichtinvasiven Diagnostik von Herzklappenfehlern. Auch für die Diagnostik der koronaren Herzkrankheit wurden aus EKG, Phonokardiogramm, Apexkardiogramm und Karotispulskurve eine Reihe direkt meßbarer und zusammengesetzter mechanokardiographischer Parameter eingesetzt. So sind nicht weniger als 10 direkt meßbare Zeitintervalle und weitere 10 zusammengesetzte Parameter bzw. Quotienten für den Einsatz der systolischen Zeitintervalle mitgeteilt worden (Übersicht in 111). Bei der formalen Beurteilung des Apexkardiogramms kann besonders unter isometrischer Belastung aus einer überhöhten A-Welle, aus der systolischen Schleife sowie aus der schnellen und langsamen Füllungswelle auf eine linksventrikuläre Dysfunktion geschlossen werden. Eine Verschlechterung der linksventrikulären Pumpfunktion ging einher mit der Verlängerung einiger zusammengesetzter Parameter der systolischen Zeitintervalle, wie der Präejektionsperiode (PEP), der isovolumetrischen Kontraktionszeit (IVC), der echten isovolumetrischen Kontraktionszeit (TIVC) sowie der Quotienten PEP/LVET und CO/LVET (111). Anhand vergleichender Untersuchungen mit der linksventrikulären Angiokardiographie sind eine Reihe von mechanographischen Indizes mit Funktionsparametern des linken Ventrikels verglichen worden. Dabei fanden sich mehr oder weniger gute Korrelationen der skizzierten Parameter zur Ejektionsfraktion, zum linksventrikulären Füllungsdruck, zum Schlagvolumen, zur durchschnittlichen zirkumferentiellen Faserverkürzungsgeschwindigkeit, zur maximalen Druckanstiegsgeschwindigkeit, zur maximalen Erschlaffungsgeschwindigkeit, zur maximalen Faserverkürzungsgeschwindigkeit, zum enddiastolischen Ventrikelvolumen sowie zur linksventrikulären Compliance bzw. zur spezifischen linksventrikulären Compliance (Korrelationskoeffizienten zwischen 0,40–0,90). Als relativ einfach meßbare Größe kann der Weissler-Index (PEP/LVET) zur Abschätzung der linksventrikulären Ejektionsfraktion benutzt werden (EF = 1,125 minus 1,25 × PEP/LVET), dabei liegen die Korrelationskoeffizienten allerdings zwischen 0,4 und 0,9 (111). Bessere Korrelationen zur Ejektionsfraktion ($r = -0,81$) ergaben sich nach VETTER u. Mitarb. (119) aus dem Intervall vom Beginn der Q-Zacke des EKGs bis zum Gipfel der Voraustreibungsphase in der ersten Ableitung des Apexkardiogramms (EF = 142–0,952 × Q-da/dt). Die Korrelationen bestimmter Parameter der systolischen Zeitintervalle mit dem linksventrikulären Füllungsdruck sind klinisch wenig verläßlich. Der wichtigste Meßparameter ist hier die Höhe der A-Welle in Relation zur Höhe des Apexkardiogramms (LVEDP = 0,55 × A/H(%) + 7,62; $r = 0,82$; 120) bzw. die Höhe der diastolischen Füllungswelle (LVEDP = 1,49 × D/H (%) – 14,79; $r = 0,83$; 121). Auch die Beziehungen des Weissler-Index zum invasiv gewonnenen Schlagvolumen des Herzens sind nicht überzeugend (111). Für die mittlere zirkumferentielle Faserverkürzungsgeschwindigkeit dagegen ergibt sich eine relativ gute Korrelation ($r = 0,96$) nach der von ANTANI u. Mitarb. (112) angegebenen Formel: Vcf = (E-O) – (S-O)/(E-O) × (LVEC). Hierbei sind Patienten mit einer formalen Änderung der systolischen Schleife des Apexkardiogramms mit spätsystolischer Ausbuckelung auszuschließen. Mit der invasiv gemessenen maximalen Druckanstiegsgeschwindigkeit des linken Ventrikels korrelieren die systolische Aufstrichzeit (dp/dt max = 3607, 1–17, 86 × SUT; $r = 0,81$) und die wahre isovolumetrische Kontraktionszeit in unterschiedlich gutem Maße (111). Die maximale Druckabfallgeschwindigkeit des linken Ventrikels wurde mit der frühen apexkardiographischen Erschlaffungszeit (dp/dt_{min} = 3016,7–33,33 × IART; $r = -0,87$) bzw. mit der totalen apexkardiographischen Relaxationszeit (dp/dt_{min} = 4812,5–25,0 × × TART; $r = 0,84$) korreliert (115).

Insgesamt kann festgehalten werden, daß neben einer technisch sauberen Registrierung von Phonokardiogramm, Karotispulskurve und Apexkardiogramm die erwähnten Indizes für den praktisch klinischen Gebrauch bei intraindividuellen Verlaufskontrollen brauchbar sind, daß aber aufgrund der teilweise erheblichen Streuungen interindividuelle Vergleiche problematisch sind. Immerhin können die systolischen Zeitintervalle und die davon abgeleiteten Parameter bei entsprechendem klinischen Beschwerdebild den Verdacht auf eine linksventrikuläre Dysfunktion verstärken, so daß sich hieraus der weitere Einsatz nichtinvasiver Verfahren oder sogar invasiver Methoden wie der Herzkatheteruntersuchung ergeben kann.

3.7. Echokardiographie

Der Einsatz der Echokardiographie bei der Untersuchung von Koronarpatienten ist sinnvoll bei chronischer Myokardischämie vor eingetretenem Infarktereignis, im Postinfarktstadium und besonders zur Verlaufskontrolle des akuten Myokardinfarktes. Bei chronisch ischämischer Herzkrankheit interessieren neben der globalen Pumpfunktion des linken Ventrikels besonders regionale Kontraktionsstörungen in einzelnen Segmenten der linksventrikulären Wand. Diese können am Bewegungsmuster und der systolischen Zunahme der Wanddicke, gemessen als Amplitude und Geschwindigkeit der Wandexkursionen, beurteilt werden. Nach abgelaufenem Herzinfarkt kann zur Frage der kontraktilen Funktion der Herzbasis (bei Vorderwandinfarkt des Septums, bei Hinterwandinfarkt der posterolateralen Wand), zur kontraktilen Funktion des Restmyokards, d. h. also des nichtinfarzierten Myokards, und zur Gesamtschädigung des linken Ventrikels (gleich globaler Auswurffunktion) wenigstens teilweise mit der Echokardiographie Stellung genommen werden. Hierbei kann die Globalfunktion des linken Ventrikels anhand der Kammervolumina (Dilatation mit exzentrischer Hypertrophie und systolisch grenzwertiger Durchmesserverminderung), anhand der Ejektionsfraktion und der relativen systolischen Durchmesserverkürzung annähernd quantitativ bestimmt werden (128, 132, 133). Im Rahmen eines akuten Myokardinfarktes kann insbesondere bei serieller Untersuchung der Verlauf der globalen Pumpfunktion des linken Ventrikels im Postinfarktstadium verfolgt werden. Außerdem sind mögliche Infarktkomplikationen wie Ventrikelseptumdefekt, Myokardruptur, Hämoperikard, Papillarmuskeldysfunktion oder fibrinöse Perikarditis besonders mit der zweidimensionalen Echokardiographie zu erfassen.

Grundsätzlich kann die eindimensionale und mit besonderem Vorteil die zweidimensionale Echokardiographie in der Diagnostik der koronaren Herzkrankheit eingesetzt werden. Mit diesen Methoden können unterschiedliche Echophänomene registriert werden, aus welchen dann eine Reihe diagnostischer Indizes abgeleitet werden können (Tab. 3.18). Die wichtigsten Parameter zur Beurteilung der regionalen Wandbewegung sind das Kontraktionsverhalten der Ventrikelwand, intrakavitäre Echos in Verbindung mit einem hypokinetischen Segment, paradoxe Pulsationen sowie dünne, verdichtete und immobile Wandsegmente, gelegentlich zusammen mit einer Hyperkontraktion der kontralateralen Wandelemente. Die globale Pumpfunktion des linken Ventrikels kann aus dem eindimensionalen Echokardiogramm aus den verschiedenen erwähnten Echophänomenen beurteilt werden, wobei Parameter wie linksventrikuläres Volumen, Ejektionsfraktion und zirkumferentielle Faserverkürzungsgeschwindigkeit berechnet werden können. Daneben kann auch das Herzminutenvolumen und das Schlagvolumen annäherungsweise abgeschätzt werden. Anhand der Verlängerung der isovolumetrischen Relaxationszeit im digitalisierten Echokardiogramm (129) kann eine Störung des diastolischen Füllungsverhaltens des linken Ventrikels abgelesen werden.

Die Beurteilung von Ventrikelkontraktionsstörungen läßt sich im allgemeinen in der zweidimensionalen Echokardiographie präziser und umfassender vornehmen. Auch hier stellen die echokardiographischen Phänomene der abnormen Wandbeweglichkeit, der systolischen Dicke und der Echodichte entscheidende Parameter zur Identifizierung von Hypokinesien oder Dyskinesien bzw. von ischämischen Wandsegmenten dar (130). Eine quantitative Beurteilung des Ausmaßes einer regionalen Kontraktionsstörung kann anhand der Flächenverkürzungsfraktion (128) vorgenommen werden, wobei nach Aufteilung des echokardiographischen linksventrikulären Volumens in einzelne Kreissegmente für jedes Kreissegment enddiastolisches und endsystolisches Volumen sowie deren Ejektionsfraktion planimetriert werden. Die direkte sonographische Darstellung eines Infarktareals anhand hellerer Echos im Infarktgebiet befindet sich noch im Versuchsstadium (127). Herzinfarktkomplikationen wie Aneurysmabildung, linksventrikuläre Thrombenentstehung, ein Ventrikelseptumdefekt bzw. eine Myokardruptur, eine Papillarmuskeldysfunktion oder eine fibrinöse Perikarditis bzw. ein Perikarderguß lassen sich ebenfalls durch die zweidimensionelle Echokardiographie in relativ hohem Prozentsatz verifizieren. Schließlich ist es mit dem Sektor-Scan möglich, rechtsventrikuläre Infarkte an einer Dilatation des rechten Ventrikels, einer Hypokinesie und gelegentlich einer Trikuspidalklappeninsuffizienz (mit Kontrast-Echokardiographie) festzustellen (128).

In seltenen Fällen können zentrale Stenosen von Koronararterien, ein Aneurysma einer Koronararterie oder Koronarkalk erkannt werden. Eine Verbesserung der Untersuchung zentraler Koronararterienabschnitte mittels Ultraschall stellt die sogenannte Strobe-Freeze-Frame-Technik dar (128). Hierbei wird durch einen Triggermechanismus über mehrere Herzzyklen nur das diastolische Bild gespeichert und auf dem Bildschirm summiert, wodurch während der Systole auftretende störende Echos unterdrückt werden und so das anatomische Bild klarer hervortritt. Weitere Verbesserungen von seiten der Bildaufnahme und Bildspeicherung sind hier noch zu erwarten. Gesicherte Korrelationen über falsch positive und falsch negative Darstellung der Stenosen der zentralen Anteile der Koronararterien mittels Ultraschall liegen, zur Zeit jedenfalls, noch nicht vor (127).

Die Einschätzung der klinischen Wertigkeit der Echokardiographie in der Diagnostik der koronaren Herzkrankheit wird weitgehend von der entweder mehr konservativ-nichtinvasiven Haltung bzw. der mehr auf invasive Methoden ausgerichteten Grundhaltung abhängen (127). Wenn man überzeugt ist, daß alle Patienten mit vermuteter oder bekannter koronarer Herzkrankheit koronarangiographiert werden sollen, dann ist die Durchführung einer Echokardiographie sicherlich überflüssig. Dieses generell invasive Vorgehen scheitert jedoch allein aus praktischen Gründen. Außerdem gibt es gelegentlich Unterschiede zwischen dem angiographischen und echokardiographischen Bild, und manche Region des Herzens, besonders eines höhergra-

Tab. 3.18a. Das eindimensionale Echokardiogramm in der Diagnostik der koronaren Herzkrankheit.

Schallstrahlrichtung	Untersuchte Struktur	Echophänomene	Echodiagnose	Irrtümer Bemerkungen
Parasternal normal: Mitralregion	Septum und Hinterwand	1. Verminderte Kontraktion	1. und 2: Hypokinetisches (ischämisches) Segment	a) Schallstrahl senkrecht = maximale Amplitude b) Schallstrahl schräg = verminderte Amplitude c) Aortales Septumsegment = wenig kontraktil grob-qualitative Aussage über 7, 8, 9
Links vom 4. ICR	Vorderwand und Hinterwand	2. Intrakavitäre Echos vor hypokinetischem Segment (besonders am Septum)		
Scan	Mitralklappe und Hinterwand bis post. Papillarmuskel	3. Paradoxe Pulsation	3. Narbe, Aneurysma	
		4. Wandsegmente dünn, verdichtet und immobil	4. Narbe (Fibrose)	
Spitze	Ventrikelspitze	5. Hyperkontraktion der kontralateralen Wandelemente	5. Kompensationsmechanismus in nicht-ischämischen Arealen	
Pumpfunktion des linken Ventrikels		6. Systolische und diastolische LV Diameter über die Zeit	6. LV-Kontraktionsfunktion, LV-Volumen, Ejektionsfraktion, Zirkumferentielle, Faserverkürzungsgeschwindigkeit	
		7. Distanz E-Punkt des Mitralechos zur linksventrikulären Seite des Ventrikelseptums	7. Ejektionsfraktion	
		8. Aortenquerschnitt, systolische Schlußgeschwindigkeit der Mitralklappe und LV-Ejektionszeit	8. HZV	
		9. Separation von vorderem und hinterem Mitralsegel am E-Punkt und an D-E slope, HF und PQ-Zeit	9. Schlagvolumen	
		10. Verlängerung der isovolumetrischen Relaxationszeit (digitalisiertes Echo)	10. Diastolisches Füllverhalten gestört	

Nach FEIGENBAUM, 1981 [127]; HANRATH, 1981 (129).

Tab. 3.18b. Das zweidimensionale Echokardiogramm in der Diagnostik der koronaren Herzkrankheit.

Schallstrahlrichtung	Untersuchte Struktur	Echophänomene	Echodiagnose	Irrtümer Bemerkungen
Parasternal-Längs (Zweikammerblick) Parasternal-Quer (Vierkammerblick) Apikal-Längs (Zweikammerblick) Apikal-Quer (Vierkammerblick)	Ventrikelwand Ventrikelseptum Ventrikelwand	1. Systolische Ausbuchtung	Aneurysma-Vorderwand	Schallkopfposition auszutesten
		1. Echofreier Raum in der Ventrikelwand und zwischen Epi- und Perikard	Rupturstelle bei Herzinfarkt mit Perikarderguß	
		2. Echofreier Raum hinter LV-Kavum und LV-Wand	Pseudoaneurysma bei Herzinfarkt	
		3. Echofreier Raum in der Perikardzone	Hämoperikard bei Ruptur, Perikarderguß (Dressler-Syndrom)	
Apikal-Zweikammer- und Vierkammerblick	Ventrikelwand (Ventrikelseptum)	1. Intrakavitäre Echos im Bereich einer dyskinetischen Zone	Linksventrikulärer Thrombus	Reverberationen täuschen Thromben vor
Parasternal-Vierkammerblick und -querschnitt, Apikal-Vierkammerblick	Ventrikelseptum	1. Echofreie Zone im Septumbereich 2. Systolische Vorbuckelung des Septums in den rechten Ventrikel	Ventrikelseptumdefekt bei Herzinfarkt	Der Defekt ist häufig nicht direkt einsehbar
Apikal (parasternal) Vierkammerblick	Mitralklappe	1. Posteriore Verlagerung eines Mitralsegels	Papillarmuskeldysfunktion bei Herzinfarkt	
		2. Chaotisches Bewegungsmuster eines oder beider Mitralsegel	Papillarmuskelabriß (partiell, total)	
Parasternal und Apikal-Längsschnitt und Vierkammerblick	Perikardraum	1. Verdichtete Echos in der Nähe des Perikards, Bewegung mit Perikard	Fibrinöse Perikarditis	Identifizierung der Echos häufig sehr schwierig
		2. Echofreier Raum zwischen Epi- und Perikard	Perikarderguß	
Parasternal-Zweikammer- und Vierkammerblick	Rechter Ventrikel	1. Dilatation 2. Hypokinesie	Rechtsventrikulärer Infarkt	
		3. Reflux in den re. Vorhof (Kontrastechokardiographie)	Trikuspidalklappeninsuffizienz	

Nach Feigenbaum, 1981 (127); Schweizer, 1981 (128); Rogers, 1979 (125) und Kisslo, 1980 (132).

dig geschädigten linken Ventrikels, sind gelegentlich mit der Echokardiographie besser einsehbar (127, 130). U. U. können auch unnötige Angiographien eingespart werden, wenn bei Patienten mit abgelaufenem Herzinfarkt eine schlechte linksventrikuläre Funktion im Echokardiogramm nachgewiesen werden kann (127, 133). Den größten Nutzen in der Untersuchung koronarkranker Patienten hat die Echokardiographie zweifelsohne bei akutem Myokardinfarkt. Neben der Abschätzung der Ventrikelfunktion und möglicherweise der Infarktgröße ist der unbestreitbare Wert der Echokardiographie darin zu sehen, daß häufige Verlaufskontrollen nichtinvasiv durchgeführt werden können, wodurch mögliche Verschlechterungen der Ventrikelfunktion oder sich anbahnende Myokardinfarktkomplikationen frühzeitig erfaßt werden können (127).

3.8. Nuklearmedizinische Methoden (Herzbinnenraumszintigraphie, Myokardszintigraphie)

Durch die intravenöse Verabreichung von radioaktiv markierten Substanzen kann, je nach Indikator, der Innenraum des Herzens oder die Herzmuskulatur dadurch sichtbar gemacht werden, daß mit Hilfe entsprechender Kameras die radioaktive Strahlung aus dem Herzen von der Körperoberfläche aufgenommen und gemessen wird und daraus mit Hilfe von Rechenprogrammen und besonderen Verfahren der Signalverarbeitung Bilder der betreffenden kardialen Strukturen erzeugt werden. Mit Hilfe nuklearmedizinischer Methoden kann die globale und segmentale linksventrikuläre Pumpfunktion, die myokardiale Durchblutung, ein bestehender Myokardinfarkt lokalisiert und der regionale Myokardstoffwechsel studiert werden (134, 136, 142, 152). Für diese Zwecke stehen verschiedene Radiopharmazeutika zur Verfügung (135): Zur szintigraphischen Darstellung der Herzbinnenräume werden Technetium-99-Humanalbumin oder mit Technetium-99 markierte homologe Erythrozyten verwandt. Die regionale Myokarddurchblutung kann mit Hilfe von Thallium-201 oder mit Hilfe der Positronenstrahler Rubidium-82-84, Gallium-68, Ammoniak-13 und Jod-131 markierten Fettsäuren untersucht werden. Myokardinfarkte färben sich mit folgenden Tracern an: Technetium-99-m-Pyrophosphat, Technetium-99-m-Tetracyclin, Technetium-99-m-Gluco-Heptonat, Jod-125- bzw. Jod-131-Myoglobin-Antikörper oder Jod-125- bzw. Jod-131-Myosin-Antikörper. Eine Negativdarstellung von Myokardinfarkten gelingt mit Thallium-201. Der regionale Myokardstoffwechsel kann mit Hilfe folgender Indikatoren gemessen werden: Jod-123-Hepta-Decanoid-Säure (IHA) und durch die Positronenstrahler C-11-Palmitat, C-11-Glucose oder F-18-Glucose.

Die von den Radiopharmazeutika abgegebene Strahlung wird von außen mit Hilfe einer Szintillationskamera in Verbindung mit einem Parallellochcollimator gemessen (134, 136, 142). Mit Hilfe der einfachen *Emissionsszintigraphie,* welche die dreidimensionale räumliche Verteilung der Radioaktivität in den Herzkammern bzw. in der Herzmuskulatur in einem zweidimensionalen Bild wiedergibt, kann eine Herzbinnenraumszintigraphie oder eine Myokardszintigraphie erstellt und auch der regionale Stoffwechsel untersucht werden. Diese Technik hat jedoch den großen Nachteil, daß infolge eines Überlagerungseffektes keine räumliche Orientierung einer abnormen Radioaktivitätsbelegung erkannt werden kann (134, 141, 147, 148, 149, 152, 153). Hinzu kommt noch, daß alle verwendeten reinen Gammastrahler eine unterschiedliche Abschwächung ihrer Energie vom Herzen bis zur registrierenden Kamera erfahren, welche von Patient zu Patient unterschiedlich ist und von den dazwischenliegenden Geweben abhängig ist (141). Zur besseren räumlichen Auflösung kann eine zweite Methode, nämlich die der *Emissionstomographie* besonders zur Myokardszintigraphie eingesetzt werden. Hierbei werden mehrfache, in verschiedenen Richtungen bzw. Ebenen des Herzens angeordnete Collimatoren verwandt, und durch computermäßige Retransformation der erhaltenen Bilder wird eine bessere räumliche Auflösung erreicht, wodurch Schnitte in verschiedenen Ebenen in Längsrichtung des linken Ventrikels möglich sind (134, 142, 148, 149, 153). Neben dieser Methode der multiplen Pinhole-Collimator-Technik sind andere Methoden wie die Fourier-Analyse der codierten Öffnungsbilder, multiple planare Bilder mit Hilfe der Standard-Anger-Kamera oder Abbildungen mit einer doppelten Anger-Kamera in Parallelstellung eingesetzt worden (141), um eine bessere räumliche Auflösung der emissionsszintigraphischen Bilder zu erhalten. Die dritte prinzipielle Methode zur besseren räumlichen Auflösung der szintigraphisch dargestellten Strukturen des Herzens stellt die *Positronenemissionsszintigraphie* dar, mit Hilfe derer vor allem Einblicke in die regionale

Tab. 3.19. Nuklearmedizinische Methoden in der Diagnostik der koronaren Herzkrankheit.

I. Herzinnenraumszintigraphie
  1. Methodik und meßbare Parameter:
   A. First-pass-Methode (erste Passage eines Aktivitätsbolus durch Lunge und Herz)
    1. Radiokardiographie (Zeit-Aktivitätskurve):
     a) zentrale Kreislaufzeiten
     b) pulmonales Blutvolumen
     c) HZV-Bestimmung
     d) Ejektionsfraktion
    2. Kamerastudie (angiokardiographisches Bild):
     a) linksventrikuläre Ejektionsfraktion
     b) linksventrikuläre Ejektionsphasen-Indizes
     c) rechtsventrikuläre Ejektionsfraktion
     d) Anatomie des Herzens (Größe und Form von Vorhöfen und Ventrikeln)
   B. Äquilibrium-Methode (Intravasale und intrakardiale Aktivität nach gleichmäßiger Verteilung im Blutpool)
    1. Radiokardiographie (Zeit-Aktivitätskurve):
     a) Ejektionszeit
     b) maximale Ejektionsrate, wenig exakt meßbar
     c) maximale Füllungsrate, wenig exakt meßbar
     d) Ejektionsfraktion
     e) maximale fraktionelle Ejektionsrate (guter Abzug der Hintergrundaktivität notwendig)
     f) maximale zirkumferentielle Faserverkürzungsgeschwindigkeit
    2. Kamerastudie (angiokardiographisches Bild):
     a) linksventrikuläres Volumen, DUGA
     b) linksventrikuläre Ejektionsfraktion, DUGA
     c) linksventrikuläre globale Ejektionsfraktion
     d) enddiastolisches Volumen
     e) regionales Kontraktionsverhalten
      1. segmentale Hypo- oder Akinesie
      2. segmentale Ejektionsfraktion (z. B. als »ejection fraction image«)

Einschränkung: Globale und regionale Kontraktionsanalysen werden besser aus der Count-Rate als aus geometrischen Faktoren berechnet, da
1. die linksventrikulär enddiastolische Silhouette schlecht von der Hintergrundaktivität abgrenzbar ist.
2. ein anormal kontrahierendes Segment tangential getroffen werden muß, um die volle Kontraktionseinschränkung zu zeigen; dies gilt auch für die Darstellung der kompensatorischen Hyperkontraktion benachbarter Segmente, und
3. bei Asynergie die geometrischen Voraussetzungen zur Berechnung der Parameter nicht mehr stimmen.

  2. Indikation für die Radionuklidventrikulographie:
   A. Patienten mit chronischer KHK
    1. Medikamenteneinfluß (Interventionsstudien)
    2. Kontrolle nach Aneurysmektomie, ACVB, PTCA
    3. Belastungsuntersuchung
   B. Patienten mit akutem Myokardinfarkt
    1. Einschränkung der linksventrikulären Pumpfunktion
    2. Diagnostik eines rechtsventrikulären Infarktes
    3. Diagnostik einer Septumruptur mit Links-Rechts-Shunt
    4. Diagnostik eines Papillarmuskelabrisses

II. Myokardszintigraphie
  1. Thalliummyokardszintigraphie
   A. Parameter
    1. Perfusionsdefekt in Ruhe und Belastung
     a) chronische KHK
     b) akuter Myokardinfarkt
    2. Perfusionsdefekt nach Redistribution zur Unterscheidung von ischämischem Gebiet und Narbengewebe
   B. Beurteilung des Defektes
    1. Qualitativ
     a) Absolutgröße des Herzens
     b) Relation Wanddicke-Kavum
     c) Homogenität der Aktivitätsverteilung im Myokard
     d) Ausdehnung und Schwere von Defekten in Relation zu Zonen guter Anfärbung
     e) Beziehung der myokardialen zur umliegenden Aktivität
    2. Quantitativ (Messung der regionalen Aktivitätsverteilung)
    3. Tomographisch (radiale Analyse)
   C. Indikation zur Thalliummyokardszintigraphie
    1. Patienten mit mittlerer Vortestwahrscheinlichkeit (atypische Brustschmerzen, nicht eindeutig positives Belastungs-EKG, Vorliegen koronarer Risikofaktoren, Nachweis von Koronarkalk) zum Ausschluß oder Nachweis einer KHK
    2. Funktionelle Darstellung der regionalen Perfusion in Verbindung mit der Koronarangiographie
     a) normale Aktivität distal eines verschlossenen Koronargefäßes: guter Kollateralfluß
     b) anormale (verminderte) Aktivität distal eines offenen Gefäßes: Rekanalisation nach abgelaufenem Herzinfarkt
     c) anormale Aktivität im Angina pectoris-Anfall oder beim Ergonovintest bei angiographisch normalen Koronararterien: Verdacht auf Koronarspasmus
    3. Nachweis eines akuten Myokardinfarktes (Erstinfarkt)
     a) Beweis des Vorliegens eines Infarktes
     b) Abschätzung der Infarktgröße, wenn der Infarkt durch EKG und Enzyme gesichert

Tab. 3.19 (Fortsetzung)

ist (bei kleinen Infarkten kann das Thalliumszintigramm negativ sein)
4. Nachweis der hämodynamischen Bedeutsamkeit einer Koronarstenose unter Ergometrie
5. Kontrolle des Effektes bei Interventionsstudien
   a) Antianginös wirksame Medikamente
   b) Perkutane transluminale Koronarangioplastie
   c) Aortokoronarer Venenbypass
     Kontrollszintigraphie vor der Intervention!
2. *Myokardinfarktszintigraphie* (keine Routinemethode!)
  A. Parameter
    1. Infarktlokalisation
    2. Infarktgröße
  B. Indikation zur Myokardinfarktszintigraphie
    1. Patienten mit akutem Myokardinfarkt, die verspätet in die Klinik kommen (Enzyme schon wieder normal)
    2. Patienten mit akutem Myokardinfarkt und Schenkelblock oder mit einem ventrikelstimulierenden Herzschrittmacher
    3. Diagnostik eines rechtsventrikulären Infarktes bzw. einer rechtsventrikulären Beteiligung
    4. Diagnostik eines perioperativen Infarktes
  C. Nachteile der Infarktdiagnostik mit infarktaviden Tracern
    1. Geringe Sensitivität und Spezifität
	2. Unterscheidung zwischen frischem und altem Infarkt oder Myokardnarben nicht möglich
	3. Zeitliche Begrenzung der Diagnostizierbarkeit des Infarktes (Tc-Pyrophosphat: erst nach 12–24 h sichtbar)
	4. Keine unbegrenzte Lagerung und sofortige Verfügbarkeit der Radiopharmaka
	5. Fragliche Zuverlässigkeit der Infarktgrößenbestimmung
	6. Hohe Kosten
	3. *Regionaler Myokardstoffwechsel bei Ischämie*
	  A. Parameter (Messung mit radioaktiven Fettsäuren oder Glucose)
	    1. Anlagerung an gesundes bzw. ischämisches Myokard
	    2. Auswaschkurven der markierten Fettsäuren bzw. Elimination durch den Myokardstoffwechsel
	    3. Szintigraphisches Bild von Ischämie und Infarkt
	  B. Indikation (weitgehend tierexperimentell, beim Menschen nur vereinzelt eingesetzt)
	    1. Nachweis eines Infarktes
	    2. Größenbestimmung eines Infarktes
	    3. Lokalisation eines Infarktes (z. B. gute Darstellung apikaler, inferiorer und subendokardialer Infarkte mit 11-C-Palmitat, tomographische Rekonstruktion nach Darstellung der Herzhöhlen mit 11-C-Carboxy-Hämoglobin)

Nach HOLMAN, 1980 (134) und SAUER, 1980 (142).

Myokarddurchblutung und den regionalen Myokardstoffwechsel möglich sind. Positronen-emittierende Radionuklide geben während ihres Zerfallsprozesses positiv geladene Kernteilchen, die Positronen, mit einer den Elektronen äquivalenten Masse ab. Nach Emission des Positrons aus dem Kern wandert dieses eine kurze Distanz im Gewebe und verliert seine Energie durch Absorption. Es wird inaktiviert, wenn es mit einem negativ geladenen Elektron zusammentrifft. Die dabei freigesetzte Energie wird in Form zweier Photonen von 511 keV freigesetzt, welche in einer Richtung von ungefähr 180° voneinander wegfliegen (141). Durch die simultane Registrierung dieser Photonen durch zwei gegenüberliegende Kameras kann der Ort der Freisetzung des Positrons im Myokard exakt lokalisiert werden. Mit Hilfe multipler Detektoren und elektronischer Collimation können die räumlichen Koordinaten der emittierten Positronen genau bestimmt werden, wodurch eine zufällige Wandstrahlung oder außerhalb der Untersuchungsebene liegende Strahlen nicht erfaßt werden. Dies ist der Grund dafür, daß mit Hilfe der Positronemissionsmessung eine exakte räumliche Darstellung myokardialer Abläufe möglich ist und dazu noch eine höhere Bildschärfe erzielt werden kann (141). Darüber hinaus haben die Positron-emittierenden Radionuklide den Vorteil, daß sie als physiologische Atome mit einer Reihe physiologischer Substanzen kombinierbar sind, welche normalerweise am Stoffwechsel des Myokards teilnehmen. Außerdem ist die Halbwertszeit der Positron-emittierenden Radionuklide relativ kurz (zwischen 2 und 20 min), im Gegensatz zu den üblicherweise verwandten unphysiologischen Gammastrahlern wie z. B. Thallium-201 oder Technetium-99 (141).

Die beschriebenen szintigraphischen Verfahren können zum Studium verschiedener pathophysiologischer Abläufe der Pumpfunktion des Herzens und zur qualitativen Beurteilung der Myokardurchblutung eingesetzt werden (Tab. 3.19).

Im Rahmen der *Herzbinnenraumszintigraphie* wird durch intravenöse Verabreichung von Technitium-99-Humanserumalbumin oder mit Technitium-99-markierten, homologen Erythrozyten

Tab. 3.20. Vergleich von Technik und diagnostischer Bedeutung der First-pass-Methode gegenüber der Equilibrium-Methode der Herzbinnenraumszintigraphie.

Parameter	First pass	Equilibrium
Isotop	^{99m}Tc, jedes markierte Molekül	^{99m}Tc-Erythrozyten ^{99m}Tc-Humanalbumin
Durchführung	Injektion als Bolus	i. v. Injektion, kein Bolus
Injektionsfrequenz (sequentielle Messung)	Einzelinjektion für jede Studie	eine Injektion initial
Zeit für die Studie	10–20 sec	2–12 min
Zahl der möglichen Messungen	2–3 (wegen Hintergrundaktivität)	unbegrenzt über 4–6 Stunden
Steady-state-Herzfrequenz	+	+
Zahl der notwendigen Herzschläge	5–6	100–400 (2–6 min Sammelperiode)
Untersuchung unter Ergometrie	+	+
Probleme der Hintergrundaktivität	+	+++
Korrelation mit Kontrastangiogramm	++	+++
Bestimmung der Ventrikelvolumina	geometrisch (Flächen-Längen-Methode)	geometrisch *und* mittels der Zählrate
Globale LV-Ejektionsfraktion	+++	+++
Maximale Ejektionsrate	(+)	++
Rechtsventrikuläre Ejektionsfraktion	++	+++
Regionale EF	++	+++
Anatomische Darstellung des Herzens	2 Vorhöfe und 2 Herzkammern getrennt nur *eine* Projektion pro Untersuchung notwendig	nur in modifizierter LAO-Projektion Trennung von li. und re. Ventrikel möglich mehrere Projektionen pro Untersuchung notwendig
Darstellung eines Links-Rechts-Shunt	+	–

Nach HOLMAN (134) und PFISTERER (152).

eine Darstellung der Herzbinnenräume erzielt, weil dieser Indikator für den Zeitraum von 2–4 Stunden die Blutbahn nicht verläßt. Prinzipiell sind zwei Darstellungsmöglichkeiten der Binnenräume und der Herzwandbewegung möglich, nämlich mit Hilfe der sog. First-pass-Methode und mit der Equilibrium-Methode. Bei der First-pass-Methode wird die Passage des radioaktiven Indikators nach bolusartiger intravenöser Injektion in der Phase der reaktiven Hyperämie des Injektionsarms über die Hohlvene, das rechte Herz, die Lunge, den linken Vorhof, den linken Ventrikel und die aszendierende Aorta verfolgt. Aus der Zeit-Aktivitäts-Kurve (Radiokardiographie), welche getrennt über rechtem und linkem Ventrikel gemessen werden kann, lassen sich Kreislaufzeiten, pulmonales Blutvolumen, Herzminutenvolumen und Ejektionsparameter der Ventrikel berechnen (Tab. 3.20). Mit Hilfe der Kamerastudie können Pumpparameter des linken und rechten Ventrikels, Volumina und Anatomie des Herzens studiert werden. Wegen der schnellen Passage des Radionuklids ist das örtliche Auflösungsvermögen begrenzt, so daß eingehende Bewegungsanalysen der Ventrikelwand bei der ersten Passage des Nuklids nicht immer exakt möglich sind (143). Mit Hilfe der Equilibrium-Methode läßt sich ebenfalls eine Darstellung der Binnenräume der Herzkammern erzielen (134, 137, 142, 147). Da die von der Kamera über dem Herzen nach der Gleichgewichtsverteilung des Indikators gemessene Impulsrate von der Blutfüllung der Herzkammern abhängt, treten in Diastole und Systole zyklische Impulsratenschwankungen über den Herzkammern im Unterschied zu den statischen Impulsraten über beiden Lungen auf. Mit Hilfe einer exakten Triggerung durch das EKG lassen sich nicht nur endsystolische und enddiastolische Bilder nach Sammlung mehrerer hundert Herzzyklen erfassen, sondern durch multiple Aufsummierung phasengleicher Szintigramme läßt sich eine quasi angiographische Darstellung eines gesamten Herzzyklus, d.h. eine Systole und Diastole, erzielen (gated cardiac blood pool scanning). Auf diese Weise lassen sich verschiedene Ejektionsparameter des linken Ventrikels, Ventrikelvolumina und globale und regionale Kontraktionsstörungen erfassen (Tab. 3.19). Durch die Summierung der Herzzyklen und der damit verbundenen hohen Impulsraten ist die örtliche Auflösung der Szintigramme sehr gut, so daß ohne erneute Injektion von weiterer Aktivität Untersuchungen in mehreren Projektionen durchgeführt werden können, therapeutische Interventionen kontrolliert und die Pumpleistung des Herzens in Ruhe und auch unter ergometrischer Belastung geprüft werden können (134, 142, 144, 152). Die wichtigsten Unterschiede zwischen der First-pass- und der Equilibrium-Methode der Radionuklidventrikulographie sind in Tab. 3.20 aufgelistet.

Die mit diesem nichtinvasiven Verfahren gewonnenen Parameter der linksventrikulären Pumpfunktion korrelieren in hohem Maße mit invasiv-angiokardiographisch ermittelten Daten (142, 152), so daß dieses Verfahren für klinische Routinezwecke auch zur sequentiellen Anwendung bei Interventionsstudien von Patienten mit koronarer Herzkrankheit eingesetzt werden kann. Die Bestimmung der regionalen Kontraktionsleistung (regionale Ejektionsfraktionen) ist jedoch weniger zuverlässig als die Methode der globalen Funktionsbeurteilung, insbesondere wenn bei sequentiellen Studien der Patient und der Detektor neu positioniert werden müssen (152). So fiel z.B. die Reproduzierbarkeit, gemessen am Korrelationskoeffizienten, für die regionalen Ejektionsfraktionen von über 0,90 bei der Erststudie bei neuer Positionierung auf einen Korrelationskoeffizienten von 0,80–0,87 ab (152).

Mit Hilfe der *Thallium-Myokardszintigraphie* können Perfusionsdefekte in Ruhe und unter Belastung in Abhängigkeit von hämodynamisch bedeutsamen Koronarstenosen erfaßt werden. Eine Unterscheidung alter Narbenbezirke im Myokard von unter Belastung auftretenden Perfusionsstörungen vitaler Herzmuskelabschnitte kann durch eine kombinierte Belastungs- und Ruhe-Myokardszintigraphie getroffen werden. Das unter ergometrischer Belastung erstmals aufgenommene Frühszintigramm zeigt lokale Speicherdefekte in ischämischen Myokardarealen hinter einer bedeutsamen Koronarstenose, während ausreichend durchblutete Herzmuskelabschnitte mit intaktem Energiestoffwechsel das Isotop gut speichern (134, 138, 147, 151, 152). Wird nach zwei Stunden unter Ruhebedingungen ein Spätszintigramm aufgenommen, so sind bei passagerer belastungsinduzierter Myokardischämie keine lokalen Speicherdefekte mehr nachweisbar. Dieses als Redistribution bezeichnete Phänomen wird durch eine verzögerte Thallium-Aufnahme ins Myokard in der postischämischen Phase nach Ende der Belastung bei gleichzeitiger geringer Abnahme der Aktivitätsbelegung in normal perfundierten Myokardarealen erklärt (134, 142, 152). Die Indikation zur Durchführung eines Thallium-Myokardszintigramms ist bei Patienten mit atypischen Brustschmerzen mit nicht eindeutig pathologischem Belastungs-EKG und bei Nachweis von Koronarkalk oder Vorliegen eines oder mehrerer koronarer Risikofaktoren gegeben (Patienten mit mittlerer Vortest-Wahrscheinlichkeit). In Verbindung mit der Koronarangiographie kann durch die Thallium-Myokardszintigraphie ein funktioneller Nachweis der Myokardperfusion Aufschluß über das Vorliegen vitalen Myokards und möglicherweise über den Kollateralfluß geben. Außerdem werden die Effekte bestimmter Interventionen wie Ergometrie, Gabe antianginös wirksamer Pharmaka, Anlegen eines aortokoronaren Venenbypass oder Durchführung einer perkutanen transluminalen koronaren Angioplastie quantifizierbar. Wegen der Strahlenbelastung und der relativ teueren Untersuchung sollte ein Thallium-Myokardszintigramm zum Nachweis einer koronaren Herzkrankheit bei Patienten mit sehr hoher oder sehr niedriger Vortest-Wahrscheinlichkeit nicht durchgeführt werden. Denn bei Patienten mit hoher Vortest-Wahrscheinlichkeit und pathologischem Belastungs-EKG sind keine wesentlichen zusätzlichen diagnostischen Informationen zu gewinnen, und bei Patienten mit sehr niedriger Vortest-Wahrscheinlichkeit hat ein grenzwertig pathologisches Thalliumszintigramm keinerlei Aussagekraft, da es die Wahrscheinlichkeit des Vorliegens einer koronaren Herzkrankheit nur unwesentlich verändert (136, 151). Allerdings ist ein eindeutig pathologisches Thallium-Szintigramm unabhängig von der Vortest-Wahrscheinlichkeit mit einiger Sicherheit Hinweis für eine myokardiale Minderperfusion (151).

Mit Hilfe infarktavider Radionuklide, z.B. Technetium-99-m-Pyrophosphat, Technetium-99-m-Tetracyclin oder Technetium-99-m-Glucoheptonat wurde versucht, akute Myokardinfarkte zu lokalisieren und deren Größe zu bestimmen (139, 149). Obwohl tierexperimentell in einzelnen Studien eine gute Übereinstimmung zwischen szintigraphisch bestimmter und direkt gemessener Infarktgröße berichtet wurde (149), müssen doch eine Reihe von Nachteilen der direkten Infarktdiagnostik mit nuklearmedizinischen Methoden genannt werden (152): Eine relativ geringe Sensitivität und Spezifität, die Unmöglichkeit der Unterscheidung zwischen frischen und alten Infarkten, die zeitliche Begrenzung der Diagnostizierbarkeit, der Nachteil einer nicht unbegrenzten Lagerfähigkeit des Technetiums und der sofortigen Verfügbarkeit, die relativ fragliche Zuverlässigkeit der Infarktgrößenbestimmung und nicht zuletzt die hohen Kosten (Tab. 3.19).

Folgende *Indikationen zur Durchführung der Infarktszintigraphie* sind diskutiert worden (139): Bei Patienten, die mit einem akuten Myokardinfarkt verzögert in die Klinik gelangen (fragliches EKG, Enzyme schon wieder im Normbereich), Patienten mit akutem Myokardinfarkt und Schrittmacherbehandlung bzw. einem Schenkelblock, Diagnostik des perioperativen Infarktes und die Klärung einer Rechtsherzbeteiligung beim akuten Myokardinfarkt. In neuerer Zeit wurde eine exaktere Methode der Infarktdarstellung beschrieben. Mit Hilfe von intravenös verabreichtem C-11-Palmitat werden Infarktareale als Speicherdefekte im Myokard nach tomographischer Aufarbeitung von insgesamt 14 Scheiben des Herzens in transaxialer, frontaler und sagittaler Ebene registriert. Anschließend werden durch Inhalation von C-11-O_2 mit anschließender Bildung von C-11-Carboxy-Hämoglobin die Hohlräume beider Ventrikel zur besseren Abgrenzung gegenüber dem Myokard dargestellt (154).

Der regionale Myokardstoffwechsel kann mit Hilfe von C-11-markierten Fettsäuren oder mit C-11-Glucose studiert werden, wobei die Anlagerung an gesundes oder ischämisches Myokard in Abhängigkeit von der Durchblutung qualitativ

Tab. 3.21. Vergleich von Gamma-Emissionsmessung und Positronen-Emissionsmessung bei der Myokardszintigraphie zur Diagnostik der KHK.

Parameter	Konventionelle Gammatechnik	Positronen-Emissions-Messung
Ausrüstung der Messeinheiten	leicht verfügbar, ausgereift	größerer Aufwand, Experimentierstadium
Radioaktive Tracer-Arten	Tc-99, Tl-201, K-43, J-123	C-11, N-13, F-18, Ga-68, O-15
Halbwertszeit	Tl: 73 h, Tc: 6h, mittellang, evtl. Tracer verschickbar	O: 2 min, N: 10 min, C: 20,4 min, kurz, Herstellung vor Ort und sofortige Verwendung
Herstellung	Tl: Zyklotron (verschickbar) Tc: Nuklidgenerator	Zyklotron (vor Ort)
Biologisches Verhalten	unphysiologisch	physiologisch, praktisch alle Stoffwechselsubstanzen markierbar
Tracer für regionalen Stoffwechsel	-J-123-Heptadekansäure (IHA)	C-11-Palmitat (Fettsäuren) C-11-Acetat
Tracer für regionale Durchblutung	Tl-201	NH_3-13 (nicht linear)
Darstellung	zweidimensionale Darstellung einer dreidimensionalen Tracerverteilung	dreidimensionale Darstellung durch Schnittbilder in verschiedenen Ebenen
Räumliche Verzerrung:	+	−
Tiefenauflösungsvermögen	+ (nur in Verbindung mit Tomographie)	+++
Messung der regionalen Durchblutung	(+), qualitativ	+, quantitativ
Messung regionaler Stoffwechselvorgänge:	(+), qualitativ	+, quantitativ
Finanzieller Aufwand	relativ preiswert	teuer

Nach GELTMAN et al. (141).

bestimmt werden kann. Anschließend kann mit Hilfe von Auswaschkurven die Elimination der markierten Fettsäuren in den interessierenden Gebieten durch den ablaufenden Stoffwechsel gemessen werden (141, 148, 149, 156). Ebenso kann mit Hilfe dieser Indikatoren ein szintigraphisches Bild einer Myokardischämie oder eines Myokardinfarktes erstellt werden (Tab. 3.19).

In der Zukunft dürften folgende *Entwicklungen und Verbesserungen in der nuklearmedizinischen Diagnostik der koronaren Herzkrankheit* zu erwarten sein (141, 148, 149):
1. Die Entwicklung kurzlebiger Radioisotope, mit Hilfe derer wiederholte Studien am Herzen möglich sind (z.B. eine Radionuklidangiographie der rechtsventrikulären Funktion durch Krypton-81-M oder Messung der Myokarddurchblutung mit Hilfe einer konstanten Infusion von Krypton-81 in die Aorta, dies würde einem invasiven Untersuchungsverfahren entsprechen). Solche für die Diagnostik der koronaren Herzkrankheit interessanten Isotope sind: 81-m-Krypton (Halbwertszeit 13 sec, Energie 190 KeV): Messung der Myokarddurchblutung; 123-Jod (Halbwertszeit 13,3 Stunden, Energie 159 KeV): Darstellung myokardialer Ischämien; und 82-Rubidium (Halbwertszeit 78 sec, Energie 511 KeV): Darstellung einer myokardialen Ischämie.
2. Die Anwendung von Positronenstrahlern, welche physiologischere Tracer darstellen, welche eine kurze Halbwertszeit haben und mit denen mit Hilfe der Koinzidenzmessung eine wesentlich bessere räumliche Auflösung von Vorgängen am Myokard möglich ist: z.B. Messung der Myokarddurchblutung durch Inhalation von 11-CO_2 und gleichzeitiger Extraktion des Blutpools mit 11-Kobalt; oder Messung der linksventrikulären Durchblutung mit Hilfe von 82-Rubidium oder Elimination von intravenös verabreichtem C-11-Acetat zur positiven Darstellung ischämischer Zonen infolge verzögerter metabolischer Elimination.
3. Markierung von myokardspezifischen Enzymen, von Medikamenten oder von Hormonen mit bestimmen Radionukliden, welche dann zum Studium der Myokardfunktion und des Myokardstoffwechsels eingesetzt werden können.
4. Positivdarstellungen von Myokardinfarkten mit tomographischen Methoden in 3dimensionaler Technik mit Hilfe neuer Radionuklide, die sich nicht wie 99-m-Technetium-Pyrophosphat im Knochen anreichern, die sich schneller im Nekroseareal anlagern (z.B. innerhalb der ersten Stunden, im Gegensatz zum 99-m-Technetium-Pyrophosphat, welches sich erst nach 24 bis 36 Stunden anlagert, 148, 149).

3.9. Radiologische Methoden

In der Diagnostik der koronaren Herzkrankheit können folgende *radiologische Untersuchungsmethoden* eingesetzt werden:
1. Das Nativ-Röntgenbild des Thorax zur Bestimmung von Herzgröße, Herzform und Herzvolumen (aus der Herzfernaufnahme).
2. Die Durchleuchtung zur Beurteilung von Herzrandbewegungen und zum Nachweis von Koronarkalk.
3. Die Herzkymographie zur Analyse der Herzrandbewegungen.
4. Die Computertomographie zur Bestimmung der Größe von Herz und Ventrikeln, der Wanddicke und der regionalen Wandbewegung, zur Darstellung von Ventrikelaneurysmata, unter Umständen zur Darstellung von Herzinfarkten und Infarktkomplikationen wie Myokardrupturen und Hämoperikard und schließlich zur Prüfung durchströmter aortokoronarer Venenbrücken.
5. Die intravenöse digitale Subtraktionsangiographie zur nichtinvasiven Darstellung der linken Herzkammer und der großen arteriellen Gefäße.

Die *Herzfernaufnahme* trägt im allgemeinen wenig zur Erfassung der linksventrikulären Funktion bei. Aufgrund der bisherigen Erfahrungen können folgende Punkte festgehalten werden (156): Die meisten Patienten mit chronisch-koronarer Herzkrankheit haben entweder normal große oder relativ kleine Herzen. Ein normal großes Herz bei Patienten mit koronarer Herzkrankheit schließt eine deutliche Vergrößerung und Schädigung des linken Ventrikels nicht aus. Ein deutlich vergrößertes Herz weist bei einem Patienten mit koronarer Herzkrankheit auf einen erheblich geschädigten linken Ventrikel hin. Große Aneurysmata stellen sich als Ausbuckelung des linken Herzrandes dar.

Stark vergrößerte Herzen mit Zeichen diffuser Vernarbungen im Ruhe-EKG sind im allgemeinen als Endstadien einer koronaren Herzkrankheit anzusehen, bei diesen Patienten kommt eine Revaskularisationsoperation nicht mehr in Frage, weshalb sich dann auch weitere invasive diagnostische Untersuchungen verbieten. Auch die Beurteilung der Herzrandbewegungen unter Durchleuchtung ist klinisch von untergeordneter Bedeutung. Eine semiquantitative Methode zur Dokumentation einer eingeschränkten linksventrikulären Wandbewegung stellt die Röntgenkymographie dar, jedoch ist auch diese Methode heutzutage praktisch als überholt anzusehen, insbesondere wegen der relativ hohen Strahlenbelastung. Hier ist die Echokardiographie in der Regel aussagekräftiger und nicht mit dem Nachteil einer Strahlenbelastung behaftet.

Unter *Durchleuchtung* kann nichtinvasiv der Nachweis von Kalk in Projektion auf die Koronararterien Hinweise auf das Vorliegen und das Ausmaß einer koronaren Herzkrankheit geben (156, 157, 158, 159). Bei systematischen Untersuchungen hat sich gezeigt, daß mit zunehmendem Alter auch zunehmend häufig *Koronarverkalkungen* gefunden werden. Bei etwa 70% der Patienten mit nachgewiesener Koronarverkalkung muß eine Koronarsklerose unterstellt werden, wenn man das Belastung-EKG als diagnostischen Parameter nimmt. Dann muß auch in etwa gleichem Prozentsatz mit einer hämodynamisch bedeutsamen, stenosierenden Koronarsklerose gerechnet werden. Im jugendlichen Alter ist eine nachgewiesene Koronarverkalkung fast immer auch mit einer Stenosierung in diesem Bereich verbunden, während mit zunehmendem Lebensalter das Auftreten von Koronarkalk und hämodynamisch bedeutsame Koronarstenose zunehmend weniger miteinander korrelieren. Dies stimmt auch mit der Erfahrung überein, daß der Ort der nachgewiesenen Verkalkungen nicht immer mit dem Ort der stärksten Stenosierung korreliert. In diesem Zusammenhang ist wichtig, daß die linke Herzkranzarterie am häufigsten in ihren proximalen Anteilen verkalkt ist, während bei der rechten Herzkranzarterie Verkalkungen über ihren gesamten Bereich bis hin zur Crux cordis beobachtet werden können (156, 158). Die Ausdehnung und Verteilung der Koronarverkalkung geht im allgemeinen mit dem Ausmaß der Koronarsklerose (bezeichnet als Ein-, Zwei- und Drei-Gefäßerkrankung) einher (159).

Die klinische Relevanz nachgewiesener *Koronarverkalkungen* kann wie folgt zusammengefaßt werden (156):

Bei Nachweis einer Koronarverkalkung sollte entsprechend der Anamnese und der Fahndung nach Risikofaktoren ein Belastungs-EKG durchgeführt werden. Bei positivem Ausfall der Kriterien sollten die Patienten auch koronarangiographiert werden. Sind Patienten mit nachgewiesenem Koronarkalk asymptomatisch und haben sie ein negatives Belastungs-EKG, so kann im allgemeinen auf eine Koronarangiographie verzichtet werden. Sind sehr starke und diffuse Verkalkungen nachweisbar, so ist unter Umständen eine Revaskularisationsoperation technisch schlecht durchführbar. Hier muß im Einzelfalle aufgrund des Beschwerdebildes und der klinischen Befunde die Indikation zu einer Koronarangiographie und die Notwendigkeit einer Bypass-Operation diskutiert werden. Bei nachgewiesenen Verkalkungen, besonders im linken Hauptstamm, sollte die selektive Katheterisierung des Ostiums und die selektive Koronarangiographie der linken Koronararterie besonders vorsichtig vorgenommen werden.

Die Untersuchung von Koronarpatienten mit Hilfe der *Computertomographie* gehört zur Zeit noch nicht zur klinischen Routine. Trotz der in der Zwischenzeit erreichten beschleunigten Meß-

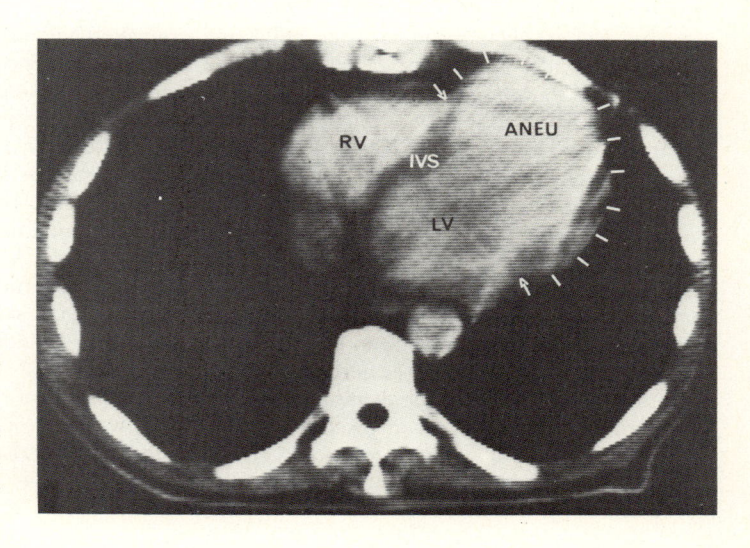

Abb. 3.5. Computertomographische Darstellung eines postinfarziellen Vorderwandaneurysmas (ANEU, Pfeile) mit Einbeziehung des spitzenwärts gelegenen Anteils des Kammerseptums (IVS). LV: Cavum des linken Ventrikels, RV: Cavum des rechten Ventrikels.

zeiten von jetzt nur noch wenigen Sekunden können bei der ungetriggerten computertomographischen Darstellung des Herzens Bildunschärfen der erfaßten Myokardstrukturen entstehen. Herzwände und Herzhöhlen stellen sich zwar gut dar (Abb. 3.5), funktionelle Aussagen über die Kontraktion des linken Ventrikels können jedoch nicht getroffen werden (160, 163, 164). Deshalb wurde die Methode der EKG-gesteuerten computertomographischen Darstellung des Herzens entwickelt. Hierbei wird dem Rechner über ein gleichzeitig mitregistriertes EKG eine Orientierung über die in einem bestimmten EKG-Intervall anfallenden Meßdaten für die Bildrekonstruktion gegeben. Nach dem Aufnahmevorgang kann dann der Bereich zwischen zwei Herzzyklen (R-Zacken im EKG) in bestimmten Zeitintervallen rechnerisch zu einem Einzelbild rekonstruiert werden, wodurch die Zuordnung des Herzbildes zu einer bestimmten Herzphase, z. B. während der Systole und der Diastole, ermöglicht wird (160, 162, 163, 164). Zur besseren Abgrenzbarkeit des Innenlumens wird ein nierengängiges Kontrastmittel intravenös appliziert (manuelle Vorinjektion von 70 ml eines 65%igen Kontrastmittels und protrahierte Nachinjektion in den Pausen zwischen den einzelnen Schichtbildern bis zu einer Gesamtmenge von etwa 300 ml). Das EKG-getriggerte computertomographische Bild liefert einen Querschnitt durch das gesamte Herz, wobei bei entsprechender Höheneinstellung die Wandanteile des linken und rechten Ventrikels, das interventrikuläre Septum und die Vorhöfe erkennbar werden. Dabei ist von besonderem Vorteil, daß infolge der zirkumferentiellen Abbildung aller Wandabschnitte des linken Ventrikels einschließlich des Septums abnorme Konturen in Systole und Diastole bei Ventrikelaneurysmata oder bei Kontraktionsanomalien und auch Dickenunterschiede der Ventrikelwand beurteilbar sind. Hierbei ist jedoch zu berücksichtigen, daß infolge der Schräglage des Herzens im Thorax besonders die Seitenwand des linken Ventrikels und das Septum computertomographisch gut beurteilbar sind, während die Vorder- und Hinterwand sich deshalb schlechter beurteilen lassen, weil sie schräg zur Abbildungsebene verlaufen (163). Die Aussagefähigkeit computertomographischer Bilder wird dann eingeschränkt, wenn bei wechselnder Inspirationstiefe artefaktreichere Bildrekonstruktionen erfolgen und die Kontur zwischen Endokard und Ventrikellumen erschweren und auch infolge der Trabekularisierung der freien Wand des linken Ventrikels die Innenkonturfestlegung schwierig sein kann (163, 164).

Die Zuverlässigkeit der computertomographisch dargestellten Kontraktionsanalyse läßt sich im Vergleich mit der lävokardiographischen Darstellung des linken Ventrikels objektivieren. Hierbei ergaben sich in der Beurteilung generalisierter und lokalisierter Störungen der Kontraktionsabläufe Übereinstimmungen von über 90% (164). Bei etwa 55% der untersuchten 130 Patienten wurden lävokardiographisch zusätzliche pathologische Wandveränderungen gesehen, welche im CT nicht zur Darstellung kamen. Bei ebenfalls etwa 55% der Patienten korrespondierten die pathologischen Befunde im Computertomogramm mit denen der Lävokardiographie in allen Wandsegmenten, bei 9 von den 130 Patienten war das Computertomogramm des Herzens falsch negativ und bei 3 von 130 Patienten korrelierten die pathologischen Befunde im Computertomogramm nicht in der Lokalisation mit denen der Lävokardiographie (164). Diese Befunde zeigen, daß Kontraktionsstörungen des linken Ventrikels in einem relativ hohen Prozentsatz mit Hilfe der EKG-getriggerten Computertomographie erfaßt werden können. Darüber hinaus ermöglicht die kardiale Computertomographie die Darstellung von Infarktkomplikationen, wie z. B. ein Hämoperikard nach Ruptur der Ventrikelwand.

Die computertomographische Darstellung, Lokalisation und Ausdehnung von Myokardinfarkten, ist bisher klinisch noch nicht gelungen. Dagegen wurde tierexperimentell über diese potentielle Möglichkeit der Computertomographie berichtet, wobei zur besseren Darstellung der Infarkte Kontrastmittel entweder systemisch-intravenös (165, 166, 167, 168) oder selektiv-intrakoronar (169) verabreicht wurde. Ob diese Methode eine praktisch klinische Anwendung zur Abschätzung der Infarktgröße erfahren wird, müssen weitere Untersuchungen in der Zukunft ergeben. Im Gegensatz dazu hat sich die kardiale Computertomographie in der Entscheidung der diagnostischen Fragestellung, ob aortokoronare Venenbrücken offen oder verschlossen sind, sehr bewährt (160, 170, 171, 172, 173, 174, Abb. 3.6). In den hierzu mitgeteilten Studien bezüglich der Offenheit der Venenbrücken wurde eine korrekte Übereinstimmung der Diagnose beim Vergleich mit der selektiven Koronarangiographie in bis zu 90–95% der Fälle erreicht (170, 172, 174), wobei in der Regel die Venenbrücken zum R. circumflexus diagnostisch weniger sicher erfaßt werden können. In einer kürzlich mitgeteilten multizentrischen Studie (173) wurde eine Sensitivität der computertomographischen Diagnose für alle Venengrafts zusammen von 92,6%

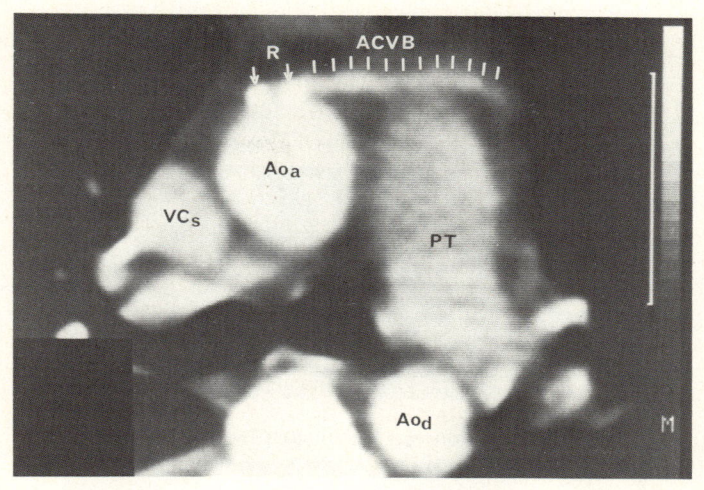

Abb. 3.6. Computertomographische Darstellung eines aorto-koronaren Venenbypass (ACVB) zum RIVA nach bolusartiger i. v. Gabe von Röntgenkontrastmittel (Kontrastmittelanfärbung von V. cava superior = VC_s, Aorta ascendens = Ao_a und descendens = Ao_d sowie der offenen Venenbrücke = Striche). Der Markierungsring des ACVB (Pfeile) stellt sich in unmittelbarer Nachbarschaft der Aorta dar. PT: Truncus pulmonalis. Für die Überlassung der Abb. 3.5 und 3.6 sind wir Herrn Professor Dr. G. FRIEDMANN, Direktor des Radiologischen Instituts der Universität zu Köln, und Herrn Dr. L. HEUSER, Radiologisches Institut der Universität zu Köln, sehr zu Dank verpflichtet.

gefunden, hierbei war die Quote richtiger Ergebnisse bei Venenbrücken zum RIVA mit 95,6% höher als bei solchen zur rechten Koronararterie mit 92,7%, während die entsprechenden Sensitivitätswerte für Venenbrücken zum R. circumflexus mit 88,2% unter der Gesamtquote lagen. Die Spezifität der computertomographischen Diagnose lag bei 78,1%, hierbei wurden die besten Einzelergebnisse bei Transplantaten zur rechten Koronararterie mit 86,7% erreicht, während die entsprechenden Werte für Venenbrücken zum RIVA bei 75% und zum R. circumflexus bei 66,7% lagen. Die Aussage, ob eine Venenbrücke offen und durchströmt ist, kann durch die vergleichende Messung der Dichtewerte in der Venenbrücke vor und nach Gabe eines Kontrastmittels wesentlich verbessert werden (172, 173). *Fehler in der computertomographischen Bildinterpretation* können jedoch bei folgenden Situationen auftreten (173):
1. Bei zu niedrigem Kontrastmittelspiegel im Blut (meist Folge einer zu langsamen Infusion oder einer schlechten Synchronisation des Konstrastmittelbolus),
2. Bei einer Strömungsverlangsamung im Lumen der Venenbrücke als Folge einer Abknickung des Transplantates, einer Stenose an der distalen Anastomose oder im Bereich der nachgeschalteten Koronararterie,
3. Verwechslung von Artefakten durch Metallmarkierungen an den proximalen Anastomosen mit horizontal verlaufenden Transplantatteilen,
4. Quergetroffene Bronchialarterien, die fälschlicherweise für offene Venenbrücken gehalten werden können (Orientierung dieser Gefäße in ihrem Verlauf streng anhand der Bronchien) und
5. Falsche Interpretation durch Fehlinformation über Zahl, Art und Verlauf der Venenbrücken.

Für die praktisch-klinische Anwendung ergeben sich folgende Konsequenzen (173):
1. Durchführen einer Nativserie und einer anschließenden Serie mit Kontrastmittelgabe (Ausschluß von Verkalkungen, die ein Gefäß vortäuschen können),
2. Gabe eines Kontrastmittels, mit dem ein möglichst hoher Dichteanstieg in der Aorta ascendens anzustreben ist,
3. Untersuchung und Interpretation der Bilder sollten nur in Kenntnis des Operationsbefundes erfolgen und
4. Überprüfung der computertomographischen Diagnose eines verschlossenen Venengefäßes in den Fällen, in denen sich therapeutische Konsequenzen ergeben. Bei computertomographischem Nachweis der Durchgängigkeit einer oder mehrerer Venenbrücken kann aufgrund der hohen Sensitivität der Methode auf eine angiographische Darstellung verzichtet werden.

Linker Ventrikel aufgenommen mit DSR.
Hund, 13,5 kg, Pentobarbital-Anästhesie, 90 b/min
(Scan Apertur 0.06 s, Schrägschnitt 5 mm dick,
14 ml Renovist I/V)

Kontrolle

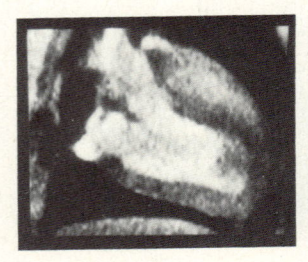

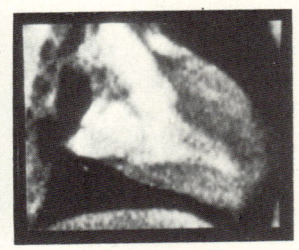

Nach Infusion von 100 ml 40% Dextran I/V

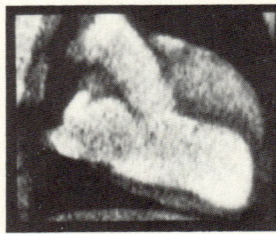

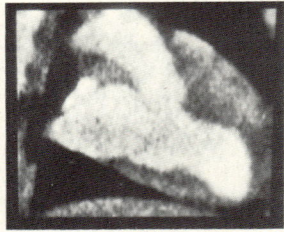

Enddiastole Endsystole *03/82/TI,LJS*

Abb. 3.7. Nichtinvasive Darstellung von linkem Vorhof und linkem Ventrikel mit Hilfe des dynamischen, räumlich auflösenden Computertomographen (DSR, Mayo Clinic, Rochester, USA) bei einem 13,5 kg schweren Hund nach i. v. Injektion von 1 ml/kg Röntgenkontrastmittel. Darstellung in Enddiastole links und Endsystole (rechts). Nach Gabe von 100 ml 40%igem Dextran sind linker Vorhof und linker Ventrikel infolge des erhöhten intravasalen Volumens deutlich größer geworden (untere Bildhälfte). Neben der Erfassung solcher Volumenänderungen und der Wandkonturen kann mit dem DSR-Gerät auch die Wanddicke an vielen Stellen der apiko-basalen Zirkumferenz in 0,06 sec-Intervallen während verschiedener, sukzessiver Herzzyklen gemessen und die Anatomie der Herzhöhlen in Parallelschnitten in der Longitudinal- und Querachse dargestellt werden, so daß die gesamte Herzstruktur nichtinvasiv dargestellt werden kann. Für die Überlassung der Abbildung sind wir Herrn Dr. E. RITMAN, Head of Biodynamics Research Unit der Mayo-Clinic Rochester, USA, sehr zu Dank verpflichtet.

Fortschritte in der computertomographischen Diagnostik der koronaren Herzkrankheit sind von der Entwicklung ultraschneller Computertomographen zu erwarten, von denen schon ein Prototyp seit einigen Jahren in der Entwicklung und der experimentellen Erprobung ist (176, 177, 178, 185). Dieses als »dynamischer, räumlich auflösender Computertomograph« bezeichnete Gerät (DSR) wurde entwickelt, um eine hohe zeitliche und räumliche Auflösung und einen hohen Kontrast der kardialen Strukturen zur Erkennung von Endokard, Epikard und Koronargefäßen zu erzielen. Während die bisherigen Computertomographen eine hohe örtliche Auflösung besitzen, ist ihre zeitliche Auflösung erheblich eingeschränkt, und darüber hinaus können sie jeweils immer nur eine Schicht rekonstruieren, was eine genaue volumetrische Wiedergabe erheblich erschwert (178). Um die sich mit einer Geschwindigkeit von 10 cm/sec bewegende linksventrikuläre Wand scharf zu erfassen, müssen Aufnahmezeiten von etwa 10 msec/Scan-Vorgang für eine räumliche Auflösung von 1 mm erreicht werden (178). Zur Erzielung eines ausreichenden Kontrastes ist in der Regel die intravenöse Gabe eines Kontrastmittels notwendig. Mit Hilfe von insgesamt 28 Röntgenröhren, welche in einem Halbkreis angeordnet sind und 28 Bildverstärkern auf der gegenüberliegenden Seite, ebenfalls in Form eines Halbkreises, werden auf dem fluoreszierenden Schirm die Röntgenimpulse von Videokameras getriggert aufgenommen und entsprechend über einen Rechner zu einem Bild zusammengesetzt. Die Bilder aller 28 Kameras, die mit 240 Zeilen pro Kamera aufgezeichnet sind, werden über eine Schaltung zusammengefaßt, so daß Sammelbilder mit 60 Videozeilen entstehen.

Insgesamt kann auf diese Weise mit 42 Bildern mit einem Querschnitt von 1 mm Dicke ein zylindrisches Scan-Volumen von 38 cm im transaxialen Durchmesser mit einer axialen Höhe von 24 cm erzeugt werden. Dadurch kann in kurzer Zeit ein kompletter Volumenquerschnitt durch das Herz in verschiedenen Ebenen dreidimensional vorgenommen werden (175, 176, 177, 178, siehe Abb. 3.7).

Die zunächst in Tierexperimenten erprobte Technik läßt in der Zukunft auch beim Menschen nach Einzelinjektion von mindestens 0,5 ml/kg Körpergewicht Kontrastmittel intravenös in den rechten Ventrikel oder die Pulmonalarterie folgende Anwendungsmöglichkeiten erwarten (176, 177):

1. Eine dreidimensionale Darstellung der Koronaranatomie mit besserer Erkennbarkeit von Stenosen.
2. Möglicherweise die Messung des Blutflusses in den zentralen Abschnitten der Koronararterie.
3. Eine Darstellung der links- und rechtsventrikulären Anatomie, der Myokarddicke und der linksventrikulären transmuralen Blutverteilung.
4. Die Darstellung von Myokardinfarkten und die Berechnung der Infarktgröße.
5. Die Erfassung der globalen und regionalen myokardialen Pumpfunktion.

In letzter Zeit ist eine neue Methode der Gefäß- und Herzdarstellung in den Mittelpunkt des Interesses getreten, nämlich die *digitale Subtraktionsangiographie*. Mit Hilfe dieser neuartigen Methode ist eine Darstellung und sofortige Präsentation angiographischer Bildserien mit der Möglichkeit zu hoher Kontrastverstärkung gegeben, so daß Arteriographien bei intravenöser Kontrastmittelapplikation ermöglicht werden. Um diese hohe Kontrastmitteldichte im Bild zu erreichen, werden Subtraktionen und Additionen von Bildern aus angiographischen Serien angefertigt. Die über das Bildverstärker-Fernsehsystem aufgenommenen Bilder werden digitalisiert und in einem Digitalspeicher abgelegt. Nach Anlegen eines Leerbildes (der sogenannten Maske) können alle aufgenommenen Bilder der Angiographieserie addiert oder subtrahiert werden. Durch Addition wird das Bildrauschen vermindert, durch Subtraktionen durch das Leerbild wird der Hintergrund entfernt bzw. homogenisiert. Durch die fortlaufende Subtraktion der einlaufenden Bilder wird ein homogener Hinter-

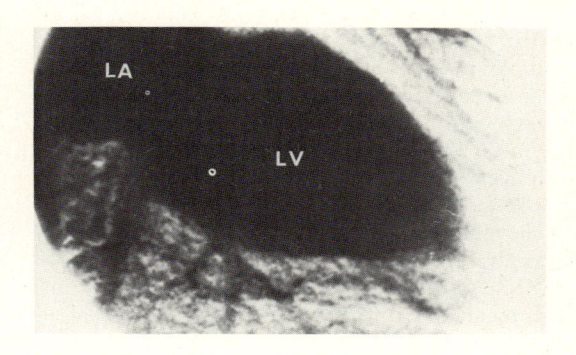

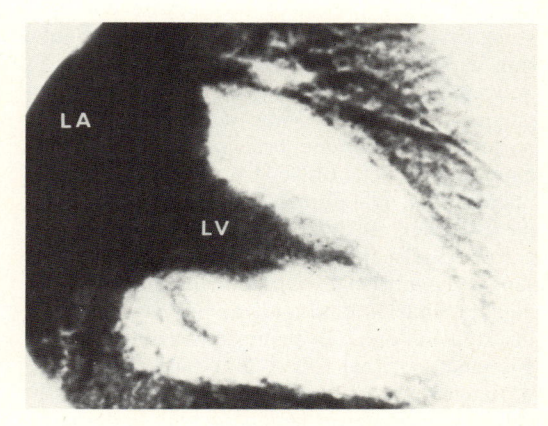

Abb. 3.8. Nichtinvasive Darstellung von linkem Vorhof (jeweils linke obere Bildecke) und linkem Ventrikel (Bildmitte) in Enddiastole (oben) und Endsystole (unten) mit Hilfe der digitalen Subtraktionsangiographie (DVI-System, Philips, Eindhoven, Holland). Neben der exakten Darstellung der Innenkontur des linken Ventrikels kann auch die äußere Zirkumferenz (Ventrikelwand plus Epikard) des Herzens abgegrenzt werden (helle strukturlose Fläche im unteren Bild).

grund erzeugt, wodurch eine hohe Kontrastverstärkung auch von intravenös verabreichtem Kontrastmittel im arteriellen Schenkel des Kreislaufsystems möglich ist (179). Für die Untersuchung periodisch sich bewegender Objekte, z.B. des Herzens oder herznaher Gefäßstrukturen, wird ein kontinuierlicher Modus der Subtraktion (auch als Maskendurchleuchtung bezeichnet) eingesetzt. Mit Hilfe einer besonderen Form der periodischen Nachsubtraktion, der sogenannten TID-Methode (= Time Interval Difference) können Füllungs- und Auswurfphasen der Herzventrikel deutlich gemacht werden (179). Auf diese Weise kann nach intravenöser Verabreichung des Kontrastmittels in die V. cava bzw. in die A. pulmonalis eine angiographische Darstellung des linken Ventrikels erreicht werden, welche bezüglich der regionalen und globalen Kontraktionsfunktionen recht gut mit den konventionellen linksventrikulären Angiogrammen korreliert (Abb. 3.8). So konnten Korrelationskoeffizienten für die errechneten linksventrikulären Volumina von 0,8 bis 0,9 gefunden werden (180, 181, 182) und für die segmentale Analyse eine Übereinstimmung der richtigen Klassifizierung der kontraktilen Segmente von 88% (182) bzw. 81% (183). Zur Aufdeckung regionaler Kontraktionsanomalien bei vermuteter koronarer Herzkrankheit wurde die digitale Subtraktionsangiographie in Verbindung mit einer ergometrischen Belastung bzw. einer hochfrequenten Vorhofstimulation eingesetzt (183, 184, 185). Ein weiteres Anwendungsgebiet der digitalen Subtraktionsangiographie ist die Prüfung der Offenheit einer aortokoronaren Venenbrücke. So konnten in einer Studie bei intravenöser Kontrastmittelapplikation 26 Venenbrücken bei 8 Patienten studiert werden. 9 der 13 offenen Venenbrücken wurden direkt identifiziert, und alle 13 verschlossenen Venenbrücken wurden ebenfalls durch die digitale Subtraktionsangiographie korrekt identifiziert, somit ergab sich eine Sensitivität von 69% und eine Spezifität von 100% (186). Zum gegenwärtigen Zeitpunkt ergeben sich somit zwei Indikationsgebiete dieser neuen Technik in der nichtinvasiven Diagnostik der koronaren Herzkrankheit:

1. Die quantitative Erfassung linksventrikulärer Kontraktionsstörungen in Ruhe und unter ergometrischer Belastung, und
2. die postoperative Überprüfung der Durchgängigkeit von aortokoronaren Venenbrücken.

3.10. Nuklearmagnetische Resonanztomographie (Kernspintomographie)

Eine ganz neue Technik der Gewebedarstellung ohne Zuhilfenahme von Röntgenstrahlen oder radioaktiv markierten Substanzen wird möglicherweise in der Zukunft große Bedeutung auch in der Herzdiagnostik erhalten. Diese als Kernspintomographie bezeichnete Untersuchungstechnik macht sich zum Aufbau eines Gewebebildes die folgenden physikalischen Vorgänge zunutze (187):

Atomkerne mit ungerader Kernladungszahl, z. B. der Kern des Wasserstoffatoms, besitzen ein magnetisches Moment, welches aus der Rotationsbewegung der Kerne um den Massenschwerpunkt resultiert. Die Kerne verhalten sich ähnlich wie rotierende magnetische Kreisel. Etwa zwei Drittel der stabilen Atomkerne haben eine solche Drehbewegung, die auch Spin genannt wird. In einer unbeeinflußten Umgebung sind diese einzelnen kleinen Magnete ungeordnet, sie richten sich jedoch aus, wenn ein gleichförmiges äußeres Magnetfeld angelegt wird. Wenn nun das Untersuchungsgebiet mit einer geeigneten elektromagnetischen Welle bestrahlt wird, werden die sich wie ein Kreisel bewegenden Atomkerne ausgelenkt. Sie führen eine sogenannte Präzessionsbewegung um das äußere Magnetfeld aus. Wenn die elektromagnetische Welle abgeschaltet wird, strahlen die Atomkerne eine typische Eigenfrequenz als meßbares Signal aus. Die als Signal empfangene Resonanzwelle hat die Stärke D_H der im Meßfeld befindlichen Atome, und das Abklingverhalten wird durch die Zeit T_1, die sogenannte Spin-Gitter-Relaxationszeit, und durch die Zeit T_2, d.h. die Spin-Spin-Relaxationszeit, gekennzeichnet. Aus diesen Daten kann ein Bild in einer bestimmten Querschnittsebene aufgebaut werden, das nach Wahl unterschiedliche Verteilungen der Signalkomponenten D_H, T_1 und T_2 als Abbildungsbasis besitzt (187). Zur Bildgebung mit Hilfe der Kernresonanz ist es notwendig, daß die Beiträge zum Kernresonanzsignal aus den verschiedenen Bereichen des untersuchten Körpers unterscheidbar werden. Dies geschieht dadurch, daß zunächst die Stärke des statischen Magnetfeldes in definierter Weise ortsabhängig gemacht wird. Wegen der Proportionalität zwischen der Kernresonanzfrequenz und der magnetischen Feldstärke ist es dann möglich, die verschiedenen Beiträge zum Kernresonanzsignal aufgrund ihrer Frequenz dem Ort ihrer Entstehung zuzuordnen. Das Querschnittsbild wird entweder durch eine sukzessive Ausmessung einer Reihe von Punkten im menschlichen Körper, oder aber aus größeren Bereichen des untersuchten Objektes mit Hilfe eines Computerprogramms rekonstruiert.

Dieses Verfahren hat gegenüber der Röntgencomputertomographie zwei ganz entscheidende Vorteile, es kommt erstens ohne ionisierende Strahlen aus, d.h., die Patienten werden keiner Strahlenbelastung mehr ausgesetzt, das angelegte Magnetfeld ist biologisch offensichtlich unschädlich (187), und zweitens können Schichten mit beliebiger Orientierung direkt dargestellt werden, ohne daß der Patient umgelagert wird, so ist eine räumliche Darstellung in koronarer, sagittaler und auch axialer Richtung möglich.

Was die Anwendungsmöglichkeiten der Kernspintomographie in der kardiologischen Diagnostik angeht (Abb. 3.9a), so sind bisher nur tierex-

Abb. 3.9a. Nichtinvasive Darstellung von Lunge und Herz mit Hilfe eines Kernspintomographen (NMR-Scanner, Philips, Eindhoven, Holland), Querschnitt in Höhe der Ventrikel. Die Bilder ähneln sehr denen der Computertomographie, werden aber ohne ionisierende Strahlen erstellt. Im Bild ist recht gut die anatomische Struktur von linkem und rechtem Ventrikel und vom rechten Vorhof zu sehen, außerdem sind besonders im linken Ventrikel (LV) die Papillarmuskeln und die Wanddicke gut zu erkennen.

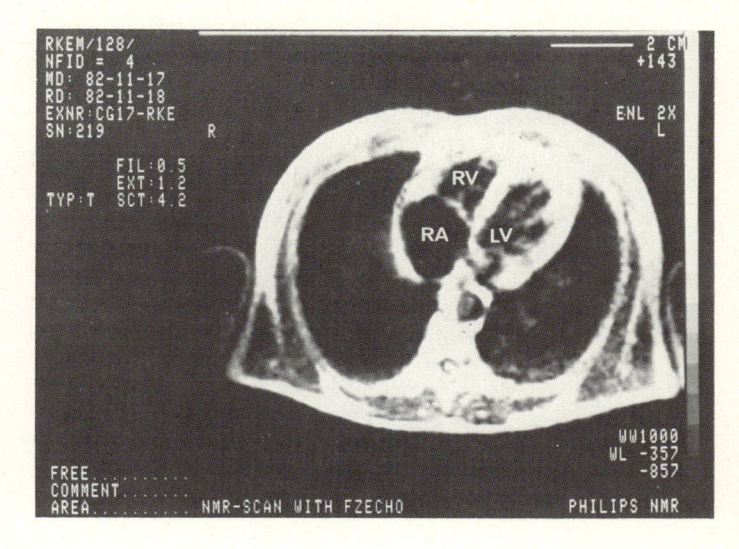

Abb. 3.9b. Longitudinalschnitt mittels NMR-Tomograph (NMR-Scanner, Philips, Eindhoven, Holland) in der Ebene des linken Ventrikels mit Darstellung von linkem Vorhof (LA), linkem Ventrikel (LV) und aszendierender und deszendierender Aorta (Ao). Neben Veränderungen der Herzanatomie dürften mit diesem Verfahren auch Erweiterungen und Dissektionen der Aorta im Gesamtverlauf des Gefäßes sichtbar zu machen sein, da mit dem NMR-Gerät alle drei Abbildungsebenen zur Verfügung stehen.

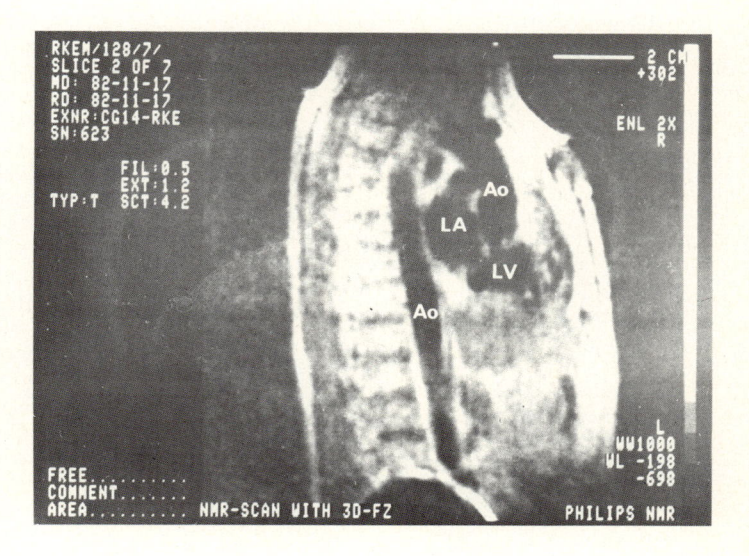

perimentelle Untersuchungen bezüglich der Bestimmung der Größe von Myokardinfarkten mitgeteilt worden (188, 189, 190, 191), wobei die kernspintomographisch ermittelte Infarktgröße sehr gut mit der wahren Infarktgröße korrelierte. In einer weiteren Mitteilung wurde auch über erste klinische Erfahrungen berichtet, im Rahmen derer mit Hilfe der Kernspintomographie dissezierende Aortenaneurysmen, arteriosklerotische Veränderungen der zerebralen und peripheren Gefäße, das Offensein aortokoronarer Venenbrücken und intraluminale Thromben identifiziert werden konnten (Abb. 3.9b). Ebenso war die nichtinvasive Abschätzung von Flußraten in Gefäßen möglich (192). Theoretisch ist es auch denkbar, daß mit Hilfe der nuklearmagnetischen Resonanztomographie eine Bildrekonstruktion der Phosphatatome im Myokard gelingt, wodurch direkte und dynamische Stoffwechseluntersuchungen über die Verteilung energiereicher Phosphate im Herzmuskel ermöglicht würden. Bezüglich des Einsatzes der Kernspintomographie in Diagnostik und Therapiekontrolle kardialer Erkrankungen dürfte in den nächsten Jahren eine stürmische Entwicklung zu erwarten sein.

Literatur

(1) ROSKAMM, H.: Epidemiologie und Prophylaxe der Coronarerkrankungen. In: H. REINDELL, H. ROSKAMM (Hrsg.): Herzkrankheiten, Pathophysiologie, Diagnostik, Therapie, S. 548. Springer, Berlin – Heidelberg – New York 1977.

(2) WEISWANGE, A.: Epidemiologie der coronaren Herzerkrankung. In: H. ROSKAMM, H. REINDELL (Hrsg.): Herzkrankheiten, Pathophysiologie, Diagnostik, Therapie, 40.2, S. 920. Springer Berlin – Heidelberg, New York 1982.

(3) SAMEK, L., H. ROSKAMM, M. KALTENBACH: Anamnese. In: M. KALTENBACH, H. ROSKAMM (Hrsg.): Vom Belastungs-EKG zur Koronaangiographie, S. 11. Springer, Berlin – Heidelberg – New York 1980.

(4) HURST, J. W., R. B. LOGUE, P. F. WALTER: The clinical recognition and management of coronary atherosclerotic heart disease. In: J. W. HURST, R. B. LOGUE, R. C. SCHLANT, N. K. WENGER (Hrsg.): The Heart, Arteries and Veins, S. 1156. Mc Graw Hill Book Company, New York 1978.

(5) PROUDFIT, W. L., E. K. SHIREY, F. M. SONES: Selective cine coronary arteriography: correlation with clinical findings in 1000 patients. Circulation 33: 901 (1966).

(6) PROUDFIT, W. L., E. K. SHIREY, W.C. SHELDON, F. M. SONES: Certain clinical characteristics correlated with extent of obstructive lesions demonstrated by selective cine-coronary arteriography. Circulation 38: 947 (1968).

(7) COHN, P. F.: Evaluation of anginal syndrome using standard clinical procedures. In: P. F. COHN: Diagnosis and Therapy of Coronary Artery Disease, S. 37. Little Brown and Company, Boston 1979.

(8) FUSTER, V., R. L. FRYE, D. C. CONOLLY, M. A. DANIELSON, L. R. ELVEBACK, L. T. KURLAND: Arteriographic patterns early in the onset of coronary syndrome. Brit. Heart J. 37: 1250 (1975).

(9) BANKS, D. C., E. B. RAFTERY, S. ORAM: Clinical significance of the coronary arteriogram. Brit. Heart J. 33: 863 (1971).

(10) WELCH, C. C., W. L. PROUDFIT, W. C. SHELDON: Coronary arteriographic findings in 1000 women under age 50. Amer. J. Cardiol. 35: 211 (1975).

(11) WELCH, C. C., W. L. PROUDFIT, F. M. SONES, E. K. SHIREY, W. C. SHELDON, M. RAZANI: Cine coronary arteriography in young men. Circulation 42: 647 (1970).

(12) LICHTLEN, P. R.: Klinik, Diagnostik und Therapie der instabilen Angina pectoris. Internist 21: 636 (1980).

(13) ERIKSSEN, J., J. ENGEL, K. FORFANI: False-positive diagnostic tests and coronary angiographic findings in 105 presumably healthy males. Circulation 54: 371 (1976).

(14) FROEHLICHER, V. F., A. J. THOMPSON, M. R. LONGO, J. H. TRIEBWASSER, M. C. LANCASTER: Value of exercise testing for screening asymptomatic men for latent coronary artery disease. Progr. cardiovasc. Dis. 18: 265 (1976).

(15) COHEN, M. V., R. GORLIN: Main left coronary artery disease. Circulation 52: 275 (1975).

(16) BLÖMER, H.: Pro-Contra: Nichtinvasive oder invasive Diagnostik in der Kardiologie. Argumente für ein nicht-invasives Vorgehen. Internist 22: 664 (1981).

(17) BREWER, H. B., E. J. SCHAEFER, L. A. ZECH J. C OSBORNE jr.: Lipoproteine: Struktur, Funktion und Stoffwechsel. In: H. GRETEN, P. D. LANG, G. SCHETTLER (Hrsg.): Lipoproteine und Herzinfarkt, S. 7. Witzstrock, Baden-Baden – Köln – New York, 1979.

(18) ASSMANN, G.: Lipiddiagnostik heute. In: H. GRETEN, P. D. LANG G. SCHETTLER (Hrsg.): Lipoproteine und Herzinfarkt, S. 29. Witzstrock Baden-Baden – Köln – New York, 1979.

(19) ZIMMER, F., V. REIBELING, B. BENKE, J. SCHUSTER, H. ROSKAMM: Das LDL-HDL-Verhältnis bei Patienten mit Coronarsklerose. Z. Kardiol. 69: 149 (1980).

(20) SAMEK, L., H. ROSKAMM: Allgemeine klinische Untersuchung. In: M. KALTENBACH und H. ROSKAMM (Hrsg.): Vom Belastungs-EKG zur Koronarangiographie, S. 17. Springer, Berlin – Heidelberg – New York 1980.

(21) BECKER, H.-J.: Ruhe-EKG, Speicher-EKG und Mechanokardiographie. In: M. KALTENBACH und H. ROSKAMM (Hrsg.): Vom Belastungs-EKG zur Koronarangiographie, S. 18. Springer, Berlin – Heidelberg – New York 1980.

(22) ONG, T. S., W. JAEDICKE, V. WIEBE, H. STRAUB, R. C. MÜLLER-HAAKE, J. BARMEYER: Nichtinvasive Beurteilung der linksventrikulären Auswurffraktion bei Koronarpatienten. Vergleich von EKG, Herzform, Herzvolumen und eindimensionalem Echokardiogramm. Herz/Kreislauf 14: 128 (1982).

(23) BECKER, H. J.: Angiographische und ventrikulographische Befunde bei Zustand nach Infarkt. Habilitationsschrift Frankfurt 1975.

(24) BLÜMCHEN, G., H. KIEFER, H. ROSKAMM, D. WALDEMANN, CH. BÜCHNER, H. REINDELL: Vergleich der koronarographischen Befunde von 127 Patienten mit Anamnese, Risikofaktoren für Koronare Herzkrankheit, Ruhe- und Belastungs-EKG. Z. Kreisl.-Forsch. 58: 149 (1969).

(25) ROSKAMM, H.: Klinik der Angina pectoris. In: H. ROSKAMM, H. REINDELL (Hrsg.): Herzkrankheiten, Pathophysiologie, Diagnostik, Therapie, S. 945. Springer, Berlin – Heidelberg – New York 1982.

(26) MASERI, A., A. L'ABBATE, M. MARZILLI, A. L. BALLESTRA, S. CHIERCHIA, O. PARODI, S. SEVERI, A. L'ABBATE: Coronary vasospasm as a cause of acute myocardial infarction. A conclusion suggested from the study of pre-infarction angina. In: M. KALTENBACH, P. LICHTLEN, R. BALCON W. D. BUSSMANN (Hrsg.): Coronary Health Disease, S. 163. Thieme, Stuttgart 1978.

(27) MYERS, G. B., H. A. KLEIN, T. HIRATZKA: Correlation of electrocardiographic and pathologic findings in large anterolateral infarcts. Amer. Heart J. *36:* 838 (1948).

(28) MYERS, G. B., H. A. KLEIN, B. E. STOFER: Correlation of electrocardiographic and pathologic findings in anteroseptal infarction. Amer. Heart J. *36:* 535 (1948).

(29) MYERS, G. B., H. A. KLEIN, T. HIRATZKA: Correlation of electrocardiographic and pathologic findings in anteroposterior infarction. Amer. Heart J. *37:* 205 (1949).

(30) MYERS, G. B., H. A. KLEIN, T. HIRATZKA: Correlation of electrocardiographic and pathologic findings in infarction of the interventricular septum. Amer. Heart J. *37:* 720 (1949).

(31) YU, P. N., J. M. STEWART: Subendocardial myocardial infarction with special reference to the electrocardiographic changes. Amer. Heart J. *39:* 862 (1950).

(32) LICHTLEN, P., P. C. BAUMANN, B. PRETER: Zur selektiven Koronarangiographie, Arch. Kreisl.-Forschung *59:* 287 (1969).

(33) WILLIAMS, R. A., P. F. COHN, P. S. VOKORNAS, E. YOUNG, M. V. HERMAN, R. GORLIN: Electrocardiographic, arteriographic and ventriculographic correlations in transmural myocardial infarction. Amer. J. Cardiol. *31:* 595 (1973).

(34) KALTENBACH, M., L. SAMEK: Belastungs-EKG. In: KALTENBACH, M., H. ROSKAMM (Hrsg.): Vom Belastungs-EKG zur Koronarangiographie, S. 37. Springer, Berlin – Heidelberg – New York 1980.

(35) KALTENBACH, M.: Exercise Testing of Cardiac Patients. Huber, Bern – Stuttgart – Wien 1976.

(36) CLARKE, L. J., R. A. BRUCE: Exercise testing. In: COHN, P. F. (Hrsg.): Diagnosis and Therapy of Coronary Artery Disease, S. 81. Little, Brown, Boston 1979.

(37) FROEHLICHER, V. F.: Exercise testing and coronary artery disease. In: C. E. RACKLEY, R. O. RUSSELL jr. (Hrsg.): Coronary Artery Disease: Recognition and Management, S. 105. Futura, Mount Kisco, New York 1979.

(38) CHUNG, E. K.: Exercise Electrocardiographiy, Practical Approach. Williams and Wilkins, Baltimore 1979.

(39) KASSER, J. S., R. A. BRUCE: Comparative effects of aging and coronary heart disease on submaximal and maximal exercise. Circulation *39:* 759 (1969).

(40) EPSTEIN, F. H.: Predicting coronary heart disease. J.A.M.A. *201:* 795 (1967).

(41) DIAMOND, G. A., J. S. FORRESTER: Analysis of probability as an aid in the clinical diagnosis of coronary-artery disease. New Engl. J. Med. *300:* 1350 (1979).

(42) VECCHIO, T. J.: Predictive value of a single diagnostic test in unselected populations. New Engl. J. Med. *274:* 1171 (1966).

(43) RIFKIN, R. D., W. B. HOOD jr.: Bayesian analysis of electrocardiographic exercise stress testing. New Engl. J. Med. *297:* 681 (1977).

(44) RENTROP, P., H. SCHICHA: Myokardszintigraphie mit Thallium. In: M. KALTENBACH, H. ROSKAMM (Hrsg.): Vom Belastungs-EKG zur Koronarangiographie, S. 87. Springer, Berlin – Heidelberg – New York 1980.

(45) NIEDERBERGER, M.: Prinzipien der Ergometrie. Teil I: Physiologische Grundlagen und Methodik. Teil II: Beurteilungskriterien. Herz *7:* 1–19 und 20–28 (1982).

(46) OSTERSPEY, A., W. C. JANSEN, M. TAUCHERT, J. EIGL, H.-W. HÖPP, D. W. BEHRENBECK, H. H. HILGER: Die Wertigkeit des Dipyridamol-Tests in der Diagnostik der koronaren Herzkrankheit. Dtsch. med. Wschr. 1983 (im Druck).

(47) TAUCHERT, M., D. W. BEHRENBECK, J. HÖTZEL, H. H. HILGER: Ein neuer pharmakologischer Test zur Diagnose der Koronarinsuffizienz. Dtsch. med. Wschr. *101:* 35 (1976).

(48) TAUCHERT, M.: Test als Suchmethode bei koronarer Herzkrankheit. Internist *18:* 588 (1977).

(49) BLAZEK, G., G. GAUL, W. KAINZ, G. TITSCHLER: Vergleichende Untersuchungen über Koronarmorphologie und Ergebnisse des Dipyriamoltests. Z. Kardiol. *68:* 220 (1979).

(50) GOULD, K. L.: Non-invasive assessment of coronary stenoses by myocardial perfusion imaging during pharmacologic coronary vasodilation. Amer. J. Cardiol. *41:* 267 (1978).

(51) PARSI, R. A., K. BERWING, E. LUDWIG, H. J. PECH: Die Bedeutung des Dipyridamol-Tests in der Diagnostik der chronisch-ischämischen Herzkrankheit im Vergleich zur Fahrrad-Ergometrie. Dtsch. Gesundh.-Wesen *35:* 12 (1980).

(52) SCHMOLINER, R., J. SLANY, G. KRONIK, H. MÖSSLACHER: Die Aussagekraft des Dipyridamol-Tests für die Diagnostik der koronaren Herzkrankheit. Wien. klin. Wschr. *13:* 460 (1979).

(53) ARROTTI, J., R. M. GUNNAR, J. WARD, H. J. LOEB: Comparative effects of intravenous Dipyridamole and sublingual Nitroglycerin on coronary hemodynamics and myocardial metabolism at rest and during atrial pacing in patients with coronary artery disease. Clin. Cardiol. *3:* 365 (1980).

(54) HOMBACH, V., D. W. BEHRENBECK, M. TAUCHERT, D. GIL-SANCHEZ, W. C. JANSEN, J. HÖTZEL, B. NIEHUES, H. H. HILGER: Myocardial metabolism of cyclic 3,5-adenosine monophosphate as influenced by Dipyridamole and Theophylline in patients with coronary heart disease. Clin. Cardiol. *2:* 431 (1979).

(55) ALDOR, E., G. BLAZEK, G. GAUL, H. HEGER, P. KAHN: Die 201-Thalliumszintigraphie des Myokards unter Ruhe- und Belastungsbedingungen. Fortschr. Röntgenstr. *128:* 41 (1979).

(56) HEEGER, H., A. ALDOR, G. BLAZEK, G. GAUL, P. KAHN: Szintigraphische Untersuchungen über den Einfluß koronarwirksamer Substanzen auf

die Myokardperfusion in Ruhe. Z. Kardiol. 65: 768 (1976).
(57) SLANY, J., H. MÖSSLACHER, G. KRONIK, R. SCHMOLINER: Einfluß von Dipyridamol auf das Ventrikulogramm bei koronarer Herzkrankheit. Verh. Dtsch. Ges. Kreisl.-Forsch. 40: 435 (1974).
(58) KENNEDY, H. L.: Ambulatory electrocardiography in ischemic heart disease. In: H. L. KENNEDY (Hrsg.): Ambulatory Electrocardiography Including Holter Recording Technology, S. 217. Lea and Febiger, Philadelphia, 1981.
(59) STERN, S., D. TZIVONI: Evaluation of ST-T alteration in the ECG by ambulatory monitoring. In: S. STERN (Hrsg.): Ambulatory ECG Monitoring, S. 85. Year Book Medical Publishers, Chikago – London, 1978.
(60) GETTES, L., S. H. WINTERNITZ: The use of ambulatory ECG monitoring to detect »silent« ischemia. In: S. STERN (Hrsg.): Ambulatory ECG Monitoring, S. 93. Year Book Medical Publishers, Chikago – London 1978.
(61) PEPINE, C. J.: Asymptomatic myocardial ischemia during daily activities: observations in persons with and without coronary heart disease. In: S. STERN (Hrsg.): Ambulatory ECG Monitoring, S. 107. Year Book Medical Publishers, Chikago – London 1978.
(62) BLEIFER, D. J.: Prinzmetals angina (vasospastic angina). In: S. STERN (Hrsg.): Ambulatory ECG Monitoring, S. 121. Year Book Medical Publishers, Chikago – London 1978.
(63) WINKLE, R. A.: Indications for ambulatory ECG monitoring. In: E. RAPAPORT (Hrsg.): Cardiology Update, Reviews for Physicians, S. 205. Churchill Livingstone, Edinburgh – London – Melbourne 1981.
(64) BIAGINI, A., M. G. MAZZEI, C. CARPEGGIANI, R. TESTA, R. ANTONELLI, C. MICHELA-SI, A. L'ABBATE, A. MASERI: Vasospastic ischemic mechanism of frequent asymptomatic transient ST-T changes during continuous electrocardiographic monitoring in selected unstable angina patients. Amer. Heart J. 103: 13 (1982).
(65) BRAGG-REMSCHEL, D. A., C. A. ANDERSON, R. A. WINKLE: Frequency response characteristics of ambulatory ECG monitoring systems and their implications for ST segment analysis. Amer. Heart J. 103: 20 (1982).
(66) GRABOYS, T. B.: Detection of cardiac arrhythmias and conduction abnormalities in coronary artery disease. In: P. F. COHN (Hrsg.): Diagnosis and Therapy of Coronary Artery Disease, S. 63. Little, Brown and Company, Boston 1979.
(67) BRAUN, V., H.-W. HÖPP, V. HOMBACH, H. H. HILGER: Kontinuierliche und diskontinuierliche Langzeitelektrographie: Ein qualitativer und semiquantitativer Vergleich der Ergebnisse. Herz/Kreislauf 14: 196 (1982).
(68) RAEDER, E. A., D. BURCKHARDT: Intermittent versus continuous Holter monitoring, validation of a new approach to long-term ambulatory monitoring. Proc. VIIIth Europ. Congr. Cardiol., Paris, abstr. 0029, 1980.
(69) BJERREGARD, P.: The quality of ambulatory ECG-recordings and accuracy of semiautomatic arrhythmia analysis. An evaluation of the Medilog-Pathfinder system. Europ. Heart J. 1: 417 (1980).
(70) LEITNER, E. R., U. TIETZE, D. ANDRESEN, R. SCHRÖDER: Rechnerkompatibles Langzeit-EKG-Analysegerät zur quantitativen Erfassung einfacher und komplexer Rhythmusstörungen. Systembeschreibung und Untersuchung der Analysegenauigkeit. Z. Kardiol. 70: 22 (1981).
(71) MICHELSON, E. L., J. MORGANROTH: Spontaneous variability of complex ventricular arrhythmias detected by longterm electrocardiographic recordings. Circulation 61: 690 (1980).
(72) MORGANROTH, J., E. L. MICHELSON, L. N. HOROWITZ, M. E. JOSEPHSON, A. S. PEARLMAN, W. B. DUNKMAN: Limitations of routine longterm electrocardiographic monitoring to assess ventricular ectopic frequency. Circulation 58: 408 (1978).
(73) MORGANROTH, J.: Ambulatory monitoring: The impact of spontaneous variability of simple and complex ventricular ectopy. In: D. C. HARRISON (Hrsg.): Cardiac Arrhythmias, a Decade of Progress, S. 479. G. K. Hall Medical Publishers, Boston 1981.
(74) WINKLE, R. A.: Antiarrhythmic drug effect mimicked by spontaneous variability of ventricular ectopy. Circulation 57: 1116 (1978).
(75) HARRISON, D. C., J. W. FITZGERALD, R. A. WINKLE: Contribution of ambulatory electrocardiographic monitoring to antiarrhythmic management. Amer. J. Cardiol. 41: 996 (1978).
(76) ANDRESEN, D., U. TIETZE, E.-R. v. LEITNER, H. K. LEHMANN, J. THORMANN, H. J. VESSEL, R. SCHRÖDER: Spontanvariabilität tachycarder Herzrhythmusstörungen. Z. Kardiol. 69: 214 (1980).
(77) LICHTLEN, P. R., K.-P. BETHGE, H. KLEIN: Validisierung der medikamentösen Arrhythmie-Prophylaxe bei rezidivierender ventrikulärer Extrasystolie. In: W. SCHAPER, M. G. GOTTWICK (Hrsg.): Fortschritte in der Kardiologie, Therapie der Arrhythmien, Echokardiographie, S. 45. Verhandl. dtsch. Ges. Kreislaufforsch. Band 47. Steinkopf-Verlag 1981.
(78) BETHGE, K.-P.: Langzeitelektrokardiographie bei Gesunden und Patienten mit Koronarer Herzerkrankung. Springer, Berlin – Heidelberg – New York 1982.
(79) KENNEDY, H. L.: Practical clinical considerations. In: H. L. KENNEDY (Hrsg.): Ambulatory Electrocardiography including Holter Recording Technoloy, S. 187. Lea und Febiger, Philadelphia 1981.
(80) POBLETE, P. F., H. L. KENNEDY, D. G. CARALIS: Detection of ventricular ectopy in patients with coronary heart disease and normal subjects by exercise testing and ambulatory electrocardiography. Chest 74: 402 (1978).

(81) TABATZNIK, B.: The prognostic significance of ventricular ectopic activity. In: S. STERN (Hrsg.): Ambulatory ECG Monitoring, S. 5. Year Book Medical Publishers, Chikago – London 1978.

(82) HON, E. H., S. T. LEE: Noise reduction in fetal electrocardiography. Amer. J. Obst. Gynecol. 87: 1086 (1963).

(83) STOPCZYK, M. J., R. J. KOPEC, R. J. ZOCHOWSKY, M. PIENIAK: Surface recording of electrical heart activity during P-R segment in man by a computer averaging technique. Int. Res. Comm. Syst. (77–8), 11: 21–2 (1973).

(84) BERBARI, E. J., R. LAZZARA, P. SAMET, B. J. SCHERLAG: Noninvasive technique for detection of electrical activity during the P-R segment. Circulation 48: 1005 (1973).

(85) FLOWERS, N. C., L. G. HORAN: His bundle and bundle branch recordings from the body surface. Circulation 48 (Suppl. 4): 102 (1973).

(86) VINCENT, R., M. J. ENGLISH, A. F. MACKINTOSH, N. STROUD, D. A. CHAMBERLAIN, D. J. WOOLONS: A flexible signal-averaging system for cardiac waveforms. J. Biomed. Engng. 2: 15 (1980).

(87) HOMBACH, V., V. BRAUN, H.-W. HÖPP, D. GIL-SANCHEZ, H. SCHOLL, D. W. BEHRENBECK, M. TAUCHERT, H. H. HILGER: The applicability of the signal averaging technique in clinical cardiology. Clin. Cardiol. 5: 107 (1982).

(88) HOMBACH, V., H. H. HILGER, V. BRAUN, H.-W. HÖPP: Die Bedeutung der Signalmittlungstechnik in der Kardiologie. Klin. Wschr. 60: 379 (1982).

(89) FONTAINE, G., M. PIERFITTE, J. L. TONET, R. FRAN, Y. GROSGOGEAT: Interpretation of afterpotentials registered from epicardium, endocardium and body surface in patients with chronic ventricular tachycardia. In: V. HOMBACH, H. H. HILGER (Hrsg.): Signal Averaging Technique in Clinical Cardiology, International Symposion Cologne, May 7–9, 1981, S. 177. Schattauer, Stuttgart – New York 1981.

(90) ROZANSKI, J. J., D. MORTARA: Delayed depolarisations in patients with recurrent ventricular tachycardia and left ventricular aneurysm. In: V. HOMBACH, H. H. HILGER (Hrsg.): Signal Averaging Technique in Clinical Cardiology, International Symposion Cologne, May 7–9, 1981, S. 205. Schattauer Stuttgart – New York 1981.

(91) BREITHARDT, G., M. BORGGREFE, J. SCHWARZMAIER, U. KERBENN, H. L. YEH, L. SEIPEL: Clinical significance of ventricular late potentials. In: HOMBACH, V., H. H. HILGER (Hrsg.): Signal Averaging Technique in Clinical Cardiology, International Symposion Cologne, May 7–9, 1981, S. 219. Schattauer Stuttgart – New York 1981.

(92) HÖPP, H.-W., V. HOMBACH, V. BRAUN, D. W. BEHRENBECK, M. TAUCHERT, H. H. HILGER: Ventricular delayed depolarisations in patients with chronic stable coronary heart disease and with acute myocardial infarction. In: V. HOM-BACH, H. H. HILGER (Hrsg.): Signal Averaging Technique in Clinical Cardiology, International Symposion Cologne, May 7–9, 1981, S. 223. Schattauer, Stuttgart – New York, 1981.

(93) SIMSON, M. B., R. SPIELMAN, L. N. HOROWITZ, A. H. HARKEN, M. E. JOSEPHSON, J. A. KASTOR: Late potentials in man and cardiac arrhythmias. In: V. HOMBACH, H. H. HILGER (Hrsg.): Signal Averaging Technique in Clinical Cardiology, International Symposion Cologne, May 7–9, 1981, S. 253. Schattauer, Stuttgart – New York 1981.

(94) FLOWERS, N. C., V. SHVARTSMAN, G. S. SOHI, L. G. HORAN: Signal averaged versus beat-by-beat recordings of surface His-Purkinje potentials. In: V. HOMBACH, H. H. HILGER (Hrsg.): Signal Averaging Technique in Clinical Cardiology, International Symposion Cologne, May 7–9, 1981, S. 329. Schattauer Stuttgart – New York 1981.

(95) HOMBACH, V., U. KEBBEL, H.-W. HÖPP, U.-J. WINTER, V. BRAUN, H. DEUTSCH, H. HIRCHE, H. H. HILGER: Fortlaufende Registrierung von Mikropotentialen des menschlichen Herzens. Erste Erfahrungen mit einem neuen, hochauflösenden EKG-Verstärkersystem. Dtsch. med. Wschr. 107: 1951 (1982).

(96) EL-SHERIF, N., R. MEHRA, J. A. C. GOMES, G. KELEN: Appraisal of a low noise electrocardiogram. J.A.C.C. 1983 (im Druck).

(97) ROZANSKI, J. J., A. CASTELLANOS, R. J. MYERBURG: Ventricular ectopy and sudden death. In: A. CASTELLANOS (Hrsg.): Cardiac Arrhythmias. Mechanisms and Management, S. 127. Davis, Philadelphia 1980.

(98) Moss A. J.: Detection, significance and management of VPBs in ambulatory patients. In: A. CASTELLANOS (Hrsg.): Cardiac Arrhythmias. Mechanisms and Management, S. 143. Davis, Philadelphia 1980.

(99) LOWN, B.: Cardiovascular collapse and sudden death. In: E. BRAUNWALD (Hrsg.): Heart Disease, A Textbook of Cardiovascular Medicine, S. 778. Saunders, Philadelphia – London – Toronto 1980.

(100) EFFERT, S., R. ERBEL, J. MEYER: Der plötzliche Herztod. Definition und Problematik. In: W. SCHAPER, M. G. GOTTWICK (Hrsg.): Verh. dtsch. Ges. Kreisl.-Forsch., Band 46, S. 1. Steinkopf, Darmstadt 1980.

(101) BREITHARDT, G., L. SEIPEL, F. LOOGEN: Der akute Herztod – Bedeutung elektrophysiologischer Stimulationsverfahren. In: W. SCHAPER, M. G. GOTTWICK (Hrsg.): Verh. dtsch. Ges. Kreisl.-Forsch., Band 46, S. 38. Steinkopf, Darmstadt 1980.

(102) OLIVER, M. F.: Future trends in the prevention of sudden death. Part II: Sudden cardiac death. In: P. N. YU, J. F. GOODWIN (Hrsg.): Progress in Cardiology, Band 10, S. 127. Lea und Febiger, Philadelphia 1981.

(103) STERN, S., Z. STERN, D. TZIVONI, A. KEREN, S. PENCHAS: Predictors of sudden cardiac death. In: E. A. AMSTERDAM, W. E. JAMES (Hrsg.): Cardiac Ischemia and Arrhythmias, S. 35. Symposia Specialist Inc., Miami 1980.

(104) BAROLDI, G.: Pathology and mechanisms of sudden death. In: J. W. HURST (Hrsg.): The Heart, S. 589. Mc Graw Hill, New York 1981.

(105) SCHULZE, R. A., J. ROULEAU, P. RIGO, S. BOWERS, H. W. STRAUSS, B. PITT: Ventricular arrhythmias in the late hospital phase of acute myocardial infarction. Relation to left ventricular function detected by gated cardiac blood pool scanning. Circulation 52: 1006 (1975).

(106) CALVERT, A., B. LOWN, R. GORLIN: Ventricular premature beats and anatomically defined coronary heart disease. Amer. J. Cardiol. 39: 627 (1977).

(107) GREENE, H. L., P. R. REID, A. H. SCHAEFFER: The repetitive ventricular response in man. A predictor of sudden death. New Engl. J. Med. 299: 729 (1978).

(108) MYERBURGH, R. J., C. CONDE, A. MAYORGA-CORTES, A. CASTELLANOS: Mortality after survival from pre-hospital cardiac arrest might be influenced by the use of membrane-active antiarrhythmic drugs. In: E. RAPAPORT (Hrsg.): Current Controversies in Cardiovascular Disease, S. 351. Saunders, Philadelphia – London – Toronto 1980.

(109) COBB, L. A., A. P. HALLSTROM: Mortality in survivors of out-of hospital ventricular fibrillation is not improved by the routine use of quinidine or procainamide. In: E. RAPAPORT (Hrsg.): Current Controversies in Cardiovascular Disease, S. 359. Saunders, Philadelphia – London – Toronto 1980.

(110) SHAVER, J. A.: Current uses of phonocardiography in clinical practice. In: RAPAPORT (Hrsg.): Cardiology Update, S. 32. Churchill Livingstone, Edinburgh – London – Melbourne 1981.

(111) FUETING, F.: Polymechanokardiographie. Grundlagen und klinische Anwendung. Kardiologische Diagnostik, Studienreihe Boehringer Mannheim 1981.

(112) ANTANI, J. A., H. W. WAYNE, W. J. KURZMANN: Ejection phase indexes by invasive and noninvasive methods: An apexcardiographic correlative study. Amer. J. Cardiol. 43: 239 (1979).

(113) GARRARD, C. L., A. M. WEISSLER, H. T. DODGE: The relationship of alterations in systolic time intervals to ejection fraction in patients with cardiac disease. Circulation 42: 455 (1970).

(114) ARONOW, W. S., A. F. BOWYER, M. A. KAPLAN: External isovolumic contraction times and left ventricular ejection time/external isovolumic time ratios at rest and after exercise in coronary heart disease. Circulation 43: 59 (1971).

(115) MANOLAS, J., W. RUTISHAUSER: Relation between apexcardiographic and internal indices of left ventricular relaxation in man. Brit. Heart J. 39: 1324 (1977).

(116) MANOLAS, J., W. RUTISHAUSER: Use of apexcardiography in the assessment of myocardial function in aortic stenosis. Amer. Heart J. 98: 371 (1979).

(117) MANOLAS, J., H.-P. KRAYENBUEHL, W. RUTISHAUSER: Use of apexcardiography to evaluate left ventricular diastolic compliance in human beings. Amer. J. Cardiol. 43: 939 (1979).

(118) GIBSON, T. C., R. MADRY, W. GROSSMANN, L. P. MC LAURIN, E. CRAIGE: The A-wave of the apexcardiogramm and left ventricular diastolic stiffness. Circulation 49: 441 (1974).

(119) VETTER, W. R., R. W. SULLIVAN, K. H. HYATT: Assessment of quantitative apexcardiography. Amer. J. Cardiol. 29: 667 (1972).

(120) TYE, K. H., K. B. DESSER, A. BENCHIMOL: Relation between apexcardiographic A wave and posterior aortic wall motion. Amer. J. Cardiol. 43: 24 (1979).

(121) RIOS, J. C., R. A. MASSUMI: Correlation between the apexcardiogram and left ventricular pressure. Amer. J. Cardiol. 15: 647 (1965).

(122) NEZNO, S. M., M. TOHARA, T. SAWAYAMA, T. TSUDA: Quantitative apexcardiographic index peak (dA/dt) A. Kawasaki med. J. 2: 7 (1976).

(123) PUST, B., J. PAHOR, V. STARC, I. OBREZ: Assessment of myocardial contractility by noninvasive and invasive methods. Bibliotheca Cardiol. 35: 33 (1976).

(124) WEISSLER, A. M.: Noninvasive Cardiology. Grune & Stratton, New York 1974.

(125) ROGERS, E. W., H. FEIGENBAUM, A. E. WEYMAN: Echocardiography for quantification of cardiac chambers. In: P. N. YU, J. F. GOODWIN (Hrsg.): Progress in Cardiology, Band 8, S. 1. Lea and Febiger, Philadelphia 1979.

(126) KISSLO, J. A.: Detection of left ventricular assynergy by cross sectional echocardiography. In: P. N. YU, J. F. GOODWIN (Hrsg.): Progress in Cardiology, Band 8, S. 29. Lea and Febiger, Philadelphia 1979.

(127) FEIGENBAUM, H.: Echocardiography, 3. Lea and Febiger, Philadelphia 1981.

(128) SCHWEIZER, P., R. ERBEL: Morphologische Diagnostik mittels zweidimensionaler Echokardiographie in der Erwachsenenkardiologie. In: W. SCHAPER, M. GOTTWICK (Hrsg.): Fortschritte der Kardiologie: Therapie der Arrhythmien, Echokardiographie, S. 161. Steinkopf, Darmstadt 1981.

(129) HANRATH, P.: Klinische Wertigkeit der Computer-Analyse von Echokardiogrammen. In: W. SCHAPER, M. GOTTWICK (Hrsg.): Fortschritte in der Kardiologie: Therapie der Arrhythmien, Echokardiographie, S. 171. Steinkopf, Darmstadt 1981.

(130) FEIGENBAUM, H.: Future trends in echocardiography, Part I: Future clinical applications of echocardiography. In: P. N. YU, J. F. GOODWIN (Hrsg.): Progress in Cardiology, Band 10, S. 205. Lea and Febiger, Philadelphia 1981.

(131) GIBSON, D. G.: Future trends in echocardiography, Part II: The future of echocardiography. In: P. N. YU, J. F. GOODWIN (Hrsg.): Progress in Cardiology, Band 10, S. 217. Lea and Febiger, Philadelphia 1981.
(132) KISSLO, J. A., J. L. WEISS: Evaluation of the left ventricle by two-dimensional echocardography. In: J. A. KISSLO (Hrsg.): Clinics in Diagnostic Ultrasound: Two-Dimensional Echocardiography, S. 8. Churchill-Livingstone, New York – Edinburgh – London 1980.
(133) BUBENHEIMER, P.: Echokardiogramm bei koronarer Herzkrankheit. In: M. KALTENBACH, H. ROSKAMM (Hrsg.): Vom Belastungs-EKG zur Koronarangiographie, S. 100. Springer, Berlin – Heidelberg – New York 1980.
(134) HOLMAN, L. B.: Radioisotopic examination of the cardiovascular system. In: E. BRAUNWALD (Hrsg.): Heart Disease, A Textbook of Cardiovascular Medicine, S. 363. Saunders, Philadelphia – London – Toronto 1980.
(135) DRESSLER, J., H. KRIEGEL, G. HÖR, H. W. PABST: Radiopharmazeutika der kardiovaskulären Nuklearmedizin. Therapiewoche 29: 2451 (1979).
(136) HOUMAN, B. L., E. H. SONNENBLICK, M. LESCH: Principles of Cardiovascular Nuclear Medicine, Grune & Stratton, New York – San Francisco – London 1978.
(137) HÖR, G., R. STANDKE: EKG-getriggerte Herzbinnenraumszintigraphie (gated cardiac blood pool scanning, Equilibrium-Radionuklid-Cine-Ventrikulographie). In: M. KALTENBACH, H. ROSKAMM (Hrsg.): Vom Belastungs-EKG zur Koronarangiographie, S. 93. Springer, Berlin – Heidelberg – New York 1980.
(138) BELLER, G. A., D. D. WATSON, R. S. GIBSON, L. R. BURWELL, G. J. TAYLOR, B. C. BERGER, R. P. MARTIN: Thallium-201-scintigraphy at rest in ischemia and infarction. Herz 5: 86 (1980).
(139) DRESSLER, J.: Scintigraphy of acute myocardial infarction with ligands of ^{99}Tc-phosphate. Herz 5: 93 (1980).
(140) SILBER, S. V., M. SCHWAIGER, E. FLECK, U. KLEIN, W. RUDOLPH: The technetium-99m-pyrophosphate scintigram in the assessment of the size of acute myocardial infarction. Herz 5: 101 (1980).
(141) GELTMAN, E. M., R. ROBERTS, B. E. SOBEL: Cardiac positron tomography: Current status and future direction. Herz 5: 107 (1980).
(142) SAUER, E., H. SEBENING: Myokard- und Ventrikelszintigraphie. Grundlagen und klinische Anwendung. Kardiologische Diagnostik in der Studienreihe Boehringer, Mannheim 1980.
(143) BÜLL, U., B. E. STRAUER, J. CYRAN, P. KUESEWITSCH, E. KLEINHAUS: Bestimmung globaler und regionaler Parameter der Herzfunktion mit Hilfe der Radionuklid-Kardiographie bei der ersten Passage des Radionuklids. Verh. dtsch. Ges. Kreisl.-Forsch. 46, S. 92. Steinkopf, Darmstadt 1980.

(144) ADAM, W. E., H. HOFFMANN, H. SIGEL, F. BITTER, W. NECHWATAL, M. STAUCH: Bestimmung globaler und regionaler Parameter der Herzfunktion mit Hilfe der Radionuklid-Ventrikulographie. Verh. dtsch. Ges. Kreisl.-Forsch. 46, S. 105. Steinkopf, Darmstadt 1980.
(145) FEINENDEGEN, L. E., V. BECKER, K. VYSKA, H. SCHICHA, CHR. FREUNDLIEB, P. BOSILJANOFF, B. LÖSSE, U. GLEICHMANN: Bestimmung globaler und regionaler Herzfunktion mit den minimalen Transitzeiten. Verh. dtsch. Ges. Kreisl.-Forsch. 46, S. 118. Steinkopf, Darmstadt 1980.
(146) DYMOND, D. S., A. ELLIOTT, D. STONE, G. HENDRIX, R. SPURRELL: Factors that effect the reproducibility of measurements of left ventricular function from first-pass radionuclide ventriculograms. Circulation 65: 311 (1982).
(147) REDUTO, L. A., B. L. ZARET: Cardiovascular nuclear medicine. In: P. F. COHN (Hrsg.): Diagnosis and Therapy of Coronary Artery Disease, S. 141. Little, Brown, Boston 1979.
(148) SELWYN, A., R. M. ALLEN: Future trends in nuclear cardiology, Part I: Radionuclides in cardiology: Present and future prospects. In: P. N. YU, J. F. GOODWIN (Hrsg.): Progress in Cardiology, Bd. 10, S. 239. Lea and Febiger, Philadelphia 1981.
(149) WILLERSON, J. T.: Future trends in nuclear cardiology, Part II: Nuclear cardiology 1981 and beyond. In: P. N. YU, J. F. GOODWIN (Hrsg.): Progress in Cardiology, Bd. 10, S. 253. Lea and Febiger, Philadelphia 1981.
(150) MADDOX, D. E., B. L. HOLMAN, J. WYNNE, J. IODINE, J. A. PARKER, R. UREN, J. M. NEILL, P. F. COHN: The ejection fraction image: a noninvasive index of regional left ventricular wall motion. Amer. J. Cardiol. 41: 1230 (1978).
(151) SCHWAIGER, M., S. SILBER, U. KLEIN, W. RUDOLPH: Myokardszintigraphie mit Thallium-201: Eine Zwischenbilanz. Herz 5: 79 (1980).
(152) PFISTERER, M. E.: Nuklearmedizinische Herzdiagnostik. Springer, Berlin – Heidelberg – New York 1982.
(153) VOGEL, R. A., D. L. KIRCH: Clinical applications of cardiac emissive tomography. In: E. RAPAPORT (Hrsg.): Cardiology Update, Reviews for Physicians, 1981 Edition, S. 185. Churchill-Livingstone Edinburgh – London – Melbourne 1981.
(154) TER-POGOSSIAN, M. M., M. S. KLEIN, J. MARKHAM, R. ROBERTS, B. E. SOBEL: Regional assessment of myocardial metabolic integrity in vivo by positron emission tomography with ^{11}C-labeled palmitate. Circulation 61: 242 (1980).
(155) VYSKA, K., C. FREUNDLIEB, A. HÖCK, L. E. FEINENDEGEN, G. KLOSTER, H. J. MACHULLA, G. STÖCKLIN: Myocardial scintigraphy with free fatty acids and glucose. In: LOOGEN, F., L. SEIPEL (Hrsg.): Detection of Ischemic Myocardium with Exercise, S. 165. Springer, Berlin – Heidelberg – New York 1982.
(156) ROSKAMM, H., M. KALTENBACH: Röntgenuntersuchung. In: M. KALTENBACH, H. ROSKAMM

(Hrsg.): Vom Belastungs-EKG zur Koronarangiographie, S. 33. Springer, Berlin – Heidelberg – New York 1980.
(157) Dietz, A., J. Walter: Coronary calcifications and coronary heart disease. In: M. Kaltenbach, P. R. Lichtlen, R. Balcon, W.-D. Bussmann (Hrsg.): Coronary Heart Disease, 3rd International Symposium Frankfurt, S. 77. Thieme, Stuttgart 1978.
(158) Bender, F., D. Gradaus, E. Schmidt, G. Bachour, W. Mönninghof, R. Thye: Calcification of the coronary arteries of routine X-ray fluoroscopy and coronary angiography. In: M. Kaltenbach, P. R. Lichtlen, R. Balcon, W.-D. Bussmann (Hrsg.): Coronary Heart Disease, 3rd International Symposium Frankfurt, S. 80. Thieme, Stuttgart 1978.
(159) Bierner, M., E. Fleck, J. Dirschinger, D. Hall, U. Klein, W. Rudolph: Relationship between coronary artery calcifications and significant stenosis. In: M. Kaltenbach, P. R. Lichtlen, R. Balcon, W.-D. Bussmann (Hrsg.): Coronary Heart Disease, 3rd International Symposium Frankfurt, S. 83. Thieme, Stuttgart 1978.
(160) Friedmann, G., E. Bücheler, P. Thurn: Ganzkörpercomputertomographie, Herz, S. 184. Thieme, Stuttgart – New York 1981.
(161) Lipron, M. J., B. H. Brundage, P. W. Doherty, R. Herfkens, W. H. Berninger, R. W. Redington, K. Chatterjee, E. Carlson: Contrast medium-enhanced computed tomography for evaluating ischemic heart disease. Cardiovasc. Med. 4: 1219 (1979).
(162) Sagel, S. S., E. S. Weiss, R. G. Gillard, G. N. Hounsfield, R. G. T. Jost, R. J. Stanley, M. M. Ter-Pogossian: Gated computed tomography of the human heart. Invest. Radiol. 12: 563 (1977).
(163) Lackner, K., P. Thurn: EKG-gesteuerte Kardiocomputertomographie. Fortschr. Röntgenstr. 132: 164 (1980).
(164) Lackner, K., P. Thurn: Computed tomography of the heart: EKG-gated and continuous scans. Radiology 140: 413 (1981).
(165) Siemers, P. T., C. B. Higgins, W. Schmidt, W. Ashburn, P. Hagan: Detection, quantification and contrast enhancement of myocardial infarction utilizing axial tomography: Comparison with histochemical staining and ^{99m}-Tc-pyrophosphate imaging. Invest. Radiol. 13: 103 (1978).
(166) Skioldebrand, C. G., M. J. Lipton, R. W. Redington, W. H. Berninger, A. Wallace, E. Carlsson: Myocardial infarction in dogs, demonstrated by nonenhanced computed tomography. Acta radiol. 22: 1 (1981).
(167) Adams, D. F., S. J. Hessel, P. F. Judy, J. A. Stein, H. L. Abrams: Computed tomography of the normal and infarcted myocardium. Amer. J. Roentgenol. 126: 786 (1976).
(168) Huber, D. J., J.-F. Lapray, S. J. Hessel: In vivo evaluation of experimental myocardial infarcts by ungated computed tomography. Amer. J. Roentgen. 136: 469 (1981).
(169) Carlson, E., M. J. Lipton, W. H. Berninger, P. Doherty, R. W. Redington: Selective left coronary myocardiography by computed tomography in living dogs. Invest. Radiol. 12: 559 (1977).
(170) Brundage, B., M. J. Lipton, R. J. Herfkens, W. H. Berninger, R. W. Redington, K. Chatterjee, E. Carlsson: Detection of patent coronary bypass grafts by computed tomography. A preliminary report. Circulation 61: 826 (1980).
(171) Guthaner, D. F., W. R. Brody, M. Ricci, P. E. Oyer, L. Wexler: The use of computed tomography in the diagnosis of coronary artery bypass graft patency. Cardiovasc. Intervent. Radiol. 3: 3 (1980).
(172) Lackner, K., P. Thurn, L. Orellano, U. Schuppan, H. Simon, P. G. Kirchhoff: Der aortokoronare Bypass im Computertomogramm. Fortschr. Röntgenstr. 133: 459 (1980).
(173) Heuser, L., K. Lackner, H. Hauser: Validität der Computertomographie bei der Darstellung offener und verschlossener aortokoronarer Venenbrücken. Fortschr. Röntgenstr. 137: 619 (1982).
(174) Albrechtsson, U., E. Stahl, U. Tylen: Evaluation of coronary artery bypass graft patency with computed tomography. J. Comp. Ass. Tomogr. 5: 822 (1981).
(175) Ritman, E. L., A. R. Robb, S. A. Johnson, P. A. Chevalier, B. K. Gilbert, J. F. Greenleaf, R. E. Sturm, E. H. Wood: Quantitative imaging of the structure and function of the heart, lungs, and circulation. Mayo Clin. Proc. 53: 3 (1978).
(176) Ritman, E. L., L. D. Harris, J. H. Kinsey, R. A. Robb: Computed tomographic imaging of the heart: The dynamic spatial reconstructor. Radiol. Clin. North Amer. 18: 547 (1980).
(177) Ritman, E. L., J. H. Kinsey, R. A. Robb, L. D. Harris, B. K. Gilbert: Physics and technical considerations in the design of the DSR: A high temporal resolution volume scanner. Amer. J. Roentgenol. 134: 369 (1980).
(178) Kinsey, J. H., R. A. Robb, E. L. Ritman, E. H. Wood: The DSR – a high temporal resolution volumetric roentgenographic CT scanner. Herz 5: 177 (1980).
(179) Buchmann, F.: Digitale Subtraktionsangiographie mit dem DVI. Herz/Kreislauf 14: 661 (1982).
(180) Spiller, P., J. Jehle, A. Lauber, B. Pölitz, F. K. Schmiel: Digital subtraction angiocardiography: a semiinvasive method for the determination of global and regional left ventricular function. Circulation 66, Suppl. II: 764 (Abstr) (1982).
(181) Goldberg, H. L., J. S. Borer, J. W. Moses, J. Fisher, J. Carter, B. Cohen, N. T. Skelly: Intravenous digital subtraction ventriculography: comparison with standard left ventricular cinean-

giography. Circulation *66*, Suppl. II: 910 (Abstr) (1982).
(182) Low, R., S. Nissen, D. Booth, P. Takeda, A. de Maria: Evaluation of left ventricular function by digital subtraction ventriculography: comparison with cineangiography and assessment of interobserver variability. Circulation *66*, Suppl. II: 911 (Abstr) (1982).
(183) Mancini, G. B. J., E. Einsidler, S. L. Norris, T. F. Widmann, G. Gregoratos, K. L. Peterson, C. B. Higgins: Quantitative assessment of segmental wall motion abnormalities at rest and after atrial pacing using digital intravenous ventriculography. Circulation *66*, Suppl. II: 912 (Abstr) (1982).
(184) Goldberg, H. L., J. W. Moses, J. S. Borer, J. Fisher, N. T. Skelly, B. Cohen: Exercise ventriculography utilizing intravenous digital subtraction angiography. Circulation *66*, Suppl. II: 763 (Abstr) (1982).
(185) Tobis, J. M., O. Nacioglu, W. D. Johnston, J. A. Seibert, W. L. Henry: Exercise digital subtraction angiograms in patients with coronary artery disease. Circulation *66*, Suppl. II: 915 (Abstr) (1982).
(186) Drury, J. K., R. Gray, G. A. Diamond, J. Whiting, M. Pfaff, R. Vas, W. Wheeler, M. Nathan, J. S. Forrester, H. J. C. Swan, T. Nivatpumin: Computer enhanced digital angiography visualizes coronary bypass grafts without need for selective injection. Circulation *66*, Suppl. II: 917 (Abstr) (1982).

(187) Koster, W. G., A. Brouwer, F. Buchmann: NMR-Abbildungsbeispiele mit dem 1,5-KG-Magneten. Röntgenstrahlen *48:* 28 (1982).
(188) Brady, T. J., M. R. Goldman, I. L. Pykett, F. S. Buonanno, J. P. Kostler, J. H. Newhouse, C. T. Burt, W. S. Hinshaw, G. M. Pohost: Proton nuclear magnetic resonance imaging of regionally ischemic canine hearts: effect of paramagnetic proton signal enhancement. Radiology *144:* 343 (1982).
(189) Goldman, M. R., T. J. Brady, I. L. Pykett, C. T. Burt, F. S. Buonanno, J. P. Kistler, J. N. Newhouse, W. S. Hinshaw, G. M. Pohost: Quantification of experimental myocardial infarction using nuclear magnetic resonance imaging and paramagnetic ion contrast enhancement in excised canine hearts. Circulation *66:* 1012 (1982).
(190) Selwyn, A., A. Jonathan, J. Deanfield, J. Pennock, G. M. Bydder, R. Steiner: Tomography of the heart and acute ischemia using nuclear magnetic resonance. Circulation *66*, Suppl. II: 156 (Abstr) (1982).
(191) Akin, J. R., E. W. Gertz, J. A. Wisnewski, J. Karliner, P. L. Davis, L. E. Crooks, L. Kaufman, A. C. Brito, P. E. Sheldon: Hydrogen nuclear magnetic resonance imaging: A noninvasive tool for detecting myocardial abnormalities. Circulation *66*, Suppl. II: 158 (1982).
(192) Herfkens, R. J., L. Crooks, H. Hricak, L. Kaufman, M. J. Lipton, A. R. Margulis: Cardiovascular imaging by nuclear magnetic resonance. Circulation *66*, Suppl. II: 157 (1982).

4. Die invasive Diagnostik der koronaren Herzkrankheit

Von M. Fuchs, D. W. Behrenbeck und V. Hombach

Zur semiinvasiven und invasiven Diagnostik von Patienten mit einer koronaren Herzkrankheit stehen die *Einschwemmkatheteruntersuchung* in Ruhe und unter körperlicher Belastung, die *Lävokardiographie* und die *Koronarangiographie* zur Verfügung. Mit diesen Verfahren können Ausmaß und Schweregrad der Koronarsklerose, einer bestehenden linksventrikulären Kontraktionsstörung und die Funktionsreserve des Herz-Kreislauf-Systems bestimmt werden.

4.1. Einschwemmkatheter

Bei Patienten mit Koronarstenosen kann bei schwerer Einschränkung der Koronardurchblutung im stenosebezogenen Myokardareal oder bei Verlust an Muskelmasse nach Herzinfarkt in Ruhe und besonders unter körperlicher Belastung der Füllungsdruck im linken Ventrikel deutlich ansteigen. Dieser Anstieg des Füllungsdrucks führt zu einer druckpassiven Erhöhung des linksatrialen Drucks, des Pulmonalkapillardrucks und des Pulmonalarteriendrucks sowie des systolischen Drucks im rechten Ventrikel (3, 10, 11, 33, 34, 38), welcher relativ leicht mit Hilfe eines Rechtsherzeinschwemmkatheters gemessen werden kann.

Der Einschwemmkatheter wird meist über eine Vene in der Ellenbeuge unter Druckkontrolle in die A. pulmonalis vorgeführt, wo er zur Druckmessung in Ruhe und unter Belastung liegen bleibt. Die Drücke werden zusammen mit dem EKG auf einem 6-Kanal-Schreiber aufgezeichnet, und der arterielle Druck wird mit Hilfe der Riva-Rocci-Methode gemessen. Zusätzlich kann das Herzminutenvolumen nach dem Fickschen Prinzip über die Messung der Sauerstoffaufnahme und des arteriellen und venösen Sauerstoffgehaltes bestimmt werden. Alternativ kann das Herzminutenvolumen auch mit Hilfe der Thermodilution direkt gemessen werden. Daneben kann aber auch die Sauerstoffaufnahme in Ruhe und unter ergometrischer Belastung bei gut geeichten Ergometern und Untersuchungen im Steady state anhand der geleisteten Wattzahl aus Normwerttabellen abgelesen werden (34), weshalb nur noch der arterielle und zentralvenöse Sauerstoffgehalt gemessen werden muß, um das Herzminutenvolumen wiederum nach dem Fickschen Prinzip kalkulieren zu können. Die Druckkurven in der A. pulmonalis werden in Ruhe in Rückenlage, nach Hochlagerung der Beine und unter anschließender ergometrischer Belastung mit Steigerung der Belastung um jeweils 25 Watt über 3 bis 6 Minuten zusammen mit der Herzfrequenz (aus dem mitgeschriebenen EKG ausmeßbar) registriert (Übersicht in 34).

Mit Hilfe des Einschwemmkatheterverfahrens kann neben der subjektiven Angabe mehr oder weniger typischer pektanginöser Beschwerden und neben einer im Belastungs-EKG nachweisbaren ST-Strecken-Senkung der überschießende Druckanstieg in der Pulmonalarterie unter körperlicher Belastung als weiterer Parameter einer myokardialen Ischämie verwertet werden. Voraussetzung ist allerdings, daß keine Mitralklappenstenose, und im Falle der alleinigen Druckmessung des Pulmonalarteriendrucks, auch keine primär vaskuläre Widerstandserhöhung im Lungengefäßbett vorliegen darf.

Der überhöhte Druckanstieg in der Pulmonalarterie besonders unter körperlicher Belastung eignet sich als Ischämieparameter zur Untersuchung von Patienten mit KHK im postoperativen Zustand, bei denen pektanginöse Beschwerden sehr uncharakteristisch sein können, zur Klärung von pektanginösen Beschwerden von Gutachtenpatienten, bei denen das Symptomenbild schwer einzuordnen ist, und zur Objektivierung einer bedeutsamen koronaren Herzkrankheit bei Patienten mit Linksschenkelblockbildern, bei denen die ST-Strecken-Änderung als Beurteilungskriterium wegfällt (34). Darüber hinaus kann auch aus der Höhe des Druckanstiegs in der Pulmonalarterie zusammen mit dem Verhalten des arteriellen Blutdrucks auf die Funktionsre-

Tab. 4.1. Einschwemmkatheter-Untersuchung bei Patienten mit koronarer Herzkrankheit.

1. *Ischämieindikator* (alternativ zu Angina pectoris und ST-Segment-Alterationen im Belastungs-EKG)
   a) postoperativ (Angina pectoris schwer verwertbar)
   b) bei Gutachtenpatienten (uncharakteristische Beschwerden)
   c) bei Patienten mit Schenkelblock (ST-Strecke nicht verwertbar)
2. *Funktionsreserve des linken Ventrikels unter Belastung*
   a) ohne Intervention
   b) unter antianginöser Medikation
   c) Präzisierung der Op-Indikation
      1. Aneurysmektomie
      2. Aortokoronare Venenbrücke
   c) Postoperative Erfolgskontrolle
      1. Aneurysmektomie
      2. Aortokoronare Venenbrücke
   d) Erfolgskontrolle einer Ballonkatheterdilatation einer kritischen Koronarstenose

serve des linken Ventrikels geschlossen werden (Tab. 4.1). Gleichzeitig kann der Effekt einer antianginös wirksamen Medikation, der Erfolg einer Ballondilatation (Angioplastie) einer hämodynamisch bedeutsamen Koronarstenose oder auch postoperativ der Erfolg einer Aneurysmektomie bzw. des Anlegens einer aortokoronaren Venenbrücke überprüft werden. Darüber hinaus erlaubt die Reaktion des Pulmonalarteriendrucks und des Pulmonalkapillardrucks (Füllungsdruck im linken Vorhof und letzlich auch im linken Ventrikel) unter körperlicher Belastung die Präzisierung der Indikationsstellung zu operativen Maßnahmen bei Patienten, deren linksventrikuläre Funktion durch ein Aneurysma oder durch eine schwere stenosierende Koronarsklerose eingeschränkt ist. Hierbei kann zunächst der Füllungsdruck im linken Ventrikel nur spätdiastolisch infolge einer verminderten Compliance der linksventrikulären Wand ansteigen, während unter Ischämiebedingungen in aller Regel zusätzlich noch eine gestörte Relaxation des linken Ventrikels schon in der frühen Diastole auftritt, so daß der Füllungsdruck zu Beginn der Diastole nicht nahe dem Druckniveau von null mmHg liegt. Bei früh- und enddiastolischer Erhöhung der linksventrikulären Füllungsdrucke steigt der Pulmonalkapillardruck und der Pulmonalarteriendruck in aller Regel deutlicher an als im Falle einer reinen enddiastolischen Druckerhöhung (34).

Sensitivität und Spezifität des pathologischen Druckanstiegs im Lungenkreislauf bei Koronarpatienten liegen in einem ähnlichen Prozentbereich wie die Angaben typischer Angina-pectoris-Beschwerden oder die ST-Strecken-Reaktion im Belastungs-EKG. Sind die beiden klassischen Ischämieindikatoren wie Angina pectoris und ST-Strecken-Senkung im Belastungs-EKG gut verwertbar, bringt der pathologische Druckanstieg im Lungenkreislauf unter Belastung keine wesentlich größere Sicherheit in der Diagnostik (34). Ist aber einer der Ischämieindikatoren unsicher, so kann stattdessen der überhöhte Druckanstieg im Lungenkreislauf mit gleicher diagnostischer Genauigkeit gewertet werden (34). Dies spielt eine besondere Rolle bei weiblichen Koronarpatienten, da bei diesen die Angabe einer Angina pectoris und das Auftreten einer ST-Strecken-Senkung im Belastungs-EKG nur in etwa 56% mit einer hämodynamisch bedeutsamen Koronarstenose (mehr als 50%ig) korreliert, während diese Unsicherheit durch die Hinzunahme des pathologischen Druckanstiegs im Lungenkreislauf auf eine Trefferquote von 80% richtig diagnostizierter Koronarstenosen gesteigert werden konnte (34).

4.2. Makroherzkatheteruntersuchung

Mit Hilfe der Herzkatheteruntersuchung mit Sondierung der linken und rechten Herzhälfte, der Druckmessung in den einzelnen Kreislaufabschnitten und der Kontrastmitteldarstellung der linken Herzkammer *(Lävokardiographie)* sowie der Koronararterien *(Koronarangiographie)* können eine Reihe wesentlicher Informationen über das Ausmaß einer bestehenden koronaren Herzkrankheit und deren Auswirkungen auf die Pumpfunktion besonders des linken Ventrikels gewonnen werden. Die Druckmessung zusammen mit der angiographischen Darstellung von Ventrikel und Koronararterien dient der Sicherung der Diagnose einer Koronarsklerose. Die Makroherzuntersuchung stellt die Standardmethode zur Validisierung aller nichtinvasiven Verfahren zur Diagnostik der koronaren Herzkrankheit dar, sie erlaubt die Indikationsstellung zu invasiven Therapieverfahren wie Ballondilatation von Koronarstenosen oder zum Anlegen von aortokoronaren Venenbrücken oder zur Durchführung einer Aneurysmektomie, sie dient zur Objektivierung von Interventionsstudien mit Medikamenten, von Erfolg oder Mißerfolg einer operativen Maßnahme oder einer Ballondilatation, sie erlaubt die Quantifizierung einer bestehenden linksventrikulären Funktionseinbuße, und sie erlaubt schließlich das Abschätzen des Risikos und

Tab. 4.2. Makroherzkatheteruntersuchung bei Patienten mit koronarer Herzkrankheit.

1. *Druckmessung, Hämodynamik*
  a) Leistungsfähigkeit und Reserven des Herzens:
    1. Systolische und enddiastolische Drücke
    2. Herzminutenvolumen
    3. Schlagvolumen
    4. Herzarbeit, Schlagarbeit, Schlagleistung
    5. Kreislaufwiderstände
    6. Systolische Zeitintervalle
  b) Kontraktilität des Herzens (Herzmechanik):
    1. Prä-Ejektionsparameter
       dp/dt_{max}
       dp/dt_{min}
       von dp/dt_{max} abgeleitete Parameter
       maximale isovolumetrische Änderung der linksventrikulären Kraft
       V_{max} des linken Ventrikels
       maximale $dp/dt/kp$, V_{pm}, max V_{CE}
    2. Ejektionsparameter
       zirkumferentielle Faserverkürzungsgeschwindigkeitindizes
       (V_{CFmax}, V_{CFmean}, V_{CF} bei Maximalspannung)
       Ejektionsindizes des ersten Drittels der Ejektionsphase
       Spannungs-Geschwindigkeits-Umfangs-Relationen
       Maximale Ejektionsgeschwindigkeit
       Maximale Ejektionsrate der Veränderung der linksventrikulären Kraft
    3. Diastolische Parameter
       Diastolische Compliance und Steifigkeit
       Elastizitätsmodul E und Elastizitätskonstante K
       Druck-Volumenänderung dP/dV

2. *Lävokardiographie*
  a) Qualitativ:
    1. Absolute Ventrikelgröße
    2. Kontraktionsablauf (Ruhe, Belastung)
    3. Regurgitation (postinfarzielle Mitralinsuffizienz)
    4. Aneurysmabildungen
    5. Postinfarzielle Komplikationen (Myokardruptur, VSD)
  b) Quantitativ:
    1. Pumpparameter
       Ejektionsfraktion, Schlagvolumen, HZV, mittlere normierte systolische Auswurfrate etc.
    2. Muskelparameter
       Wanddicke, Wandvolumen, Wandmasse, zirkumferentielle Faserverkürzungsgeschwindigkeit etc.
    3. Regionale Wandbewegung
       Synchronizität der segmentalen Kontraktion, segmentale Länge, segmentale Verkürzungsgeschwindigkeit, segmentale Kraft, segmentale systolische und diastolische Arbeit etc.

3. *Koronarangiographie:*
  a) Ausmaß der Koronarsklerose
  b) Quantitative Messung der Stenosegrade
  c) Darstellung von Kollateralen
  d) Anomalien und Mißbildungen von Koronararterien
  e) Gefäßspasmen (spontan, pharmakologische Provokation)
  f) Muskelbrücken

der Prognose von Koronarpatienten anhand der Koronargefäßanatomie und des Grades der linksventrikulären Schädigung.

4.2.1. Koronarangiographie

Zunächst wird anhand des koronarangiographischen Bildes der Versorgungstyp festgestellt. Nach SCHELSINGER (37) werden drei Typen unterschieden:

Typ 1: »*Rechtsversorgungstyp*«, der in ca. 48% der Fälle vorkommt. Hierbei versorgt die rechte Koronararterie die rechte Herzkammer, die Hinterwand der linken Kammer und Teile des diaphragmalen Ventrikelseptums.

Typ 2: »*Indifferenter oder ausgeglichener Versorgungstyp*, der in ca. 34% der Fälle vorliegt. Hier wird jede Kammer nahezu ausschließlich durch eine der beiden Arterien versorgt. Der R. descendens posterior kommt dabei aus der rechten Koronararterie.

Typ 3: »*Linksversorgungstyp*«, der in ca. 18% der Fälle vorliegt. Bei diesem Typ wird die Hinterwand der linken Herzkammer vom R. circumflexus versorgt. Er gibt einen oder zwei Äste als R. descendens posterior ab.

Eine Differenzierung dieser Einteilung nahm BAROLDI 1967 vor (2). Die Feststellung des koronaren Versorgungstyps hat große Bedeutung bei der Frage der hämodynamischen Bedeutung einer Koronarstenose, für die Dringlichkeit des invasiven therapeutischen Vorgehens und die Wahl des Verfahrens (Ballondilatation, aortokoronare Venenbrücke), z. B. Anlegen eines isolierten aortokoronaren Venenbypass bei Rechtsversorgungstyp und kritischer rechtskoronarer Stenose.

Die angiographische Darstellung der Koronargefäßmorphologie erlaubt die Unterscheidung zwischen normalen Gefäßverhältnissen und sklerotischen Veränderungen, zwischen lokalen (umschriebene Stenosen) und diffusen Wandveränderungen, und u. U. wird auch die Differenzierung der Koronaranatomie bei Patienten mit atypischer koronarer Herzkrankheit (Syndrom X, »Small Vessel Disease«, s. d.), mit Kardiomyopathie etc. gegenüber normalen Koronararterien ermöglicht. Die Gefäßverhältnisse distal einer hämodynamisch bedeutsamen Stenose sind wichtig für die Indikationsstellung zu operativen Maßnahmen, z. B. wird bei schwerer Sklerose und engen Gefäßverhältnissen distal einer Stenose die Op-Indikation relativiert. Mit ausreichend auflösenden Bildwandlern läßt sich der Stenosegrad quantitativ erfassen (Stenoseregion, ganze Koronararteriensegmente), und so z. B. der Erfolg einer Ballondilatation oder einer Lystherapie eines Koronararterienverschlusses (intrakoronar oder systemisch) objektivieren. Verschlüsse von Koronararterien, deren Folge am Myokard mit Hilfe der quantitativen Lävokardiographie erfaßt werden können, werden in aller Regel gut sichtbar, und das Ausmaß einer Kollateralisierung kann ebenfalls dokumentiert werden, woraus sich auch wiederum die Wahl des therapeutischen Vorgehens ergeben kann. Schließlich können Anomalien oder Mißbildungen von Koronararterien dokumentiert werden, es können Spasmen der Koronararterien (spontan, unter pharmakologischer Provokation) und auch Muskelbrücken, welche das Lumen der Koronararterie vorwiegend in Systole einengen, erkannt werden (Tab. 4.2).

4.2.2. Druckmessung, Hämodynamik, Herzmuskelmechanik

Im Rahmen hämodynamischer Messungen können *systolische* und *diastolische Kammerdrücke*, das *Herzminutenvolumen*, das *Schlagvolumen*, die *Herzarbeit*, *Kreislaufwiderstände* und *systolische Zeitintervalle* bestimmt werden. Füllungdrücke von Vorhöfen und Herzkammern sowie die Herzauswurfleistung (Ventrikelfunktionskurven) können zwar eine Auskunft geben über Leistungsfähigkeit und Reserven des Herzkreislaufsystems, sie erlauben jedoch nicht eine spezifische Beurteilung der Kontraktionseigenschaften des Hohlmuskels Herz und eine Differenzierung einer normalen von einer gestörten Kontraktionsfunktion (20). Für die spezielle Betrachtung der Herzmuskelmechanik sind folgende Parameter von Bedeutung (45):

1. **Preload (Vorbelastung):** die Dehnungskräfte, welchen die Herzmuskelfasern im relaxierten Zustand unterworfen sind; oder umgekehrt: die Muskelkraft, die sich dieser Dehnung widersetzt.
2. **Afterload (Nachbelastung):** die Kraft, welche sich der Muskelverkürzung während der Kontraktion entgegensetzt; oder umgekehrt: die Kraft, die der Muskel während der Kontraktion entwickelt.
3. **Active State (aktiver Zustand):** die für die Kraft-Geschwindigkeits-Reaktion notwendigen Bedingungen, welche aus der Interaktion der Aktin- und Myosinfilamente resultieren.
4. **Contractility (Kontraktilität):** die Intensität dieser Interaktion von Aktin- und Myosinfilamenten während des Kontraktionsvorgangs.

Vor- und Nachbelastung beeinflussen in bestimmter Weise die Kraft und die Geschwindigkeit der Kontraktion des Herzmuskels, während die maximal mögliche Verkürzungsgeschwindigkeit bei einer Vorbelastung null (Kontraktilität) durch inotrope Pharmaka (z. B. Isoproterenol) gesteigert werden kann. Basierend auf den Vorstellungen von HILL für die Kraft-Geschwindigkeits-Beziehungen beim Skelettmuskel wurde auch für den Herzmuskel ein Dreikomponentenmodell (kontraktiles Element plus serienelastisches Element plus parallelelastisches Element) zugrundegelegt und die Kraft-Geschwindigkeits-Beziehung am Papillarmuskel unter verschiedenen experimentellen Bedingungen untersucht (SONNENBLICK und BRAUNWALD, 1969). Hierbei wurde die maximale Verkürzungsgeschwindigkeit des Papillarmuskels bei Vorbelastung null als Parameter der Kontraktilität definiert, und dieser Parameter wurde zur Charakterisierung einer normalen (Herzgesunder) bzw. einer gestörten (Myokarderkrankung, Myokardüberlastung) Kontraktionseigenschaft der Herzmuskulatur diskutiert. Die Übertragung der Erkenntnisse am Papillarmuskel auf das Gesamtorgan Herz ist jedoch problematisch, und das ursprünglich unterstellte Dreikomponentenmodell und das Konzept der maximalen Verkürzungsgeschwindigkeit bei Vorlast null als Kontraktilitätsparameter ist in letzter Zeit erheblich kritisiert worden (45). Deshalb wurde schon seit längerer Zeit für klinische Zwecke versucht, indirekt aus Druck- und Volumenparametern und aus Flußgeschwindigkeiten Rückschlüsse auf den kontraktilen Zustand des Gesamtherzens zu ziehen. Hierbei stehen im wesentlichen drei Typen von Parametern zur Verfügung (Tab. 4.2): *Prä-Ejektionsindizes, Ejektionsindizes*, und *diastolische Indizes*. Im folgenden sollen die wichtigsten hämodynamischen Druckparameter und daraus abgeleitete Größen zur Erfassung der Kontraktilität kurz abgehandelt werden.

4.2.2.1. Linksventrikulärer Druck

Die linksventrikuläre (wie auch die rechtsventrikuläre) Druckkurve kann formal in eine Anspannungs-, Austreibungs-, Erschlaffungs- und Füllungsphase unterteilt werden. Wichtige Größen sind hierbei der *maximale systolische und der enddiastolische Druck (Füllungsdruck)*. Die Normwerte in Ruhe sind: systolischer Spitzendruck 90–140 mmHg, enddiastolischer Druck bis 12 mmHg. Erhöhungen des linksventrikulären systolischen Drucks sind, falls nicht überschießend, unter körperlicher Belastung normal. Jedoch stellt die kompensatorische Überhöhung des systolischen Drucks bei arterieller Hypertonie eine Belastung für den linken Ventrikel dar. Eine inadäquate Druckanpassung unter Belastung (bei Erhöhung der Nachlast) läßt Rückschlüsse auf eine myokardiale Dysfunktion zu. Der *linksventrikulär-enddiastolische Druck (LVEDP)* ist ein typischer Parameter der Vorbelastung (Preload) des Herzens, meist infolge einer Zunahme des intravasalen Volumens. Jedoch kann der LVEDP durch eine niedrige Nachlast scheinbar normal bzw. falsch niedrig sein, und durch eine erhöhte Nachlast (z. B. bei Hypertonie) fälschlich zu hoch sein.

4.2.2.2. Aus der Kammerdruckkurve abgeleitete Parameter der Kontraktilität

Neben dem linksventrikulären systolischen Spitzendruck und dem enddiastolischen Druck gibt der Kurvenverlauf selber Aufschluß über den Kontraktionsablauf und die Kontraktilität. Es wurden Indizes definiert, die die Druckentwicklung über die Zeit in der isovolumetrischen Anspannungsphase beschreiben. Sie sind sogenannte Geschwindigkeitsindizes (siehe Abb. 4.1):

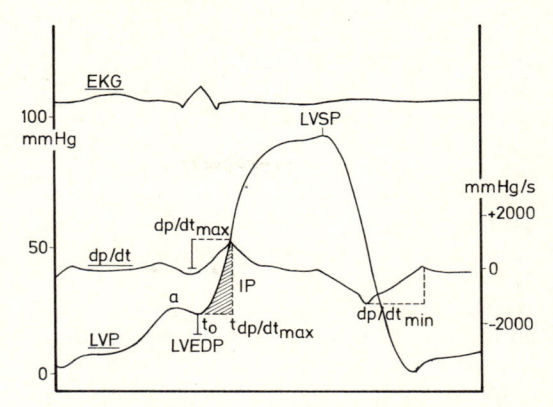

Abb. 4.1. Linksventrikuläre Druckkurve (LVP), Differentialquotient der Druckentwicklung (dp/dt) und EKG über einen gesamten Herzzyklus (Systole und Diastole). Darstellung der Messung der maximalen Druckanstiegsgeschwindigkeit in der isovolumetrischen Anspannungsphase (dp/dt_{max}) und der maximalen Druckabfallgeschwindigkeit in der isometrischen Erschlaffungsphase (dp/dt_{min}) in mmHg/sec. Die Zeit $t_0 - t_{dp/dt_{max}}$ wird vom Beginn des intraventrikulären Druckanstiegs bis zum Maximum der Druckanstiegszeit gemessen. Der instantane Druck IP entspricht der Druckhöhe vom Nullpunkt zur Höhe des Ventrikeldrucks zum Zeitpunkt der maximalen Druckanstiegsgeschwindigkeit dp/dt_{max}. LVEDP = linksventrikulär enddiastolischer Druck, LVSP = linksventrikulär systolischer Spitzendruck (mod. nach JUST, 20).

Die *maximale Druckanstiegsgeschwindigkeit (dp/dt max)* ist einer der am besten geeigneten Parameter zur klinischen Erfassung der Kontraktilität, da er sich sehr einfach bestimmen läßt und eine relativ zuverlässige Aussage über den Myokardzustand erlaubt. Der Normalwert liegt bei 1400–2200 mmHg pro sec. Einschränkend muß festgehalten werden, daß dp/dt_{max} von der Vorlast und der Muskelmasse des linken Ventrikels abhängt. Auch ist eine direkte Abhängigkeit von der Herzfrequenz zu beachten. So nimmt dp/dt_{max} um etwa 3% zu, wenn die Herzfrequenz um 10 Schl./min ansteigt.

Der Zeitabschnitt $t_0 - t_{dp/dt\ max}$ mit einem Normalwert von 70 bis 90 msec soll nach tierexperimentellen Untersuchungen eine geringere Abhängigkeit vom Preload (linksventrikulärer Füllungsdruck LVEDP) zeigen als dp/dt_{max}. Er nimmt bei zunehmender Kontraktilität ab und umgekehrt.

Der *Index $dp/dt_{max}/IP$* mit einem Normalwert von 28 bis 36 sec^{-1} wurde 1969 von KRAYENBÜHL entwickelt und soll ebenfalls eine geringere Abhängigkeit vom linksventrikulären Füllungsdruck besitzen als dp/dt_{max}. Hierbei ist mit IP der instantane Druck (Druckdifferenz zwischen LVEDP und dem linksventrikulären Druck am Scheitelpunkt von dp/dt$_{max}$) gemeint. Der Normalwert von IP ist 40–70 mmHg.

Es wurden noch weitere Kontraktilitätsindizes, z. B. dp/dt$_{max}$/IIT (SIEGEL, SONNENBLICK, 1964) entwickelt, diese scheinen jedoch die Aussagefähigkeit der bisherigen Parameter nicht wesentlich zu ersetzen bzw. zu verbessern (20).

Die *maximale Verkürzungsgeschwindigkeit der kontraktilen Elemente* V_{CE} wurde als Kontraktilitätsindex von SONNENBLICK und MASON (1970) entwickelt. V_{CE} errechnet sich nach der folgenden Formel:

$$V_{CE} = \frac{dp/dt_{max}}{K \times IP}$$

K ist eine Konstante, die primär tierexperimentell bestimmt wurde, sie beträgt 26 bis 32 (meist mit einem Wert von 28 benutzt), IP entspricht dem instantanen linksventrikulären Druck. Der Normwert für diesen Parameter beträgt >1 ml/sec oder Circ/sec.

Von diesem Index V_{CE} wurden zwei weitere Kontraktilitätsparameter vorgeschlagen, die zunehmende klinische Bedeutung zu erlangen scheinen: einmal die *maximal gemessene Verkürzungsgeschwindigkeit der kontraktilen Elemente* V_{pm} mit einem Normalwert von 1,14 bis 1,96 ml/sec oder Circ. pro sec. Dieser Index wird graphisch aus V_{CE} und aus dem LVEDP und dem systolischen Spitzendruck ermittelt, also letztlich aus dem Kraft-Geschwindigkeitsdiagramm. Und zum zweiten die *extrapolierte maximale Geschwindigkeit beim LVEDP null* mit einem Normalwert von um 1,82 ml/sec. Dieser zweite Index wurde von MASON 1970 entwickelt und er scheint weitgehend unabhängig von einer Erhöhung der Vorbelastung (LVEDP) zu sein.

Der *Tension-Time-Index (TTI)* oder auch *Spannungszeit-Index* als Kontraktilitätsparameter errechnet sich aus
TTI = LVSP$_{mean}$×ET (mmHg×sec×min^{-1}).
Hierbei entspricht LVSP$_{mean}$ dem mittleren systolischen linksventrikulären Druck (er entspricht bei fehlender Ausflußbahnobstruktion der linken Herzkammer oder einer Aortenklappenstenose dem mittleren Aortendruck). Dieser Index wurde von SARNOFF 1954 beschrieben und hat vor allem in der angloamerikanischen Literatur Eingang gefunden. Er wird vor allem als vergleichender Indikator für die Höhe des myokardialen Sauerstoffverbrauchs angewendet.

Wie aus dieser kurzen Übersicht zu ersehen ist, gibt es eine Vielzahl von Kontraktilitätsparametern, die teils ergänzend, teils konkurrierend angewandt werden. Da sich bis jetzt keine dieser Indizes entscheidend gegenüber den anderen durchgesetzt hat, kann daraus geschlossen werden, daß jeder Parameter für sich nur eine begrenzte Aussagekraft besitzt. Auffällig ist jedoch in diesem Zusammenhang, wie oft die maximale Druckanstiegsgeschwindigkeit in der isometrischen Kontraktionsphase (dp/dt$_{max}$) in den zusammengesetzten Parametern wiederzufinden ist. Somit besitzt der Index dp/dt$_{max}$ eine zentrale Bedeutung für die klinische Beurteilung der Myokardfunktion, wenn auch die Abhängigkeit von Preload (LVEDP) und diastolischem Aortendruck berücksichtigt werden muß.

4.2.3. Lävokardiographie

Durch die Kontrastmitteldarstellung der linken Herzkammer wird deren Innenkontur während mehrerer Herzzyklen kontinuierlich auf Kinofilm sichtbar. Aus dem Bewegungsablauf in Systole und Diastole kann qualitativ ein normales oder gestörtes Kontraktionsverhalten erkannt werden. Bei Patienten mit abgelaufenem Herzinfarkt kann ein postinfarzielles Myokardwandaneurysma sichtbar gemacht werden, oder es werden Infarktkomplikationen wie Ventrikelseptumdefekt, Myokardruptur oder eine Mitralklappeninsuffizienz bei Papillarmuskelinsuffizienz erkannt. Das Kontraktionsverhalten der Herzkammer kann aber auch quantitativ mit Hilfe der exakten volumetrischen Analyse der Lävokardiogramme gemessen werden. Dazu sind jedoch einige Vorbedingungen (Projektionsebenen, Ventrikelgeometrie) zu beachten, die im folgenden kurz dargestellt werden sollen.

Die heute in der Angiographie *üblichen Darstellungsebenen* sind:

1. **RAO** (schräg-rechte bzw. rechtsanteriore Projektion)
2. **LAO** (schräg-linke bzw. linksanteriore Projektion)
3. **AP** (anterio-posteriore Projektion)
4. **LAP** (streng-laterale oder seitliche Projektion).

Die *RAO-Projektion* zeigt im Uhrzeigersinn, ausgehend von der Aortenklappe, die basalen, medialen und apikalen Vorderwandanteile, denen die apikalen, medialen und basal-inferioren

(Hinter-)Wandanteile folgen. Die Mitralklappe ist in ihrer Ebene getroffen.

Die *LAO-Projektion* zeigt ebenfalls im Uhrzeigersinn (mit der Mitralklappe in schräger Aufsicht) die postero-lateralen basalen, die postero-lateralen apikalen Anteile und das Ventrikelseptum. RAO- und LAO-Projektion stehen im Winkel von 90 zueinander. Von beiden eignet sich vor allem die RAO-Projektion zur Analyse der anterioren und diaphragmalen Myokardareale, und sie wird benutzt zur Bestimmung der Kammervolumina und der davon abgeleiteten Parameter. Die LAO-Projektion läßt sehr gut die postero-lateralen Myokardanteile beurteilen, welche überwiegend durch den R. circumflexus versorgt werden. Die Analyse der Ventrikelvolumina und Ventrikelkinetik wird heute meist in diesen beiden Projektionen durchgeführt.

Wird in *anterio-posteriorer Projektion* angiographiert, so hat dies auch historische Gründe, da die ersten Volumenbestimmungen (DODGE, 1966) in diesen Ebenen durchgeführt wurden, der Patient in dieser Projektion flach liegen kann und die angiographische Silhouette derjenigen der konventionellen Röntgenaufnahmen eher entspricht.

4.2.3.1. Qualitative Auswertung des Lävokardiogramms

Neben der Erkennung der Anatomie, Topographie und regionalen Strukturen des Herzens sind Größe, Form, Flußverhältnisse und Bewegungsabläufe im Herzen und deren Änderungen bedeutsam. Die qualitative Analyse ist naturgemäß von subjektiven Eindrücken und Erfahrungen abhängig. Die von HERMANN et al. (17) vorgeschlagene qualitative Beschreibung der linksventrikulären Kontraktionsabläufe im Angiogramm ist mittlerweile allgemein anerkannt. Sie vergleicht das Verhalten der enddiastolischen und endsystolischen Ventrikelsilhouetten zueinander und unterscheidet eine:
1. *Normale Ventrikelkinetik*
2. *Hypokinesie* (global, segmental, verminderte Bewegung)
3. *Dyskinesie* (paradoxe systolische Auswärtsbewegung)
4. *Akinesie* (fehlende Bewegung)
5. *Asynchronie* (pathologische, ungeordnete zeitliche Abfolge der Ventrikelwandbewegung).

ZIR (46) verglich die qualitativ erhobenen Befundergebnisse von erfahrenen Untersuchern am gleichen Angiographiematerial und stellte deutlich differente Beurteilungen fest. CHAITMAN et al. (5) verglichen die subjektiv erhobenen angiographischen Befunde mit denen der quantitativen Analyse und stellten ebenfalls erheblich Befunddifferenzen fest. Diese Ergebnisse zeigen, daß es notwendig ist, die Funktionsanalyse des Lävokardiogramms möglichst auch quantitativ durchzuführen.

4.2.3.2. Quantitative Analyse des Lävokardiogramms

Heute haben sich im wesentlichen zwei Methoden zur *Berechnung der Ventrikelvolumina* (enddiastolisch und endsystolisch) sowie der Herzmuskelmasse durchgesetzt:

1. die *Flächen-Längen-Methode*,
2. die *Scheibchen-Summationsmethode*.

Die dritte beschriebene Methode *(Achsenmethode)* hat zwar ihren Vorteil in der einfachen Berechnungsweise, da in zwei Projektionsebenen nur jeweils zwei Achsenlängen zu messen sind, sie beschreibt jedoch nicht ausreichend die Wandveränderungen bei pathologischen Ventrikelverhältnissen. Aus diesem Grunde sollen nur die beiden erstgenannten Methoden kurz vorgestellt werden. Diese basieren auf der Annahme, daß die Volumina der Herzhöhle durch ein Rotationsellipsoid hinreichend beschrieben werden können. Dies gilt ebenso für die Myokardwand, wenn deren Volumen aus der Differenz von epikardialer und endokardialer Kontur als Berechnungsgrundlage genommen wird.

Die Grundlagen zur Anwendung der *Flächen-Längen-Methode* wurden im wesentlichen von DODGE et al. (8) erarbeitet. Für die Berechnung des Volumens anhand eines Ellipsoids gilt bei Bestimmung der Flächen aus zwei Projektionsebenen (RAO, LAO) folgende Gleichung:

$$\text{Volumen } V = \frac{\pi}{6} \times \text{Querachse A} \times \text{Querachse B} \times \text{Längsachse L}. \tag{1}$$

Die Querachsen errechnen sich aus der Fläche und der Länge einer jeden Projektionsebene:

$$A = \frac{4}{\pi} \times \frac{F_{RAO}}{L_{RAO}}, \tag{2}$$

$$B = \frac{4}{\pi} \times \frac{F_{LAO}}{L_{LAO}}. \tag{3}$$

Setzt man diese Werte für die Querachsen A und B in die Gleichung (1) ein, so erhält man die Gleichung:

$$V = \frac{8}{3 \times \pi} \times \frac{F_{RAO} \times F_{LAO}}{L_{min}}. \quad (4)$$

Da $L_{max} \times L_{min} = L_{RAO} \times L_{LAO}$ ist, und

$$L_{max} = \frac{L_{RAO} \times L_{LAO}}{L_{min}},$$

erhält man durch Umformung der Gleichung:

$$\frac{L_{max}}{L_{RAO} \times L_{LAO}} = \frac{1}{L_{min}}.$$

Die Länge L in Gleichung (1) entspricht der Länge der Ventrikelhohlraumachse (zumeist Klappenring bis Herzspitze). Sie ist der längsten gemessenen Längsachse gleichzusetzen. Damit bleibt die kleinere Länge L_{min} rechnerisch zu bestimmen. F_{RAO} und F_{LAO} sind die jeweils ausgemessenen Flächen in RAO- und LAO-Projektion.

Die Ergebnisse dieser quantitativen Volumenbestimmung wurden mit Ausgußpräparaten (»Casts«) des linken Ventrikels verglichen. In allen Untersuchungen zur Berechnung der Volumina in Ein- und Zweiebenentechnik war eine zufriedenstellende Übereinstimmung zwischen kalkulierten und wahren Volumina feststellbar, wenn auch eine gewisse Tendenz zur Überschätzung der kalkulierten gegenüber den wahren Volumina besteht. Ursache hierfür ist die Mitberechnung der Volumina von Trabekelwerk und Papillarmuskeln. Diese Überschätzung beträgt zumeist bei der Zweiebenentechnik (2-D-Analyse) etwa 10%, bei Analysen über eine Projektionsebene etwa 20% (40). Zum Ausgleich werden bestimmte Korrekturfaktoren bzw. -gleichungen angewendet (8, 23, 32).

Die *Scheibchen-Summationmethode* wurde von CHAPMAN et al. (6) entwickelt und beschrieben. Sie geht von der Keplerschen Faßregel aus:

$$V = \frac{h}{3} \times (A_0 + 4A_1 + A_2).$$

Dabei entspricht V dem Faßvolumen, A_0 der Deckfläche, A_1 der Querschnittsfläche in halber Faßhöhe, A_2 der Bodenfläche und h der halben Faßhöhe. Bei zusätzlicher Anwendung der Simpson-Regel für ungleichmäßige Körper (diese werden mit parallel liegenden Scheibchen mit definiertem Abstand und gleicher Höhe zerlegt)

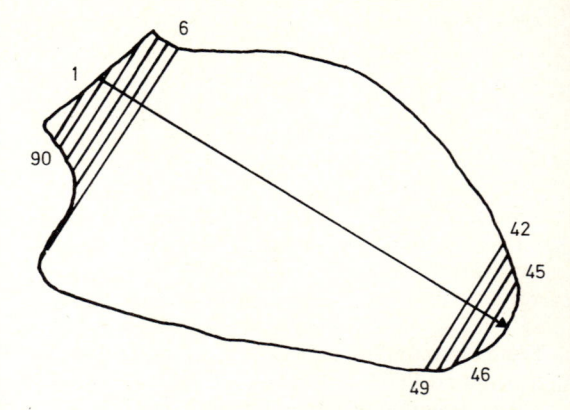

Abb. 4.2. Schematische Darstellung der linksventrikulären Volumenberechnung nach der Scheibchen-Summationsmethode mit Unterteilung der Ventrikelsilhouette in 90 Scheibchen mit gleicher Höhe. Zählung der Scheibchen im Uhrzeigersinn beginnend an der Aortenklappenregion.

kann mit approximativer Integration auch die unregelmäßige Außenkrümmung eines Hohlkörpers berücksichtigt werden.

Nach der Scheibchen-Summationsmethode wird das Ventrikelvolumen mit folgender Formel berechnet:

$$V = \frac{\pi \times h}{3} \times \left[\sum_{1}^{n-1} a_u \times b_u + \frac{1}{2} \sum_{2}^{n} a_g \times b_g \right].$$

Hierbei sind a und b die rechtwinklig aufeinander stehenden Durchmesser jeder einzelnen Scheibe, u sind die ungeraden und g sind die geraden Scheibchen, während h der Scheibendicke entspricht. Diese Methode setzt ein aufwendiges Computersystem zur Berechnung voraus, da die Genauigkeit der Volumenbestimmung von der Anzahl der gewählten Scheibchen direkt abhängt. In unserem Labor wird diese Methode der Ventrikelvolumenberechnung verwandt (Siemens-AVD-System), wobei die Zerlegung der Ventrikelebenen in 90 Scheibchen eine recht gute Berechnung des Ventrikelvolumens erlaubt (Abb. 4.2).

Für die Verkürzungsfähigkeit wird zusätzlich die Methode angewandt, den linken Ventrikel radikulär zu segmentieren (Abb. 4.3). Hierbei muß ein Mittelpunkt definiert werden, von dem aus in definierten Winkelgraden Radien durch die Ventrikelsilhouette gelegt werden. Dieser Mittelpunkt kann der Schwerpunkt der enddiastolischen Fläche

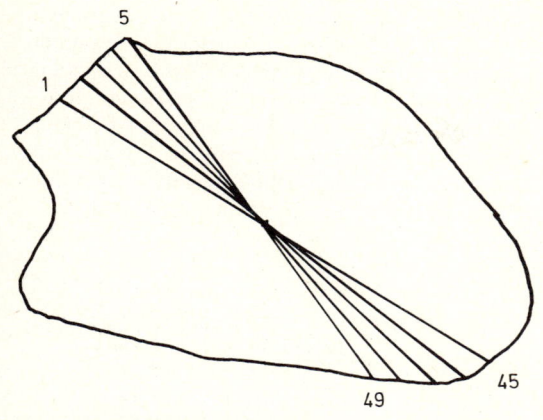

Abb. 4.3. Schematische Darstellung der Messung des linksventrikulären Volumens über die Methode der radikulären Segmentierung. Ausgehend von einem Mittelpunkt (Schwerpunkt der enddiastolischen Fläche, Halbe Längsachse u. ä.) werden Radien in definierten Winkelgeraden durch die Ventrikelsilhouette gelegt, woraus das Volumen errechnet werden kann.

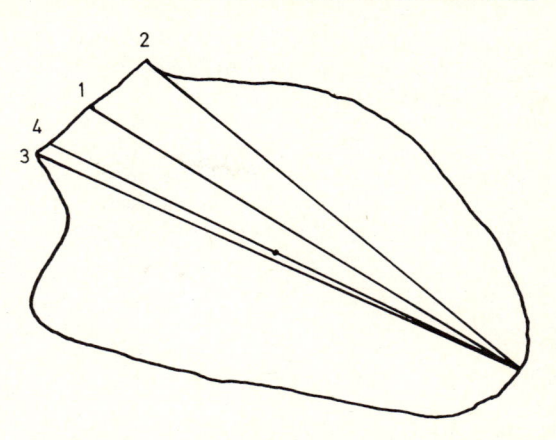

Abb. 4.4. Schema zu den verschiedenen Definitionen der wahren Längsachse des linken Ventrikels. In Projektion auf jeweils die Ventrikelspitze kann die Längsachse durch die Mitte der Aortenklappenebene (1) gelegt werden, anterior der Aortenklappe (2), am Übergang zur Mitralklappe (3) oder durch den Flächenschwerpunkt (4) verlaufen.

sein, er kann der Punkt sein, in dem die Längsachse halbiert wird, oder die jeweiligen Anwender definieren den Mittelpunkt selbst. Das Problem der Bestimmung der »wahren« Längsachse des Ventrikels ist noch nicht endgültig geklärt, wenn auch mit den jetzigen Methoden recht gute Korrelationen zu den Ausgußvolumina (»Casts«) bestehen. Es wird diskutiert, ob zweckmäßigerweise – bezogen auf die Herzspitze – die Längsachse des Ventrikels anterior an der Aortenklappe (1), in der Mitte der Aortenklappenschnittebene (2), posterior am Übergang zur Mitralklappe (3) oder durch den Flächenschwerpunkt (4) gelegt werden soll (siehe Schema in Abb. 4.4). Da in der uns zur Verfügung stehenden Computeranlage die wesentlichen Berechnungsmodelle zur Verfügung stehen, arbeiten wir an einer vergleichenden Analyse der einzelnen Methoden an identischem Patientengut. Dabei ist es vorteilhaft, bei den Volumenbestimmungen möglichst eine Zweiebenenanalyse durchzuführen, um eine größere Genauigkeit zu erzielen. Dies ist jedoch ohne Computerassistenz personell und zeitlich sehr aufwendig.

Um aus der Lävokardiographie absolute, quantitative Aussagen über verschiedene Volumengrößen und deren Änderungen zu erhalten, muß eine Eichung durchgeführt werden. Dabei werden drei Techniken benutzt (40):

1. Ein Eichraster, welches ein gitterartiges Quadratsystem enthält und in Herzhöhe mitgefilmt wird.

2. Eine Eichkugel mit definiertem Durchmesser und bekanntem Volumen, welche ebenfalls in Herzhöhe gehalten und mitgefilmt werden muß. Wir benutzen das Verfahren der Eichkugel, weil diese bei Verwendung der Zweiebenentechnik bei simultaner Belichtung günstig zu positionieren ist.

3. Die Verschiebetechnik, bei der der Untersuchungstisch bei liegendem Herzkatheter um eine definierte Strecke verschoben wird, wobei entsprechend auch die Katheterlage geändert wird. Die Differenz der gefilmten Katheterposition im Vergleich zur wahren Verschiebestrecke des Tisches ergibt den Korrekturfaktor.

Der Eichfaktor soll Abbildungsverzerrungen ausgleichen, die durch elektronische Bildverstärker sowie die optischen Systeme von Filmkamera und Projektor verursacht werden.

4.2.4. Ventrikelvolumina und davon abgeleitete Größen

Mit den oben beschriebenen Berechnungsmodellen können die Volumina des linken Ventrikels bestimmt werden. Die in der Literatur bestimmten Normalwerte sind teilweise sehr unterschiedlich. Dies hängt vor allem von der Untersuchungstechnik und der individuellen Herzgröße ab. Für den interindividuellen Vergleich werden deshalb die Absolutwerte auf die Körperoberfläche bezogen und mit dem Index »I« versehen.

Das *enddiastolische Volumen* ist definiert als das größte linksventrikuläre Volumen vor Öffnung der Aortenklappe. Die Normwerte betragen etwa 70 bis 120 ml/m² Körperoberfläche.

Dieses Volumen wird durch die flächenmäßig größere Silhouette am Übergang des Trabekelwerks zur Herzhöhle (Innenschicht) beschrieben. Für die von uns benutzten Projektionen RAO und LAO hat WYNNE (44) nach der Flächen-Längen-Methode einen Normalwert von 72 ± 15 ml/m² Körperoberfläche angegeben. Dies entspricht auch unseren Erfahrungen (Abb. 4.5).

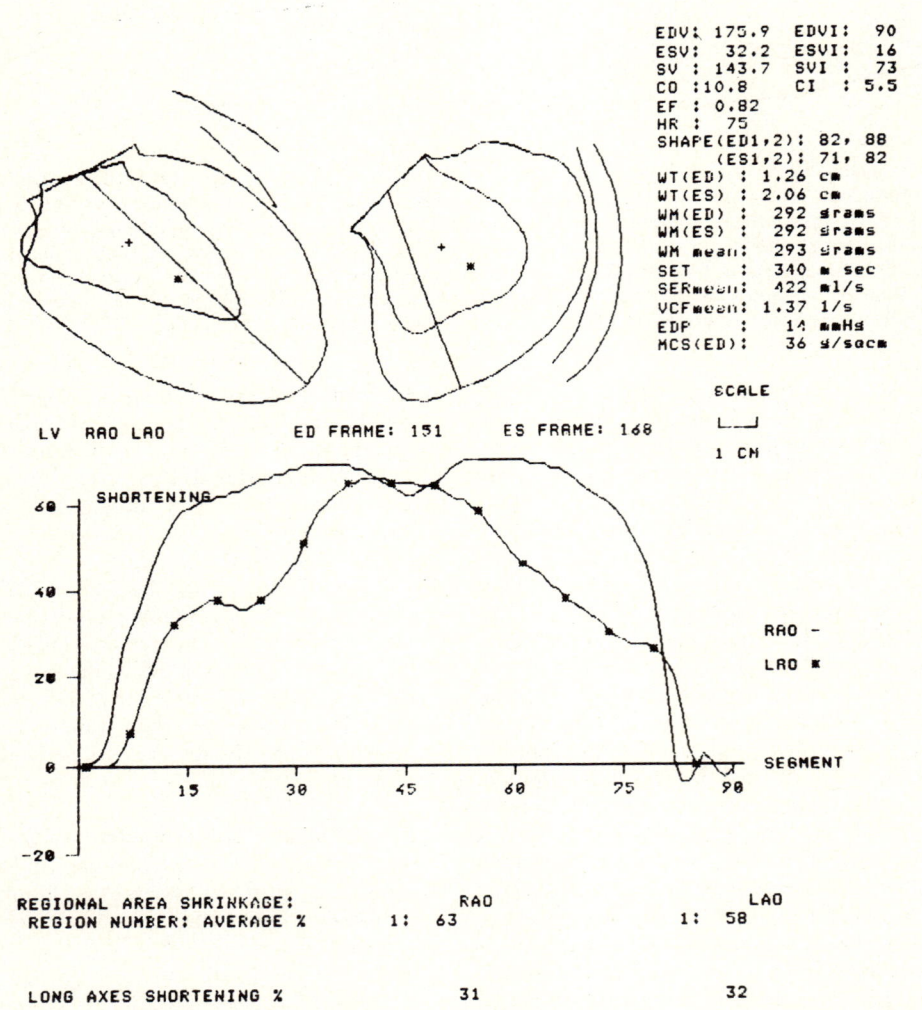

```
EDV: 175.9    EDVI :   90
ESV :  32.2   ESVI :   16
SV  : 143.7   SVI  :   73
CO  : 10.8    CI   :  5.5
EF  :  0.82
HR  :    75
SHAPE(ED1,2):  82, 88
      (ES1,2):  71, 82
WT(ED)    : 1.26 cm
WT(ES)    : 2.06 cm
WM(ED)    :  292 grams
WM(ES)    :  292 grams
WM mean   :  293 grams
SET       :  340 m sec
SERmean   :  422 ml/s
VCFmean   : 1.37 1/s
EDP       :   14 mmHg
MCS(ED)   :   36 g/sqcm
```

Abb. 4.5. Kammervolumina, Pump- und Wandparameter und regionale Wandbewegung (Shortening) bei einem Patienten mit mäßiggradiger Koronarstenose im RIVA. Erläuterung der Parameter siehe Text; ergänzend: WT (ED): enddiastol. Wanddicke, WT (ES): endsystol. Wanddicke, WM: Muskelmasse des Myokards, WM$_{mean}$: entspricht WMI (s. Text), EDP-LVEDP, MCS (ED): Midwall equatorial circumferentielle Stress. Computersystem: AVD-System (Siemens-Elema). Längsachsen-Definition: Herzspitze-Mittaortenpunkt, Volumenberechnung: Flächen-Längen-Methode, Koordinatensystem: radial mit Ursprungsort bei 50% der Längsachse. Die Aortenregion ist bei der Shortening nicht berücksichtigt. Die obere Bildhälfte zeigt die Silhouetten in Enddiastole und Endsystole in digitaler Aufzeichnung mit den entsprechenden Wandkonturen. In der unteren Bildhälfte ist die Regionale Shortening dargestellt, wobei die durchgezogene Linie der Beschreibung durch RAO-Projektion, die mit Stern gekennzeichnete durch LAO-Projektion entspricht. In diesem Fall ergab die quantitative Analyse einen »Normalbefund«.

4. Die invasive Diagnostik der koronaren Herzkrankheit 93

```
EDV: 195.3    EDVI: 105
ESV:  62.6    ESVI:  33
SV : 132.7    SVI :  71
CO :   9.0    CI  :  4.9
EF :   0.68
HR :  68
SHAPE(ED1,2): 82, 80
     (ES1,2): 74, 77
WT(ED) : 1.20 cm
WT(ES) : 1.77 cm
WM(ED) :  300 grams
WM(ES) :  300 grams
WM mean:  301 grams
SET    :  402 m sec
SERmean:  330 ml/s
VCFmean: 0.86 1/s
EDP    :   29 mmHg
MCS(ED):   74 N/sqm
                (*100)

SCALE
L__J
1 CM
```

LV   RAO LAO   ED FRAME: 106   ES FRAME: 82

SHORTENING

RAO —
LAO *

SEGMENT

RECIONAL AREA SHRINKAGE: RAO   LAO
REGION NUMBER: AVERAGE %   1: 58   1: 44

LONG AXES SHORTENING %   31   26

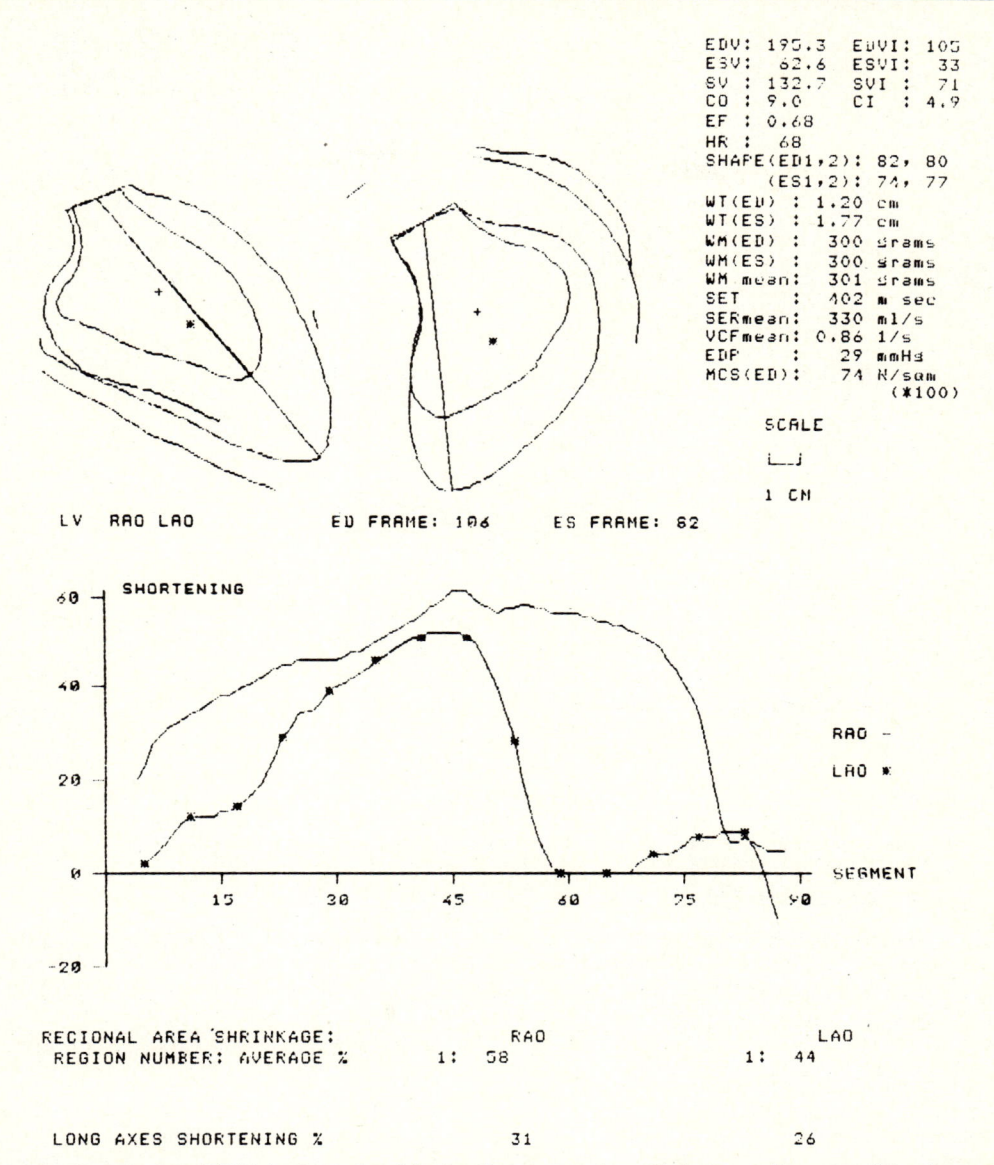

Abb. 4.6. Quantitative 2-Bild-Analyse des Lävokardiogramms eines Patienten mit ausgeprägter koronarer Herzkrankheit (80%ige Stenose des RIVA) vor PTCA (Ballondilatation). Erklärungen zu den Meßgrößen siehe Legende zu Abb. 4.5. Vor PTCA zeigte sich eine deutliche Hypokinesie der postero-lateralen Anteile und des Septums (Shortening in der LAO-Projektion).

Das *endsystolische Volumen* ist als das kleinste Volumen bei Aortenklappenschluß definiert und entspricht der kleineren Fläche in den Abb. 4.5, 4.6 und 4.7. Der Normalwert beträgt etwa 14 bis 20 ml/m² Körperoberfläche.

Das *Schlagvolumen* errechnet sich aus der Differenz von enddiastolischem und endsystolischem Volumen, der Normalwert beträgt etwa 40 bis 70 ml/m² Körperoberfläche.

Der *Cardiac Index* ist das auf die Körperoberfläche bezogene Auswurfvolumen des Herzens über die Zeit (Herzminutenvolumen). Der Cardiac Index errechnet sich nach der Formel

$$CI = \frac{SVI \times HR}{1000}$$

SVI = Schlagvolumenindex, HR = Herzfrequenz.

```
EDV: 203.5   EDVI: 110
ESV:  56.0   ESVI:  30
SV : 147.5   SVI :  80
CO :   8.9   CI  : 4.8
EF :  0.72
HR :    60
SHAPE(ED1,2): 80, 79
      (ES1,2): 70, 73
WT(ED) :  1.13 cm
WT(ES) :  1.71 cm
WM(ED) :   284 grams
WM(ES) :   284 grams
WM mean:   285 grams
SET    :   360 m sec
SERmean:   409 ml/s
VCFmean:  1.03 1/s
EDP    :    16 mmHg
MCS(ED):    45 N/sqm
                (*100)
```

LV RAO LAO   ED FRAME: 146   ES FRAME: 164

SCALE

1 CM

SHORTENING

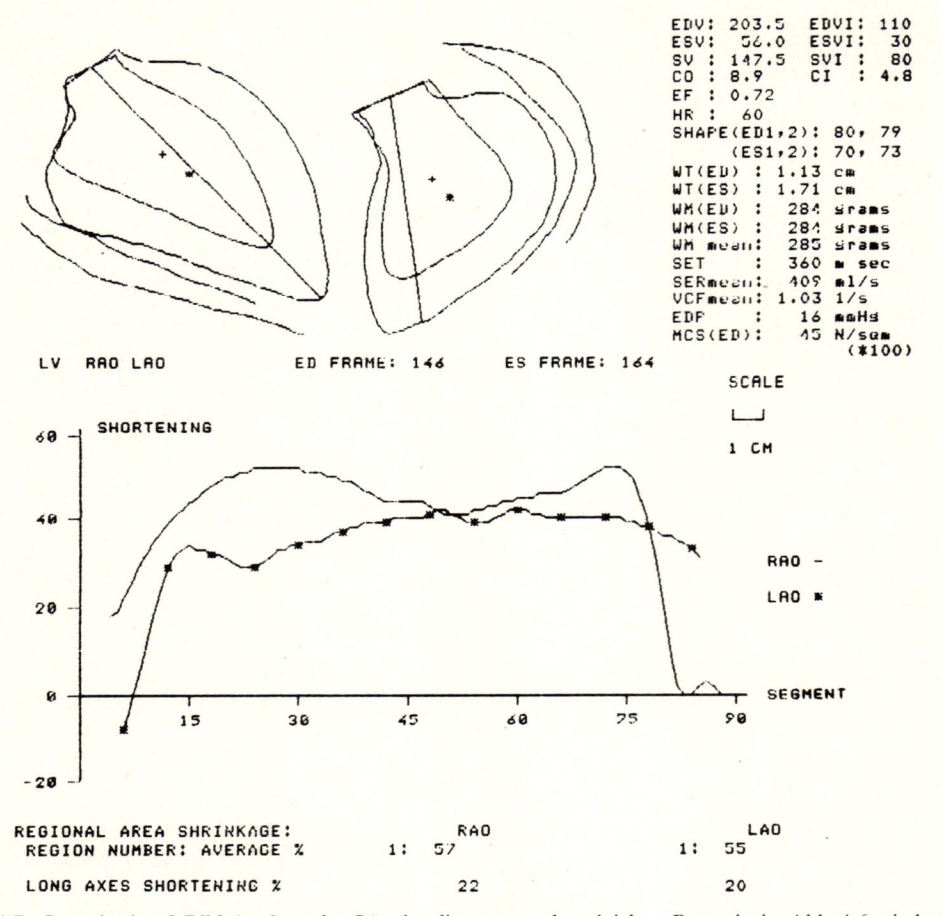

RAO –
LAO *

SEGMENT

REGIONAL AREA SHRINKAGE:		RAO		LAO
REGION NUMBER: AVERAGE %		1: 57		1: 55
LONG AXES SHORTENING %		22		20

Abb. 4.7. Quantitative 2-Bild-Analyse des Lävokardiogramms des gleichen Pat. wie in Abb. 4.6., jedoch drei Monate nach PTCA. Die regionale Shortening zeigt eine deutliche Besserung der Kontraktilität im Vergleich zu Abb. 4.6. Insgesamt ergab die 2-Bild- und Mehrbild-Analyse der Ventrikelfunktion vor und nach PTCA folgende Unterschiede:

	Vor PTCA	3 Monate nach PTCA
Ejektionsfraktion (EF)	68%	72%
Systolic Eject. Time (SET)	402 msec	360 msec
Systolic Eject. Rate$_{mean}$ (SER$_{mean}$)	330 ml/s	409 ml/s
Mittl. Geschwind. d. Faserverkürzung (V$_{CFmean}$)	0,86 1/s	1,03 1/s
LVEDP	29 mmHg	16 mmHg
Systol. Schlagarbeit	2,20 Nm	1,57 Nm
Schlagarbeitsindex	1,02 Nm/m^2	0,67 Nm/m^2
Shape-Index (ED:ES) in RAO u. LAO	80/74 bzw. 78/77	80/75 bzw. 78/76
Midwall equat. circumf. Stress (MCS)	106 N/m^2	44 N/m^2

Mit Hilfe der quantitativen Analyse der Lävokardiographie konnte somit eine funktionelle Besserung der Ventrikelkinetik durch Ballondilatation dokumentiert werden.

Der Normalwert des Cardiac Index beträgt etwa 3,0 bis 5,0 l/min/m² Körperoberfläche. Die angiographisch aus Schlagvolumenindex und Herzfrequenz bestimmten Werte des CI sind gut mit denjenigen vergleichbar, welche mit Hilfe des Fickschen Prinzips, mit der Farbstoffverdünnungs- oder Thermodilutionsmethode und mit elektromagnetischen Flußmessern gemessen wurden.

Als *abgeleitete Parameter* der Austreibungsphase des Herzens im Sinne einer globalen Ventrikelfunktionsanalyse werden benutzt:

Die *Ejektionsfraktion* (EF oder ER), welche dem prozentualen Anteil des Schlagvolumens am enddiastolischen Volumen entspricht:

$$EF = \frac{EDVI - ESVI}{EDVI} \times 100.$$

Die Ejektionsfraktion ist einer der wichtigsten Parameter für die klinische und wissenschaftliche Beurteilung der Ventrikelaustreibungsfunktion. Sie kann mit der Lävokardiographie am besten bestimmt werden, obwohl auch andere Methoden, z. B. die Echokardiographie, die Möglichkeit der annäherungsweisen Bestimmung der Ejektionsfraktion bieten. Die oben beschriebene Überschätzung der absoluten Ventrikelvolumina ist für die Bestimmung der Ejektionsfraktion irrelevant, da prozentual systolisches und enddiastolisches Volumen in gleicher Weise überschätzt werden und die EF einen Quotient dieser Volumina darstellt. Auch ist beim intraindividuellen Vergleich der gleiche Fehlerfaktor gegeben. Der Absolutwert der Ejektionsfraktion wird durch eine Änderung der Nachlast (Afterload) beeinflußt (Abb. 4.5–4.7).

Die *mittlere normierte systolische Ejektionsrate* (SNMER bzw. SER$_{mean}$), welche sich aus Schlagvolumen, enddiastolischem Volumen und der Ejektionszeit (ET) berechnet:

$$SNMER = \frac{SVI}{EDVI \times ET}.$$

Der Normalwert der mittleren normierten systolischen Ejektionsrate beträgt etwa 140 bis 300 sec^{-1} oder Vol/sec 2 EDV/S. Nach PETERSON (30) erfaßt dieser Parameter besser und in ausreichender Form die globale Herzfunktion, als die durchschnittliche Geschwindigkeit der zikumferentiellen Faserverkürzung (V$_{CF}$).

Die *durchschnittliche Geschwindigkeit der zirkumferentiellen Faserverkürzung* (V$_{CF}$ bzw. V$_{CF_{mean}}$), welche sich aus enddiastolischem und endsystolischem Durchmesser sowie der Ejektionszeit errechnet. Der Normwert beträgt 1,6 bis 2,71 Circ/sec oder ml/sec.

$$\overline{V}_{CF} = \frac{DED - DES}{DED \times ET}.$$

DED = enddiastolischer Durchmesser, DES = endsystolischer Durchmesser, ET = Ejektionszeit. Für die zweidimensionale Analyse gilt entsprechend dieser Formel:

$$\overline{V}_{CF} = \frac{A_{ED} - A_{ES} + B_{ED} - B_{ES}}{(A_{ED} - B_{ED}) \times ET}.$$

Dabei entsprechen A und B den jeweiligen enddiastolischen bzw. endsystolischen Durchmessern in der jeweiligen Projektionsebene (z. B. A = RAO und B = LAO). Für die Berechnung dieses Parameters ist es entscheidend, wo die Durchmesserachsen im rechten Winkel die Längsachsen schneiden, weil nur an dieser Stelle die myokardiale Funktion quantifiziert wird. Deshalb wird bei inhomogener Ventrikelfunktionsstörung die globale Kinetik besser durch die mittlere normierte systolische Ejektionsrate (SNMER) beschrieben.

Die *relative zirkumferentielle Verkürzungsgeschwindigkeit* (V$_{CF}$) wird bestimmt mit der Formel:

$$V_{CF} = \frac{dR}{dt} \times \frac{1}{R}.$$

Hierbei beschreibt R eine Querachse des linken Ventrikels, zu deren Längenwert die Wanddicke am Äquator enddiastolisch und endsystolisch hinzuaddiert wird. Kurz erwähnt sei noch in diesem Zusammenhang der Parameter »Elastische Bewegungsgeschwindigkeit benachbarter Elemente« (V$_{SE}$). Dieser wird aus dem Verhältnis von V$_{CE}$ und V$_{CF}$ berechnet (12). Die Parameter Ejektionsfraktion, durchschnittliche Geschwindigkeit der zirkumferentiellen Faserverkürzung und mittlere normierte systolische Austreibungsrate zeigen unter pathologischen Kontraktionsbedingungen des linken Ventrikels keine gleichgerichtete Veränderung (19).

4.2.5. Parameter zur Ventrikelwandanalyse

Bei den heute angewandten computerassistierten Auswertungen wird meist nur ein Teil der

Ventrikelwandsilhouette an bestimmter Stelle in RAO- und LAO-Projektion umfahren (siehe Abb. 4.5–4.7). Daraus werden die Parameter für die ganze Wand berechnet. Der Grund für dieses Vorgehen liegt darin, daß eine Überlagerung der äußeren Ventrikelkontur durch andere, benachbarte Strukturen vermieden werden soll, um Berechnungsfehler zu umgehen. Herzinnen- und Ventrikelaußenkontur werden wieder als Ellipsoide für die Berechnung angesehen, es wird die gesamte Innenkontur und ein Teil der Außenkontur umfahren, und aus der Differenz der Inhalte von Außen- und Innenvolumen das Wandvolumen berechnet. Bei Anwendung der Flächen-Längen-Methode wird bei der Ermittlung des *Wandvolumens* (WV) aus der Subtraktion des Innenhohlraumes vom Außenhohlraum der Längs- und der Querachse jeweils zweimal die Wanddicke hinzuaddiert.

Die *Muskelmasse* (WMI) ergibt sich aus dem Wandvolumen und dem spezifischen Gewicht des Myokards (1,05) als:

WM = WV × 1,05.

Bezüglich des Normalwertes werden in der Literatur sehr unterschiedliche Angaben gemacht (Kennedy, 1966, 1967; Hood, 1968). Dies liegt sicherlich neben der individuellen Streuung auch an der teilweise schlechten röntgenologischen Auflösung der Ventrikelmuskulatur selber, welche sich nur schwach kontrastiert. Auch sind die Anteile des Trabelwerks und der Papillarmuskeln an der errechneten Muskelmasse schwer zu berücksichtigen, sie führen zu einer möglichen Unterschätzung der tatsächlichen Muskelmasse.

Der *Kammerformindex* oder *Shape-Index (SI)* errechnet sich als:

$$SI = \frac{4 \times \text{Fläche}}{\text{Umfang}^2}.$$

Mit dem Shape-Index kann die Kammerform und -geometrie beschrieben werden. Über die beste Bestimmungsmethode besteht keine Einstimmigkeit (Krayenbühl, 1980).

4.2.5.1. Segmentale Funktionsanalyse des linken Ventrikels

Zur Quantifizierung der regionalen Wandbewegung werden drei wohl gleichwertige Methoden angewandt, nämlich die Perimeterbewertung, die Querachsen- und Halbachsen-Methode und die radiale Bewegungsanalyse.

Bei der *Perimeterbewertung* wird nach Darstellung der enddiastolischen und endsystolischen Kammerkonturen ein extrakardiales, ventrikelbezogenes Referenzsystem auf die Silhouetten projiziert. In beiden Ebenen wird eine Längsachse konstruiert, die dann in ihren Verläufen und Mittelpunkten deckungsgleich sind. Damit kann festgestellt werden, ob Areale der systolischen oder diastolischen Fläche aneinander oder übereinander gelagert sind. Eine Überlagerung entspräche einer regionalen Akinesie. Der betreffende Wandanteil (A) wird in Prozent der enddiastolischen Silhouette angegeben:

$$A = \frac{P_A}{P_{ED}} \times 100,$$

wobei P_A dem akinetischen Perimeteranteil, und P_{ED} dem gesamten enddiastolischen Ventrikelperimeter entspricht. Mit dieser Methode können jedoch keine hyperkinetischen Wandanteile quantifiziert werden, was ein erheblicher methodischer Nachteil ist.

Die *Querachsen-* und *Halbachsenmethode* wurde von Herman (17) entwickelt und später modifiziert. In die enddiastolische Silhouette wird eine Längsachse durch die Mitte der Aortenklappenebene zur Herzspitze gelegt, auf der bei 25%, 50% und 75% der Länge Querachsen senkrecht konstruiert werden. Die Längsachse selbst wird durch die 50%-Querachse halbiert. Dadurch entstehen 6 Halbachsen (R_1 bis R_6). Vom Mittelpunkt der Längsachse werden dann 4 radiale Achsen (A_1 bis A_4) konstruiert. Diese vier radialen Achsen stehen senkrecht zueinander. Die Länge aller Halbachsen ist durch den Abstand vom jeweiligen Ursprungspunkt auf der Längsachse und dem Kreuzungspunkt mit der Silhouette der kontrastierten Fläche definiert.

Die systolische Innenbewegung zum Zeitpunkt t ist die prozentuale Verkürzung der entsprechenden Halbachsen:

$$\Delta t\% = \frac{\text{Achsenlänge}_{ED} - \text{Achsenlänge}_t}{\text{Achsenlänge}_{ED}} \times 100.$$

Für die gesamte systolische Verkürzung ergibt sich:

$$\Delta s\% = \frac{\text{Achsenlänge}_{ED} - \text{Achsenlänge}_{ES}}{\text{Achsenlänge}_{ED}} \times 100.$$

Die verschiedenen Variationen des ursprünglichen Modells von Herman sind in der entsprechenden Literatur nachzulesen (Heintzen, 1974; Sniderman, 1973; Leighton, 1974; Caroll,

1974). Die Ergebnisse dieser abgeleiteten Methoden lassen sich nicht ideal miteinander vergleichen. Es wird deshalb die Forderung erhoben, daß erhobene »Normalwerte« vom jeweiligen Anwender mit seiner eigenen Methode erstellt werden müssen. Ursachen für die erhobenen Diskrepanzen sind u. a. die Definition der Längsachse und die Benutzung differenter Projektionsebenen. Jedoch sind bei Standardisierung der Methode im jeweiligen Labor intraindividuelle – und bei Anwendung derselben Methode – auch interindividuelle Vergleiche möglich. Eine einheitliche, quantitative Normierung der Begriffe Normokinesie und Hypokinesie gibt es jedoch zur Zeit noch nicht.

Die *radiale Bewegungsanalyse* ist der Quer- und Halbachsen-Methode ähnlich. Nur werden bei dieser Methode von einem definierten Punkt auf der Längsachse aus radiale Achsen definiert, die in einem bestimmten gemeinsamen Winkel zueinander stehen (15, 31), wobei die gesamte Fläche des Lävokardiogramms in bestimmten Winkelsegmenten umfahren wird (HARRIS: 72mal 5, RICKARDS: 90mal 4 Winkelsegmente). Die Radiantenverkürzung errechnet sich dann:

Radiantenverkürzung (%)

$$= \frac{\text{Radiant}_{ED} - \text{Radiant}_{ES}}{\text{Radiant}_{ED}} \times 100.$$

Diese neueren Methoden der regionalen Kontraktionsanalyse können mit ausreichender Sicherheit Akinesien, Hypokinesien und Normokinesien beschreiben, sie erfordern jedoch für die sehr aufwendigen Berechnungen entsprechende Computersysteme. Die Methode der radialen Bewegungsanalyse soll nach den bisherigen Erfahrungen der Querachsen- und Halbachsen-Methode überlegen sein (7). Probleme bereitet die Bestimmung des Mittelpunktes der Radien, z. B. Halbierungspunkt der Längsachse (15), Flächenschwerpunkt der enddiastolischen Ventrikelsilhouette (31) und andere mehr. Auch ist noch nicht endgültig geklärt, ob diese mathematischen Beziehungen der Verkürzung einer Querachse zu allen Zeitpunkten der Ventrikelkontraktion identischen Wandanteilen entspricht und damit die Wandbewegung richtig wiedergegeben wird. Es kommt nämlich während der Systole zu Rotations- und Kippbewegungen des Ventrikels, und die konzentrische Verkürzung des Ventrikels wird von Bewegungen der Spitze und des Klappenrings modifiziert. Trotzdem ist diese quantitative Analyse der regionalen Ventrikelkontraktion eine ganz wesentliche Ergänzung zur rein qualitativen, klinischen Analyse der regionalen Bewegung der linksventrikulären Wand.

Der mit der radialen Bewegungsanalyse ermittelte Parameter der regionalen Ventrikelfunktion ist die *regionale Längenverkürzung* oder *Shortening* in Prozent. Wie schon angedeutet, gibt es bis jetzt keine Normwertangaben. Die Verkürzungsfähigkeit ist auch in den einzelnen Ventrikelarealen in den einzelnen Projektionen sehr unterschiedlich, sie kann zwischen 30% und 70% liegen. Die von uns verwandte Methode entspricht weitgehend der von RICKARDS et al. beschriebenen (31), jedoch werden in unserem Computerauswertungsprogramm die Aortenklappenebenen nicht parallel oder deckungsgleich gestellt. Die Abb. 4.6 und 4.7 geben ein Beispiel für die regionale Verkürzungsanalyse des linken Ventrikels bei einem Patienten vor und nach erfolgreicher Ballondilatation einer hämodynamisch bedeutsamen Stenose im RIVA. In der unteren Bildhälfte sind auf der horizontalen Achse (oberer Teil) die einzelnen radialen 90 Winkelsegmente eingetragen, und unten die Teilabschnitte der Silhouette. Die Dreh- oder Zählrichtung (numerische Reihenfolge der Winkelsegmente) erfolgt im Uhrzeigersinn und beginnt auf der Ventrikelsilhouette rechts oben neben der Längsachse. Dabei beschreiben die erste bis 45ste Länge in RAO-Projektion die Vorderwand, die 45ste Länge die Spitzenregion und die 46ste bis 90ste die inferiore Hinterwand. In LAO-Projektion beschreiben die Längen eins bis 45 die posterolateralen Wandanteile, die 46ste Länge die Ventrikelspitze, und die folgenden Längen bis 90 das Ventrikelseptum. Auf der senkrechten Achse ist die Verkürzung (Shortening) in Prozent aufgetragen.

4.2.6. Mehrbildanalyse der Ventrikelfunktion und abgeleitete Parameter

Den bisher besprochenen Analyseverfahren der Lävokardiographie liegen zwei Bilder in Enddiastole und Endsystole in einer oder zwei Projektionsebenen zugrunde. Im folgenden soll kurz die neue Methode der Mehrbildanalyse (»Multiframe-Technik«) vorgestellt werden. Hierunter versteht man die kontinuierliche Auswertung eines ganzen Herzzyklus durch Diastole und Systole, wobei in jedem Filmbild zu jedem lumenänderung über die Zeit den Vergleich mit der Druckänderung im Ventrikel über den gleichen Zeitraum. Auf diese Weise können auch Asynergien, spätsystolische Auswärtsbewegungen und andere Funktionsabläufe über die Zeit quantifiziert werden.

So kann z. B. die *instantane systolische Ejektionsrate* (= Scheitelwert der systolischen Ausstoß-Strömungsgeschwindigkeit, QSE) errechnet werden:

$$QSE = - \frac{dV}{dt_{max}} \text{ (ml/sec)}.$$

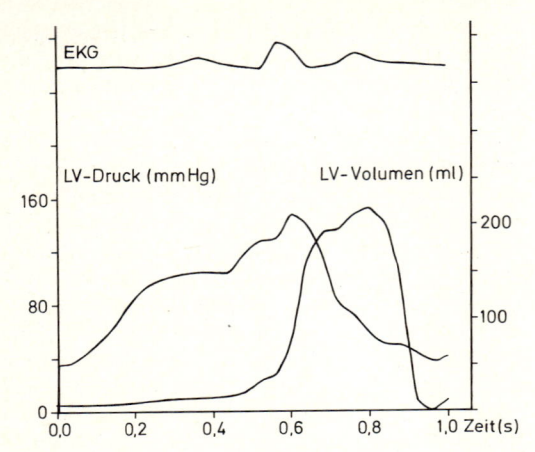

Abb. 4.8. Darstellung der Druck- und Volumenänderungen eines ganzen Herzzyklus über die Zeit mit Hilfe der Mehrbildanalysetechnik (AVD-System, Siemens-Elema) bei einem Patienten mit normaler linksventrikulärer Funktion.

beliebigen Zeitpunkt innerhalb von Systole und Diastole die Kontur der kontrastierten Fläche umfahren wird. Wenn auch dieses Verfahren zeitlich sehr aufwendig ist und die Daten nur durch einen Computer auszuwerten sind, wird doch die bisherige quantitative Analyse in Enddiastole und Endsystole entscheidend ergänzt. So erlaubt diese Methode der Bestimmung der Vo-

wobei dV der Volumenänderung über die Zeit und dt_{max} der Zeitdifferenz entspricht. Das Minuszeichen gilt deshalb, weil hier im Ventrikel eine Volumenabnahme während der Austreibungsphase vorliegt. Die Berechnung ähnelt der der Bestimmung der maximalen Druckanstiegsgeschwindigkeit, nur daß hier die Volumenänderungen als Meßparameter dienen.

Zur Darstellung der Druck-Volumen-Verhältnisse können beide Kurven aus der Mehrbildanalyse eines Herzzyklus in einem Diagramm über die Zeit aufgetragen werden (Abb. 4.8). Angaben über Normalwerte finden sich auch in der neueren Literatur nicht.

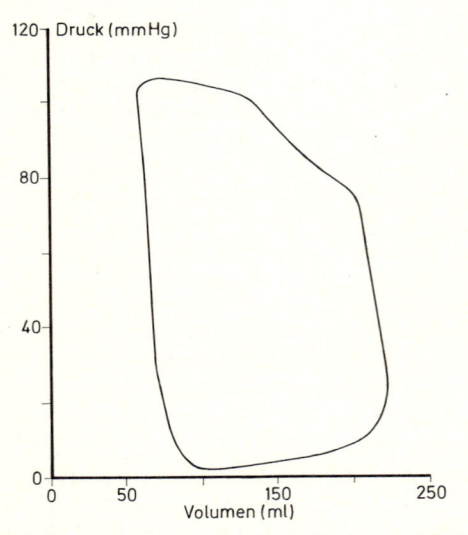

Abb. 4.9. Konstruktion der Druck-Volumen-Schleife über einen ganzen Herzzyklus aus den in Abb. 4.8 ermittelten Druck- und Volumenänderungen über die Zeit (Computerausdruck, AVD-System, Siemens-Elema).

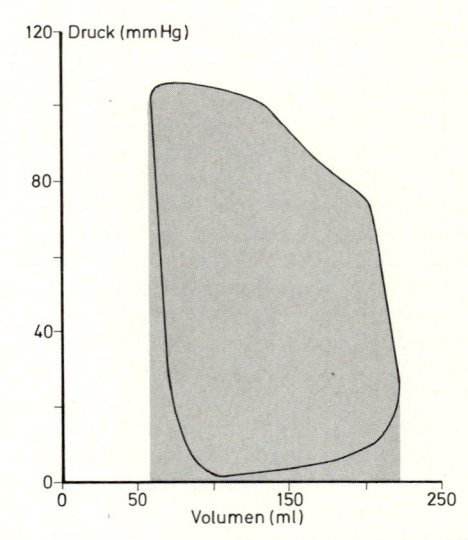

Abb. 4.10. Berechnung der systolischen Arbeit (SW) aus der Druck-Volumen-Schleife. Die systolische Arbeit entspricht graphisch der Fläche, die senkrecht auf der x-Achse und zeitlich durch den Punkt des endsystolischen und enddiastolischen Volumens begrenzt wird (schraffierte Fläche).

Zur Gewinnung der *endsystolischen Druck-Volumenbeziehung* (P-V$_{ES}$) werden bei unterschiedlicher Nachlast drei Punkte konstruiert, die mit einer Geraden verbunden werden. Die Steilheit dieser Geraden gibt Aufschlüsse über die Herzfunktion (GROSSMAN, 1977; SUGA, 1973; MEHMEL, 1981). Die endsystolische Druck-Volumen-Beziehung soll unabhängig von der Vorlast sein, da diese ja zur Ermittlung dieses Parameters herangezogen wird, und ebenso auch unabhängig von der Nachlast sein. Die endsystolische Druck-Volumen-Beziehung reagiert empfindlich auch auf kleinere Funktionsstörungen, und sie hätte damit Vorteile gegenüber der Bestimmung der Ejektionsfraktion.

Die graphische Darstellung der *Druck-Volumen-Schleife* kann nur mit einem Computersystem vollzogen werden. Aus der durch die Schleife beschriebenen Fläche und deren räumlichen Position zu dem Achsenkreuz (x-Achse: Volumen, y-Achse: Druckablauf) können die Parameter systolische Arbeit, Schlagarbeit, Schlagleistung und Kontraktilitätsindex bestimmt werden (Abb. 4.9).

Die *systolische Arbeit* (SW) wird folgendermaßen berechnet:

$$SW = \int_{EDV}^{ESV} P \times dV \times 133, 3 \times 10^{-6} \text{ (gm)}.$$

Sie wird durch die Fläche beschrieben, die senkrecht auf der x-Achse steht und zeitlich durch den Punkt des endsystolischen und den des enddiastolischen Volumens begrenzt wird (siehe Abb. 4.10).

Die *Schlagarbeit* (SA) errechnet sich aus:

$$SA = SW - \int_{ESV}^{EDV} P \times dV \times 1{,}33 \times 10^{-6},$$

oder mit einer anderen Methode:

$$SA = (P_{syst\text{-}Mittel} - P_{ED}) \times SV \times 0{,}0144.$$

Hierbei entspricht P$_{syst\text{-}mittel}$ dem mittleren systolischen linksventrikulären Druck, die Konstante $1{,}33 \times 10^{-6}$ dient zur Umrechnung von mmHg in cm H$_2$O und die Konstante 0,0144 zur Berücksichtigung des spezifischen Gewichtes des Blutes.
Die aus dem Druck-Volumen-Diagramm bestimmte Schlagarbeit entspricht der durch die Druck-Volumen-Schleife beschriebenen Fläche. Die Schlagarbeit ist eine wichtige Determinante des Sauerstoffverbrauchs des Herzens (Normwert der SA: 50–85 gm/m^2 Körperoberfläche). Die *Schlagleistung* (SL) wird errechnet aus:

$$SL = (\overline{P}_{systol} - P_{ED}) \times MNSER \times 0{,}0144.$$

Der Normwert beträgt 0,8 bis 1,4 gmsec^{-1}/m^2 Körperoberfläche. Hierbei wird in der Formel der Schlagarbeit statt des Schlagvolumens (SV) die mittlere normierte systolische Ejektionsrate (MNSER) eingesetzt. Die Schlagleistung ist eine Größe zur Beurteilung der Kammerfunktion.

Der *Kontraktilitätsindex* (KI) entspricht dem Verhältnis von Schlagarbeit und enddiastolischem Volumen:

$$KI = \frac{SA}{EDV}.$$

Der Normwert beträgt
0,5 gmsec$^{-1} \times$ m$^{-1} \times$ ml^{-1}.

Dieser Parameter verbessert die Aussagekraft der Schlagarbeit, da das enddiastolische Volumen (EDV) mitberücksichtigt wird (20).

Die Mehrbildanalyse scheint ein neuer Weg zu sein, um den Kontraktionsablauf über die Zeit quantitativ zu erfassen. Da die Volumenbestimmung jedes einzelnen Zyklusbildes aber methodisch ebenso wie bei der Zweibildanalyse erfolgt, bleiben die oben beschriebenen grundsätzlichen Probleme der Volumenmessung bestehen.

4.3. Zusammenfassende Bewertung der invasiven diagnostischen Methoden

Zur Sicherung der Diagnose der koronaren Herzkrankheit, der Quantifizierung des Ausmaßes der koronarsklerotischen Veränderungen und der Indikationsstellung für invasivere Therapieverfahren ist die Makroherzkatheteruntersuchung mit Angiographie unentbehrlich.

Die **Koronarangiographie** gibt ausreichend genaue Aufschlüsse über Anatomie, Topographie und Morphologie des Koronargefäßsystems. Die erhobenen Befunde können zumeist bei einer notwendig werdenden Bypass-Operation vom Chirurgen bestätigt werden. Gelegentlich ist aber das Ausmaß der Gefäßsklerose und der Verkalkung ausgeprägter, als es der Koronarangiographiebefund erwarten ließ. Schwierigkeiten bereitet es noch, den Grad von Koronarstenosen exakt aus dem angiographischen Bild zu bestimmen. Dies hängt im wesentlichen von technischen Vorbedingungen wie Randunschärfe, Spiegelung und Bildqualität ab. Die quantitative Erfassung des Stenosegrades hat eine wesentliche klinische Bedeutung bei der Beurteilung des Erfolges einer koronaren Angioplastie oder der Festlegung der Reststenose bei einer erfolgreichen intrakoronaren Lysetherapie bei Koronararterienverschluß.

Die **Registrierung des linksventrikulären Drucks** mit Messung des systolischen Spitzendrucks und des enddiastolischen Drucks (Füllungsdruck) ermöglicht exakte Angaben über die Pumpaktivität des Myokards. Gelegentlich wird der Druckkurvenverlauf durch Schleuderzacken ungünstig beeinflußt, wenn der Druckmeßkatheter retrograd über die Aortenklappe in den linken Ventrikel eingeführt ist und im Blutstrom flottiert. Die Alternative einer transseptalen Punktion zur Vermeidung dieser Druckartefakte ist bei rein klinischer Fragestellung nicht erwägenswert, da diese ein deutlich höheres Katheterrisiko beinhaltet.

Die primär aus der Druckkurve abgeleiteten **Parameter der Kontraktilitätsmessung,** die exakter die Pumpleistung des linken Ventrikels interpretieren sollen, müssen kritisch auf ihre jeweilige Aussagequalität hin überprüft werden. Bei der Interpretation der Ergebnisse müssen die jeweiligen Herz-Kreislauf-Bedingungen genau beachtet werden, da diese die Meßgrößen beeinflussen können. Besonders die Vorlast (Preload) mit Aktivierung des Frank-Straub-Starling-Mechanismus und die Nachlast erschweren in ihrer Wirkung auf die Ventrikelfunktion die Aussage, ob am Myokard eine Kontraktilitätsstörung vorliegt oder nicht. Keiner der oben beschriebenen Indizes charakterisiert allein in ausreichender und unabhängiger Weise die Situation der Pumpleistung des Herzens. Deshalb sollten bei einer Funktionsanalyse des Herzens möglichst viele Meßgrößen berücksichtigt werden, damit ein ausreichend genauer Befund erhoben werden kann. Der Parameter der maximalen Druckanstiegsgeschwindigkeit während der isovolumetrischen Anspannungsphase (dp/dt_{max}) hat im Vergleich zu den anderen Kontraktilitätsindizes die größte Bedeutung.

Die **Lävokardiographie** ermöglicht eine qualitative Beurteilung des linksventrikulären Kontraktionsablaufs, die aber von der Erfahrung des Untersuchers und damit von subjektiven Einflüssen anhängig ist. Daher sind ergänzende Messungen wünschenswert, die durch objektive Daten eine solche subjektive Analyse stützen und differenzieren. Diese quantitative Auswertung der Volumenänderungen und des Kontraktionsablaufs des linken Ventrikels ist noch immer umstritten und uneinheitlich. Dies hat physiologische, funktionelle und methodische Gründe:

1. Es ist nicht möglich, »normale« Volumina zu messen. Der Versuch, über Ausgußvolumina (»Casts«) diese normierten Volumina zu gewinnen, ist problematisch, da postmortal bezüglich myokardialem Tonus und der Füllungssituation andere Verhältnisse als in vivo vorliegen. Die »in vivo« durchgeführten Messungen hängen aber von der angewandten Methode ab, deren Validität ja gerade an den »Normalwerten« bewiesen werden soll. Somit gibt es keinen sogenannten goldenen Standard. Am ehesten eigenen sich noch Vergleichsmessungen, die über elektromagnetische Flußmesser erhoben wurden. Diese sind aber beim Menschen in der Regel nicht anwendbar.

2. Da Alter, Geschlecht und Trainingszustand sicherlich unterschiedliche Einflüsse auf die »Normalwerte« haben, kann es bei diesen zu einer erheblichen Streuung der Meßwerte kommen. Dieses Problem wird dann besonders deutlich, wenn pathologische Verhältnisse quantitativ miteinander verglichen werden sollen.

3. Die methodischen Probleme bei der Volumenbestimmung sind dadurch begründet, daß zur Berechnung des sehr kompliziert strukturierten Innenraums des Herzens ein mathematisches Modell (Ellipsoid) konstruiert werden muß. Diese Transformation verhindert zur Zeit noch eine absolut genaue Volumenbestimmung. Andererseits wird mit den oben beschriebenen Methoden eine ausreichende Annäherung zur eigentlichen Volumengröße erreicht. Wegen fehlender Standards ist jedoch eine Validisierung der bestehenden Methoden direkt nicht möglich.

Aufgrund des Gesagten wird man deshalb wie bisher versuchen müssen, die Vielzahl der aus den verwendeten Methoden erhobenen Meßdaten rechnerisch miteinander zu vergleichen, um dadurch sogenannte Standards zu erhalten. Auch läßt der Vergleich mit den Ergebnissen, die durch die HZV-Bestimmung nach dem Fickschen Prinzip, nach der Farbstoffverdünnungsmethode oder mit Hilfe von Flußmessern erhoben werden, bei guter Übereinstimmung eine annähernd richtige Kalkulation der Volumina erwarten.

Die Parameter, die zur Kontraktilität des Ventrikels Aussagen machen sollen, haben neben den methodischen auch noch physiologische

Fehlerquellen, da bei der Kontraktion Bewegungsabläufe stattfinden, die nur sehr schwierig mit den jetzigen Techniken erfaßt werden können, z. B. Rotationen, Kippbewegungen, konzentrische Bewegungen und Pendelbewegungen.

Die hier angesprochene Problematik macht auch verständlich, warum so viele – sicherlich gute – Methoden und Berechnungsmodelle zur Volumenbestimmung und zur Kontraktionsanalyse teils konkurrierend, teils sich ergänzend, angewandt werden. Resümierend muß gesagt werden, daß die einzelnen Methoden nur schwer direkt miteinander vergleichbar sind, daß eine nicht immer eine einheitliche Terminologie verwandt wird, daß die Notwendigkeit der Erhebung eines eigenen »Standards« in jedem Labor besteht, und daß in der Regel für die komplizierten Bestimmungs- und Rechenvorgänge eine entsprechende Computeranlage zur Verfügung stehen muß, weshalb diese quantitativen Auswerteverfahren in der Regel entsprechend ausgerüsteten Zentren vorbehalten bleiben werden. Besondere Beachtung wird zur Zeit dem Problem der Zuordnung identischer Wandsegmente während der systolisch-diastolischen Wandbewegungen im Rahmen der radialen Bewegungsanalyse geschenkt. Weiterführende Aufschlüsse werden aus tierexperimentellen Untersuchungen mit metallischen Markern erwartet, deren Bewegungsanalyse den regionalen Kontraktionsablauf besser beschreiben läßt. Ob durch die neueren Methoden der digitalen Subtraktionsangiographie, des dynamischen, räumlich auflösenden Röntgen-Computertomographen (DSR) oder die Nuklearmagnetische Resonanz-Tomographie des Herzens ein Teil der methodischen Probleme der Volumenbestimmungen und der daraus abgeleiteten Größen gelöst werden kann, müssen entsprechende Untersuchungen in der Zukunft zeigen.

Literatur

(1) Arvidsson, H.: Angiographic determination of left ventricular volume. Acta radiol. scand. 56: 321 (1961).

(2) Baroldi, G., G. Scomazzoni: Coronary Circulations in the Normal and the Pathologic Heart. Office to the Surgess General, Dept. of the Army. Washington DC 1967.

(3) Bouchard, R. J., J. H. Gault, J. Ross: Evaluation of pulmonary arterial and diastolic pressure as an estimate of left ventricular and diastolic pressure in patients with normal and abnormal left ventricular performance. Circulation 44: 1072 (1971).

(4) Caroll, R. J., M. S. Verani, H. L. Falsetti: The effect of collateral circulation on segmental left ventricular contraction. Circulation 50: 709 (1974).

(5) Chaitman, B. R., H. De Mots, J. D. Bristow, S. H. Rahintoda: Objective and subjective analysis of left ventricular angiograms. Circulation 52: 420 (1975).

(6) Chapman, C. E., O. Baker, J. Reynolds, F. I. Bonte: Use of biplane cinefluorography for measurement of ventricular volume. Circulation 18: 1105 (1958).

(7) Clayton, P. D., W. F. Bulawa, P. M. Urie, H. W. Marshall, H. R. Warner: Quantitating left ventricular dynamics from single plane videometry. In: P. H. Heintzen, H. J. Bürsch: Roentgen-Video-Techniques for Dynamics Studies of Structure and Function of the Heart and Circulation, S. 203. Thieme, Stuttgart, 1978.

(8) Dodge, H. T., H. Sandler, D. W. Ballew, J. D. Lord: The use of biplane angiocardiography for the measurement of left ventricular volume in man. Amer. Heart. J. 60: 762 (1960).

(9) Dodge, H. T., H. Sandler, W. A. Bayley, R. R. Hawlay: Usefulness and limitations of radiographic methods for determining left ventricular volume. Amer. J. Cardiol. 18: 10 (1966).

(10) Ekelung, L. G., A. Holmgren: Central hemodynamics during exercise. Circulation (Suppl.) 20/21: 1 (1967).

(11) Falikoo, R. W., L. Ressekow: Relationship of pulmonary artery and end-diastolic pressure of the left ventricle. Enddiastolic and mean filling pressure in patients with and without left ventricular dysfunction. Circulation 41: 65 (1970).

(12) Gault, J. H., J. Ross, E. Braunwald: Contractile state of the left ventricle in man. Instantaneous tension-velocity-length relations in patients with and without disease of the left ventricular myocardium. Circulat. Res. 22: 451 (1968).

(13) Greene, D. G., R. Carlisle, C. Grant, I. L. Bunnell: Estimation of left ventricular volume by one-plane cineangiography. Circulation 35: 61 (1967).

(14) Grossmann, W., E. Braunwald, T. Mann, L. P. McLaurin, L. H. Green: Contractile state of the left ventricle in man as evaluated from endsystolic pressure-volume relations. Circulation 56: 845 (1977).

(15) Harris, L. D., P. D. Clayton, H. W. Marshall, H. R. Warner: A technique for the detection of asynergistic motion in the left ventricle. Comput. Biomed. Res. 7: 380 (1974).

(16) Heintzen, P. H., K. Moldenbauer, P. E. Lange: Threedimensional computerized contraction pattern analysis. Europ. J. Cardiol. 1: 229 (1974).

(17) Herman, M. V., R. A. Heinle, M. D. Klein, R. Gorlin: Localized disorders in myocardial contraction. Asynergy and its role in congestive heart failure. New Engl. J. Med. 277: 222 (1967).

(18) Hood, W. P. jr., C. E. Rackley, E. L. Rolett: Wall stress in the normal and hypertrophied

human left ventricle. Amer. J. Cardiol. 22: 550 (1968).
(19) JOHNSON, L. L., K. ELLIS, D. SCHMIDT, M. B. WEISS, P. J. CANNON: Volume ejected in early systole. A sensitive index of left ventricular performance in coronary artery disease. Circulation 52: 378 (1975).
(20) JUST, HJ.: Herzkatheterdiagnostik, aus Reihe Kardiolog. Diagnostik Boehringer 1976.
(21) KARLINER, J. S., R. J. BOUCHARD, J. H. GAULT: Dimensional changes of the human left ventricle prior to aortic valve opening. A cineangiographic study in patients with and without left heart disease. Circulation 44: 312 (1971).
(22) KENNEDY, J. W., W. A. BAYLEY, M. M. FIGLEY, H. T. DODGE, J. R. BLACKMON: Quantitative angiocardiography: I. The normal left ventricle in man. Circulation 34: 272 (1966).
(23) KENNEDY, J. W., S. E. TRENHOLME, I. S. KASSER: Left ventricular volume and mass from single-plane cineangiocardiograms: A comparison of antero-posterior and right anterior oblique methods. Amer. Heart J. 80: 343 (1970).
(24) KRAYENBÜHL, H. P.: Die Dynamik und Kontraktilität des linken Ventrikels. Bibliotheka Cardiologica. Karger, Basel 1969.
(25) KRAYENBÜHL, H. P., M. SCHÖNBECK, W. RUTISHAUSER, P. WIRZ: Abnormal segmental contraction velocity in coronary artery disease produced by isometric exercise and atrial pacing. Amer. J. Cardiol. 35: 785 (1975).
(26) LEIGHTON, R. F., S. M. WILT, R. P. LEWIS: Detection of hypokinesis by a quantitative analysis of left ventricular cineangiograms. Circulation 50: 121 (1974).
(27) MASON, D. R., J. F. SPANN JR., R. ZELIS: Quantification of the contractile state of the intact human heart. Amer. J. Cardiol. 26: 248 (1970).
(28) MCANULTY, J. H., M. T. HATTENBAUER, J. RÖSCH, F. E. KLOSTER, S. RAHINTOOLA: Improvement in left ventricular wall motion following nitroglycerin. Circulation 51: 140 (1975).
(29) MEHMEL, H. C. et al.: Die endsystolische Druck-Volumen-Beziehung als Parameter der linksventrikulären Funktion. J. Herz 6/164: 209 (1981).
(30) PETERSON, K. L., D. SKLOVEN, P. LUDBROOK, J. B. UTHER, J. ROSS: Comparison of isovolumic and ejection phase indices of myocardial performance in man. Circulation 49: 1088 (1974).
(31) RICKARDS, A., R. SEABRA-GOMES, P. THURNSTON: The assessment of regional abnormalities of the left ventricle by angiography. Europ. J. Cardiol. 5: 167 (1977).
(32) ROGERS, W. J., L. R. SMITH, W. P. HOOD JR., J. A. MANTLE, C. E. RACKLEY, R. O. RUSSELL JR.: Effect of filming projection and interobserver variability on angiographic biplane left ventricular volume determination. Circulation 59: 96 (1979).

(33) ROSKAMM, H., H. WEIDEMANN, N. MEINEKE, J. PETERSEN, H. REINDELL: Die Diagnostik einer beginnenden Herzinsuffizienz mit Hilfe des Einschwemmkatheterverfahrens. Z. Kreisl.-Forsch. 59: 119 (1970).
(34) ROSKAMM, H.: Einschwemmkatheterisierung. In: M. KALTENBACH, H. ROSKAMM (Hrsg.): Vom Belastungs-EKG zur Koronarangiographie, S. 83–86. Springer, Berlin – Heidelberg – New York 1980.
(35) SANDLER, H., H. T. DODGE: The use of single plane angiocardiograms for the circulation of left ventricular volume in man. Amer. Heart J. 75: 325 (1969).
(36) SARNOFF, S. J., E. BERGLUND: Ventricular function: Starling's law of the heart studied by means of simultaneous right and left ventricular function curves in the dog. Circulation 9: 706 (1954).
(37) SCHLESINGER, M. J.: An injection plus dissection study of coronary artery occlusions and anastomoses. Amer. Heart. J. 15: 528 (1938).
(38) SCHNELLBACHER, K., H. ROSKAMM, E. LÖSEL, B. NIEHL, H. REINDELL: Zur Aussagekraft des diastolischen Pulmonalarteriendruckes für die Beurteilung der Dynamik des linken Ventrikels. Therapiewoche 21: 3985 (1971).
(39) SIEGEL, J. H., E. H. SONNENBLICK, R. D. JUDGE, W. S. WILSON: The quantification of myocardial contractily in dog and man. Cardiologia (Basel) 45: 189 (1964).
(40) SIMON, R., I. AMENDE, P. LICHTLEN: Das linksventrikuläre Angiogramm. In: P. R. LICHTLEN (Hrsg.): Koronarangiographie, Beiträge zur Kardiologie, Band 11, S. 250. Perimed, Erlangen 1979.
(41) SNIDERMAN, A. D., D. MARPOLE, E. L. FALLEN: Regional contraction patterns in normal and ischemic left ventricle in man. Amer. J. Cardiol. 31: 484 (1973).
(42) SONNENBLICK, E. H., W. W. PARMLEY, C. E. URSCHEL: The contractile state of the heart as expressed by force-velocity relations. Amer. J. Cardiol. 23: 488 (1969).
(43) SUGA, H., K. SAGAWA, A. A. SHOUKAS: Load independence of the instantaneous pressure – volume ratio of the canine left ventricle and effects of epinephrine and heart rate on the ratio. Circulat. Res. 32: 314 (1973).
(44) WYNNE, J., L. H. GREEN, T. MANN, D. LEVIN, W. GROSSMANN: Estimation of left ventricular volumes in man from biplane cineangiograms filmed in oblique projections. Amer. J. Cardiol. 41: 726 (1976).
(45) YANG, S. S., L. G. BENTIVOGLIO, V. MARANHAO, H. GOLDBERG: From Cardiac Catheterisation Data to Hemodynamic Parameters. Davis, Philadelphia 1978.
(46) ZIR, L. M., S. W. MILLER, R. E. DINSMORE, J. P. GILBERT, J. W. HARTBORNE: Interobserver variability in coronary angiography. Circulation 53: 627 (1976).

5. Hämodynamik, Koronardurchblutung, myokardialer Sauerstoffverbrauch und Myokardstoffwechsel bei chronisch stabiler koronarer Herzkrankheit und beim akuten Myokardinfarkt des Menschen

Von H. C. Mehmel

Die koronare Herzkrankheit ist dadurch charakterisiert, daß es zu einem Mißverhältnis zwischen Sauerstoffangebot und Nachfrage des Myokards kommt. Dieses Ungleichgewicht führt zu Veränderungen der myokardialen Funktion und des myokardialen Stoffwechsels; bei länger bestehender Ischämie kommt es zum Zelltod, zum Myokardinfarkt.

Im folgenden sollen zunächst Veränderungen der ventrikulären und allgemein kardiovaskulären Funktion bei der chronisch stabilen koronaren Herzkrankheit und beim akuten Myokardinfarkt beschrieben werden. Der zweite Abschnitt gilt dem Myokardstoffwechsel unter den Bedingungen der Koronarinsuffizienz. Dabei wird es sich aus sachlichen Gründen nicht vermeiden lassen, daß metabolische und hämodynamische Aspekte nicht immer säuberlich getrennt, sondern auch zusammen betrachtet werden müssen. Für weitere Einzelheiten der koronaren Hämodynamik wird auf Kapitel 1 dieses Bandes verwiesen. Im dritten Abschnitt werden Möglichkeiten der Myokardprotektion nach Herzinfarkt besprochen.

5.1. Hämodynamik

5.1.1. Hämodynamik im Angina-pectoris-Anfall

Der Sauerstoffverbrauch des Myokards wird vor allem bestimmt durch
- die systolische Wandspannung, die vom systolischen Druck und von der linksventrikulären Geometrie (LaPlacesches Gesetz) abhängt;
- die Herzfrequenz, d. h. die Häufigkeit, wie oft pro Zeiteinheit die Wandspannung entwickelt wird;
- die Kontraktilität als Maß für die Geschwindigkeit der Kontraktion.

Diagnostische Interventionen steigern entweder die systolische Wandspannung (Blutdruckanstieg bei isometrischer Belastung – Handgrip- oder Kälteexposition – cold pressure test) oder die Herzfrequenz (Vorhofstimulation) oder alle drei Faktoren gleichzeitig (dynamische Belastung, z. B. durch Fahrradergometrie). Wenn eine hämodynamisch signifikante Koronararterienstenose vorliegt, entwickeln sich unter der Belastung klinische (Angina pectoris) elektrokardiographische (ST-Strecken-Senkung) und hämodynamische (lokale Kontraktilitätsstörung) Anzeichen der Koronarinsuffizienz (Abb. 5.1). Im allgemeinen beträgt die Durchmesserverminderung einer Koronararterie etwa 75%, wenn sie unter Belastung hämodynamisch signifikant wird, weil dann die kompensatorische Arteriolendilatation nicht mehr ausreicht (Gould, 1974). Eine ähnliche Situation mit Ruhekompensation und Belastungsinsuffizienz kann auch bei Verschluß einer Koronararterie und optimaler Kollateralentwicklung vorliegen (Flameng, 1978). Ein kritischer Stenosegrad kann insgesamt nicht angegeben werden, weil auch die Länge der Stenose, die Ausbildung von Kollateralen und die Blutströmungsform entscheidend sind. Weitere Einzelheiten s. Kap. 1.

Unmittelbar mit Einsetzen der O_2-Mangelversorgung kommt es zu einer Verminderung der systolischen Wandbewegung im betroffenen Myokardareal (Abb. 5.1). Im Zentrum eines größeren Areals kann es sogar zu einer paradoxen Auswärtsbewegung während der Systole kommen. Das funktionstüchtige Myokard des Restventrikels zeigt manchmal eine kompensatorische Funktionssteigerung. – Nicht nur die systolische sondern auch die diastolische Funktion ist sehr früh nach Einsetzen der Ischämie beeinträchtigt. Als erste Veränderung kann die Abnahme der Relaxationsgeschwindigkeit, gemessen als die größte Druckabfallgeschwindigkeit min dp/dt registriert werden (Rutishauser, 1971). Da die myokardiale Komponente des Koronarwiderstandes unter physiologischen Bedingungen ihren Minimalwert erreicht hat (Bretschneider, 1967), nimmt durch die Störung der

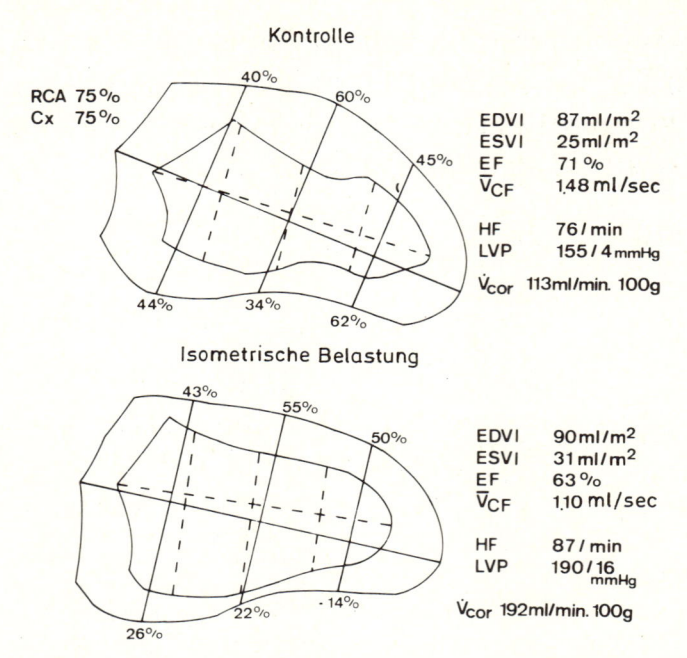

Abb. 5.1. Linksventrikuläre Angiogramme in rechts-schräger Projektion in Ruhe (Kontrolle) und unter isometrischer Belastung bei einem Patienten mit stabiler Angina pectoris. Die rechte Koronararterie (RCA) und der R. circumflexus (Cx) zeigten jeweils eine 75%ige Stenose. Angegeben sind die prozentualen Verkürzungen von sechs Halbachsen, die aus der enddiastolischen und endsystolischen Ventrikelsilhouette ermittelt wurden. Die isometrische Belastung erhöht den linksventrikulären Spitzendruck von 155 auf 190 mmHg, der enddiastolische Druck steigt von 4 auf 16 mmHg (LVP). Der Sauerstoffverbrauch (O_2-Sättigung im arteriellen Blut und im Koronarsinus, Flußmessung mit der Argomethode) steigt von 113 auf 190 ml/min·100 g (Vcor). – Man erkennt die deutliche Hypokinesie, die sich im Bereich der minderdurchbluteten Hinterwand unter der isometrischen Belastung entwickelt. – EDVI = Index des enddiastolischen Volumens; ESVI = Index des endsystolischen Volumens; EF = Austreibungsfraktion; $\overline{VCF}$ = mittlere Faserverkürzungsgeschwindigkeit; HF = Herzfrequenz.

Relaxation der Koronarwiderstand im ischämischen Myokardareal zu.

Die Abnahme der lokalen systolischen Funktion vermindert den Sauerstoffbedarf des betroffenen Myokardbezirks und führt zu einer Reduktion der systolischen Koronarflußbehinderung, die ja in normalem linksventrikulärem Myokard ganz ausgeprägt ist (s. Kap. 1). Die systolische Funktionsminderung des ischämischen Myokardbezirks erscheint somit also als sinnvoller Kompensationsmechanismus, der verhindert, daß jeder Angina-pectoris-Anfall in einen akuten Myokardinfarkt übergeht (KÜBLER und KATZ, 1977).

Die subendokardialen Schichten der linksventrikulären Wand zeigen eher eine Kontraktilitätsabnahme als die subepikardialen Schichten, weil die subendokardialen Schichten empfindlicher gegen Sauerstoffmangel sind als die äußeren Schichten. Die systolische Wandspannung und damit der O_2-Verbrauch, sowie die systolische Flußbehinderung durch die hohe myokardiale Komponente des extravaskulären Koronarwiderstandes sind in den subendokardialen Schichten deutlich höher als in den subepikardialen Schichten. Normalerweise ist das Durchblutungsverhältnis zwischen Subendokard und Subepikard trotzdem nahe bei 1:1, weil die Koronarreserve auch schon in Ruhebedingungen im Subendokard stärker ausgeschöpft wird. Die subendokardialen Schichten sind also empfindlicher gegen Sauerstoffmangel, weil
– die systolische Flußbehinderung größer,
– der Sauerstoffbedarf höher
– und die Koronarreserve vermindert ist.

Patienten, die einen Angina-pectoris-Anfall erleiden, weisen häufig vor der Angina pectoris eine Blutdruckerhöhung oder eine Pulsbeschleunigung auf (ROUGHGARDEN, 1966). Wenn der betroffene Myokardbezirk eine gewisse Größe erreicht (ca. 20% des linken Ventrikels), wird die Gesamtfunktion des linken Ventrikels vermindert: Schlagvolumen, Herzzeitvolumen und Austreibungsfraktion nehmen ab, die enddiastolischen und endsystolischen Ventrikelvolumina nehmen zu.

Bei manchen Patienten kommt es kurz vor oder während dem Angina-pectoris-Anfall zu deutlichen Anzeichen einer linksventrikulären Insuffizienz, wobei die Dyspnoe im Vordergrund stehen kann. Sie wird erstens durch die Kontraktionsinsuffizienz verursacht; zweitens hat die Dyspnoe während des pektanginösen Anfalls auch ihren Grund in einer verminderten Dehnbarkeit des linken Ventrikels, so daß die Füllungsdrücke ansteigen, wodurch eine Lungenstauung entstehen kann (BARRY, 1974).

Bei Patienten mit schwerer koronarer Herzkrankheit kann es unter Belastung zu Blutdruckabfall und deutlicher Ermüdung kommen. Das Herzzeitvolumen kann wahrscheinlich bei diesen Patienten unter Belastung nicht mehr nennenswert gesteigert werden, so daß bei Widerstandsabnahme in der Kreislaufperipherie unter körperlicher Belastung der Blutdruck nicht mehr aufrecht erhalten werden kann.

Wenn während einer Belastung, die Angina pectoris hervorruft, die pektanginösen Beschwerden trotz der Fortsetzung der Belastung wieder abnehmen oder verschwinden, spricht man von einem »Walk through Phänomen« oder von einer »Second wind angina pectoris«. Vermutlich tritt bei diesen Patienten die Dilatation von Kollateralen im Koronarkreislauf verzögert auf, so daß zu Beginn der Belastung eine ischämische Stoffwechselsituation entsteht, die sich mit Fortgang der Belastung wieder bessert.

Postprandial auftretende Angina pectoris kann entweder durch eine Steigerung der Herzfrequenz mit folgender Zunahme des Sauerstoffverbrauchs oder durch eine reflektorische Koronararterienverengung erklärt werden (GOLDSTEIN, 1971).

Nächtliche Angina pectoris wird häufig auf Koronarspasmen zurückgeführt (s. Kap. 6). Da die nächtlichen Schmerzattacken aber oft mit REM-Perioden (»rapid eye movement«) vergesellschaftet sind, die ihrerseits Traumaktivität anzeigen, kann die Angina pectoris auch durch Blutdruckanstieg und Herzfrequenzsteigerung verursacht sein. Da während der Nacht interstitielle Ödeme mobilisiert werden, kann der venöse Rückstrom ansteigen. Dadurch erhöht sich der diastolische Füllungsdruck in den Kammern und folglich die extrakoronare, myokardiale Komponente des Koronarwiderstandes. Die logische und auch wirksame Therapie in dieser Situation besteht in der Gabe von Digitalis.

Die Kälteexposition führt in typischer Weise zu Angina-pectoris-Anfällen. Die Reizung der Kälterezeptoren führt zu einer Zunahme der sympathoadrenalen Aktivität und zu einem Blutdruckanstieg, der den Effekten bei starker isometrischer Belastung nicht nachsteht (MEHMEL, 1978). Zusätzlich wird noch eine abnorme Zunahme des Koronarwiderstandes unter Kälteeinwirkung bei Patienten mit koronarer Herzkrankheit diskutiert, die unter der Einwirkung der erhöhten Katecholamine zustande kommen soll (MUDGE, 1976).

Ebenfalls durch eine erhöhte sympathoadrenerge Aktivität mit Steigerung von Herzfrequenz und Blutdruck dürften die Angina-pectoris-Anfälle bei psychischer Erregung zu erklären sein.

5.1.2. Hämodynamik beim akuten Myokardinfarkt

Die akute Wirkung eines Myokardinfarkts besteht in einer sehr raschen Abnahme der Kontraktilität des betroffenen Myokardareals. Es gibt verschiedene Erklärungsmöglichkeiten für den Entstehungsmechanismus des »frühen Pumpversagens« (KÜBLER und KATZ, 1977), von denen aber keine restlos gesichert ist. Wenn es auch zu einer Abnahme der Aktionspotentialdauer unter Ischämiebedingungen kommt (TRAUTWEIN und DUDEL, 1956), so bleibt die elektrische Erregungsfähigkeit im infarzierten Gebiet doch relativ lange erhalten, auch wenn die mechanische Aktivität schon aufgehoben ist (KARDESCH, 1958). Auch die intrazellulären Speicher an energiereichen Phosphaten werden nicht so schnell abgebaut, daß diese Abnahme für den raschen Verlust der kontraktilen Funktion verantwortlich zu machen wäre (COVELL, 1967).

Bei einer gewissen Infarktgröße nimmt die Funktion des gesamten linken Ventrikels ab. Wenn etwa 20% der linksventrikulären Muskelmasse betroffen sind kommt es zu Zeichen der linksventrikulären Funktionsminderung: Abnahme der maximalen Druckanstiegsgeschwindigkeit (max dp/dt), Abnahme der Austreibungsfraktion, Zunahme der enddiastolischen und endsystolischen Volumina mit Abnahme des Schlagvolumens. Trotz Zunahme der Herzfrequenz sinkt das Herzminutenvolumen ab. Wenn mehr als 40% der linksventrikulären Muskelmasse ausfallen, kommt es zu schwerer Herzinsuffizienz und zum kardiogenen Schock (AMSTERDAM, 1973).

Nach einer sehr kurzen Periode, in der die Dehnbarkeit (»compliance«) des linken Ventrikels zunimmt, wird der linke Ventrikel nach einem Myokardinfarkt steifer, so daß zu seiner Füllung höhere Drücke notwendig sind (FORRESTER, 1972; THEROUX, 1975). Bei einer signifikanten Beteiligung des rechten Ventrikels an einem Myokardinfarkt findet man meist folgende Kombination von Befunden: diaphragmaler Infarkt, Halsvenenstauung, arterielle Hypotension, niedriges Herzzeitvolumen, Angleichung der rechtsatrialen Drücke an den Pulmonal-Kapillardruck (COHN, 1974).

Bei einem ausgedehnten Myokardinfarkt kommt es neben der lokalen Ischämie zu einer allgemeinen Störung der myokardialen O_2-Versorgung durch arterielle Hypotonie und Hypoxämie. Zusätzlich kann der Sauerstoffbedarf des Myokards durch eine Dilatation des linken Ventrikels (LaPlacesches Gesetz) steigen.

Für die Beschreibung der lokalen Störungen der Wandbewegungen hat sich folgende Nomenklatur durchgesetzt: die *Asynergien* werden unterschieden in *Hypokinesie* (verminderte Bewegung), *Akinesie* (Stillstand) und *Dyskinesie* (systolische Auswärtsbewegung des betreffenden Wandabschnittes). Gut abgegrenzte dyskinetische Wandabschnitte werden als Aneurysma bezeichnet. Unter *Asynchronie* oder *Dyssynchronie* versteht man die zeitliche Dissoziation im Kontraktionsablauf benachbarter Wandabschnitte (HERMAN, 1969).

Jede Akinesie bedeutet eine Einschränkung der linksventrikulären Funktion. Bei dyskinetischen Wandabschnitten oder Aneurysmen kommt noch hinzu, daß die effektive linksventrikuläre Förderleistung für die Kreislaufperipherie durch systolische Verschiebung von Blut in den dyskinetischen Bezirk *(Pendelblut)* weiter vermindert wird.

Die Kreislaufveränderungen nach einem Myokardinfarkt sind sehr variabel. Bei nur kleinem Infarktbezirk führt die erhöhte sympathoadrenerge Aktivität zu einer Zunahme von Herzfrequenz, Blutdruck und auch des Herzzeitvolumens. An der anderen Seite des Spektrums befinden sich die Patienten mit einem sehr ausgedehnten Myokardinfarkt, bei denen es zu einem kardiogenen Schock mit stark eingeschränktem Herzzeitvolumen, arterieller Hypotension, Tachykardie und hohen Füllungsdrücken des linken Ventrikels, Lungenödem, präranalem Nierenversagen etc. kommt.

Manche Patienten mit akutem Myokardinfarkt weisen einen erniedrigten Blutdruck bei erniedrigtem Herzminutenvolumen auf. Der periphere Widerstand kann bei diesen Patienten trotz der verminderten Gewebsperfusion erniedrigt sein. Die Unfähigkeit, den peripheren Widerstand zu steigern, ist in ihrer Ursache noch nicht ausreichend geklärt, es werden aber kardiogene Reflexmechanismen als Grundlage dieser Regulationsstörung angenommen (CONSTANTIN, 1963; MANCIA, 1975).

Ähnliche Verhältnisse liegen bei dem Bezold-Jarisch-Reflex vor, der experimentell nachgewiesen wurde. Chemorezeptoren des Herzens, die u. a. auf Nikotin oder 5-Hydroxytryptamin ansprechen sind der Ausgangspunkt (JARISCH, 1948). Myokardiale Ischämie stimuliert die gleichen oder ähnliche Rezeptoren (THOREN, 1973). Der afferente und der efferente Schenkel des Reflexes sind dem Vagus zugeordnet. So kommt es zu Blutdruckabfall, Sinusbradykardie, atrioventrikulären Überleitungsstörungen und möglicherweise zu peripherer Vasodilatation. Blutdrucksenkung und Frequenzabfall senken den Sauerstoffbedarf des Myokards, so daß dieser Reflex – ähnlich wie das frühere Pumpversagen des ischämischen Myokards – protektiv für das ischämische Myokard selbst wirken kann.

Demgegenüber ist Zunahme der sympathoadrenergen Aktivität im Rahmen des akuten Myokardinfarkts nur bei der Entwicklung einer Herzinsuffizienz als sinnvoller Kompensationsmechanismus anzusehen; für die myokardiale Sauerstoffversorgung wirkt die sympathische Aktivitätszunahme wegen der katecholaminbedingten Steigerung des Energiebedarfs ungünstig. Im Einklang damit sind klinische Studien, die einen günstigen Effekt von Beta-Rezeptorenblockern in der Frühphase auf die Letalität festgestellt haben (HJALMARSON, 1981).

Als weiterer Kompensationsmechanismus bei Patienten mit verminderter linksventrikulärer Funktion ist die Abnahme der Sauerstoffaffinität des Hämoglobins zu nennen (KÜBLER, 1975). Der Gehalt an 2,3-Diphosphoglycerat in den Erythrozyten steigt innerhalb von 24 Stunden nach einem Herzinfarkt mit folgender linksventrikulärer Funktionsminderung an. Dadurch wird die O_2-Hämoglobinbindungskurve nach rechts verschoben, der Sauerstoffpartialdruck steigt bei gleicher O_2-Sättigung an. Dadurch wird die Abgabe von Sauerstoff in das Gewebe erleichtert. Andererseits ist die »Überkorrektur« einer metabolischen Azidose – z. B. beim kardiogenen Schock – als ungünstig anzusehen, da eine Alkalose die O_2-Hämoglobinbindungskurve nach links verlagert, wodurch die Sauerstoffabgabe ins Gewebe erschwert wird (MEHMEL, 1973).

5.2. Myokardstoffwechsel

5.2.1. Sauerstoffverbrauch und Koronardurchblutung

Das ruhig schlagende gesunde Herz braucht 8–11 ml O_2/min · 100 g.

Die Sauerstoffausschöpfung des Blutes ist im Myokard sehr hoch, die koronarvenöse Sättigung beträgt nur etwa 25%. Daraus ergibt sich eine myokardiale Ruhedurchblutung von 60–80 ml/min · 100 g. Da die Sauerstoffausschöpfung nur unwesentlich gesteigert werden kann, muß jeder Mehrverbrauch von Sauerstoff über eine vermehrte Durchblutung des Myokards ausgeglichen werden. Die maximale Durchblutung, die beim Menschen gemessen wurde, liegt bei etwa 400–500 ml/min · 100 g. Das Sauerstoffangebot kann also unter normalen Bedingungen um etwa das Fünf- bis Achtfache gesteigert werden. Der Sauerstoffverbrauch des Herzens wird vor allem durch seine mechanische Aktivität bestimmt. Systolische Wandspannung, Herzfrequenz und Kontraktilität sind die Hauptdeterminanten des myokardialen Sauerstoffverbrauchs (s. o.). Das ruhende, nichtschlagende Herz verbraucht nur etwa 2 ml O_2/min · 100 g für basale Stoffwechselvorgänge (Mc Keever, 1958).

Da die Steigerung des Sauerstoffverbrauchs nur über eine Durchblutungssteigerung möglich ist, muß jede kritische Verminderung der Koronarreserve zu einer bedeutsamen Einschränkung des Sauerstoffangebots führen. Dabei kommt es nicht nur zu einer Hypoxie, d. h. zu einer Sauerstoffmangelversorgung, sondern es tritt auch eine Ischämie ein, d. h. die Gewebsperfusion und der Abtransport von Stoffwechselendprodukten sind zusätzlich gestört. Da in der Klinik der koronaren Herzkrankheit nur die Ischämie eine Rolle spielt und die Hypoxie experimentellen Bedingungen vorbehalten bleibt, soll im folgenden nur noch die Stoffwechselsituation unter Ischämiebedingungen diskutiert werden.

5.2.2. Die frühe Phase der Ischämie

Unter normalen aeroben Bedingungen gewinnt der Herzmuskel die nötige Energie durch die oxidative Phosphorylierung. Als Substrate werden überwiegend Fettsäuren benutzt, zu etwa einem Drittel sind Kohlehydrate beteiligt. Im ischämischen Myokard wird dagegen die Energie nur durch anaerobe Glykolyse gewonnen, die nur 5–7% der Energie, die im aeroben Stoffwechsel gewonnen wird, zur Verfügung stellen kann. Der anaerobe Stoffwechsel kann nur weniger als die Hälfte des Energiebedarfs, der zur Erhaltung des stillstehenden, isolierten, perfundierten Herzens notwendig ist, liefern (Clark, 1932).

Sofort nach Beginn der Ischämie beginnt die Sauerstoffspannung im Myokard zu sinken. Physikalisch gelöster und chemisch gebundener Sauerstoff reichen bei einem O_2-Verbrauch von ca. 0.1 ml/100 g · Schlag etwa für zehn Kontraktionen mit ungestörter Funktion aus (Latenzzeit). Dann unterschreitet der intramyokardiale Sauerstoffpartialdruck den sog. kritischen Wert (1–5 mmHg), und die kontraktile Funktion nimmt rasch ab, da die Oxidation von Fettsäuren, die die größte Quelle energiereicher Substrate darstellt, sistiert. Gleichzeitig wird der Tricarbonsäurezyklus verlangsamt. Der Kreatinphosphat- und Adenosintriphosphatgehalt (ATP) sinkt ab. Adenosindiphosphat (ADP), Adenosinmonophosphat (AMP) und anorganisches Phosphat steigen an.

Während der frühen Phase der Ischämie wird die Glykolyse kurzfristig stimuliert. Folgende Faktoren sind daran beteiligt:
1. Glucose-6-Phosphat nimmt ab, so daß die Hexokinasereaktion verstärkt wird.
2. Die Phosphofructokinase, die den geschwindigkeitslimitierenden Schritt der Glykolyse katalysiert, wird weniger gehemmt, weil ATP absinkt.
3. Die Phosphofructokinase wird zusätzlich durch den Anstieg von anorganischem Phosphat stimuliert.

Nach kurzer Zeit wird allerdings die Glykolyse durch Lactatanstieg und pH-Abfall, die beide die Phosphofructokinase hemmen, vermindert (Kübler, 1970).

Innerhalb von Sekunden nach Unterbrechung der Koronardurchblutung kommt es zu einem »frühen Versagen der Pumpwirkung« (Kübler und Katz, 1977). Der zugrundeliegende Mechanismus ist noch unzureichend geklärt. Folgende Möglichkeiten sind zu diskutieren:

1. Die energiereichen Phosphate sinken rasch ab. Aber der ATP-Abfall wird durch die Übertragung energiereicher Bindungen aus dem Kreatinphosphat gepuffert, so daß in den ersten fünf Minuten nach Koronarverschluß das Kreatinphosphat zwar um 60% abfällt, der ATP-Gehalt sich aber nur um 30% vermindert (Jones, 1976). Diese ATP-Abnahme kann den raschen Kontraktilitätsverlust auf rein energetischer Basis nicht erklären. Zudem würde eher eine frühe Störung der Relaxation zu erwarten sein, da ATP

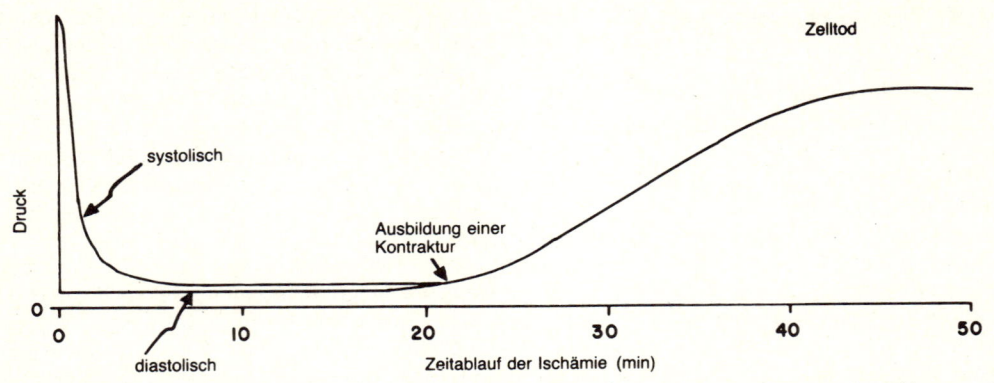

Abb. 5.2. Ausbildung einer ischämischen Kontraktur nach Unterbrechung der Koronardurchblutung. Die schematische Zeichnung zeigt links das frühzeitige Pumpversagen des ischämischen Herzens. Der Anstieg des diastolischen Drucks, der ungefähr nach 20 min einsetzt, stellt den Beginn der ischämischen Kontraktur dar. Der Zelltod der Myokardzelle beginnt nach etwa 40 min (KATZ, A. M.: Funktion des Herzens unter den Bedingungen der Ischämie. In: KRAYENBÜHL, H. P., W. KÜBLER, (Hrsg.): Kardiologie in Klinik und Praxis, S. 32.5, Thieme, Stuttgart – New York 1981.)

für die Dissoziation der dicken und der dünnen Myofibrillen notwendig ist (»Weichmacherwirkung« des ATP). Die Ausbildung einer Kontraktur wird aber erst später beobachtet (Abb. 5.2). Es erscheint aber möglich, daß auch geringere ATP-Abnahmen die Calciumabgabe aus dem sarkoplasmatischen Retikulum vermindern (»regulatorische« Wirkung von ATP, KÜBLER und KATZ, 1977).

2. Unter Ischämiebedingungen steigt die Milchsäure rasch an, es entwickelt sich eine Azidose. Der negativ inotrope Effekt der Azidose kann durch drei Faktoren erklärt werden:
a) H^+-Ionen können Calcium aus den Bindungen am Troponinkomplex verdrängen (KATZ und HECHT, 1969).
b) H^+-Ionen können den Calcium-Flux durch das sarkoplasmatische Retikulum hemmen (SHIGEKAWA, 1970).
c) H^+-Ionen können den Calcium-Eintritt in die Zelle vermindern.

3. Die Anhäufung von intrazellulärem Phosphat könnte zum Ausfall von unlöslichem Calciumphosphat führen. Der experimentelle Nachweis hierfür steht allerdings noch aus.

4. Durch das Sistieren der Fettsäure-Oxidation häufen sich Fettsäuren in der Zelle an. Es bilden sich mit Coenzym A und mit Carnitin langkettige Fettsäure-Acyl-Ester, die in niedrigen Konzentrationen eine membranstabilisierende Wirkung haben, so daß der Calcium-Flux durch das sarkoplasmatische Retikulum gehemmt werden kann.

Die Rolle und quantitative Bedeutung der einzelnen Mechanismen für die Entstehung des frühen Pumpversagens nach Eintritt der Ischämie bleibt bis jetzt ungewiß. Die funktionelle Bedeutung des frühzeitigen Pumpversagens kann darin liegen, daß der Energiebedarf des ischämischen

Abb. 5.3. Schematische Darstellung von Mechanismen, die eine diastolische Erschlaffung des ischämischen Myokards und somit eine Reversibilität einer myokardialen Ischämie bewirken können. – CP = Kreatinphosphat; ATP = Adenosintriphosphat; P_{anorg} = anorganisches Phosphat; Mi = Mitochondrien; SR = sarkoplasmatisches Retikulum; H^+ = Wasserstoffionen. (KÜBLER, W.: Klinik der koronaren Herzkrankheit – Angina pectoris. In: KRAYENBÜHL, H. P., W. KÜBLER: (Hrsg.): Kardiologie in Klinik und Praxis S. 42.5, Thieme, Stuttgart – New York 1981.)

Myokards durch den Verlust der kontraktilen Funktion rasch vermindert wird. Zusätzlich könnte die systolische Behinderung des Koronarflusses durch die Abnahme der myokardialen Komponente des Koronarwiderstandes während der Systole abnehmen. Dadurch wird verständlich, warum nicht jede Ischämiesituation beim Angina-pectoris-Anfall in eine Myokardnekrose übergeht (Abb. 5.3, KÜBLER und KATZ, 1977).

5.2.3. Die späte Phase der Ischämie

Die ischämische Kontraktur tritt wesentlich später und langsamer auf als der frühe Verlust der kontraktilen Funktion (Abb. 5.2). Wahrscheinlich setzt der Rigor beim menschlichen Herzen nach einer Ischämie-Dauer von 20–60 min ein. Wenn die Energievorräte schon von Beginn an vermindert waren, tritt die Kontraktur schon früher ein, z. B. während eines kardiochirurgischen Eingriffs bei Patienten mit hochgradiger Aortenstenose (»stone heart syndrome«), wenn keine Myokardprotektion durchgeführt wird. Die Kontraktur tritt dann auf, wenn der ATP-Gehalt auf sehr niedrige Werte abfällt, so daß die »Weichmacher-Wirkung« verlorengeht (HEARSE, 1977). Die ischämische Kontraktur ist allenfalls in ihren Anfangsstadien reversibel. Ein Koronarverschluß führt nach ca. einer Stunde zum Zelltod (JENNINGS, 1978). Zu dieser Zeit ist der ATP-Gehalt auf ca. 10–20% des Normwertes abgefallen.

Eine ausgedehnte ischämische Kontraktur entwickelt sich nur bei globaler Ischämie des Herzens. Beim Infarkt tritt der Verlust der kontraktilen Funktion ebenfalls sehr rasch auf. In der Folge zeigt der infarzierende Bezirk systolische, sog. paradoxe Auswärtsbewegungen durch die erhaltene systolische Druckentwicklung im linken Ventrikel. Eine Korrektur kann sich durch die phasische Dehnung des Infarktgebietes jedoch nicht entwickeln.

5.2.4. Strukturelle Veränderungen und Ischämiestadien

Die kurze *Latenzzeit* nach Koronararterienverschluß entspricht der Phase nach aerober Energiebereitstellung. Mit dem raschen Zerfall von Kreatinphosphat und ATP nimmt die kontraktile Myokardfunktion ab *(Stadium der abnehmenden Funktion, frühes Pumpversagen)*. In dieser Phase werden die sogenannten strahlendichten Mitochondriengranula blasser. Während der *Phase der aufgehobenen Funktion* ist das Myokard zwar durch Sauerstoffzufuhr noch wiederbelebbar, eine volle Funktionstüchtigkeit wird aber erst nach einer zunehmend längeren Erholungszeit erreicht. In der Phase der aufgehobenen Funktion schwellen die Mitochondrien an, die Cristae werden aufgelöst. Die *Wiederbelebungszeit* wird überschritten, wenn irreversible strukturelle Schäden an Zellkern, Zellmembran und sarkoplasmatischem Retikulum eingetreten sind. Zu dieser Zeit liegt der ATP-Gehalt bei etwa 2 µmol/g (SPIECKERMANN, 1981).

5.3. Myokardprotektion nach akutem Koronararterienverschluß

Mit der Kenntnis des Myokardstoffwechsels unter Ischämiebedingungen wächst auch die Anstrengung, mit Hilfe von gezielten metabolischen oder hämodynamischen Interventionen die Infarktzone zu begrenzen oder womöglich zu verkleinern, die myokardiale Stoffwechselsituation im pektanginösen Anfall zu verbessern und die Leistungsbreite bei stabiler Angina pectoris zu erhöhen. Die Therapie der stabilen Angina pectoris wird vor allem in den Kapiteln 9 und 10 abgehandelt. Hier sollen nur die Möglichkeiten zur Infarktbegrenzung bei akutem Koronararterienverschluß besprochen werden.

Die Randzone um einen Herzinfarkt ist scharf ausgebildet, so daß es keinen größeren Bezirk »gefährdeten Myokards« gibt, der nach einem Herzinfarkt im »Zwielicht« zwischen Nekrose und normalem Gewebe mit aerobem Stoffwechsel steht (HIRZEL, 1977; JANSE, 1980). Allerdings ist die Lage der Grenze zwischen Infarktgebiet und normalem Myokard nach einem Koronararterienverschluß nicht statisch, sondern zeigt eine deutliche zeitabhängige Bewegung besonders von subendokardialen Schichten (REIMER, 1977). Offensichtlich können Myokardzellen eine Ischämie für eine begrenzte Zeit tolerieren. Eine – wenn auch auf die Dauer unzureichende – Versorgung durch einen Kollateralkreislauf kann das Fortschreiten der Nekrosezone verlangsamen.

Eine Reihe von Interventionen ist experimentell auf ihre Wirkung zur Infarktbegrenzung untersucht worden. Einige therapeutische Ansätze zur Infarktbegrenzung wurden klinisch in Pilotstudien erprobt. Die Interventionen lassen sich wie folgt (Tab. 5.1) klassifizieren (KÜBLER, 1982):

Tab. 5.1. Maßnahmen zur Infarktbegrenzung (n. KÜBLER, 1982).

Intervention	Mechanismus	Klinische Erprobung
I. Metabolisch		
a) Glucose-Insulin-Kalium	Glykolyse	?
b) Hyperosmolares Mannitol	Myokardödem	?
c) L-Carnitin	Nukleotid-Transport	?
d) Steroide	Lysosomen	?
e) Calcium-Antagonisten	Calcium-Einstrom	?
II. Hämodynamisch		
a) Nitrate	O_2-Verbrauch	(+)
b) Beta-Rezeptorenblocker	O_2-Verbrauch	(+)
c) Natriumnitroprussid	O_2-Verbrauch	?
d) Aortale Gegenpulsation	O_2-Verbrauch Koronarer Perfusionsdruck	?
III. Verbesserung der Perfusion		
a) Hyaluronidase	Mikrozirkulation	?
b) Thrombolyse – systemisch – lokal	Wiedereröffnung der Koronararterie	(+)

I. **Metabolisch:**

a) Da in der Ischämie der Fettsäurestoffwechsel rasch zum Erliegen kommt, kann die oxidative Phosphorylierung und die Glykolyse durch die Infusion von Glucose-Insulin-Kalium erhöht werden, wobei zusätzlich der ischämiebedingte Kaliumverlust der Zelle wenigstens zum Teil rückgängig gemacht werden kann (CALVA, 1965; SODI-PALLARES, 1963). Im Tierexperiment konnte eine Verkleinerung des Infarktgebietes durch Glucose-Insulin-Kalium erreicht werden (MAROKO, 1972).

b) Hyperosmolare Mannitol-Infusionen verringern das myokardiale Ödem und können dadurch den Kollateralfluß steigern (POWELL, 1976).

c) L-Carnitin schwächt die ischämiebedingte Hemmung der Adenin-Nucleotid-Translokase ab, so daß der ADP- und ATP-Austausch zwischen Zytoplasma und Mitochondrien stattfinden kann.

d) Glucocorticoide begrenzen die Myokardnekrose nach Koronararterienverschluß vermutlich durch die Stabilisierung der Lysosomen-Membran (WEISSMAN, 1976). Allerdings kann die Häufigkeit von Ventrikelruptur oder Aneurysmabildung durch die Steroidbehandlung während der akuten Phase des Myokardinfarktes erhöht werden (KLONER, 1978).

Alle hier beschriebenen Eingriffe in den myokardialen Stoffwechsel haben zwar im Tierexperiment einen günstigen Effekt bei der Begrenzung der Infarktgröße zeigen können, der klinische Nachweis der Wirksamkeit steht allerdings noch aus.

II. Die **hämodynamischen Interventionen** zur Begrenzung der Infarktgröße basieren alle auf der Verminderung des myokardialen Sauerstoff-Verbrauchs. Sowohl Nitrate (BUSSMANN, 1981) als auch Beta-Rezeptorenblocker (HJALMARSON, 1981) können über eine Senkung der systolischen Wandspannung und – im Fall der Beta-Rezeptorenblocker – über eine Frequenzsenkung den Sauerstoffverbrauch des Herzmuskels senken und unter anderem dadurch die Infarktgröße nach Koronararterienverschluß günstig beeinflussen. Bei beiden Substanzen gibt es auch Hinweise für die Wirksamkeit bei der Infarktgrößenbegrenzung unter klinischen Bedingungen. Ähnliche Ansatzpunkte haben die Anwendung von Natriumnitroprussid und die aortale Gegenpulsation, die zusätzlich noch den diastolischen Perfusionsdruck der Koronararterien erhöht. Bei diesen beiden Verfahren steht allerdings der Hinweis für eine dauerhafte klinische Besserung noch aus.

III. Verfahren zur **Verbesserung der Perfusion** nach Myokardinfarkt haben gerade in neuester Zeit zunehmendes Interesse gefunden. Hyaluronidase kann durch die Depolymerisation von Mucopolysacchariden das Substratangebot bessern und/oder den Abtransport von sauren Metaboliten beschleunigen (ASKENAZI, 1977). Auch hier steht der klinische Nachweis der Wirksamkeit noch aus.

Ein relativ neues Verfahren zur Perfusionsverbesserung nach Verschluß einer Koronararterie besteht in der Applikation von Streptokinase (s. Kap. 11) – entweder als systemische, intravenöse Gabe (SCHRÖDER, 1981) oder als Infusion direkt in die betroffene Koronararterie (RENTROP, 1980). Das Intervall zwischen Infarktbeginn und Lyse sollte den Zeitraum von 3–4 Stunden nicht überschreiten. Für den Erfolg der Maßnahmen scheint nicht nur das zeitliche Intervall, sondern auch die Ausbildung von Kollateralen entscheidend zu sein (MEHMEL, 1981).

Literatur

(1) AMSTERDAM, E. A.: Function of the hypoxic myocardium: experimental and clinical aspects. Amer. J. Cardiol. *32:* 461 (1973).
(2) ASKENAZI, J., L. D. HILLIS, P. E. DIAZ, M. A. DAVIS, E. BRAUNWALD, P. R. MAROKO: The effects of hyalurnidase on coronary blood flow following coronary artery occlusion in the dog. Circulat. Res. *40:* 566 (1977).
(3) BARRY, W. H., J. Z. BROOKER, E. L. ALDERMAN, D. C. HARRISON: Changes in diastolic stiffness and tone of the left ventricle during angina pectoris. Circulation *49:* 255 (1974).
(4) BRETSCHNEIDER, H. J.: Aktuelle Probleme der Koronardurchblutung und des Myokardstoffwechsels. Regensburger ärztl. Fortbild. *15:* 1 (1967).
(5) BUSSMANN, W. D., D. PASSEK, W. SEIDEL, M. KALTENBACH: Reduction of CK and CK-MB indexes of infarct size by intravenous nitroglycerin. Circulation *63:* 615 (1981).
(6) CALVA, E., A. MUJICA, A. BISTONI, D. SODI-PALLARES: Oxidative phosphorylation in cardiac infarct: Effect of glucose-KCl-insulin solution. Amer. J. Physiol. *209:* 371 (1965).
(7) CLARK, A. J., R. GADDIE, C. P. STEWART: The anaerobic activity of the isolated frog's heart. J. Physiol. (Lond.) *75:* 321 (1932).
(8) COHN, J. N., N. H. GUIHA, M. I. BRODER, C. J. LIMAS: Right ventricular infarction: clinical and hemodynamic features. Amer. J. Cardiol. *33:* 209 (1974).
(9) CONSTANTIN, I. R.: Extracardiac factors contributing to hypotension during coronary occlusion. Amer. J. Cardiol. *11:* 205 (1963).
(10) COVELL, J. W., P. E. POOL, E. BRAUNWALD: Effects of acutely induced ischemic heart failure on myocardial high energy phosphate stores. Proc. Soc. exp. Biol. Med. *124:* 126 (1967).
(11) FLAMENG, W., F. SCHWARZ, F. W. HEHRLEIN: Intraoperative evaluation of the functional significance of coronary collateral vessels in patients with coronary artery disease. Amer. J. Cardiol. *42:* 187 (1978).
(12) FORRESTER, J. S., G. DIAMOND, W. W. PARMLEY, H. J. C. SWAN: Early increase in left ventricular compliance after myocardial infarction. J. clin. Invest. *51:* 598 (1972).
(13) GOLDSTEIN, R. E., D. R. REDWOOD, D. R. ROSING, G. D. BEISER, S. E. EPSTEIN: Alterations in the circulatory response to exercise following a meal and their relationship to postprandial angina pectoris. Circulation *44:* 90 (1971).
(14) GOULD, K. L., K. LIPSCOMB, G. W. HAMILTON: Physiologic basis for assessing critical coronary stenosis: Instantaneous flow response and regional distribution during coronary hyperemia as measures of coronary flow response. Amer. J. Cardiol. *33:* 87 (1974).
(15) HEARSE, D. J., P. B. GARLICK, S. M. HUMPHREY: Ischemic contracture of the myocardium: Mechanisms and prevention. Amer. J. Cardiol. *39:* 986 (1977).
(16) HERMAN, M. V., R. GORLIN: Implications of left ventricular asynergy. Amer. J. Cardiol. *23:* 538 (1969).
(17) HIRZEL, H. O., E. H. SONNENBLICK, E. S. KIRK: Absence of a lateral border zone of intermediate creatine phosphokinase depletion surrounding a control infarct 24 hours after acute coronary occlusion in the dog. Circulat. Res. *41:* 673 (1977).
(18) HJALMARSON, A., D. ELMFELDT, J. HERLITZ, S. HOLMBERG, I. MALEK, G. NYBERG, L. RYDEN, K. SWEDBERG, A. VEDIN, F. WAAGSTEIN, A. WALDENSTRÖM, J. WALDENSTRÖM, H. WEDEL, L. WILHELMSEN, C. WILHELMSSON: Effect on mortality of metoprolol in acute myocardial infarction. Lancet *II:* 823 (1981).
(19) JANSE, M. J., J. CINCA, H. MORENA, J. W. T. FIOLET, A. G. KLEBER, G. P. DE VRIES, A. E. BECKER: The »border zone« in myocardial ischemia. An electrophysiological, metabolic and histochemical correlation in the pig heart. Circulat. Res. *44:* 576 (1979).
(20) JARISCH, A., Y. ZOTTERMAN: Depressor reflexes from the heart. Acta physiol. scand. *16:* 31 (1948).
(21) JENNINGS, R. B., H. K. HAWKINS, J. E. LOWE, M. L. HILL, S. KLOTMAN, K. A. REIMER: Relation between high energy phosphate and lethal injury in myocardial ischemia in the dog. Amer. J. Pathol. *92:* 187 (1978).
(22) JONES, C. E., J. X. THOMAS, J. C. PARKER, R. E. PARKER: Acute changes in high energy phosphates nucleotide derivatives, and contractile force in ischemic and non-ischemic canine myocardium following coronary occlusion. Cardiovasc. Res. *10:* 275 (1976).
(23) KARDESCH, M., C. E. HOGANCAMP, R. J. BING: The effect of complete ischemia on the intracellular electrical activity of the whole mammalian heart. Circulat. Res. *6:* 715 (1958).
(24) KATZ, A. M., H. H. HECHT: The early »pump« failure of the ischemic myocardium. Amer. J. Med. *47:* 497 (1969).

(25) KLONER, R. A., M. C. FISHBEIN, H. LEW, P. R. MAROKO, E. BRAUNWALD: Mummification of the infarcted myocardium by high dose corticosteroids. Circulation 57: 56 (1978).
(26) KÜBLER, W., P. G. SPIECKERMANN: Regulation of glycolysis in the ischemic and the anoxic myocardium. J. molec. Cell. Cardiol. 1: 351 (1970).
(27) KÜBLER, W.: Störungen des Myokardstoffwechsel bei Myokarderkrankungen. Verh. dtsch. Ges. Kreisl.-Forsch. 41: 18 (1975).
(28) KÜBLER, W., A. M. KATZ: Mechanism of the early »pump« failure of the ischemic heart: Possible role of adenosine triphosphat depletion and inorganic phosphate accumulation. Amer. J. Cardiol. 40: 467 (1977).
(29) KÜBLER, W.: Therapie des akuten Herzinfarkts. Verh. dtsch. Ges. inn. Med. 1982 (im Druck).
(30) MANCIA, G., J. T. SHEPHERD, D. E. DONALD: Role of cardiac, pulmonary and carotid mechanoreceptors in the control of hind-limb and renal circulation in dogs. Circulat. Res. 37: 200 (1975).
(31) MAROKO, P. R., P. LIBBY, B. E. SOBEL, C. M. BLOOR, H. D. SYBERS, W. E. SHELL, J. W. COVELL, E. BRAUNWALD: Effect of glucose-insulin-potassium infusion on myocardial infarction following experimental coronary artery occlusion. Circulation 45: 1160 (1972).
(32) MCKEEVER, W. P., D. E. GREGG, P. C. CANNEY: Oxygen uptake of the non-working left ventricle. Circulat. Res. 6: 612 (1958).
(33) MEHMEL, H. C., M. A. DUVELLEROY, M. B. LAVER: Response of coronary blood flow to pH-induced changes in hemoglobin – O_2 affinity. J. appl. Physiol. 35: 485 (1973).
(34) MEHMEL, H. C., H. KATUS, B. STOCKINS, W. MÄURER, H. ZEBE, K. V. OLSHAUSEN, W. KÜBLER: Effects of isometric exercise and cold pressor test on left ventricular function and on sympathetic activity in coronary heart disease. Trans. Europ. Soc. Cardiol. 1: 27 (1978)
(35) MEHMEL, H. C., F. SCHWARZ, G. SCHULER, W. MÄURER, H. TILLMANNS, J. SENGES, W. KÜBLER: The functional result of intracoronary streptokinasetherapy after myocardial infarction may be determined by collaterals. Circulation 64, Suppl. IV: 194 (1981).
(36) MUDGE, G. H., W. GROSSMAN, R. M. MILLS jr., M. LESCH, E. BRAUNWALD: Reflex increase in coronary vascular resistance in patients with coronary heart disease. New Engl. J. Med. 295: 1333 (1976).
(37) POWELL, W. J. jr., D. R. DIBONA, J. FLORES, A. LEAF: The protective effect of hyperosmotic mannitol in myocardial ischemia and necrosis. Circulation 54: 603 (1976).
(38) REIMER, K. A., J. E. LOWE, M. M. RASMUSSON, R. B. JENNINGS: The wavefront phenomenon of ischemic cell death. I. Myocardial infarct size vs duration of coronary occlusion in dogs. Circulation 56: 786 (1977).
(39) RENTROP, P., H. BLANKE, K. KÖSTERING, R. KARSCH: Intrakoronare Streptokinase-Applikation bei akutem Infarkt und instabiler Angina pectoris. Dtsch. med. Wschr. 105: 221 (1980).
(40) ROUGHGARDEN, J. W., E. V. NEWMAN: Circulatory changes during the pain of angina pectoris: 1772–1965: A critical review. Amer. J. Med. 41: 935 (1966).
(41) RUTISHAUSER, W., I. AMENDE, M. SCHÖNBECK: Relaxation velocity of contractile elements in ischemic heart disease. Circulation 43 (Suppl. 2): 220 (1971).
(42) SCHRÖDER, R., G. BIAMINO, E.-R. VON LEITNER, TH. LINDERER: Intravenöse Streptokinase-Infusion bei akutem Myokardinfarkt. Dtsch. med. Wschr. 106: 294 (1981).
(43) SHIGEKAWA, M., J.-A. M. FINEGAN, A. M. KATZ: Calcium transport ATP-ase of canine cardiac sarcoplasmatic reticulum. A comparison with that of rabbit fast skeletal muscle sarcoplasmic reticulum. J. Biol. Chem. 251: 6894 (1976).
(44) SPIECKERMANN, P. G.: Myokardstoffwechsel. In: KRAYENBÜHL, H. P., KÜBLER, W. (Hrsg.): Kardiologie in Klinik und Praxis, S. 9.1. Thieme, Stuttgart – New York, 1981.
(45) THEROUX, P., S. SASAYAMA, V. MASULLO, S. W. KEMPER, C. BLOOR, D. FRANKLIN, J. ROSS jr.: Regional myocardial function early and during the healing of acute myocardial infarction. Amer. J. Cardiol. 35: 173 (1975).
(46) THOREN, P.: Evidence for a depressor reflex elicited from left ventricular receptors during occlusion of one coronary artery in the cat. Acta physiol. scand. 88: 23 (1973).
(47) TRAUTWEIN, W., J. DUDEL: Aktionspotential und Kontraktion des Herzmuskels im Sauerstoffmangel. Pflügers Arch. 263: 23 (1956).
(48) WEISSMAN, G.: Corticosteroids and membrane stabilization. Circulation 53, Suppl. I: 171 (1976).

6. Zum Problem des Koronarspasmus

Von R. Erbel, J. Meyer und S. Effert

Prinzmetal beschrieb 1959 eine Form der Angina pectoris, die sich durch die Klinik und die elektrokardiographischen Befunde von der klassischen Form unterscheidet. Sie zeichnet sich durch pektanginöse Beschwerden aus, die in Ruhe auftreten und die von ST-Strecken-Anhebungen im Elektrokardiogramm begleitet werden. Nach Gabe von Nitroglycerin bilden sich diese Veränderungen vollständig zurück. Laborserologisch kann kein pathologischer Befund erhoben werden.

Diese Form der Angina pectoris wurde von Prinzmetal (135, 136) als *Variantform* der Angina pectoris bezeichnet. Heute verwendet man auch die Begriffe »vasospastische Angina« oder »Prinzmetal-Angina«. Als Ursache wurde von Prinzmetal ein Koronarspasmus vermutet. Heute kann diese Hypothese als bewiesen angesehen werden.

6.1. Klinik

Wie bei der klassischen Form (145), so tritt auch bei der durch Koronarspasmen hervorgerufenen Angina pectoris ein *retrosternaler oder linksthorakaler Schmerz mit Ausstrahlung in den Hals oder den linken Arm* auf. Im Gegensatz zur klassischen Angina pectoris tritt die Variant-Angina in Ruhe und oft in den frühen Morgenstunden auf (135, 136). Ähnliche Beobachtungen machte schon der Erstbeschreiber der Angina pectoris, Heberden, 1768.

Das *mittlere Alter der Patienten, bei* denen Koronarspasmen nachgewiesen worden sind, liegt zwischen 45 und 55 Jahren (26, 35, 82, 91). In der Geschlechtsverteilung ist bemerkenswert, daß Frauen etwa gleich häufig betroffen zu sein scheinen wie Männer (35, 82).

Im klinischen Bild der Patienten ist auffällig, daß vermehrt Migräne und Raynaud-Erkrankungen vorkommen (124). Die Autoren beobachteten bei 25% der Patienten mit Variant-Angina auch Migräne und Raynaud-Erkrankungen, während in der Vergleichsgruppe mit koronarer Herzerkrankung nur ca. 5% der Patienten entsprechende Beschwerden und Symptome aufwiesen.

Klinisch wichtig erscheinen die Hinweise von Wei u. Mitarb. (166), daß eine *Thyreotoxikose* Koronarspasmen auslösen kann, diese die Ursache für pektanginöse Beschwerden und Herzrhythmusstörungen sein können. Zwischenzeitlich wurden weitere Fallberichte publiziert (1, 134). Die erste Fallbeschreibung geht jedoch auf das Jahr 1942 durch Duchosal und Henny zurück (47). In allen Fällen wurden während der pektanginösen Beschwerden ST-Strecken-Anhebungen beobachtet. Nach Erreichen eines euthyreoten Zustandes traten diese Episoden nicht mehr auf. In einem Fall wurde sogar Kammerflimmern beobachtet und erfolgreich behandelt (166).

Auch während der *Behandlung mit trizyklischen Antidepressiva* muß mit dem Auftreten von Angina-pectoris-Beschwerden, hervorgerufen durch Koronarspasmen, gerechnet werden (81). Trizyklische Antidepressiva sind Vasokonstriktoren (82). Wird therapeutisch *Adenosintriphosphat*, z.B. bei arterieller Verschlußerkrankungen benutzt, so ist ebenfalls mit pektanginösen Beschwerden, hervorgerufen durch Koronarspasmen, zu rechnen (54).

Koronarspasmen werden auch als *Ursache für Angina pectoris, Herzinfarkte und plötzliche Todesfälle bei hypertropher obstruktiver Kardiomyophathie* diskutiert (110, 119). Auch beim *Mitralklappenprolaps* scheinen Koronarspasmen für Angina pectoris und Herzinfarkte pathophysiologisch eine Rolle zu spielen (24, 32, 120). Bei 9 Patienten mit *Sklerodermie* wurden Angina-pectoris-Anfälle, Herzinfarkte und plötzliche Todesfälle registriert. Bei der Autopsie fanden sich normale Koronararterien. Die Autoren diskutieren unter anderem auch die mögliche Existenz von Koronarspasmen als Ursache dieser kardialen Komplikationen (23).

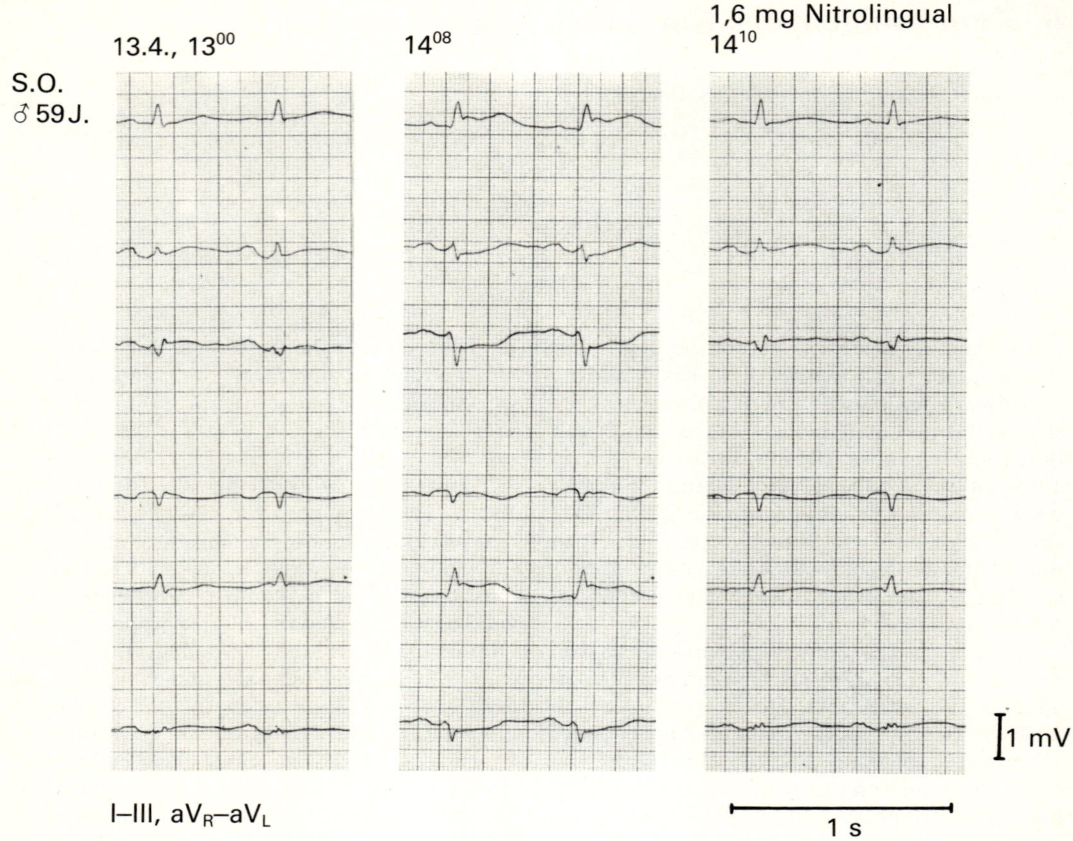

S.O.
♂ 59 J.

13.4., 13⁰⁰   14⁰⁸   **1,6 mg Nitrolingual** 14¹⁰

I–III, aV$_R$–aV$_L$

1 mV

1 s

Abb. 6.1. Bipolare Extremitäten-Ableitungen (I–III) verstärkte unipolare Goldberger-Ableitung (aVR – aVL) vor, während und nach einem pektanginösen Anfall in Ruhe. Das EKG während des Anfalls (14.08 Uhr) zeigt eine ST-Strecken-Anhebung in Abl. I und aVL und gegensinnige EKG-Veränderungen in Abl. III und aVF. Nach Gabe von Nitrolingual bildeten sich diese Veränderungen zurück.

Koronarspasmen treten nicht nur in Ruhe, sondern auch *unter körperlicher Belastung* auf (22, 97, 98, 154, 174). Selbst nach *aortokoronarer Bypass-Operation* konnte als Ursache für neu aufgetretene pektanginöse Beschwerden ein Koronarspasmus nachgewiesen werden. Bei 6 Patienten wurde zwei Stunden nach aortokoronarer Bypass-Operation ein Blutdruckabfall und eine ausgeprägte ST-Strecken-Anhebung beobachtet (27). Bei 2 Patienten konnte die kritische Situation durch intrakoronare Injektion von Nitroglycerin behoben werden, nachdem die i.v. Injektionen nicht geholfen hatten. Trotz hoher Dosen von Nitroglycerin verstarben 3 Patienten. Aus diesen Untersuchungen folgt, daß nach aortokoronarer Bypass-Operation als Ursache für neu aufgetretene ST-Strecken-Anhebungen nicht nur ein thrombotischer Verschluß eines Bypasses, sondern auch ein Koronarspasmus in Frage kommt. Der Spasmus kann aber auch direkt den Bypass selbst betreffen, wie Untersuchungen verschiedener Autoren eindeutig koronarographisch belegen konnten (159, 161). Diese Spasmen sind die mögliche Ursache für die Tatsache, daß Patienten, bei denen neben einer Koronarsklerose auch Koronarspasmen vorliegen, schlechtere Ergebnisse bei koronaren Bypass-Operationen als Patienten ohne Koronarspasmen aufweisen (64). Sie sind auch die mögliche Ursache für einzelne der Myokardinfarkte, die perioperativ in 4% der Fälle auftreten (130). Die Gabe von Nifedipin hat sich bei Auftreten von Koronarspasmen in der perioperativen Phase als wirkungsvoll erwiesen (103). Patienten, die perioperativ Koronarspasmen aufweisen, zeigen im weiteren postoperativen Verlauf spontan keine Koronarspasmen mehr. Sie sind aber latent vorhanden, da sie zum Teil noch unter Provokation auftreten können (29).

Koronarspasmen können nicht nur Herzinfarkte auslösen, sie scheinen auch die *Ursache für eine Postinfarktangina* darzustellen (127), bedingt durch eine Ausbreitung der Ischämie oder Auftreten von Ischämien in anderen Myokardregionen.

Als *Ausdruck eines Entzugssyndroms* traten Koronarspasmen bei Arbeitern auf, die vor ihrem Arbeitsplatzwechsel Nitroglycerin-Dämpfen ausgesetzt waren (99).

Das *Kennzeichen der Prinzmetal-Angina stellt die ST-Strecken-Anhebung von mehr als 0,2 mV* während des pektanginösen Anfalls dar. Es muß jedoch gefordert werden, daß diese ST-Strecken-Anhebung sich nach Gabe von Nitroglycerin in weniger als 5 min zurückbildet und nachfolgend laborserologisch keine Zeichen einer Myokardnekrose nachgewiesen werden können (82).

In Abb. 6.1 und 6.2 ist das Elektrokardiogramm eines 59jährigen Patienten dargestellt, der während eines akuten Schmerzereignisses eine massive ST-Strecken-Anhebung mit monophasischer Deformierung aufwies. Das Elektrokardiogramm während des Anfalls ist von einem akuten Vorderwandinfarkt nicht zu unterscheiden. Zwei Minuten nach Gabe von 1,6 mg Nitrolingual® war der Ausgangswert wieder erreicht, und die ST-Strecken-Anhebung hatte sich fast vollständig zurückgebildet. Abb. 6.3 zeigt das EKG eines 44jährigen Patienten während eines akuten pektanginösen Anfalls mit Anhebung der ST-Strecke in Abl. V_1–V_3. Nach Gabe von Nitrolingual® konnte eine Beschwerdefreiheit erzielt werden. Auffällig war, daß im Elektrokardiogramm in den Brustwand-Ableitungen tief negative T-Wellen bestehen blieben. Als Ursache dieser persistierenden ST-Strecken-Veränderungen konnte koronarographisch eine hochgradige Stenose des R. interventricularis anterior nachgewiesen werden.

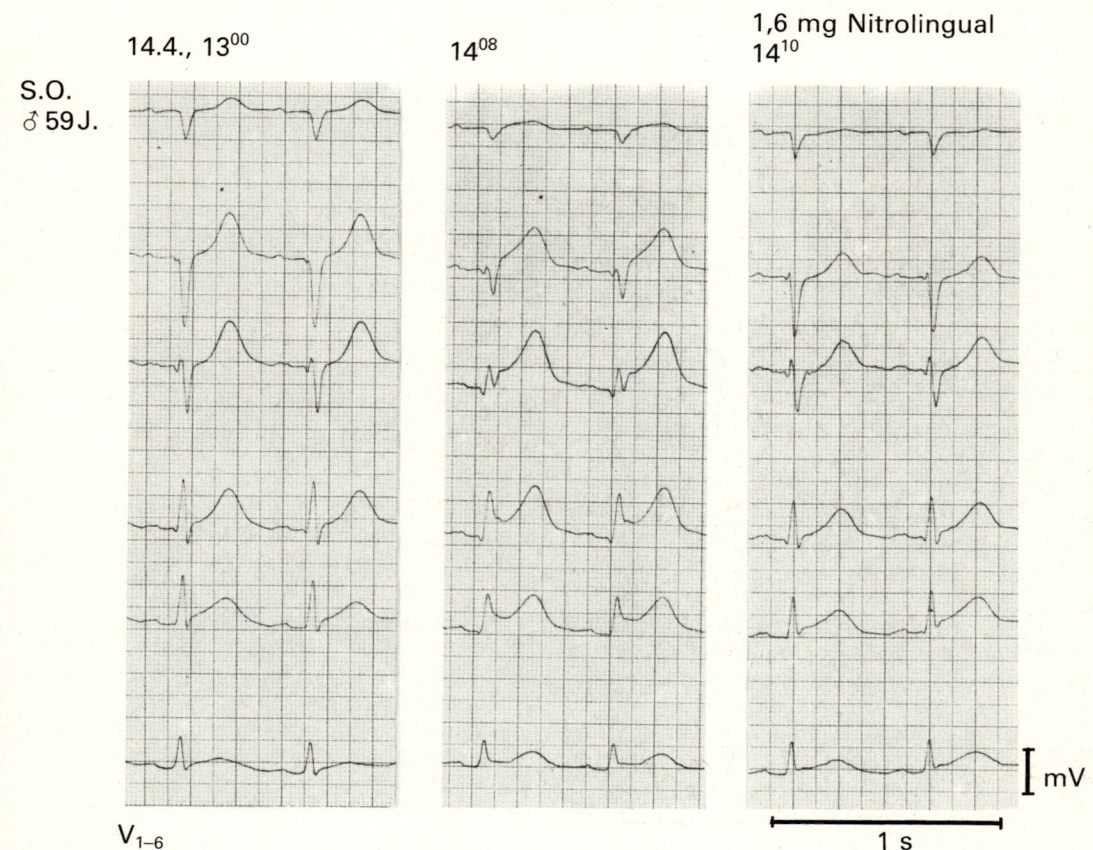

Abb. 6.2. Unipolare Wilson-Brustwandableitungen (V_{1-6}) vor, während und nach einem pektanginösen Anfall in Ruhe (s. Abb. 6.1). Während des Status anginosus (14.08 Uhr) monophasische ST-Strecken-Deformierung der Abl. V_1–V_5. Nach Gabe von Nitrolingual vollständige Rückbildung der monophasischen Deformierung.

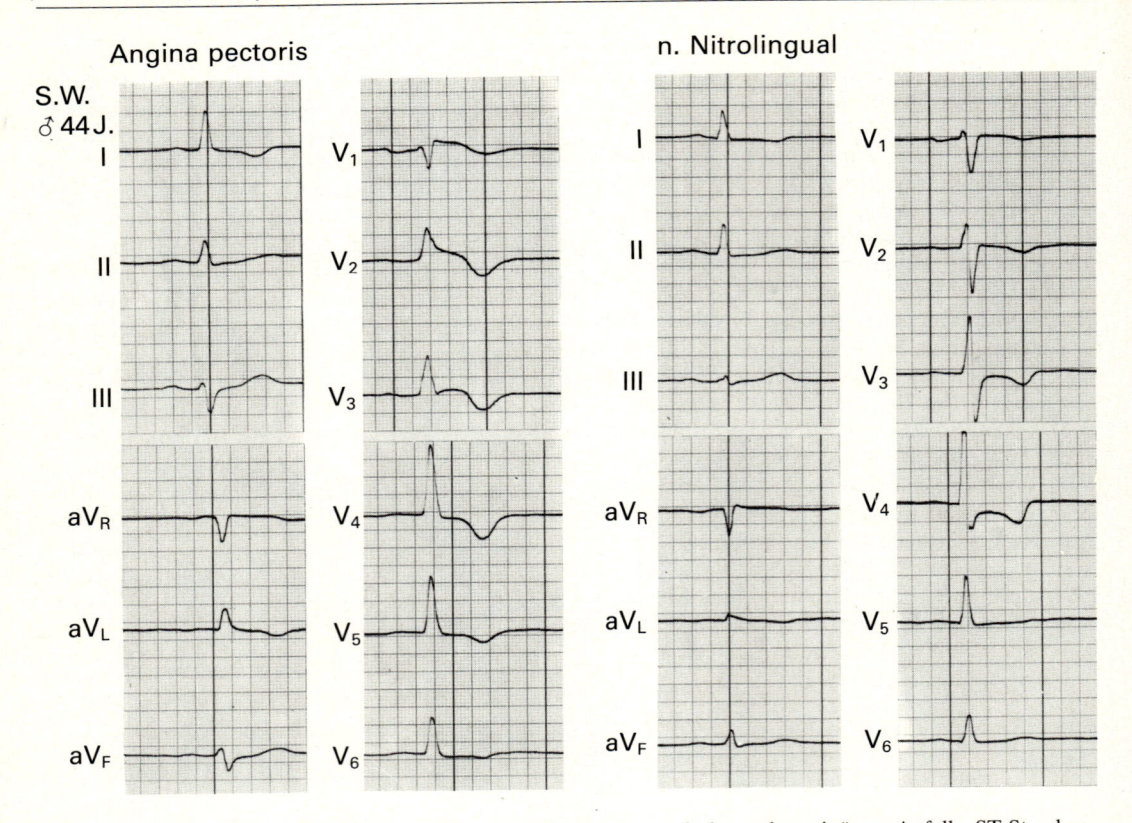

Abb. 6.3. EKG eines Patienten mit Prinzmetal-Angina. Während des pektanginösen Anfalls ST-Strecken-Anhebung in Abl. V_1–V_3. Monophasische Deformierung der Abl. V_2. Nach Gabe von Nitrolingual Rückbildung der ST-Strecken-Anhebung in den genannten Ableitungen. Im EKG nach dem Anfall finden sich terminal-negative T-Wellen in Abl. V_1–V_3 und präterminal-negative T-Wellen in Abl. I und aVL. Koronarographisch wurde bei dem Patienten zusätzlich eine hochgradige Stenose des R. interventricularis ant. gefunden.

Prinzipiell können Koronarspasmen aber auch *ST-Strecken-Senkungen* hervorrufen (114, 137). Charakteristisch ist auch hier, daß die Beschwerden in Ruhe auftreten und damit ein gesteigerter Sauerstoffbedarf als Ursache der Angina pectoris und der ST-Strecken-Veränderungen ausscheidet. Es wurden sogar bei ein und demselben Patienten sowohl ST-Strecken-Anhebungen als auch ST-Strecken-Senkungen beobachtet (113). Abb. 6.4 zeigt das Elektrokardiogramm eines Patienten, der auf der Intensivstation wegen rezidivierender pektanginöser Beschwerden beobachtet wurde. Während eines solchen Anfalls, der in Ruhe auftrat, wurden massive ST-Strecken-Senkungen beobachtet, die nach Gabe von Nitroglycerin rückläufig waren.

Handelt es sich um einen Spasmus des R. interventricularis ant., so finden sich ST-Strecken-Veränderungen in Abl. V_1–V_4. Bei Spasmen der rechten Koronararterie finden sich ST-Strecken-Veränderungen in Abl. II, III und aVF. Tritt ein Spasmus des R. circumflexus auf, so können ST-Strecken-Veränderungen in den Abl. II, III und V_1 beobachtet werden. Eine Differenzierung aus dem Elektrokardiogramm zwischen einem Spasmus der rechten Koronararterie und einem Spasmus des R. circumflexus ist nur bedingt möglich (121).

In 18,3% der Fälle beobachteten EFFERT und LOOGEN (48) bei der Sondierung von Patienten mit *Vorhofseptumdefekt* ST-Strecken-Anhebungen in Abl. II und III, die in einigen Fällen mit deutlicher Unruhe der Patienten, Beklemmungsgefühl und pektanginösen Beschwerden verbunden waren. Elektrokardiographisch waren diese Veränderungen nicht von einer akuten Hinterwand-Ischämie zu unterscheiden. Eine Ursache für dieses Phänomen konnte nicht gefunden werden. Nach Rückzug des Katheters bildeten sich diese akuten Veränderungen zurück (48). Wir beobachteten bei einer Patientin mit Vorhofseptumdefekt während der Sondierung des linken Vorhofs eine ST-Strecken-Anhebung in Abl. II und III (Abb. 6.5). Bei unveränderter Lage des Katheters wurde Nifedipin 20 mg sublingual verabreicht. Eine akut aufgetretene Unruhe der Patientin mit starkem präkordialem Druckgefühl löste sich gleichzeitig mit Rückbildung der ST-Strecken-Anhebung. Es wird vermutet, daß die bei der Sondierung des Vorhofseptumdefektes nicht selten auftretenden ST-Strecken-Anhebungen im Hinterwandbereich auf einen reflektorisch hervorgerufenen Koronarspasmus zurückzuführen sind. Der koronarographische Nachweis steht jedoch bisher aus.

Kontinuierliche Überwachungen von Patienten mit Prinzmetal-Angina auf der Intensivstation ergaben, daß nur 15–30% der Episoden mit Koronarspasmen zu Beschwerden führten (113, 119). Hämodynamische oder elektrokardiographische Unterschiede zwischen den symptomatischen und asymptomatischen Episoden wurden nicht gefunden.

Aus den vorliegenden Untersuchungen geht hervor, daß bei jedem pektanginösen Anfall, der in Ruhe auftritt, zunächst ein Elektrokardiogramm mit 12 Ableitungen geschrieben werden sollte. Eine vorherige Gabe von Nitroglycerin kann eine Prinzmetal-Angina maskieren.

Zur elektrokardiographischen Diagnostik der Variant-Angina gehört heute auch eine *Holter-EKG-Untersuchung*. Im Langzeit-EKG kann dann überprüft werden, ob ST-Strecken-Veränderungen während pektanginöser Beschwerden auftreten. Vor allen Dingen kann mit der Langzeit-EKG-Registrierung auch die kritische Phase der Morgenstunden analysiert werden. Bei der Analyse der Langzeit-EKG-Registrierung sollte jedoch berücksichtigt werden, daß nicht jede durch einen Koronarspasmus ausgelöste Myokardischämie zu einer Symptomatik führt (113). Die Ableitungen III oder V_3 sollten zur Holter-EKG-Registrierung ausgewählt werden (121), da Episoden mit Koronarspasmen am häufigsten zu Veränderungen in diesen Ableitungen führen.

Eine Erweiterung der diagnostischen Möglichkeiten stellt die Übertragung des EKGs mittels Telefon dar. GINSBERG u. Mitarb. (69) konnten zeigen, daß mit Hilfe dieser Methode ein Koronarspasmus auf dem Boden von typischen EKG-Veränderungen nachgewiesen werden konnte, bei denen vorher Holter-EKG-Registrierungen

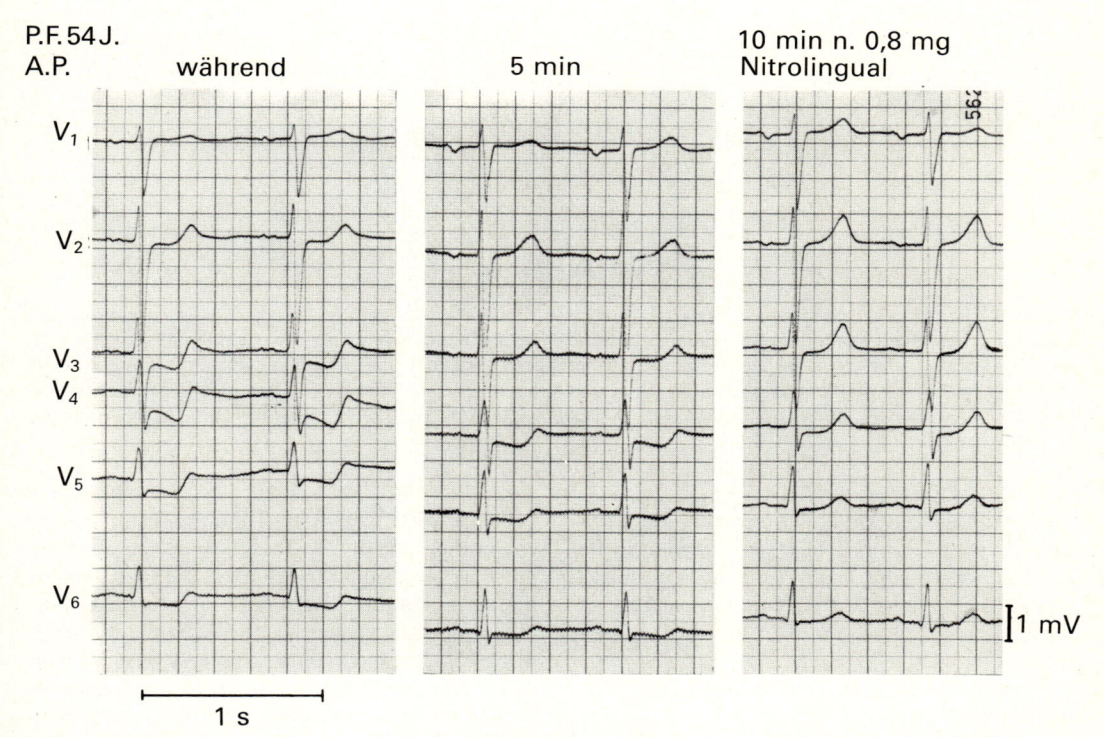

Abb. 6.4. EKG eines Patienten mit Ruhe-Angina während eines Status anginosus und nach Gabe von Nitroglycerin. Während des pektanginösen Anfalls in Ruhe fanden sich bei dem Patienten tiefdeszendierende ST-Strecken in den präkordialen Ableitungen, die sich nach Gabe von Nitroglycerin zurückbildeten.

S.J.-F. ♂
29 J.

Ausgangs-
befund

I
II
III

HF 68/min

Sondierung des
li. Vorhofs

I
II
III

HF 60/min

nach
1,6 mg Nitrolingual
10 mg Adalat

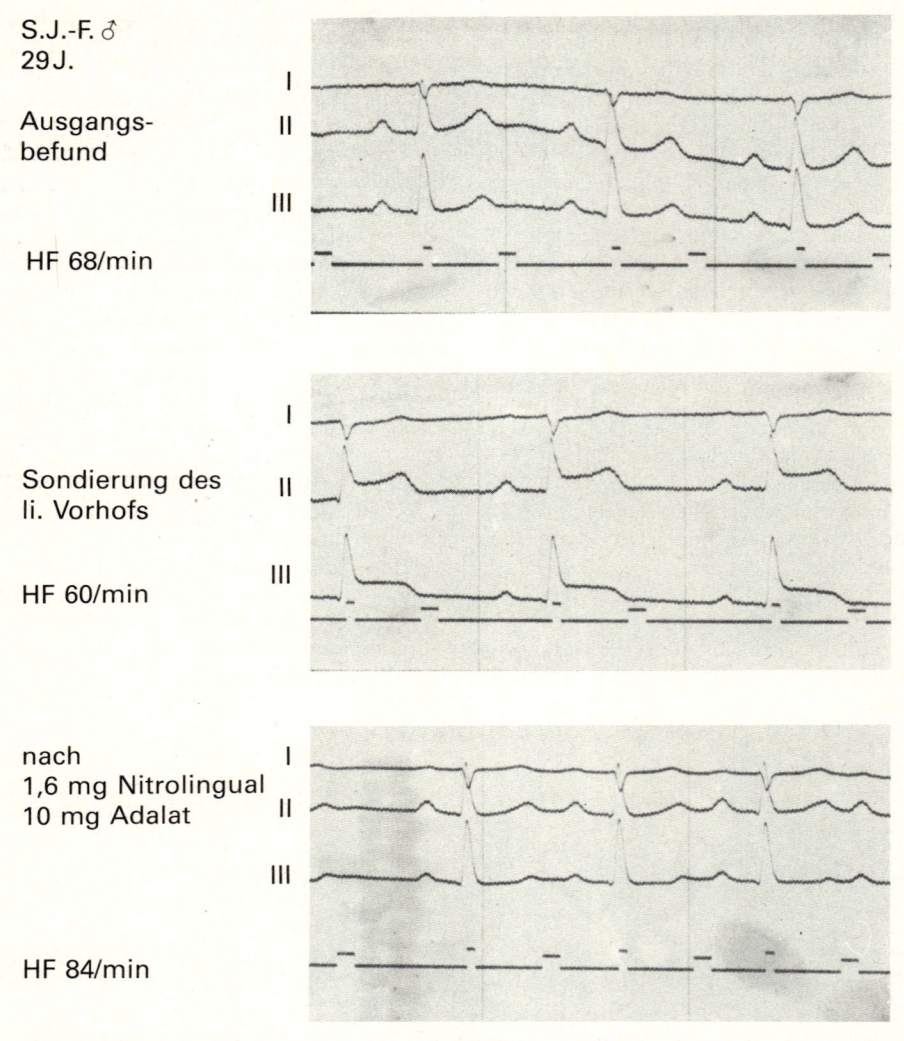

I
II
III

HF 84/min

Abb. 6.5. EKG in den Extremitätenableitungen I, II und III bei einer 29jährigen Patientin, bei der während der Sondierung des linken Vorhofs wegen eines Vorhofseptumdefektes eine akute Anhebung der ST-Strecke in Abl. II und III auftrat. Ohne die Lage des Katheters zu verändern, wurde 1,6 mg Nitrolingual® und 10 mg Adalat® sublingual verabreicht. Hierunter ging die ST-Strecken-Anhebung wieder zurück. Gleichzeitig mit der Normalisierung des EKGs verschwanden aufgetretene retrosternale Schmerzen, verbunden mit einer deutlichen Unruhe der Patientin.

ohne Auffälligkeit geblieben waren. Die Übertragung des EKGs mittels Telefon scheint insbesondere wegen der zum Teil nur sporadisch auftretenden Phasen mit Koronarspasmen als diagnostische Hilfe eine Bereicherung darzustellen.

Auch schwere *Herzrhythmusstörungen* werden durch Koronarspasmen ausgelöst, wenn die durch sie hervorgerufene Myokardischämie entsprechend lange anhält. Bei Spasmen des R. interventricularis ant. treten in vielen Fällen ventrikuläre Extrasystolen und ventrikuläre Tachykardien auf (4, 22, 146). Sogar Kammerflimmern ist beobachtet worden (82, 113). Kammerflimmern kann im Rahmen eines Koronarspasmus aber nicht nur durch eine Ischämie-induzierte elektrische Instabilität ausgelöst werden, sondern auch nach Lösen eines Koronarspasmus infolge einer Reperfusionsarrhythmie entstehen (157). Spasmen der rechten Koronararterie können demgegenüber AV-Blockierungen hervorrufen (17, 82).

Die *Szintigraphie* bietet die Möglichkeit, durch Koronarspasmus induzierte Perfusionsstörungen nachzuweisen. Entsprechend der Lokalisation des Koronarspasmus findet man im Thallium-Szintigramm an der Vorderwand oder Hinterwand reversible Perfusionsdefekte (113, 116).

Die durch Koronarspasmen ausgelöste Myokardischämie führt zuerst zu einem Abfall der Relaxations- und Kontraktionsgeschwindigkeit des linken Ventrikels. In der Folge tritt dann ein Anstieg des Füllungsdruckes des linken Ventrikels auf. Erst in dieser Phase werden von den Patienten pektanginöse Beschwerden angegeben. Diese Erkenntnisse gehen auf Untersuchungen von MASERI u. Mitarb. (114) zurück. Wird während solcher Episoden kontinuierlich das M-mode-Echokardiogramm aufgezeichnet, so erkennt man, daß mit dem Abfall der Kontraktions- und Relaxationsgeschwindigkeit eine Abnahme der Wanddickenzunahme und der prozentualen Verkürzungsfraktion auftritt (46).

6.2. Koronarographische Befunde

1972 konnte erstmalig während einer Herzkatheter-Untersuchung bei einem Patienten mit Prinzmetal-Angina ein Koronarspasmus in der rechten Koronararterie dargestellt werden (45). Der Patient erhielt einen aortokoronaren Bypass. Aber trotz offenem Bypass traten rezidivierende pektanginöse Beschwerden in Form der Prinzmetal-Angina auf. Der Patient verstarb. Bei der Obduktion konnte nur eine exzentrische Stenose der rechten Koronararterie von 75% an

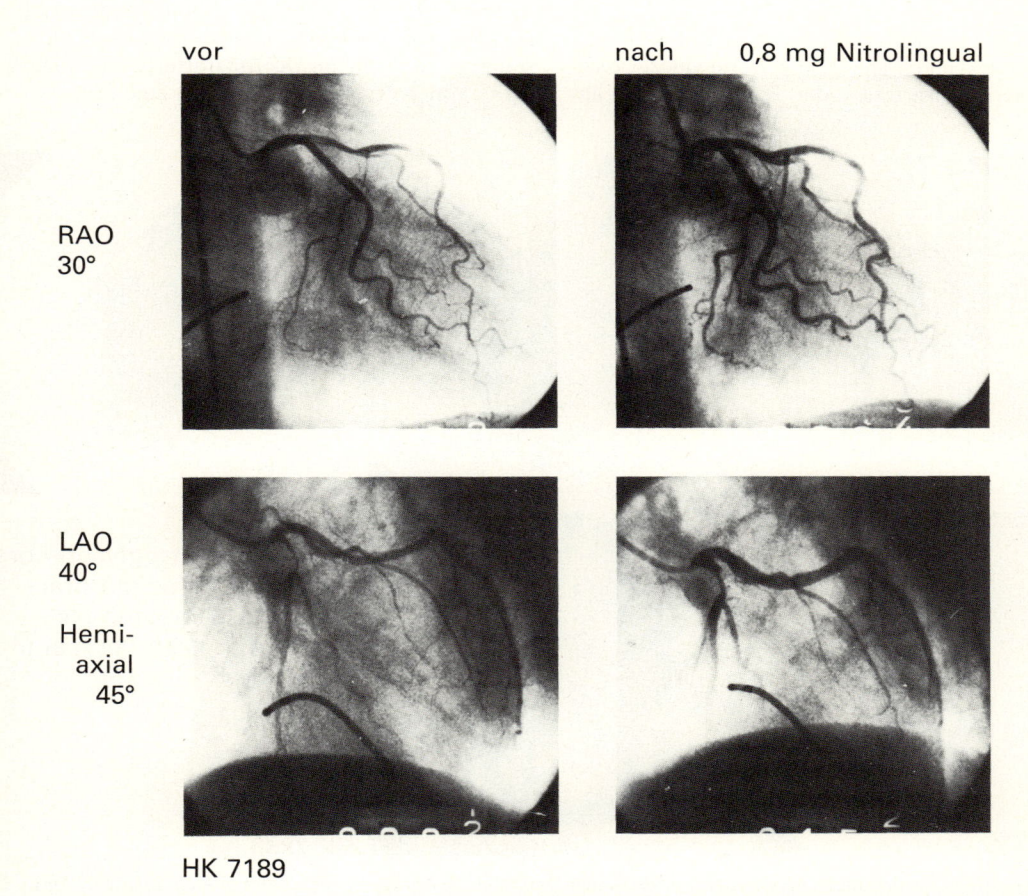

Abb. 6.6. Koronarogramm vor und nach Gabe von Nitroglycerin in der 30° rechtsschrägen und 40° linksschrägen Projektion. Besonders in der linksschrägen Projektion ist auf der linken Seite der Abbildung der Spasmus im Anfangsteil des R. interventricularis ant. zu erkennen. Nach Gabe von Nitroglycerin geht der Koronarspasmus zurück. Es bleibt jedoch eine Reststenose bestehen. Deutlich zu erkennen ist, daß auch das gesamte Gefäßsystem nach Gabe von Nitrolingual erweitert erscheint.

der Stelle gefunden werden, an der der Spasmus koronarographisch dokumentiert worden war.

Faßt man die koronarographischen Befunde bei Patienten mit Variant-Angina zusammen, so findet man nur in 5–10% ein völlig normales Koronarogramm (79, 82). Eine Eingefäßerkrankung wird in 30–50% der Patienten gefunden, eine Mehrgefäßerkrankung bei 40–50% der untersuchten Patienten (27, 68, 89, 113). Untersucht man das Ausmaß der organisch fixierten Stenosen, so haben 15% der Patienten Stenosen von weniger als 60%, 15% eine Stenose zwischen 60 und 74%, 50% eine Stenose zwischen 75 und 90% und 20% der Patienten eine Stenose von mehr als 90% (31).

Selbst Spasmen des Hauptstammes der linken Koronararterie wurden beobachtet (51). Sie wurden sogar als mögliche Ursache für das Syndrom X, d.h. typische Angina pectoris bei normalen Koronararterien, diskutiert (29).

Liegt eine Koronaranomalie vor, z.B. Ursprung der linken Herzkranzarterie aus der rechten Herzkranzarterie oder R. circumflexus aus der rechten Herzkranzarterie, so wird ein Spasmus vor der Abgabe dieser Äste zu schwersten Herzinfarkten führen. Todesfälle bei Koronaranomalien wurden auf das Vorhandensein von Koronarspasmen zurückgeführt (169).

In Abb. 6.6 ist in der 30°-RAO- und 40°-LAO-Projektion die linke Herzkranzarterie nach der Judkins-Technik dargestellt. Spontan, verbunden mit pektanginösen Beschwerden, trat ein Spasmus des R. interventricularis ant. auf. Dies war in der 40° LAO und 45° hemiaxialen Aufnahme deutlich erkennbar. Nach Gabe von Nitrolingual sistierten die pektanginösen Beschwerden. Der Spasmus konnte gelöst werden. Es fand sich eine allgemeine Erweiterung nicht nur des R. interventricularis ant., sondern auch der übrigen Äste. Eine Reststenose war jedoch weiter sichtbar.

Bei einer anderen Patientin trat während der Herzkatheteruntersuchung, verbunden mit einer leichten Symptomatik, ein Spasmus des Hauptstammes der linken Koronararterie auf. Die Gabe von Nitroglycerin bewirkte eine Erweite-

A – Kontrolle
B – 0,8 mg Nitroglycerin oral
C – 10 mg Nifedipin oral
D – 5 mg Verapamil i. c.
E – 10 min nach Verapamil-Gabe

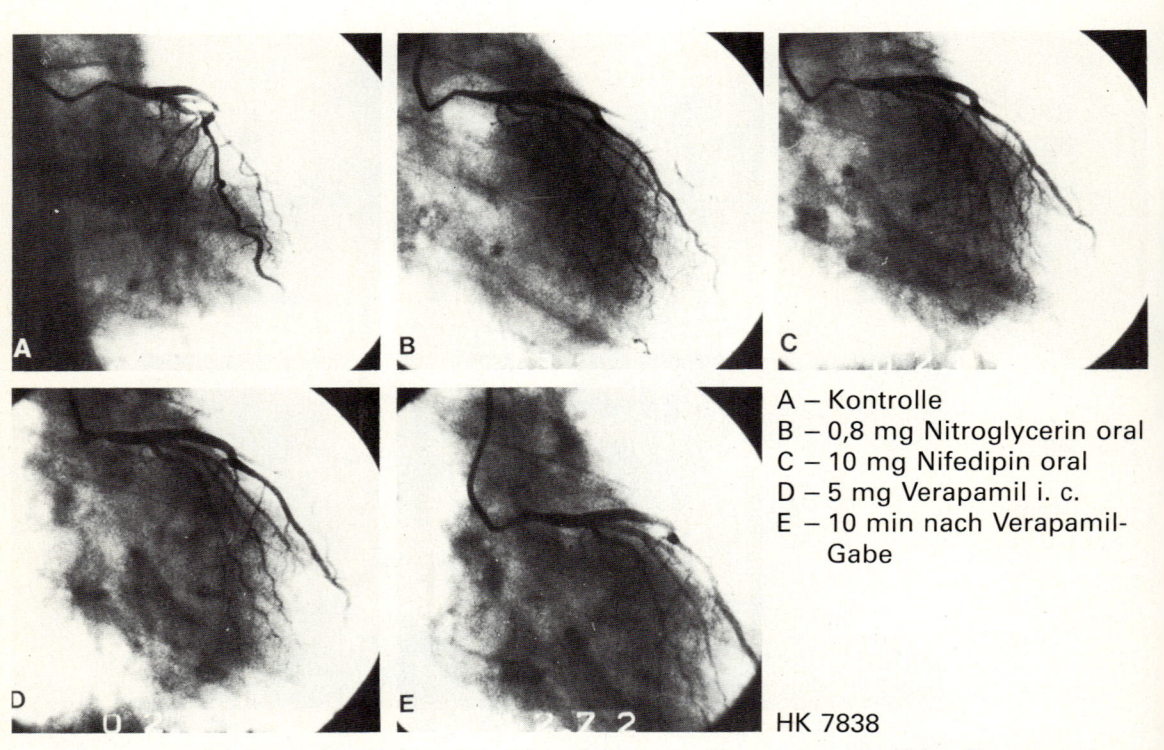

Abb. 6.7. Koronarogramm eines Patienten, der einen Spasmus des Hauptstammes der linken Koronararterie entwickelte. Gleichzeitig Auftreten von Schmerzen und EKG-Veränderungen. Nach Gabe von Nitroglycerin (B) findet sich eine geringfügige Erweiterung des Hauptstammes. Es bleibt eine Reststenose bestehen. Durch Gabe von Nifedipin oral ist eine Erweiterung des Hauptstammes zusätzlich zu erkennen. Erst die Gabe von Verapamil intrakoronar führt zu einer fast vollständigen Aufhebung des Spasmus. Eine geringe Unregelmäßigkeit in der Mitte des Hauptstammes bleibt jedoch bestehen (D, E).

P.CH. ♀ 37 J. 10 204

vor Dilatation | Dilatation

Kontrolle | n 20 mg Nifedipin
1,6 mg Nitroglycerin

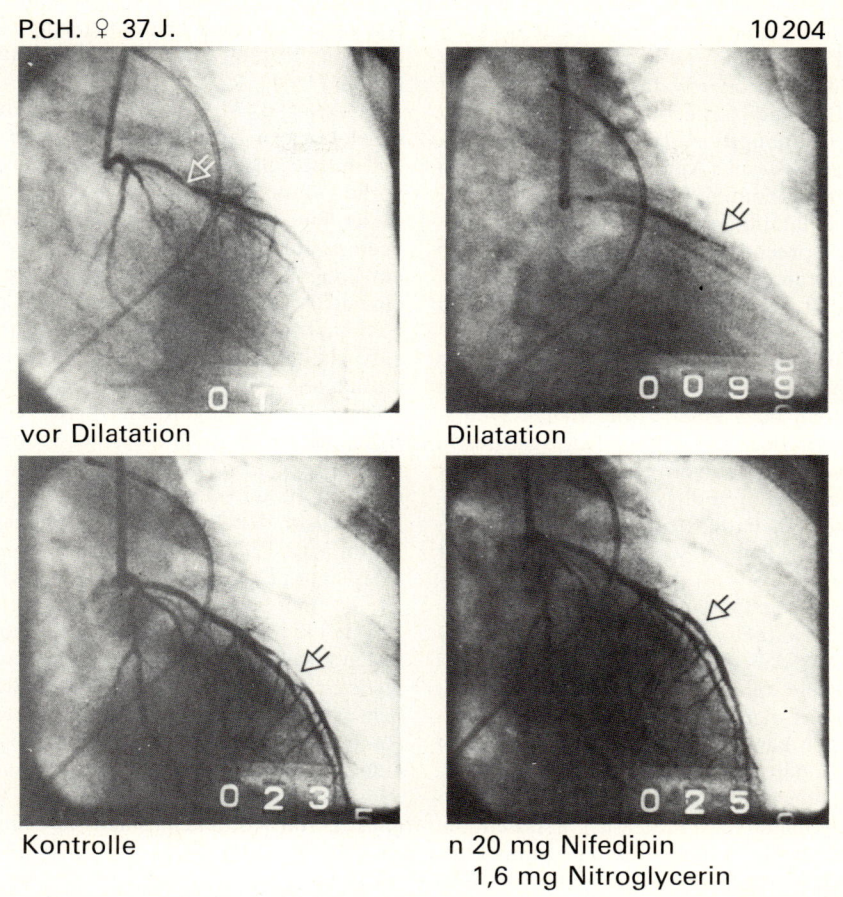

Abb. 6.8. Koronarogramm der linken Koronararterie einer 37jährigen Patientin mit hochgradiger Stenose des R. interventricularis ant. (RIVA) (↓, A). Während einer Dilatation konnte die Stenose passiert werden und der Ballon (B) regelrecht positioniert und eine Dilatation durchgeführt werden. Bei der Vorführung des Ballon-Katheters schlug die Führungsspitze um und blieb aufgerollt im Gefäß liegen (↓). Bei der Kontroll-Koronarographie (C) war die RIVA-Stenose erfolgreich dilatiert worden. Im distalen Teil des RIVA war jedoch eine hochgradige Stenose an der Stelle entstanden, an der vorher die aufgerollte Führungsspitze des Ballon-Katheters gelegen hatte. Nach Gabe von 20 mg Nifedipin und 1,6 mg Nitroglycerin sublingual war in der Kontroll-Koronarographie (D) die Stenose nicht mehr erkennbar. Somit handelt es sich um einen Koronarspasmus, ausgelöst durch einen Dehnungsreiz durch die aufgerollte Führungsspitze des Dilatationskatheters.

rung jedoch zunächst nur eines Teils des Hauptstammes. Es wurde dann zusätzlich ein Calciumantagonist (Adalat®) oral und dann ein anderer Calciumantagonist (Isoptin®) intrakoronar appliziert. Erst nach der intrakoronaren Applikation von Verapamil war eine Aufhebung des Spasmus möglich. Eine leichte Unregelmäßigkeit des Hauptstammes blieb jedoch bestehen (Abb. 6.7).

Koronarspasmen, die spontan und nicht katheterinduziert sind, treten in 0,04–2,2% der Fälle nach Angaben der Literatur auf (30, 107, 118). Katheterinduzierte Spasmen dagegen werden in der Häufigkeit von 0,6–3% angegeben (61, 107). Diese katheterinduzierten Spasmen sind fast immer von spontanen Spasmen zu unterscheiden. Sie sind meist asymptomatisch, befinden sich an der Spitze des Koronarkatheters, sind vorwiegend auf die rechte Herzkranzarterie beschränkt, und die konzentrische Lumeneinengung ist geringer als 2 mm (61). In diesem Zusammenhang ist die Untersuchung von KALTENBACH u. Mitarb. bemerkenswert, die bei Patienten, bei denen wegen einer hochgradigen Stenose eine Koronardilatation vorgenommen werden sollte, in 6% der Fälle einen Spasmus der betreffenden Koronararterien nachweisen konnten. Eine Dilatation erübrigte sich natürlich (92). BENTIVOGLIO u. Mitarb. konnten in 15% der Fälle spontane Koronarspasmen bei einem entsprechenden Patientengut aufdecken (8). Gerade während der Koronardilatation können aber auch katheterinduzierte Spasmen auftreten, durch den Dehnungsreiz, der auf die Koronararterien ausgeübt wird (Abb. 6.8). Bei 3/74 (4%) der Patienten konnten BENTIVOGLIO u. Mitarb. durch die Dilatation ausgelöste Spasmen nachweisen. Entsprechende Beobachtungen wurden auch in unserem Katheterlabor gemacht. In diesen Fällen ist eine intrakoronare Injektion von hohen Dosen Nitroglycerin und Nifedipin notwendig. Auch eine erneute Dilatation kann einen solchen Spasmus beseitigen. In Abb. 6.8 ist zu erkennen, daß nach einer erfolgreichen Dilatation distal von der Stenosestelle ein Spasmus in der Koronararterie aufgetreten ist, da an dieser Stelle der aufgerollte Führungsdraht des Ballonkatheters gelegen hatte. Bei einer weiteren Koronarographie ist dann dieser Spasmus nicht mehr nachweisbar.

Zur Frage der Häufigkeit von Koronarspasmen bei Herzkatheteruntersuchungen ist zu berücksichtigen, daß die Prämedikation eine wesentliche Rolle spielt. Die Gabe von Atropin, Nitraten oder Calcium-Antagonisten vor der Koronarographie kann Koronarspasmen maskieren (7). Insbesondere bei Patienten mit Ruhe-Angina ist daher eine Koronarographie ohne Prämedikation vorzunehmen. Finden sich Stenosen, die spasmenverdächtig sind, so sollten Zweitinjektionen nach Gabe von Nitroglycerin oder Calcium-Antagonisten vorgenommen werden (118).

6.3. Provokationsmethoden von Koronarspasmen

Da Episoden mit Koronarspasmen schwierig zu erfassen sind und der Nachweis spontan nur selten gelingt, sind Teste zur Provokation von Koronarspasmen entwickelt worden.

Eine *Alkalisierung des Blutes* direkt mit Tris-Puffer oder indirekt über eine Hyperventilation kann Koronarspasmen hervorrufen (164, 172). Auch der *Kältetest* zur Provokation von Koronarspasmen stellt wie der Provokationstest mit Hilfe der Alkalisierung des Blutes eine relativ ungefährliche und klinisch brauchbare Methode dar (74). Möglicherweise stellt die Kombination einer Kälteprovokation durch Eintauchen der Hand in kaltes Wasser (Cold-pressure-Test) in Kombination mit der Inhalation von kalter Luft (Cold-air-inhalation-Test) eine Bereicherung dar. In der Kombination waren diese Teste im Nachweis von Koronarspasmen empfindlicher als bei Verwendung nur einer Provokationsmaßnahme (167).

RAIZNER u. Mitarb. (139) konnten in einem unselektierten Krankengut bei 7 von 35 Patienten fokale Spasmen an Stellen auslösen, die vorher schon stenotisch verändert waren. Zwei dieser Patienten wiesen eine klassische Angina pectoris auf, vier hatten eine Variant-Angina und ein Patient eine atypische Angina pectoris. Bei einem Patienten traten nach der Provokation Extrasystolen auf. Eine ventrikuläre Tachykardie entwickelte sich, die durch Nitroglycerin mit Aufhebung des Spasmus beseitigt werden konnte. Bei der quantitativen Auswertung ergab sich, daß der Durchmesser der Koronarterie in der Gruppe mit Variant-Angina um 12,7%, in der Gruppe mit klassischer Angina pectoris um 5% und in der Gruppe mit atypischer Angina pectoris um 7,9% – induziert durch den Kältetest – abnahm. Der Test eignet sich auch, um den Effekt einer Therapie zu überprüfen (21).

Wie die Auslösung der ventrikulären Extrasystolen und der Tachykardie gezeigt hat, kann der *Kältetest* jedoch nicht als unbedenklich angesehen werden. Sogar Myokardinfarkte sind im Rahmen solcher Teste aufgetreten (151). Er stellt jedoch eine brauchbare nichtpharmakologische Provokationsmethode dar, die in der Vorfelddiagnostik von Koronarspasmen sicherlich wertvoll ist (139).

Als besonders geeignet zur Provokation von Koronarspasmen hat sich *Ergometrin* – verwandt wird meist Ergometrin-maleat – erwiesen (4, 28, 37, 38, 76, 80, 131, 148, 163). Der Erstbeschreiber des Auftretens von pektanginösen Beschwerden nach Applikation von Ergometrin ist STEIN (155). Wahrscheinlich können alle Secale-Alkaloide eine Koronarkonstriktion hervorrufen. Diese Substanzen erhöhen den Vagustonus und führen zu einer Verminderung des zentralen Sympathikustonus (132).

Nach Gabe von Ergometrin können elektrokardiographisch die typischen Zeichen einer Variant-Angina nachgewiesen werden. Es kommt zu erheblichen ST-Strecken-Anhebungen, ventrikulären Rhythmusstörungen und bei einem Spasmus der rechten Koronararterie zu AV-Blockierungen (4, 15, 131, 146). Die hervorgerufenen EKG-Veränderungen sind jedoch sehr variabel, wie WHITTLE u. Mitarb. beobachten konnten (168). Die Variabilität erklärt sich aus der Tatsache, daß die Sensitivität des Koronargefäßsystems in bezug auf Ergometrin sehr unterschiedlich ist.

Bei der Koronarographie können dann Stenosen des R. interventricularis ant., R. circumflexus oder der rechten Koronararterie nachgewiesen werden. Neben fokalen Koronarspasmen kommt es zu einer allgemeinen Abnahme des Durchmessers der Koronararterie (109). Lumeneinengungen werden unter Ergometrin sowohl bei Patienten mit als auch ohne Koronarsklerose gefunden (26, 38). Dem Test selbst kommt eine hohe Sensitivität und Spezifität zu (80).

In einer Zusammenstellung von HEUPLER (83) wurde bei 112 Patienten, die ein normales Koronararteriogramm aufwiesen und wegen Prinzmetal-Angina untersucht wurden, in 98% der Fälle durch Ergometrin ein Spasmus ausgelöst. Bei 15 Kontrollpatienten war der Test negativ.

Die Auslösung von Rhythmusstörungen bedeutet eine Gefährdung der Patienten. Es ist jedoch anzumerken, daß Rhythmusstörungen während einer Variant-Angina sowohl bei Provokation als auch spontan auftreten. Therapeutisch steht nach Provokation von Koronarspasmen mit Ergometrin die Gabe von Nitroglycerin im Vordergrund. Hierdurch ist in den meisten Fällen eine Auflösung des Spasmus möglich. Die vorhandenen Rhythmusstörungen bilden sich nach Auflösung des Spasmus wieder zurück. Von BUXTON u. Mitarb. (27) wurde über 5 Fälle berichtet, bei denen nach sublingualer Gabe von Nitroglycerin ein Ergometrin-induzierter Koronarspasmus nicht gelöst werden konnte. Bei 2 der 5 Patienten war eine Auflösung des Spasmus durch intrakoronare Gabe von Nitroglycerin möglich. Drei Patienten verstarben. Infarkte oder gar Todesfälle wurden dagegen nach der Zusammenstellung von HEUPLER bei über 852 Patienten an 12 Kliniken nicht beobachtet. Die Schlußfolgerung aus diesen Untersuchungen ist natürlich eine strenge Indikation zur Ergometrin-Testung. In Frage kommen Patienten mit Angina pectoris in Ruhe und normalem Koronarogramm, Patienten, die eine Angina pectoris unabhängig von physischer oder psychischer Belastung haben und Patienten, die eine typische Angina pectoris und ein negatives Belastungs-EKG aufweisen. Die Testung sollte nur unter intensivmedizinischen Bedingungen durchgeführt werden. Die Möglichkeit zur intrakoronaren Applikation von Nitroglycerin oder Calciumantagonisten sollte bestehen. Damit ist die Testung an Kliniken gebunden, die koronarographische Untersuchungen durchführen. Vermieden werden sollte eine Ergometrin-Testung bei Patienten mit Koronararterien-Stenosen von mehr als 50% (83). Während der Ergometrin-Testung muß kontinuierlich eine elektrokardiographische Überwachung mit mehreren EKG-Ableitungen erfolgen. Nach Gabe von Ergometrin entwickelt sich der Spasmus innerhalb von 3–6 min. Tritt er ein, so ist eine zusätzliche Gabe von Ergometrin nicht erlaubt. Die Intervalle zwischen Einzeldosen von z.B. 0,05 mg Neo-Gynergen® sollten mindestens 10 min betragen. Prophylaktisch sollte wegen der Gefahr von AV-Blockierungen ein ventrikulär stimulierender Schrittmacher gelegt werden (80). Natürlich müssen ein Reanimationsbesteck und ein Defibrillator greifbar sein. Treten pektanginöse Beschwerden auf, so sollte sofort ein Elektrokardiogramm registriert werden und eine Koronarographie beider Koronararterien angefertigt werden. Die dann folgende Injektion von Nitroglycerin (0,2 mg) in die spastische Koronararterie führt sofort zu einer Relaxation des Spasmus. Es empfiehlt sich eine anschließende Dauerüberwachung des Patienten für 24 Stunden auf der Intensivstation, da die Wirkungsdauer des Ergometrins lang ist.

Es muß der Aussage von FESTER (57) zugestimmt werden, der wegen der Komplikationen bei der Ergometrin-Testung die Suche nach anderen Provokationstesten forderte.

Die Häufigkeit der Koronarspasmen ist umstritten. Sicherlich ist die klassische Form der Prinzmetal-Angina ein seltenes Ereignis. Durch die verbesserte klinische Diagnostik konnten MASERI u. Mitarb. die Diagnosestellung einer Variant-Angina von 2% der Patienten, die wegen Angina pectoris behandelt wurden, auf 10% der Patienten erhöhen (113). Alleine im ersten Halbjahr 1981 konnten wir in unserer Klinik bei 23 Patienten sichere Zeichen eines Koronarspasmus, zum Teil elektrokardiographisch, zum Teil koronarographisch, nachweisen. Koronarspasmen während koronarographischer Untersuchungen sind selten, weil sie während der Herzkatheter-Untersuchung nur ausnahmsweise auftreten, aber nicht, weil sie allgemein selten sind. Bei Verdacht auf Variant-Angina werden die in Tab. 6.1 vorgeschlagenen diagnostischen Maßnahmen empfohlen.

Tab. 6.1. Diagnostische Maßnahmen, die bei Verdacht auf eine Variant-Angina durchgeführt werden sollten.

1. EKG (12 Ableitungen bei Angina pectoris)
2. Langzeit-EKG (Ableitung: III u./o. V_3)
3. Belastungs-EKG (12 Ableitungen)
4. Thallium^{201}-Szintigraphie
5. Koronarographie (ohne Prämedikation mit Nitraten)
6. Provokationsteste (Ergotamin, Kälte, Hyperventilation)

6.4. Pathophysiologie der Koronarspasmen

Das Herz wird sowohl von parasympathischen als auch sympathischen Nervenfasern erreicht. In den epikardialen Gefäßen finden sich vor allen Dingen α-Rezeptoren und zum Teil auch β-Rezeptoren (16). Hierüber wird eine ständige Anpassung des Gefäßtonus an die Gegebenheiten der Gesamtdynamik erzielt. Wechselnde Tonusänderungen der Koronararterien sind bekannt und dürfen nicht mit Koronarspasmen verwechselt werden. Kennzeichnend für Koronarspasmen ist, daß sie fokal und reproduzierbar an der gleichen Stelle auftreten.

Über eine Aktivierung der α-Rezeptoren, indirekt über einen Kältereiz oder direkt über α-Sympathikomimetika, können Koronarspasmen ausgelöst werden (137). Auch die Gabe von Adrenalin führt allein und/oder nach Vorbehandlung mit Blockern zu Koronarspasmen, ebenso wie Parasympathikomimetika, z. B. Metacholin (171). Der Effekt von Metacholin als Parasympathikomimetikum kann durch die Applikation von Atropin als Parasympathikolytikum verhindert werden (171). Die Wirkung von Epinephrin auf die Koronararterien kann durch ein Sympathikolytikum unterdrückt werden (76, 171). Im Ungleichgewicht des autonomen Gleichgewichts ist nach Ansicht von Yasue u. Mitarb. (123) die Ursache für das Auftreten von Ruhe-Angina im morgendlichen Tiefschlaf zu suchen. Ein erhöhter Parasympathikustonus kann über Acetylcholin vermittelt, durch vermehrte Abgabe von Noradrenalin an den postganglionären sympathischen Endigungen hervorgerufen werden (18, 43, 101). In der Folge könnte eine Konstriktion der großen Koronargefäße die überwiegend mit α-Rezeptoren besetzt sind, erfolgen.

Die Rolle des autonomen Nervensystems wird zusätzlich unterstrichen durch die Tatsache, daß Hinweise darauf existieren, daß auch psychische Streßsituationen Koronarspasmen auslösen können (95, 144). Diese Auffassung ist jedoch nicht unwidersprochen geblieben (4). Da jedoch Koronarspasmen und damit die Prinzmetal-Angina in vielen Fällen nicht auf Alpha-Rezeptorenblocker (10, 76, 128) und Parasympathikolytika (10, 50) ansprechen und selbst nach Denervierung des Herzens und Autotransplantationen beobachtet werden (14, 25, 36, 165), müssen weitere pathophysiologische Mechanismen diskutiert werden.

Im Vergleich zu Patienten mit intakten Koronararterien wurden bei Patienten mit koronarer Herzerkrankung verstärkte Plättchenaggregationen nach Gabe von Adrenalin und Adenosindiphosphat beobachtet (124). Als Ursache wurde eine unter Ischämiebedingungen verstärkte Abgabe von Thromboxan B_2 (105) sowie dessen instabilem Metaboliten Thromboxan A_2 (141) vermutet, da diese Substanzen zu einer Plättchenaggregation führen und unter Ischämiebedingungen, z. B. nach Provokation durch Vorhofstimulation, vermehrt ausgeschüttet werden (9, 104). Eine Reduktion der Koronardurchblutung könnte also nicht nur durch eine Plättchenaggregation, sondern auch durch eine thromboxaninduzierte Konstriktion der Koronararterien hervorgerufen werden. Obwohl die Thromboxan-B_2-Spiegel und die Urinausscheidung nach Gabe von Acetylsalicylsäure und Indometacin reduziert werden, konnte ein Effekt auf die Angina-pectoris-Symptomatik nicht festgestellt werden (137).

Nach Applikation von Acetylsalicylsäure in einer Dosierung von 4 mg pro Tag ist sogar eine Verschlechterung einer Variant-Angina festgestellt worden (125). Diese Befunde stehen in Übereinstimmung mit tierexperimentellen Untersuchungen, in denen gezeigt werden konnte, daß sowohl durch Acetylsalicylsäure als auch durch Indometacin eine Erhöhung des Koronartonus erzielt worden war (142). Es besteht also die Möglichkeit, daß durch Acetylsalicylsäure Koronarspasmen sogar provoziert werden können (26). Diese Beobachtungen haben sicherlich wichtige therapeutische Konsequenzen. Man muß heute davon ausgehen, daß diesem pathophysiologischen Mechanismus der Provokation über eine Freisetzung von Thromboxan für die Entstehung von Koronarspasmen keine wesentliche Bedeutung zukommt (33, 158).

Marzilli u. Mitarb. (112) beobachteten, daß an einer Stelle des Koronargefäßes, an der ein Koronarspasmus ausgelöst werden konnte, bei einer 8 Monate später erfolgten Kontrolluntersuchung eine fixierte Koronararterienstenose entstanden war. Hieraus entwickelten sie unter anderem die Hypothese, daß Koronarspasmen möglicherweise die Schrittmacher der Koronarsklerose darstellen können (110). Dieser Auffassung wurde zwischenzeitlich widersprochen (65, 108). Da jedoch bei den meisten Patienten, bei denen Koronarspasmen beobachtet wurden, eine ausgeprägte Koronarsklerose vorlag, muß eine Interaktion als wahrscheinlich angesehen werden. In den drei wesentlichen pathogenetischen Konzepten der Koronarsklerose spielt die Proliferation von glatten Muskelzellen eine entscheidende Rolle.

Nach VIRCHOW (160) stellt eine Intimaverletzung mit Anlagerung von Plättchen, Proliferation von glatten Muskelzellen und Einlagerung von Glykogen und Glucosaminen, die Lipoproteine binden, den Ausgangspunkt für die Arteriosklerose dar. Nach der monoklonalen Hypothese von BENDITT und BENDITT (6) stellt eine defekte glatte Muskelzelle den Ausgangspunkt für einen atheromatösen Plaque dar. Nach der klonalen Hypothese von MARTIN und SPRAGUE (111) wird die Atherosklerose hauptsächlich durch eine Verminderung der Stammzellaktivität der arteriellen Media verursacht. Durch Verlust von inhibitorischen Funktionen kommt es zu einer Vermehrung und Replikation von Intimazellen, die sich in atheromatösen Plaques anhäufen.

An dieser Stelle darf die Frage aufgeworfen werden, welche funktionelle Bedeutung einer Proliferation von glatten Muskelzellen in der Arterienwand zukommt. Normalerweise werden schon Tonusänderungen der Koronararterien beobachtet. Es kann vermutet werden, daß an Stellen der Koronararterien, an denen eine Proliferation von glatten Muskelzellen vorliegt, ein gleich starker Reiz zu einer stärkeren Lumeneinengung der Koronararterie aufgrund der Hypertrophie der Arterienwand führt, als bei einer normalen Arterie (21). Dies könnte eine mögliche Erklärung für den Zusammenhang zwischen Koronarsklerose und Koronarspasmus sein.

Interessant erscheint die Beobachtung von GERTZ u. Mitarb. (67), daß eine Koronarkonstriktion Intimadefekte verursachen kann. Diese durch eine Koronarkonstriktion hervorgerufenen Intimadefekte können Ausgangspunkte für eine Thrombenbildung oder Arteriosklerose sein. Sicherlich müssen zur Klärung dieses Mechanismus weitere Untersuchungen abgewartet werden.

Kontinuierliche Untersuchungen des Elektrokardiogramms, des linksventrikulären Druckes und des Echokardiogramms von Patienten mit Variant-Angina durch MASERI u. Mitarb. erbrachten den Nachweis, daß die bei einer Variant-Angina aufgetretenen Ischämien nicht durch einen Anstieg des Sauerstoffverbrauchs hervorgerufen worden waren, sondern durch eine Reduktion des Koronarflusses und damit durch eine Reduktion des Sauerstoffangebotes (11, 33, 46, 113). Auch FIGUERAS u. Mitarb. konnten bei kontinuierlichem Monitoring keinen Anstieg des Sauerstoffverbrauchs vor dem Auftreten von EKG-Veränderungen im Rahmen einer Angina pectoris in Ruhe feststellen. Damit unterscheidet sich das pathophysiologische Konzept der Variant-Angina deutlich von der klassischen Angina pectoris, bei der der Ischämie ein gesteigerter Sauerstoffverbrauch vorausgeht (21, 52, 77, 138). Die experimentellen Untersuchungen weisen auf, daß selbst bei fixen Stenosen zyklische Veränderungen in der Verminderung des Koronar-Flows auftreten, die auf Untersuchungen verschiedener Autoren auf wechselnde Tonusveränderungen der Gefäße zurückzuführen sind (129, 143).

Wesentlich erscheint der Hinweis zu sein, daß Tonusveränderungen der Koronararterien auch bei normaler Angina pectoris, d. h. belastungsabhängiger Angina pectoris auftreten (63). Koronarspasmen scheinen auch die Ursache für die wechselnde Belastbarkeit von Patienten mit koronarer Herzerkrankung zu sein (44). Aber selbst bei Patienten mit normalen Koronararterien können Koronarspasmen durch körperliche Belastung provoziert werden. So konnten BODEN u. Mitarb. bei einem Patienten mit normalen Koronararterien einen spontan auftretenden Koronarspasmus im R. interventricularis ant. dokumentieren, der an derselben Stelle nach Handgrip-Belastung und nach Provokation mit Ergometrin auftrat (19).

Ein Konzept zur näheren Betrachtung der dynamischen Koronarstenose – Beziehung zwischen Koronardilatation und Koronarkonstriktion – ist ausführlich von BROWN (21) erarbeitet worden. Weitere Autoren sind dieser Frage nachgegangen und haben entsprechende Überlegungen publiziert (40, 52, 77, 138).

Handelt es sich um eine lokalisierte Tonusänderung, die zu einer Einengung von mehr als 75% des Durchmessers der Koronararterie führt, so muß von einem Koronarspasmus gesprochen werden, auch wenn er unter körperlicher Belastung, d. h. bei gesteigertem Sauerstoffverbrauch des Herzens, auftritt. Ein solcher Koronarspasmus ist wohl auch die Ursache für das »Walking-through-Phänomen«. STUERZENHOFECKER u. Mitarb. (156) konnten elektrokardiographisch und angiographisch einen solchen Fall beobachten. Bei fahrradergometrischer Belastung kam es zu pektanginösen Beschwerden und elektrokardiographischen Veränderungen. Bei weiterer Belastung ohne medikamentöse Beeinflussung löste sich der Spasmus, die Symptomatik sistierte, und der elektrokardiographische Befund normalisierte sich (156). Koronarographisch fanden sich Spasmen der rechten und linken Koronararterie, die ebenfalls während einer fahrradergometrischen Belastung aufgetreten waren. Auch szintigraphische Untersuchungen von RIZZ u. Mitarb. (140) lassen einen Koronarspasmus als ursächlich für das »Walking-through-Phänomen« erkennen.

6.5. Therapie der Variant-Angina

Für die **Akuttherapie** von Koronarspasmen hat sich die Gabe von *Nitroglycerin sublingual* bewährt. Handelt es sich um Koronarspasmen, die durch Provokation ausgelöst werden, so kann die intravenöse oder sogar intrakoronare Applikation von Nitroglycerin notwendig sein. Wie eigene Beobachtungen belegen, kann eine endgültige Erweiterung vielfach nur durch intrakoronare Applikation eines Calcium-Antagonisten wie Nifedipin und Verapamil erreicht werden. Bei therapierefraktären Fällen sollte man sich zusätzlich daran erinnern, daß auch die Gabe von Parasympathikolytika oder α-Rezeptoren-Blocker wirksam sein kann.

Für die **Langzeittherapie** der Variant-Angina können drei verschiedene Angriffspunkte gewählt werden. Mit Hilfe inhibierender Maßnahmen kann man die Ausbildung von Koronarspasmen verhindern, mit Hilfe relaxierender Substanzen kann ein Koronarspasmus beseitigt werden, und in Kombination mit diesen Maßnahmen ist vielfach ein aortokoronarer Bypass bei fixierten Koronarstenosen notwendig.

BERTRAND u. Mitarb. (13) haben versucht, mit Hilfe einer *Plexektomie des Plexus cardiacus* Koronarspasmen zu verhindern. In einer vergleichenden Studie wurden 35 Patienten mit Variant-Angina behandelt. 13 erhielten einen *aortokoronaren Bypass* wegen einer signifikanten Koronarsklerose, 22 Patienten eine koronare Bypass-Operation kombiniert mit einer Plexektomie. Während in der ersten Gruppe nur in 61% der Fälle eine Besserung zu erzielen war, konnte dies in 86% der Fälle durch kombiniertes Vorgehen erreicht werden. Bei 18% der Patienten, die alleine einen aortokoronaren Bypass erhielten, trat wieder eine Variant-Angina auf, dagegen nur in 5% der Fälle bei kombinierter Anwendung des aortokoronaren Bypass und der Plexektomie.

Nach zum Teil erfolglosen Operationen sind auch Denervierungen des Herzens als Autotransplantation beschrieben worden (14). Auffällig war, daß zwar die Schmerzen beseitigt werden konnten, nach Provokation aber weiter ST-Strecken-Anhebungen auftraten. Zusätzlich muß darauf hingewiesen werden, daß nach Untersuchungen von WEBER u. Mitarb. (165) die Plexektomie bei Patienten mit normalen Koronararterien und Koronarspasmen ineffektiv ist. Bei 3 Patienten mit entsprechender Klinik trat bei 2 Patienten nach der Plexektomie ein Hinterwandinfarkt auf. Bei einem Patienten waren weiter rezidivierende Koronarspasmen nachweisbar. Der genaue Stellenwert in der Therapie der Koronarspasmen muß für die Plexektomie noch erarbeitet werden. Die Denervierung des Plexus cardiacus könnte jedoch eine zukunftsträchtige ergänzende therapeutische Möglichkeit sein.

Zur Relaxation eines Koronarspasmus können sowohl *Nitrate* als auch *Calcium-Antagonisten* in der Dauermedikation eingesetzt werden. Beta-Rezeptorenblocker, die bei der klassischen Angina pectoris einen hohen Stellenwert haben, spielen in der Therapie der Koronarspasmen keine Rolle. Da der Sauerstoffverbrauch des Herzens während der Variant-Angina nicht erhöht ist, fehlen die theoretischen Voraussetzungen für eine therapeutische Wirksamkeit der Betablockade. Von einigen Autoren wurde sogar über eine Verstärkung der Symptome unter Betablocker-Therapie berichtet (16, 49, 76, 170).

In vielen Untersuchungen konnte ein spontan aufgetretener oder durch Provokation ausgelöster Koronarspasmus durch Nitroglycerin beseitigt werden. In der Langzeittherapie ist die Therapie mit Nitraten jedoch unbefriedigend. Nur in etwa 50% der Fälle ist ein ausreichender therapeutischer Erfolg zu erzielen (10, 84, 128).

Eine wesentliche therapeutische Bereicherung stellen die *Calcium-Antagonisten* dar. Die grundlegenden experimentellen Untersuchungen und pathophysiologischen Erkenntnisse zur Wirkung der Calcium-Antagonisten gehen auf FLECKENSTEIN zurück. Nach Auslösung von Koronarspasmen konnte in vitro der relaxierende Effekt der Calcium-Antagonisten nachgewiesen werden. Man nimmt heute an, daß die Calcium-Antagonisten den Einstrom des Calciums über die »slow channels« verhindern und/oder die Calciumkonzentration in den oberflächlichen Calciumspeichern reduzieren (59, 60).

Bei einer Vielzahl von Substanzen wurden calciumantagonistische Wirkungen nachgewiesen: Verapamil, Nifedipin, Diltiazem, Perhexilin (56, 60, 106, 117, 153). Für Nifedipin ergab sich eine therapeutische Wirksamkeit bei Variant-Angina von 85–95% (41, 72, 87, 174). Bei koronarographischen Untersuchungen konnte der relaxierende Effekt von Nifedipin nachgewiesen werden (147, 149). Bei einer randomisierten Doppelblindstudie fanden JOHNSON u. Mitarb. (91) bei 16 Patienten eine Senkung der Angina-pectoris-Häufigkeit, eine Senkung des Nitroglycerin-Verbrauchs und eine Senkung der ST-Strecken-Anhebung nach Gabe von im Mittel 415 mg Verapamil pro Tag. Auch für Diltiazem wurde in 90% der Fälle eine Besserung der Symptomatik nachgewiesen (94). Interessant erscheint in diesem Zusammenhang die Mitteilung von KICHIDA und KIMURA (94), daß durch eine kombinierte Therapie von Nifedipin und Diltiazem bei allen Patienten ein therapeutischer Erfolg erzielt wurde. In dieser Studie lag der therapeutische Effekt von Verapamil bei 86%. Eine geringe Toleranzentwicklung bei Calcium-Antagonisten ist nicht zu übersehen. So berichteten DELAHAYE u. Mitarb. darüber, daß Nifedipin im Akutversuch in 92% der Fälle einen guten Effekt aufwies, aber in Langzeituntersuchungen nur in 75% der Fälle eine Besserung der Symptomatik auftrat (42). In einem Übersichtsartikel wird von HENRY festgestellt, daß Nifedipin eine hohe Effektivität bei Variant-Angina aufweise, ohne daß negativ inotrope oder antiarrhythmische Effekte zu beobachten seien (78). In einer kontrollierten randomisierten Doppelblindstudie fanden HILL u. Mitarb. im Vergleich zu Isorbiddinitrat eine gleich gute Wirksamkeit. Eine Überlegenheit in dieser Patientengruppe eines Medikamentes konnte nicht belegt werden.

Seit vielen Jahren ist die Verapamil-Wirkung auf die Erregungsleitung des Herzens bekannt (78). Diltiazem hat bei calciumantagonistischer Wirkung, die Verapamil vergleichbar ist, auch eine Wirkung auf den Sinus- und AV-Knoten. Diese Wirkung tritt auf, bevor noch nachteilige hämodynamische Effekte auftreten (62). KOBER u. Mitarb. konnten beim Vergleich der Wirkung von Diltiazem und Nifedipin feststellen, daß die Herzfrequenz durch Diltiazem gesenkt und durch Nifedipin im Vergleich zum Ausgangswert erhöht wird. Der Unterschied war statistisch signifikant (96). Größere Fallzahlen über eine vergleichende Untersuchung mit verschiedenen Calciumantagonisten bei Patienten mit Variant-Angina liegen derzeit nicht vor; sind sicherlich auch sehr schwer zu erstellen. Sowohl mit Nifedipin als auch mit Diltiazem, eventuell in Kombination, scheint eine Langzeittherapie der Patienten möglich.

Nach einem ersten vorläufigen Bericht von KAY u. Mitarb. (93) ist beim Absetzen von Nifedipin nicht ausgeschlossen, daß ein Rebound-Effekt auftreten kann. Auf die Möglichkeit eines solchen Effektes sollte geachtet werden.

Die bisherigen pathophysiologischen Untersuchungen haben gezeigt, daß in der Auslösung von Koronarspasmen auf der einen Seite das vegetative Nervensystem eine entscheidende Rolle spielt, andererseits auch hiervon unabhängige Mechanismen lokal direkt wirksam sein können. Verschiedene Autoren haben in Einzelfällen *Alpha-Rezeptorenblocker* zum Teil während der Koronarographie eingesetzt. So beschrieben LEVENE und FREEMAN (100), durch intravenöse Injektion von Phentolamin eine 90%ige Stenose einer Koronararterie beseitigen zu können. Die weitere Therapie mit Phenoxybenzamin besserte die Klinik des Patienten entscheidend. Auch YASUE u. Mitarb. berichteten in 2 Publikationen (173, 175) über einen positiven Effekt der intravenösen bzw. oralen α-Blockade mit Phentolamin und Phenoxybenzamin. Die Autoren waren jedoch der Meinung, daß diese Medikamente keine wesentliche therapeutische Bedeutung besitzen, da die Nebenwirkungen wie Müdigkeit, Palpitationen, Übelkeit und orthostatische Beschwerden den Einsatz der Medikamente limitieren. In einer kürzlich erschienenen Arbeit von TZIVONI u. Mitarb. (157) wird über den erfolgreichen Einsatz des postsynaptischen α_1-Blockers Prazosin berichtet, der praktisch keine α_2-Blocker-Wirkung besitzt und daher nicht von einer Erhöhung des Noradrenalin-Spiegels begleitet ist. Da die Koronararterien, wie beschrieben, α_1-Rezeptoren besitzen, ist eine Wirksamkeit eigentlich zu erwarten. Bei 6 Patienten, in denen Nifedipin, Verapamil, Nitrate, Betablocker und Phenoxybenzamin (1 Patient) ineffektiv waren, wurde Prazosin in einer Dosierung bis zu 30 mg erfolgreich eingesetzt. Vorher auftretende Koronarspasmen in Form einer Variant-Angina wurden bei 4 Patienten beseitigt, bei einem Patienten in der Anzahl und Schwere reduziert, und bei einem Patienten mußte die Therapie wegen einer Hypotension abgesetzt werden. Verschiedene Autoren (2, 55) haben gezeigt, daß Calcium-Antagonisten eine Bindung zu α_1-Rezeptoren besitzen; ihre vasodilatorischen Eigenschaften sind wahrscheinlich sowohl auf die calciumantagonistische Wirkung als auch α_1-blockierende Wirkung zurückzuführen. Prazosin jedoch verfügt über eine 10000fache höhere Affinität zu α_1-Rezeptoren als Calcium-Antagonisten, so daß möglicherweise hierauf die potente vasodilatatorische Wirkung der Substanz beruht. Hierdurch kann die therapeutische Wirksamkeit von Prazosin bei den obengenannten Patienten erklärt werden (157). Obwohl bei den meisten Patienten die Behandlung mit Nitraten und Calcium-Antagonisten ausreicht, sollte Prazosin bei all den Patienten in Betracht gezogen werden, bei denen eine nicht ausreichende Wirksamkeit dieser Substanzen festzustellen ist (157).

Da viele Patienten mit Koronarspasmen gleichzeitig eine schwere koronare Herzerkrankung aufweisen, wurden bei ihnen auch *koronare*

Bypass-Operationen durchgeführt. JOHNSON u. Mitarb. (90) sowie SHUBROOKS u. Mitarb. (152) berichteten über gute therapeutische Erfolge, die Untersuchungen von BETRIU u. Mitarb. (18) sowie LAHIRI u. Mitarb. (98) ergaben schlechte Ergebnisse. Generelle Empfehlungen können nicht ausgesprochen werden. Für jeden einzelnen Patienten ist unter Berücksichtigung des Beschwerdebildes und des Ausmaßes der Koronarsklerose die entsprechende therapeutische Maßnahme zu erwägen. Sicherlich sollte eine aortokoronare Bypass-Operation mit einer medikamentösen spezifischen Therapie und unter Umständen mit einer Plexektomie kombiniert werden.

6.6. Prognose

Herzinfarkte und plötzlicher Herztod können durch Koronarspasmen hervorgerufen werden (5, 20, 39, 66, 72, 73, 114, 122, 133). Zum Teil wird die Prognose bestimmt durch die zugrundeliegende koronare Herzerkrankung. In Langzeituntersuchungen wurde eine hohe Inzidenz von Myokardinfarkten und Sekundenherztod beschrieben (31, 35, 115).

Nach einer größeren Statistik von SEVERI u. Mitarb. (150) bei 197 Patienten mit Angina pectoris in Ruhe betrug die Letalität 1,7% bei 138 Patienten mit ST-Strecken-Anhebungen und 5,3% bei 59 Patienten mit ST-Strecken-Senkungen. Bei einigen Patienten scheint es unter Langzeittherapie mit Calciumantagonisten zu einer Remission zu kommen (70). WATERS u. Mitarb. (162) beobachteten 22 Patienten, die unter Ergonovin eine Variant-Angina entwickelten, über 9,4 Monate. Alle Patienten waren frei von pektanginösen Beschwerden unter entsprechender Calciumantagonisten-Therapie. 24–48 Stunden nach Absetzen der Therapie wurden erneut Ergotamin-Testungen durchgeführt. Jetzt waren 12 von 22 Patienten negativ. Bei 7 von 22 Patienten traten erneut Symptome einer Variant-Angina auf. Bei 3 von 22 Patienten waren jetzt ST-Strecken-Senkungen vorhanden, während vorher ST-Strecken-Anhebungen nach Ergonovin beobachtet wurden. Aus der Untersuchung geht hervor, daß bei einigen Patienten anscheinend unter konsequenter Calciumantagonisten-Therapie eine Remission zu erwarten ist. Nach einjähriger Therapie bei Beschwerdefreiheit sollte somit bei Patienten mit Variant-Angina ein Auslaßversuch unternommen werden.

6.7. Schlußfolgerung

Die Existenz von Koronarspasmen ist gesichert. Sie sind die Ursache für die Prinzmetal-Angina, die in Ruhe auftritt, mit ST-Strecken-Anhebung einhergeht und positiv auf Nitroglycerin reagiert. Aber Koronarspasmen können – in Abhängigkeit vom Ausmaß der Ischämie – nicht nur ST-Strecken-Anhebungen, sondern auch ST-Strecken-Senkungen hervorrufen und treten sowohl in Ruhe als auch unter Belastung auf. Zur Diagnostik gehört heute neben einer EKG-Registrierung im Angina-pectoris-Anfall ohne vorherige Nitroglycerin-Medikation auch eine Langzeit-EKG-Registrierung zur Analyse der ST-Strecken-Verlängerungen und der Arrhythmien. Die EKG-Ableitungen III und/oder V_3 sollten gewählt werden. Provokationsteste erleichtern die Diagnostik. In der Vorfelddiagnostik können sowohl die indirekte als auch die direkte Alkalisierung des Blutes sowie der Kältetest angewandt werden. Höhere Spezifität hat der Ergometrin-Test, der jedoch nur in kardiologischen Kliniken im Rahmen einer Koronarangiographie und unter strenger Indikationsstellung durchgeführt werden darf. In der Langzeittherapie hat sich die Gabe von Calcium-Antagonisten neben der Nitratverordnung besonders bewährt. Beta-Rezeptorenblocker spielen in der Therapie der Koronarspasmen keine Rolle. Die Prognose der Koronarspasmen ist ernst. Es scheinen jedoch Remissionen nach Langzeittherapie mit Calcium-Antagonisten möglich.

Literatur

(1) ACHUFF, S. C., J. Y. WEI, A. GENECIN: Coronary spasm and thyreotoxicosis Amer. J. Cardiol. *46:* 898 (1980).

(2) ATLAS, D., M. ADLER: Alpha adrenergic antagonists as possible calcium channel inhibitors. Proc. nat. Acad. Sci. (Wash.) *78:* 1237 (1981).

(3) BASSAN, M. M., H. S. MARCUS, W. GANZ: The effect of mild to moderate mental stress on coronary hemodynamics in patients with coronary artery disease. Circulation *62:* 933 (1980).

(4) BAUMANN, P.: Complications after provocation of coronary spasm with ergonovine maleate. Amer. J. Cardiol. *42:* 694 (1978).

(5) BENACERRAF, A., A. CASTILLO, M. TONNELIER, R. LAINE, J. ACAR, J. BRAU: Infarctus du myocarde et spasme. European Congress of Cardiology (1980), VIII–1289.

(6) BENDITT, E. P., J. M. BENDITT: Evidence for a monoclonal origin of human atherosclerotic plaques. Proc. natl. Acad. Sci. (Wash.) *70:* 1753 (1973).

(7) BENNET, K. R.: Coronary artery spasm. The effect of cardiovascular laboratory premedication practice. Cath. cardiovasc. Diagn. *2:* 321 (1976).

(8) BENTIVOGLIO, L. G., L. R. LEO, N. M. WOLF, S. G. MEISTER: Frequency and importance of unprovoked coronary spasm in patients with angina pectoris undergoing percutaneous transluminal coronary angioplasty. Amer. J. Cardiol. *51:* 1067 (1983).

(9) BERGER, H. J., B. L. ZARET, L. SPEROTT, L. S. COHEN, S. WOLFSON: Cardiac prostaglandin release during myocardial ischemia induced by atrial pacing in patients with coronary artery disease. Amer. J. Cardiol. *39:* 481 (1977).

(10) BERMAN, N. D., P. R. MCLAUGHLIN, V. F. HUCKELL, W. A. MAHON, J. E. MORCH, A. G. ADELMAN: Prinzmetal's angina with coronary artery spasm. Angiographic, pharmacologic, metabolic and radionuclide perfusion studies. Amer. J. Med. *60:* 727 (1976).

(11) BERNDT, T. B., J. FITZGERALD, D. C. HARRISON, J. S. SCHROEDER: Hemodynamic changes at the onset of spontaneous, versus pacing induced angina. Amer. J. Cardiol. *39:* 784 (1977).

(12) BERNE, R. M., R. RUBIO: Coronary circulation. In: R. M. BERNE (Hrsg.): Handbook of Physiology: The Cardiovascular System I. Williams & Wilkens, Baltimore 1979.

(13) BERTRAND, M. E., J. M. LABLANCHE, M. F. ROUSSEAU, H. H. WAREMBOURG, L. STANKOWTAK, G. SOOTS: Surgical treatment of variant angina: Use of plexectomy with aortocoronary bypass. Circulation *61:* 877 (1980).

(14) BERTRAND, M. E., J. M. LABLANCHE, P. Y. TILMANT, G. DUCLOUX, H. WAREMBOURG, G. SOOTS: Complete denervation of the heart (auto-transplantation for treatment of severe, refractory coronary spasm.) Amer. J. Cardiol. *47:* 1375 (1981).

(15) BERTRAND, M. E., J. M. LABLANCHE, P. Y. TILMANT, F. T. THIEULEUX, M. R. DELFORGE, A. G. CARRE, P. ASSEMAN, B. BERZIN, C. LIBERSA, J. M. LAURENT: Frequency of provoked coronary arterial spasm in 1089 consecutive patients undergoing coronary arteriography. Circulation *65:* 1299 (1982).

(16) BETRIU, A., A. SOLIGNAC, M. G. BOURRASSA: The variant form of angina. Diagnostic and therapeutic implications. Amer. Heart. J. *87:* 272 (1974).

(17) BLACK, M. M., A. BLACK, P. HUNTINGTON: Prinzmetal's variant angina with syncope. Treatment with permanent demand pacemaker. N. Y. St. med. J. *76:* 255 (1976).

(18) BLUMENTHAL M. R., H. H. WANG, S. MARKEE, S. G. WANG: Effects of acetylcholine on the heart. Amer. J. Physiol. *214:* 1280 (1968).

(19) BODEN, W. E., E. W. BOUGH, K. S. KORR, J. BENHAM, M. GHEORGHIADE, A. CAPUTI, R. S. SHULMAN: Exercise-induced coronary spasm with ST-segment depression and normal coronary arteriography. Amer. J. Cardiol. *48:* 193 (1981).

(20) BRAMUCCI, E., C. FALCONE, S. DESERVI, A. GAVAZZI, Z. ZAWAIDEH, G. SPECCHIA, A. MUSSINI, P. BOBBA: Prinzmetal's variant angina. A late follow-up study. European Congress of Cardiology (1980), VIII-1829.

(21) BROWN, B. G.: Coronary vasospasm – observations linking the clinical spectrum of ischemic heart disease to the dynamic pathology of coronary atherosclerosis. Arch. intern. Med. *141:* 716 (1981).

(22) BRUNELLI, C., M. LAZZARI, I. SIMONETTI, A. l'ABBATE, A. MASERI: Variable threshold of exertional angina: a clue to a vasospastic component. Eur. Heart J. *2:* 155 (1981).

(23) BUCKLEY, B. H., P. G. KLACSMANN, G. M. HUTCHINS: Angina pectoris, myocardial infarction and sudden cardiac death with normal coronary arteries: a clinico-pathologic study in 9 patients with progressive systemic sclerosis Amer. Heart J. *95:* 563 (1978).

(24) BUDA, A. J., D. L. LEVENE, M. G. MYERS, A. W. CHRISHOLM, S. J. SHANE: Coronary artery spasm and mitral valve prolapse. Amer. Heart J. *95:* 457 (1978).

(25) BUDA, A. J., R. E. FOWLES, J. S. SCHROEDER, S. A. HUNT, P. R. CIPRIANO, E. B. STINSON, D. C. HARRISON: Coronary artery spasm in the denervated transplanted human heart. Amer. J. Med. *70:* 1144 (1981).

(26) BUSSMANN, W. D., W. KLUG, U. SCRIBA, M. KALTENBACH: Wirkung von Ergonovin auf Koronarweite und Hämodynamik bei Patienten mit Angina pectoris in Ruhe. Z. Kardiol. *69:* 478 (1980).

(27) BUXTON, A., S. GOLDBERG, J. W. HIRSHFELD, J. WILSON, T. MANN, D. O. WILLIAMS, P. OVERLIE, P. OLIVA: Refractory ergonovine-induced coronary vasospasm. Importance of intracoronary nitroglycerin. Amer. J. Cardiol. *46:* 329 (1980).

(28) BUXTON, A. E., S. GOLDBERG, A. HARKEN, J. HIRSHFELD, J. H. KASTOR: Coronary artery spasm immediately after myocardial revascularization: recognition and management. New Engl. J. med. *304:* 1249 (1981).

(29) BUXTON, A. E., J. W. HIRSHFELD, W. J. UNTEREKER, S. GOLDBERG, A. H. HARKEN, L. W. STEPHENSON, R. N. EDIE: Perioperative coronary arterial spasm: Long-term follow-up. Amer. J. Cardiol. *50:* 444 (1982).

(30) CHAHINE, R. A., A. E. RAIZNER, T. ISHIMORI, R. J. LUCHI, H. D. MCINTOSH: The incidence and clinical implications of coronary artery spasm. Circulation *52:* 972 (1975).

(31) CHERRIER, F., J. L. NEIMANN, P. GROUSSIN, E. ALIOT, M. CUILLIERE, J. BEISSEL: Prinzmetal angina: A study of 100 cases. In: KALTENBACH,

M., P. Lichtlen, B. Balcon, W. D. Bussman (Hrsg.): Coronary Heart Disease, S. 191. Thieme, Stuttgart 1978.
(32) Chesler, E., R. E. Matisonn, J. B. Lakier, W. A. Pocock, I. W. P. Obel, J. B. Barlow: Acute myocardial infarction with normal coronary arteries: a possible manifestation of the billowing leaflet syndrome. Circulation 54: 203 (1976).
(33) Chierchia, S., A. Maseri, J. Simonetti, C. Brunelli: O_2 myocardial extraction in angina at rest. Evidence of a primary reduction of blood supply. Circulation 56: III-37 (1977).
(34) Chierchia, S., C. Patrono, F. Crea, G. Ciabottoni, R. DeCaterina, G. A. Cinotti, A. Distante, A. Maseri: Effects of intravenous prostacyclin in variant angina. Circulation 65: 470 (1982).
(35) Cipriano, P. R., F. H. Koch, S. J. Rosenthal, J. S. Schroeder: Clinical course of patients following the demonstration of coronary artery spasm by angiography. Amer. Heart J. 101: 127 (1981).
(36) Clark, D. A., R. A. Quint, R. L. Mitchell, W. W. Angell: Coronary artery spasm. Medical management, surgical denervation and autotransplantation. J. thorac. cardiovasc. Surg. 73: 332 (1977).
(37) Curry, R. C., C. J. Pepine, M. B. Sabom, R. L. Feldman, L. G. Christie, C. R. Conti: Effect of ergonovine in patients with and without coronary artery disease. Circulation 56: 803 (1977).
(38) Curry, R. C.: Prinzmetal's angina: a provocative test and current therapy. JAMA 240: 677 (1978).
(39) Curry, R. C., C. J. Pepine, R. L. Feldman, J. L. Whittle, C. R. Conti: Frequency of myocardial infarction and sudden death in 44 variant angina patients. A high risk ischemic heart disease subset. European Congress of Cardiology (1980), VIII-0019.
(40) Dalen, J. E., I. S. Ockene, J. S. Alpert: Coronary spasm, coronary thrombosis, and myocardial infarction: A hypothesis concerning the pathophysiology of acute myocardial infarction. Amer. Heart. J. 104: 1119 (1982).
(41) Delahaye, J. P., P. Touboul, J. Cassagnes, Ph. Gaspard, H. Milon: The long-term treatment of Prinzmetal's angina with nifedipine. In: Puech, P., R. Krebs (Hrsg.): 4th International Adalat Symposium, S. 87. Excerpta Medica, Amsterdam 1980.
(42) Delahaye, J. P., P. Touboul, J. Cassagnes, Ph. Gaspard, H. Milon: Treatment of Prinzmetal's angina with nifedipine. Europ. Congr. Cardiol. VIII-2551, 1980.
(43) Dempsey, P. J., T. Cooper: Ventricular cholinergic receptor system: interactions with adrenergic systems. J. Pharmacol. exp. Ther. 167: 282 (1969).
(44) DeServi, S., G. Specchia, M. T. Curti, C. Falcone, A. Gavazzi, E. Bramucci, A. Mussini, L. Angoli, J. Salerno, P. Bobba: Variable threshold of angina during exercise: A clinical manifestation of some patients with vasospastic angina. Amer. J. Cardiol. 48: 188 (1981).
(45) Dhurandhar, R. W., D. L. Watt, M. D. Silver, A. S. Trimble, A. G. Adelman: Prinzmetal's variant form of angina with arteriographic evidence of coronary arterial spasm. Amer. J. Cardiol. 30: 902 (1972).
(46) Distante, A., A. l'Abbate, A. Maseri, L. Landini, C. Michelassi: Echocardiographic changes in vasospastic angina. In: Lancée, Ch. T. (Hrsg.): Echocardiology, S. 119. Nijhoff, The Hague 1979.
(47) Duchosal, P. W., G. Henny: Angine de poitrine et hyperthyroidisme. Cardiologia 5: 372 (1942).
(48) Effert, S., F. Loogen: Flüchtige Ischämiereaktion vom Hinterwandtyp im EKG während der Herzkatheteruntersuchung. Z. Kreisl.-Forsch. 50: 814 (1961).
(49) Ellrodt, G., G. Y. C. Chew, B. N. Singh: Therapeutic implications of slow-channel blockade in cardiocirculatory disorders. Circulation 62: 669 (1980).
(50) Endo, M., J. Kanda, S. Hosoda, H. Hayashi, K. Hirosawa, S. Konno: Prinzmetal's variant form of angina pectoris. Re-evaluation of mechanism. Circulation 52: 33 (1975).
(51) Endo, M., K. Nakamura, M. Sekiguchi, H. Koyanagi: Angiographic evidence of left main trunk spasm as a possible cause of syndrome. Jap. Heart. J. 23: 371 (1982).
(52) Epstein, S. E., T. L. Talbot: Dynamic coronary tone in precipitation, exacerbation and relief of angina pectoris. Amer. J. Cardiol. 48: 797 (1981).
(53) Erbel, R., S. Effert: Koronarspasmen. Klinische Bedeutung und therapeutische Konsequenzen. Dtsch. med. Wschr. 106: 586 (1981).
(54) Ethevenot, G., J. L. Neimann, M. Cuilliere, F. Cherrier: Mise en évidence d'un spasme coronaire par test à l'acide adénosine triphosphorique (A. T. P.). European Congress of Cardiology (1980), VIII-0729.
(55) Fairhurst, A. S., M. L. Wittacker, E. J. Ehlert: Interactions of D-600 (methylverapamil) and local anesthetics with rat brain alpha adrenergic and mascarinic receptors. Biochem. Pharmacol. 29: 155 (1980).
(56) Ferlinz, J., M. E. Turbow: Antianginal and myocardial metabolic properties of verapamil in coronary artery disease. Amer. J. Cardiol. 46: 1019 (1980).
(57) Fester, A.: Provocative testing for coronary arterial spasm with ergonovine maleate. Amer. J. Cardiol. 46: 338 (1980).
(58) Figueras, J., B. N. Singh, W. Ganz, Y. Charuzi, H. J. C. Swan: Mechanism of rest and nocturnal angina: observations during continuous hemodynamic and electrocardiographic monitoring. Circulation 59: 955 (1979).
(59) Fleckenstein, A., H. Kammermeier, H. J. Döring, H. J. Freund: Zum Wirkungsmechanis-

mus neuartiger Koronardilatatoren mit gleichzeitig sauerstoffeinsparenden Myokardeffekten, Prenylamin und Iproveratril. Z. Kreisl.-Forsch. *56:* 839 (1967).

(60) FLECKENSTEIN, A.: Steuerung der myokardialen Kontraktilität, ATP-Spaltung, Atmungsintensität und Schrittmacher-Funktion durch Calcium-Ionen-Wirkungsmechanismus der Calcium-Antagonisten. In.: FLECKENSTEIN, A., H. ROSKAMM (Hrsg.): Calcium-Antagonismus, S. 1. Springer, Heidelberg 1980.

(61) FRIEDMANN, A. C., H. SPINOLA-FRANCO, TH. NIVATPUMIN: Coronary spasm: Prinzmetal's variant angina vs. catheter-induced spasm; refractory spasm vs. fixed stenosis. Amer. J. Radiol *132:* 897 (1979).

(62) FUJIMOTO, T., T. PETER, W. J. MANDEL: Electrophysiologic and hemodynamic actions of diltiazem: Disparate temporal effects shown by experimental dose-response studies. Amer. Heart J. *101:* 403 (1981).

(63) FULLER, C. M., A. E. RAIZNER, R. A. CHANINE, P. NAHORMEK, T. ISHIMORI, M. VERONI, A. NITISHIN, D. MOKOTOFF, R. J. LUCHI: Exercise-induced coronary arterial spasm: angiographic demonstration, documentation of ischemia by myocardial scintigraphy and results of pharmacologic intervention. Amer. J. Cardiol. *46:* 500 (1980).

(64) GAASCH, W. H., N. LUFSCHANOWSKI, R. D. LEACHMAN, J. K. ALEXANDER: Surgical management of Prinzmetal's variant angina. Chest *66:* 614 (1974).

(65) GANZ, W.: Coronary spasm in myocardial infarction: fact or fiction? Circulation *63:* 487 (1981).

(66) GASPARD, PH., J. P. DELAHAYE, A. JANIN, P. TOUBOUL, H. MILON: Pronostic et traitement du spasme coronarien »spontane«. European Congress of Cardiology (1980), VIII-2300.

(67) GERTZ, S. D., G. URETSKY, R. S. WAJNBERG, N. NAVOT, M. S. GOTSMAN: Endothelial cell damage and thrombus formation after partial arterial constriction: relevance to the role of coronary artery spasm in the pathogenesis of myocardial infarction. Circulation *63:* 476 (1981).

(68) GIANELLY, R., F. MUGLER, D. C. HARRISON: Prinzmetal's variant of angina pectoris with only slight coronary atherosclerosis. Calif. Med. *108:* 129 (1968).

(69) GINSBURG, R., I. H. LAMB, J. S. SCHROEDER, D. C. HARRISON: Long-term transtelephonic electrocardiographic monitoring in the detection and evaluation of variant angina. Amer. Heart J. *102:* 196 (1981).

(70) GIROTTI, A. L., B. RUTITZKY, J. SCHMIDBERG, J. CROSATTO, M. B. ROSENBAUM: Spontaneous remission in variant angina. Brit. Heart J. *45:* 517 (1981).

(71) GOLD, H. K., R. C. LEINBACH: Coronary obstruction in anterior myocardial infarction: thrombus or spasm? Amer. J. Cardiol. *45:* 483 (Abstr.) (1980).

(72) GOLDBERG, S., N. REICHEK, J. WILSON, J. W. HIRSHFELD, J. MULLER, J. A. KASTOR: Nifedipine in the treatment of Prinzmetal's (variant) angina. Amer. J. Cardiol. *44:* 804 (1979).

(73) GOLDBERG, S., W. LAM, G. MUDGE, L. H. GREEN, F. KUSHNER, J. W. HIRSHFELD, J. A. KASTOR: Coronary hemodynamic and myocardial metabolic alterations accompanying coronary spasm. Amer. J. Cardiol. *43:* 481 (1979).

(74) GUNTHER, S., J. E. MULLER, G. H. MUDGE, W. GROSSMANN: Therapy of coronary vasoconstriction in patients with coronary artery disease. Amer. J. Cardiol. *47:* 157 (1981).

(75) HEBERDEN, W.: Some account of a disorder of the breast. Med. Trans. roy. Coll. Phycns *2:* 59 (1978).

(76) HELFANT, R. H.: Coronary arterial spasm and provocative testing in ischemic heart disease. Amer. J. Cardiol. *41:* 787 (1978).

(77) HELLSTROM, H. R.: The injury-spasm (Ischemia-induced hemostatic vasoconstrictive) and vascular autoregulatory hypothesis of ischemic disease. Amer. J. Cardiol. *49:* 802 (1982).

(78) HENRY, P. D.: Comparative pharmacology of calcium antagonists: nifedipine, verapamil and diltiazem. Amer. J. Cardiol. *46:* 1047 (1980).

(79) HESS, O. M., CH. GRAF, R. FREY, R. DETTLI, W. SIEGENTHALER: Koronarspasmen bei normalen Koronararterien als Ursache für rezidivierendes Kammerflimmern. Schweiz. med. Wschr. *111:* 755 (1981).

(80) HEUPLER jr., F. A., W. L. PROUDFIT, M. RAZZAVI, E. K. SHIREY, G. GREENSTREET, W. C. SHELDON: Ergonovine maleate provocative test for coronary arterial spasm. Amer. J. Cardiol. *41:* 631 (1978).

(81) HEUPLER jr., F. A., W. L. PROUDFIT: Nifedipine therapy for refractory coronary arterial spasm. Amer. J. Cardiol. *44:* 798 (1979).

(82) HEUPLER jr., F. A.: Syndrome of symptomatic coronary arterial spasm with nearly normal coronary arteriograms. Amer. J. Cardiol. *45:* 873 (1980).

(83) HEUPLER jr., F. A.: Provocative testing for coronary arterial spasm: risk, method and rationale. Amer. J. Cardiol. *46:* 335 (1980).

(84) HIGGINS, C. B., L. WEXLER, J. F. SILVERMAN, J. S. SCHROEDER: Clinical and arteriographic features of Prinzmetal's variant angina. Documentation of etiologic factors. Amer. J. Cardiol. *37:* 831 (1976).

(85) HILL, J. A., R. L. FELDMAN, C. J. PEPINE, C. R. CONTI: Randomized double-blind-comparison of nifedipine and isosorbide dinitrate in patients with coronary arterial spasm. Amer. J. Cardiol. *49:* 431 (1982).

(86) HOLTZ, J., W. HELD, O. SOMMER, G. KÜHNE, E. BASSENGE: Ergonovine-induced constrictions of epicardial coronary arteries in conscious dogs: α-adrenoceptors are not involved. Basic Res. Cardiol. *77:* 278 (1982).

(87) Hosoda, S., E. Kimura: Efficacy of nifedipine in the variant form of angina pectoris. In: Jatene, A. D., P. R. Lichtlen (Hrsg.): New Therapy of Ischemic Heart Disease. Third International Adalat Symposium, S. 195. Excerpta med. Amsterdam 1976.
(88) Jefferson, J. W.: A review of the cardiovascular effects and toxicity of tricyclic antidepressants. Psychosom. Med. 37: 160 (1975).
(89) Johnson, A. D., H. A. Stroud, W. V. R. Vieweg, J. Ross jr.: Coronary angiographic patterns and results of medical and surgical therapy in 42 consecutive patients with variant angina pectoris. In: Kaltenbach, M., P. Lichtlen, R. Balcon, W. D. Bussmann (Hrsg.): Coronary Heart Disease, S. 181. Thieme, Stuttgart 1978.
(90) Johnson, A. D., H. A. Stroud, W. V. R. Vieweg, J. Ross jr.: Variant angina pectoris. Clinical presentations, coronary angiographic patterns and the results of medical and surgical management in 42 consecutive patients. Chest 73: 786 (1978).
(91) Johnson, S. M., D. R. Mauritson, J. T. Willerson, L. D. Hillis: A controlled trial of verapamil for Prinzmetal's variant angina. New Engl. J. Med. 304: 862 (1981).
(92) Kaltenbach, M., G. Kober, D. Scherer, P. Satter, G. Hör: Drei Jahre Erfahrung mit der transluminalen Angioplastik von Kranzgefäßstenosen. Verh. dtsch. Ges. inn. Med. 82: 486 (1981).
(93) Kay, R., J. Blake, D. Rubin: Possible coronary spasm rebound to abrupt nifedipine withdrawal. Amer. Heart J. 103: 308 (1982).
(94) Kishida, H., E. Kimura: The medical treatment of variant angina. In: Puech, P., R. Krebs (Hrsg.): 4th International Adalat Symposium, S. 95. 1980.
(95) Kleinsorge, H.: Koronarspasmen bei Streßsituationen. Therapiewoche 29: 4939 (1979).
(96) Kober, G., T. Berlad, R. Hopf, M. Kaltenbach: Die Wirkung von Diltiazem und Nifedipine auf ST-Senkung und Herzfrequenz im Belastungs-EKG bei Patienten mit koronarer Herzerkrankung. Z. Kardiol. 70: 59 (1981).
(97) Krishnaswami, V., J. H. Murphy, D. P. Shreiner: Exercise-induced coronary spasm: role of myocardial scintigraphy in noninvasive detection. Amer. Heart J. 101: 511 (1981).
(98) Lahiri, A., B. Subramanian, M. Millar-Craig, J. Crawley, E. B. Raftery: Exercise-induced ST-segment elevation in variant angina. Amer. J. Cardiol. 45: 887 (1980).
(99) Lange, R. L., M. S. Reid, D. D. Tresch, M. H. Keelan, V. M. Bernhard, G. Coolidge: Non atheromatous ischemic heart disease following withdrawal from chronic industrial nitroglycerin exposure. Circulation 46: 666 (1972).
(100) Levene, D. L., M. R. Freeman: Alpha adrenoreceptor mediated coronary arterial spasm. JAMA 236: 1016 (1976).

(101) Levy, M. N.: Sympathetic-parasympathetic interactions in the heart. Circulat. Res. 29: 437 (1971).
(102) Levy, S., E. Bouvier, X. Chanudet, P. Besse, J. Clementy, H. Bricaud: Left anterior fascicular block secondary to coronary artery spasm. Europ. Heart J. 2: 117 (1981).
(103) Lewis, B. H., J. E. Muller, J. Rutherford, G. H. Mudge, J. J. Collins: Nifedipine for coronary artery spasm after revascularization. New Engl. J. Med. 306: 992 (1982).
(104) Lewy, R. I., L. Wiener, P. Walinsky, A. M. Lefer, M. J. Silver, J. B. Smith: Thromboxane release during pacing-induced angina pectoris: possible vasoconstrictor influence on the coronary vasculature. Circulation 61: 1165 (1980).
(105) Lewy, R. I., J. B. Smith, M. J. Silver, J. Saia, P. Walinsky, L. Wiener: Detection of thromboxane B_2 in the peripheral blood of patients with Prinzmetal's angina. Prostaglandins Med. 2: 243 (1979).
(106) Lichtlen, P. R.: Koronarspasmen während Angiographie. In: Lichtlen, P. R. (Hrsg.): Koronarographie, S. 317. Straube, Erlangen 1974.
(107) Lipton, S. A., J. E. Markis, M. B. Pine, S. Paulin, H. E. Lindsay: Cessation of smoking followed by Prinzmetal's variant angina and diffuse esophageal spasm. (Communication to the editor). New Engl. J. Med. 299: 775 (1978).
(108) Lown, B., R. A. De Silva: Is coronary arterial spasm a risk factor for coronary atherosclerosis? Amer. J. Cardiol. 45: 901 (1980).
(109) Maresta, A., A. Capucci, A. Marzocchi, R. M. Ferretti, R. Perticucci, B. Magnani: Ergonovine maleate test in various angina syndroms. Europ. Heart J. 2: 139 (1981).
(110) Maron, B. J., S. E. Epstein, W. C. Roberts: Hypertrophic cardiomyopathy and transmural infarction without significant atherosclerosis of the intramural coronary arteries. Amer. J. Cardiol. 43: 1086 (1979).
(111) Martin, G. M., C. A. Sprague: Symposium on in vitro studies related to atherogenesis. Life histories of hyperplastoid cell lines from aorta and skin. Exp. molec. Path. 18: 125 (1973).
(112) Marzilli, M., S. Goldstein, M. G. Trivella, C. Palumbo, A. Maseri: Some clinical considerations regarding the relation of coronary vasospasm to coronary atherosclerosis. A hypothetical pathogenesis. Amer. J. Cardiol. 45: 882 (1980).
(113) Maseri, A., S. Severi, M. de Nes, A. l'Abbate, S. Chierchia, M. Marzilli, A. M. Ballestra, O. Parodi, A. Biagini, A. Distante: »Variant« angina: one aspect of a continuous spectrum of vasospastic myocardial ischemia. Amer. J. Cardiol. 42: 1019 (1978).
(114) Maseri, A., A. l'Abbate, S. Chierchia, O. Parodi, S. Severi, A. Biagini, A. Distante, M. Marzilli, A. M. Ballestra: Significance of spasm in the pathogenesis of ischemic heart disease. Amer. J. Cardiol. 44: 788 (1979).

(115) MASERI, A., S. SEVERI, O. PARODI, A. DISTANTE, A. BIAGNINI: Application of calcium antagonists in patients with vasospastic angina pectoris. In: FLECKENSTEIN, A., H. ROSKAMM (Hrsg.): Calcium-Antagonismus, S. 243. Springer, Heidelberg 1980.
(116) MATHEY, D., R. MONTZ, P. HANRATH, K. H. KUCK, W. BLEIFELD: Nicht-invasive Methode zur Erkennung des Koronararterienspasmus. Dtsch. med. Wschr. *105:* 509 (1980).
(117) MAURICE, P., B. LANCELIN, J. L. GUERMONPREZ, V. ROVEI, J. P. VILAINE, PH. ISORNI: Traitment de l'angor de Prinzmetal par le diltiazem. European Congress of Cardiology (1980), VIII – 1525.
(118) MAUTNER, R. K.: Coronary vasospasm and the coronary arteriographer. Amer. J. Cardiol. *45:* 910 (1980).
(119) MAUTNER, R. K.: Coronary arterial vasospasm. Amer. J. Cardiol. *46:* 344 (1980).
(120) MAUTNER, R. K., G. E. KATZ, B. J. HELD, J. H. PHILLIPS: Coronary artery spasm. A mechanism for chest pain in selected patients with mitral valve prolapse syndrome. Chest *79:* 449 (1981).
(121) MCALPIN, R. N.: Correlation of the location of coronary arterial spasm with the lead distribution of ST-segment elevation during variant angina. Amer. Heart J. *99:* 555 (1980).
(122) MCALPIN, R. N.: Relation of coronary arterial spasm of sites of organic stenosis. Amer. J. Cardiol. *46:* 143 (1980).
(123) MEHTA, J., P. MEHTA, C. J. PEPINE: Platelet aggregation in aortic and coronary venous blood in patients with and without coronary disease. Circulation *58:* 881 (1978).
(124) MILLER, D., D. D. WATERS, W. WARNICA, J. SZLACHCIC, J. KREEFT, P. THÉROUX: Is variant angina the coronary manifestation of a generalized vasospastic disorder? New Engl. J. Med. *304:* 763 (1981).
(125) MIWA, K., H. KAMBARA, C. KAWAI: Effect of aspirin in large doses on attacks of variant angina. Amer. Heart J. *105:* 351 (1983).
(126) MIWA, K., H. KAMBARA, C. KAWAI: Variant angina aggravated by aspirin. Lancet *2:* 1382 (1979).
(127) MORAN, T. J., W. J. FRENCH, H. F. ABRAMS, J. M. CRILEY: Postmyocardial infarction angina and coronary spasm. Amer. J. Cardiol. *50:* 197 (1982).
(128) MULLER, J. E., S. J. GUNTHER: Nifedipine therapy for Prinzmetal's angina. Circulation *57:* 137 (1978).
(129) MURAO, S., Y. UCHIDA, N. YOSHIMOTO: Arteriographic changes associated with cyclic reductions of blood flow and pressure in the partially constricted canine coronary artery. European Congress Cardiol. (1980), VIII-0579.
(130) NAMAY, D. L., K. E. HAMMERMEISTER, M. S. ZIA, T. A. DEROUEN, H. T. DODGE, K. NAMAY: Effect of perioperative myocardial infarction on late survival in patients undergoing coronary artery bypass surgery. Circulation *65:* 1066 (1982).
(131) NELSON, C., B. NOWAK, H. CHILDS, L. WEIHRAUCH, S. FORWAND: Provocative testing for coronary arterial spasm. Rationale, risk and clinical illustrations. Amer. J. Cardiol. *40:* 624 (1977).
(132) NICKERSON, M., B. COLLIER: Drug inhibiting adrenergic nerves and structures innervated by them. In: GOODMAN, L. S., A. GILMAN (Hrsg.): The Pharmacological Basis of Therapeutics, S. 533. 5. Aufl. Macmillan, New York 1975.
(133) OLIVA, P. B., J. C. BRECKENRIDGE: Arteriographic evidence of coronary arterial spasm in acute myocardial infarction. Circulation *56:* 366 (1977).
(134) OPIE, L. H.: Coronary spasm and thyrotoxicosis. Amer. J. Cardiol. *46:* 897 (1980).
(135) PRINZMETAL, M., R. KENNAMER, R. MERLISS, T. WADA, N. BOR: Angina pectoris. I. A variant form of angina pectoris. Amer. J. Med. *27:* 375 (1959).
(136) PRINZMETAL, M., A. EKMEKCÓ, R. KENNAMER, J. K. KWOCZYNSKI, H. SHUBIN, H. TOYOSHIMA: Variant form of angina pectoris. JAMA *174:* 1794 (1960).
(137) PUJADAS, G., A. TAMASHIRO, G. BAPTISTA, J. RUADES, J. ALDASORO: Coronary vasospasm elicited by the cold-hyperventilation test. European Congress of Cardiology (1980), VIII – 1458.
(138) RAFFLENBEUL, W., P. R. LICHTLEN: Zum Konzept der dynamischen Koronarstenose. Z. Kardiol. *71:* 439 (1982).
(139) RAIZNER, A. E., R. A. CHANINE, T. ISHIMORI, M. S. VERANI, N. ZACCA, N. JAMAL, R. R. MILLER, R. J. LUCHI: Provocation of coronary artery spasm by the cold pressure test. Circulation *62:* 925 (1980).
(140) RIZI, H. R., R. C. KLINE, M. C. BESOZZI, V. KALF, M. RABINOVITCH, W. CHAN, J. H. THRALL, B. PITT: Walk-through angina phenomenon demonstrated by graded exercise radionuclide ventriculography: Possible coronary spasm mechanisms. Amer. Heart J. *103:* 292 (1982).
(141) ROBERTSON, R. M., D. ROBERTSON, L. J. ROBERTS, R. L. MAAS, G. A. FITZGERALD, G. C. FRIESINGER, J. A. OATES: Thromboxane A_2 in vasotonic angina pectoris. New Engl. J. Med. *304:* 998 (1981).
(142) SAKANASHI, M., H. ARAKI, K. YONEMURA: Indomethacin-induced contractions of dog coronary artery tone. J. Cardiovasc. Pharmacol. *2:* 657 (1980).
(143) SANTAMORE, W. P., P. WALINSKY, A. A. BOVE, R. H. COX, R. A. CAREY, J. F. SPANN: The effects of vasoconstriction on experimental coronary artery stenosis. Amer. Heart J. *100:* 852 (1980).
(144) SCHIFFER, F., L. H. HARTLEY, C. L. SCHULMAN, W. H. ABELMANN: Evidence for emotionally-

induced coronary arterial spasm in patients with angina pectoris. Brit. Heart J. *44:* 62 (1980).

(145) Schimert, G., W. Schimmler, H. Schwalb, J. Eberl: Die Coronarerkrankungen. In: v. Bergmann, G., W. Frey, H. Schwieck (Hrsg.): Handbuch der Inneren Medizin, 4. Aufl. Bd. 9, S. 653. Springer, Heidelberg 1960.

(146) Schroeder, J. S.: Complications after provocation of coronary spasm with ergonovine maleate. Amer. J. Cardiol. *42:* 694 (1978).

(147) Schroeder, J. S., J. L. Bolen, R. A. Quint, D. A. Clark, W. G. Hayden, C. B. Higgins, L. Wexler: Provocation of coronary spasm with ergonovine maleate. New test with results in 57 patients undergoing coronary arteriography. Amer. J. Cardiol. *40:* 487 (1977).

(148) Schulz, W., G. Krauss, G. Kober, M. Kaltenbach: Weitenänderungen von Kranzgefäßen und Koronarstenosen nach intrakoronarer und intravenöser Gabe von Nifedipin – ein antianginöser Wirkaspekt? Verh. dtsch. Ges. inn. Med. *87:* 476 (1981).

(149) Serruys, P. W., R. Steward, F. Booman, R. Michels, J. H. C. Reiber, P. G. Hugenholtz: Can unstable angina pectoris be due to increased coronary vasomotor tone? Eur. Heart J. *1 Suppl. B:* 71 (1980).

(150) Severi, S., M. Marzullo, A. l'Abbate, A. Biagnini, A. Maseri: Vasospastic angina. ECG features and prognosis. European Congress of Cardiology (1980), VIII – 0376.

(151) Shea, D. J., J. S. Ockene, H. L. Greene: Acute myocardial infarction provoked by a cold pressure test. Chest *80:* 649 (1981).

(152) Shubrooks, S. J., J. M. Bete, A. M. Hutter jr., P. C. Block, M. J. Buckley, W. M. Daggett, E. D. Mundth: Variant angina pectoris. Clinical and anatomic spectrum and results of coronary bypass surgery. Amer. J. Cardiol. *36:* 142 (1975).

(153) Solberg, L. E., R. G. Nissen, R. E. Vlietstra, J. A. Callahan: Prinzmetal's variant angina. Response to verapamil. Mayo Clin. Proc. *53:* 256 (1978).

(154) Specchia, G., S. de Servi, C. Falcone, E. Bramuzzi, L. Angoli, A. Mussini, G. P. Marinoni, C. Montemartini, P. Bobba: Coronary arterial spasm as a cause of exercise-induced ST-segment elevation in patients with variant angina. Circulation *59:* 948 (1979).

(155) Stein, I.: Observations on the action of ergonovine on the coronary circulation and its use in the diagnosis of coronary artery insufficiency. Amer. Heart J. *37:* 36 (1949).

(156) Stuerzenhofecker, P., L. Goernandt, H. Roskamm: Coronary artery spasm combined with walk-through phenomenon – A special type of Prinzmetal's angina. In: Engel, H. J., A. Schrey, P. R. Lichtlen (Hrsg.): Nitrate III, S. 295. Urban & Schwarzenberg, München 1982.

(157) Tzivoni, D., A. Keren, J. Benhorin, S. Gottlieb, D. Atlas, S. Stern: Prazosin therapy for refractory variant angina. Amer. Heart J. *105:* 262 (1983).

(158) Verheugt, F. W. A., P. W. Serruys, A. Spijkers, H. van Vliet, P. G. Hugenholtz: Do atherosclerotic coronary artery plaques cause platelet aggregation? European Congress of Cardiology (1980), VIII – 2230.

(159) Victor, M., D. Kimbiris, A. S. Iskandrian, G. S. Mintz, C. E. Bemis, P. M. Procacci, B. L. Segal: Spasm of a saphenous vein bypass graft. Chest *80:* 413 (1981).

(160) Virchow, R.: Zellular-Pathologie. Gesammelte Abh. wiss. Med. *1:* (1856).

(161) Walinsky, P.: Angiographic documentation of spontaneous spasm of saphenous vein coronary artery bypass graft. Amer. Heart J. *103:* 290–292 (1982).

(162) Waters, D. D., P. Theroux, J. Crittin, F. Dauwe, H. F. Mizgala: Previously undiagnosed variant angina as a cause of chest pain after coronary artery bypass surgery. Circulation *61:* 1159 (1980).

(163) Waters, D. D., J. Szlachcic, P. Theroux, F. Dauwe, H. F. Mizgala: Ergonovine testing to detect spontaneous remissions of variant angina during long-term treatment with calcium antagonist drugs. Amer. J. Cardiol. *47:* 179 (1981).

(164) Weber, S., B. Lancelin, A. Guiomard, R. Gourgon, P. Maurice, M. Degeorges: Application clinique de la provocation par l'alcalose du spasme artériel coronaire. European Congress of Cardiology (1980), VIII – 1186.

(165) Weber, S., G. P. Danzeau-Gouge, S. Chauvaud, G. Picard, F. Guerin, A. Carpentier, M. Degeorges: Assessment of plexectomy in the treatment of severe coronary spasm in patients with normal coronary arteries. Amer. J. Cardiol. *51:* 1072 (1983).

(166) Wei, J. Y., A. Genecin, H. L. Greene, S. C. Achuff: Coronary spasm with ventricular fibrillation during thyrotoxicosis. Response to attaining euthyroid state. Amer. J. Cardiol. *43:* 335 (1979).

(167) Wendt, Th. W. Schulz, M. Kaltenbach, G. Kober: Auswirkung von Kältereizen auf Hämodynamik und Koronargefäßweite. Provokation von Koronarspasmen. Z. Kardiol. *72:* 24–31 (1983).

(168) Whittle, J. L., R. L. Feldman, C. J. Pepine, R. C. Curry, C. R. Conti: Variability of electrocardiographic responses to repeated ergonovine provocation in variant angina patients with coronary artery spasm. Amer. Heart J. *103:* 161 (1982).

(169) Wojtyna, W., K. H. Wiese, P. Strauss, J. Walter: Prinzmetal-Phänomen und seltene Koronaranomalie als Infarkt- und Todesursache einer 45jährigen Patientin. Z. Kardiol. *71:* 106 (1982).

(170) Yasue, H., M. Touyama, M. Shimamoto, H. Kato, S. Tanaka, F. Akiyama: Role of autonomic nervous system in the pathogenesis of Prinz-

metal's variant form of angina. Circulation *50:* 534 (1974).

(171) YASUE, H., M. TOUYAMA, H. KATO, S. TANAKA, R. AKIYAMA: Prinzmetal's variant angina as a manifestation of alpha-adrenergic receptor-mediated coronary artery spasm. Documentation by coronary arteriography. Amer. Heart J. *91:* 148 (1976).

(172) YASUE, H., M. NAGAO, S. OMOTE, A. TAKIZAWA, K. MIWA, S. TANAKA: Coronary arterial spasm and Prinzmetal's variant form of angina induced by hyperventilation and tris-buffer infusion. Circulation *58:* 56 (1978).

(173) YASUE, H., S. OMOTE, A. TAKIZAWA, M. NAGAO, K. MIWA, S. TANAKA, F. AKIYAMA: Pathogenesis and treatment of angina at rest as seen from its response to various drugs. Jpn. Circ. J. *42:* 1 (1978).

(174) YASUE, H., S. OMOTE, A. TAKIZAWA, M. NAGAO, K. MIWA, S. TANAKA: Exertional angina pectoris caused by coronary arterial spasm. Effects of various drugs. Amer. J. Cardiol. *43:* 647 (1979).

(175) YASUE, H.: Pathophysiology and treatment of coronary arterial spasm. Chest *78:* 216 (1980).

7. Atypische Koronarerkrankungen

Von M. Tauchert

Die Einführung der selektiven Koronarangiographie durch Sones (77) stellte einen großen Fortschritt in der Diagnostik der koronaren Herzkrankheiten dar; sie wurde insbesondere zur Voraussetzung für die Entwicklung der Koronarchirurgie. In der Regel entspricht der angiographisch dargestellte Koronarbefund dem klinischen Bild der koronaren Herzkrankheit mit Angina pectoris bei höhergradigen Stenosen und Infarkten bei kritischen Stenosen oder Verschlüssen von Koronargefäßen. Die zunehmende Erfahrung mit der neuen Untersuchungsmethode führte jedoch zu der Erkenntnis, daß pektanginöse Beschwerden und auch Infarkte nicht in jedem Fall angiographische Korrelate haben. 1967 stellten Likoff u. Mitarb. (51) sowie Kemp u. Mitarb. (38) die ersten systematischen Studien über das »Paradoxon von Patienten mit normalem Koronararteriogramm und klinisch eindeutiger koronarer Herzkrankheit« vor. In diesen Arbeiten sind schon mehrere der auch später diskutierten pathophysiologischen Mechanismen aufgeführt; ebenso wird bereits hier die offenbar günstige Prognose dieses Krankheitsbildes festgestellt.

Die Weiterentwicklung diagnostischer, biochemischer und histologischer Methoden, die häufigere Identifizierung entsprechender Fälle und mehrere Langzeit-Untersuchungen über diese Patienten machen es inzwischen möglich, den Komplex der atypischen Koronarerkrankungen in seine wesentlichen Gruppen aufzuteilen. Diese Gruppen sind:

1. Patienten mit Angina pectoris bei normalem Koronarangiogramm,
2. Patienten mit Herzinfarkt bei normalem Koronarangiogramm und
3. Patienten mit »vasospastischer« Angina pectoris.

Die beiden ersten Gruppen sind Gegenstand der nachfolgenden Übersicht; die dritte Gruppe wird in einem gesonderten Kapitel (s. Kap. 6) abgehandelt.

7.1. Angina pectoris bei normalem Koronarangiogramm

Angina-pectoris-Beschwerden sind subjektiver Ausdruck einer gestörten myokardialen Sauerstoffbilanz. Ein Angina-pectoris-Anfall als Folge einer regionalen Mangelperfusion bei stenosierender koronarer Herzkrankheit ist von meßbaren hämodynamischen bzw. biochemischen Veränderungen begleitet: der Füllungsdruck des linken Ventrikels steigt an, die O_2-Sättigung im Sinus coronarius fällt ab, und noch während des Anfalls oder kurz danach steigt der Laktat-Gehalt des koronarvenösen Blutes.

Eine Anzahl von Erkrankungen kann zu einer Störung der myokardialen O_2-Bilanz bis hin zum Angina-pectoris-Anfall führen, ohne daß die Koronargefäße morphologische Veränderungen zeigen. Hierzu gehören einerseits Krankheiten mit exzessivem O_2-Verbrauch (z. B. schwere Formen der Hypertonie, Aortenstenosen) und andererseits Erkrankungen mit hochgradig vermindertem O_2-Angebot an das Myokard (z. B. schwere Anämie, kritischer Blutdruckabfall, extreme Viskositätserhöhungen). Für eine relativ große Gruppe der Patienten mit Angina pectoris bei normalem Koronarangiogramm ist es dagegen typisch, daß eine solche nachweisbare oder zumindest wahrscheinliche Ursache für die pektanginösen Beschwerden fehlt.

7.1.1. Nomenklatur

Die Autoren der ersten systematischen Studien (38, 51) verzichteten auf die Einführung einer kurzen Krankheitsbezeichnung und begnügten sich mit beschreibenden Benennungen (»Paradoxon von Patienten mit normalen Koronarangiogrammen und klinisch eindeutiger koronarer Herzkrankheit« [Likoff], »Anginöses Syndrom mit normaler Koronararteriographie« [Kemp]). Von James (35) wurde aufgrund histologischer Studien das Interesse auf Erkrankungen der »kleinen« Koronararterien gelenkt. Der Begriff »*small vessel disease*« bürgerte sich ein, obwohl er nur besagt, daß an den großen Koronararterien morphologisch keine auffälligen Befunde zu erheben sind und das Krankheitsgeschehen demnach in den »small vessels« lokalisiert sein muß. Weitere, noch weniger konkrete Bezeichnungen sind »*Syndrom X*« (1, 27) und »*atypische Angina*« (18). Die Annahme, daß es sich bei der Angina pectoris bei normalem Koronarangiogramm um eine latente Kardiomyopathie handelt (46), ist durch Langzeituntersuchungen bei entsprechenden Patienten weitgehend widerlegt (61, 62; s. Abschnitt Prognose). Nachfolgend wird durchgehend der Begriff »atypische Koronarerkrankung« verwendet.

Für das Krankheitsbild des Myokardinfarkts ohne angiographisch nachweisbare Koronargefäß-Veränderungen ist bisher ebenfalls noch keine allgemein akzeptierte kurze Bezeichnung gefunden worden.

7.1.2. Diagnostische Methoden

Die in der Diagnostik der »typischen« koronaren Herzkrankheit (KHK) erfolgreichen Untersuchungsmethoden versagen bei der Erkennung atypischer Koronarerkrankungen oft und haben bisher auch wenig zur Aufklärung ihrer Pathogenese beigetragen. Häufig, wenn auch nicht regelmäßig sind von folgenden Untersuchungen Hinweise auf das Vorliegen einer atypischen Koronarerkrankung zu erwarten:

a) *EKG*. Im Ruhe-EKG finden sich bei 20–40% der Patienten Q-Zacken bzw. Endteilveränderungen (ST-Senkungen, T-Abflachungen); durch Belastungen kann die Quote pathologischer Elektrokardiogramme annähernd verdoppelt werden. Die atypischen Koronarerkrankungen unterscheiden sich in dieser Hinsicht nicht wesentlich von der typischen KHK; die EKG-Veränderungen sind jedoch oft nicht sehr ausgeprägt und damit auch weniger eindeutig als pathologisch einzuordnen (1, 5, 21, 22, 31, 34, 38, 39, 45, 51, 60, 62, 75, 90).

b) *Myokardszintigraphie*. Bei der Thallium 201-Myokardszintigraphie wird bei 60–80% der Patienten mit atypischer Koronarerkrankung eine inhomogene, »fleckige« Nuklidspeicherung schon in Ruhe oder nach Belastung gefunden (6, 52, 62).

c) *Verlangsamter Kontrastmittelabfluß im Koronarangiogramm*. TAMBE et al. (83) haben erstmals darauf hingewiesen, daß bei Patienten mit atypischer Koronarerkrankung das intrakoronar injizierte Kontrastmittel sehr verlangsamt abfließt. Dieser Befund wird typischerweise – jedoch nicht obligat – ergänzt durch den Nachweis einer ausgeprägten Schlängelung der peripheren Koronararterien (86).

d) *Koronardurchblutungsmessungen*. Bestimmungen der Koronardurchblutung unter Ruhebedingungen haben bei der Mehrzahl von Herzerkrankungen nur geringen diagnostischen Wert (85); sie führen auch bei Patienten mit atypischer Koronarerkrankung nur zu widersprüchlichen Ergebnissen (31, 38, 45). Unter einer physikalisch oder pharmakologisch provozierten Koronardilatation werden die Hinweise auf Störungen der Koronarperfusion deutlicher (14, 70). Sie sind obligat, wenn zur Messung auch sehr hoher Koronarflüsse geeignete Methoden angewendet werden und eine maximale Koronardilatation durch Injektion selektiver Koronardilatatoren induziert wird (60, 62, 80, 84). Der hohe Aufwand dieser invasiven Methoden hat ihre Übernahme in die diagnostische Routine jedoch verhindert.

e) *Myokardbiopsie*. Bioptische Untersuchungen zeigen in hohen Prozentsätzen abnorme Befunde, die jedoch überwiegend die Myokardzellen betreffen und als Hinweise auf eine gestörte Sauerstoffversorgung gewertet werden können, vor allem Schwellung der Mitochondrien in verschiedenen Stadien. Veränderungen der Wandstrukturen der kleinen Arterien und Arteriolen sind dagegen nur in Einzelfällen nachgewiesen worden (27, 36, 37, 52, 58, 60, 69). Der hohe Aufwand für die Myokardbiopsien und ihr invasiver Charakter schließen jedoch eine routinemäßige Durchführung aus.

7.1.3. Atypische Koronarerkrankungen mit erkennbaren pathogenetischen Faktoren

Die Tab. 7.1 gibt eine Übersicht, bei welchen definierten Krankheitsbildern mit dem Auftreten pektanginöser Beschwerden trotz eines normalen Koronarogramms gerechnet werden muß.

Eine **koronare Fehlregulation** ist bereits von LIKOFF (51) und KEMP (38) als Ursache hierfür diskutiert und danach auch von anderen Autoren immer wieder als pathogenetischer Faktor angeführt worden; Beweise sind aus methodischen Gründen nur schwer zu erbringen. FISHBEIN (27) glaubt, in einzelnen Fällen eine Hyperkontraktilität morphologisch intakter Arteriolen im Myokard nachgewiesen zu haben. Die Provokation ischämietypischer Veränderungen im EKG durch Hyperventilation bei Patienten mit normalem Koronarogramm (48) weist ebenfalls darauf hin, daß eine inadäquate Regulation der Koronargefäße pathogenetisch bedeutsam sein könnte. Möglicherweise bringen auch weitere Untersuchungen über die »Vasomotion«, rhythmische spontane Kaliberänderungen der kleinsten Blutgefäße, weiteren Aufschluß über die Ursachen atypischer Koronarerkrankungen (54). Bei den großen Koronargefäßen kann die Existenz von Fehlregulationen bis hin zum Extremfall Koronarspasmus als bewiesen angesehen werden (s. Beitrag ERBEL).

Eine Anzahl von primär extrakardialen Erkrankungen kann Rückwirkungen auf Myokard und Koronarkreislauf haben, die u. U. für das spätere Schicksal des betroffenen Patienten bestimmend sind.

Die **hypertensive Mikroangiopathie** des Herzens (»Hochdruckherz« [81]) ist von STRAUER eingehend untersucht worden. Er fand bei Patienten mit Hypertonus und noch normalem Koronarogramm regelmäßig eine Einschränkung der Koronarreserve, als deren Ursache eine Tonuserhöhung der Widerstandsgefäße des Koronarsystems und strukturelle Veränderungen dieser Gefäße anzunehmen sind. Die durch Hypertrophie des Herzmuskels beeinflußte myokardiale Komponente des Koronarwiderstands spielt bei der Verminderung der Koronarreserve offenbar nur eine untergeordnete Rolle, wie Untersuchungen an Patienten mit Aortenklappenfehlern (42) und mit hypertrophischer obstruktiver Kardiomyopathie (43) gezeigt haben.

Eine **diabetische Mikroangiopathie** manifestiert sich vorwiegend in Form von Intima-Proliferationen der intramuralen Arterien und Arteriolen (7, 17); darüberhinaus sind fokale Fibrosierungen beschrieben (64). Störungen der Ventrikelfunktion ohne angiographisch nachweisbare Koronarstenosen sind bei Diabetikern häufig (»diabetische Kardiomyopathie« [20, 64, 68, 73]). Systematische Untersuchungen des Koronarkreislaufs bei dieser Patientengruppe stehen jedoch noch aus.

Die **Amyloidose des Herzens** führt ebenfalls zu fokalen Fibrosierungen des Myokards, die vor allem auf Amyloidablagerungen in den kleinen Gefäßen beruhen und zusätzlich zu den Amyloid-

Tab. 7.1. Angina pectoris bei normalem Koronarogramm.

1. Koronare Fehlregulation
   (Extremfall: Koronarspasmus)
2. »Small vessel disease«
   Hypertensive Mikroangiopathie
   Diabetische Mikroangiopathie
   Amyloid-Mikroangiopathie
   Nikotin-Mikroangiopathie
   Alkohol-Mikroangiopathie
   Nekrotisierende Vaskulitis
   Endomyokardfibrose
3. Koronarbeteiligung bei systemischen Kollagenosen
   Lupus erythematodes
   Progressive Sklerodermie
   Periarteriitis nodosa
   Dermatomyositis
   M. Bechterew
4. Pathologisch erhöhte Viskosität des Blutes
   Polyglobulie
   Paraproteinämien
   Hyperlipoproteinämie
   Verbrauchskoagulopathie
5. Neuromuskuläre Erkrankungen
6. Nitroglycerin-Entzug
7. Psychosomatische Ursachen
8. »Syndrom X«

Depots im Myokard die Entwicklung einer Herzinsuffizienz begünstigen (15, 76).

Bei **Rauchern** werden Proliferationen zwischen Intima und Media der intramyokardialen Arteriolen weitaus häufiger gefunden als bei Nichtrauchern (55). Bei einem Teil der Patienten mit atypischer koronarer Herzkrankheit besteht der Risikofaktor Rauchen, so daß diese Proliferationen und die daraus abzuleitende Behinderung der Koronarperfusion möglicherweise die pektanginösen Beschwerden erklären. Perfusionsbestimmungen einschließende systematische Untersuchungen über diese Form der Mikroangiopathie liegen jedoch nicht vor.

Patienten mit einer **alkoholischen Kardiomyopathie** leiden häufig trotz angiographisch normaler Koronararterien an Stenokardien (88). Obwohl in diesem Falle metabolische Störungen infolge der Alkoholeinwirkung auf die Herzmuskelzellen als Ursache der Beschwerden diskutiert werden müssen, sind auch morphologische Veränderungen (Ödeme der Gefäßwand, perivaskuläre Fibrose, subendokardiale »Buckel«, Entzündung der Gefäßwand) an den kleinsten intramyokardialen Arterien nachgewiesen worden (26). Es liegen aber auch Untersuchungen vor, die eine normale Struktur dieser Arterien bei alkoholischer Kardiomyopathie ergeben haben (12).

Vaskulitiden, fibromuskuläre Dysplasie und **fibrinoide Nekrosen** sind weitere Ursachen von Mikrozirkulationsstörungen des Myokards mit histologisch nachweisbaren Veränderungen der kleinsten Arterien (37). OLSEN (59) setzt »eosinophile Herzkrankheit« und »Endokardfibrose« gleich. Er geht davon aus, daß bei dieser Erkrankung »aggressive« Eosinophile Endokard und Gefäßendothel beeinflussen und daß Thrombosierungen und eine Periarteriitis der kleinsten Gefäße den fibrosierenden Prozeß einleiten und unterhalten.

Bei verschiedenen **systemischen Kollagenosen** kommt es zu einer Mitbeteiligung des Koronargefäßsystems, die sich vorwiegend im Bereich der kleinen Arterien manifestiert. Histologisch finden sich im Myokard fibrinoide Depots, zelluläre Infiltrate und perivaskuläre Vernarbungen; die kleinen Gefäße zeigen fibrinoide Ablagerungen und fibroplastische Proliferationen in der Gefäßwand mit Einengung des Gefäßlumens. Spätfolgen sind Funktionsstörungen des Myokards im Sinne einer Kardiomyopathie mit erhöhter Wandsteifigkeit und verminderter Kontraktilität. Die Ruhe-Koronardurchblutung der betroffenen Patienten ist noch normal oder erniedrigt; die Koronarreserve ist hochgradig eingeschränkt oder vollständig aufgehoben. Entsprechende pathophysiologische und pathologische Veränderung sind bei den folgenden Kollagenosen nachgewiesen: *Systemischer Lupus erythematodes* (8, 44, 79), *progressive systemische Sklerose (Sklerodermie)* (11, 82), *Periarteriitis nodosa* (82), *Dermatomyositis* (82) und *Morbus Bechterew* (63); beim *Morbus Reiter* sind sie wahrscheinlich (30, 49).

Eine **pathologische Erhöhung der Blutviskosität** kann ebenfalls zu schweren Störungen der koronaren Mikrozirkulation mit entsprechender klinischer Manifestation führen. Bei einer *Polyglobulie* muß bei Hämatokritwerten über 65% mit einer kritischen Zunahme der Viskosität gerechnet werden. *Paraproteinämien* (Plasmozytom, Morbus Waldenström) verursachen ebenso wie *Hyperlipoproteinämien* sogenannte Hyperviskositätssyndrome mit u. U. schweren, rein rheologisch bedingten Mikrozirkulationsstörungen des Herzens und anderer Organe (82).

Patienten mit **neuromuskulären Erkrankungen** entwickeln im späteren Verlauf häufig dilatative Kardiomyopathien, die schließlich das Krankheitsbild beherrschen und zum Tode führen können. Auch hier finden sich im Herzmuskel Media-Degeneration und Intima-Proliferation der kleinen Arterien bis hin zur Obliteration der Gefäße und fokaler Myokardfibrose; bei der Friedreichschen Ataxie sind zusätzlich gleichartige Veränderungen der kleinen Lungenarterien beschrieben (35). Mikrozirkulationsstörungen sind demnach wesentlicher Bestandteil dieser Erkrankungen.

Eine besondere Gruppe stellen die Patienten dar, die einer chronischen **Nitroglycerin-Exposition** unterworfen sind und bei denen es bei einer Unterbrechung der Exposition zu Angina pectoris, zum Herzinfarkt und zum plötzlichen Herztod kommen kann. LANGE (47) hat nachgewiesen, daß in diesen Fällen der Nitroglycerin-Entzug zur Engstellung der Koronargefäße führt, die unter erneuter Gabe von Nitroglycerin reversibel ist.

Schwierig zu bewerten sind Untersuchungen an Patienten, bei denen nach Ausschluß einer koronaren Herzkrankheit mit konventionellen Methoden einschließlich der Koronarographie schließlich **psychische Störungen** zur Erklärung pektanginöser Beschwerden herangezogen werden (4). WAXLER (90) verwendet den Begriff »neurozirkulatorische Asthenie« und findet wie andere Untersucher auch, daß in solchen Kollektiven Frauen häufiger als Männer vertreten sind. Es muß jedoch davon ausgegangen werden, daß diese Patienten oft das Etikett einer psychosomatischen Störung erhalten, bevor die diagnostischen Möglichkeiten konsequent ausgeschöpft sind. Wir haben selbst einen Patienten durch den Nachweis einer extrem eingeschränkten Koronarreserve von diesem Etikett befreien können, nachdem er wegen pektanginöser Beschwerden bereits siebenmal einer Koronarographie unterzogen – jeweils mit normalem Befund – und schließlich an einen Psychiater überwiesen worden war.

7.1.4. Atypische koronare Herzkrankheit ohne erkennbare pathogenetische Faktoren

Bei einer Anzahl von Patienten bleibt nach Ausschluß der im Kap. 7.1 angeführten, zu Mikrozirkulationsstörungen führenden Erkrankungen nur das Eingeständnis übrig, daß ihre Angina-pectoris-Beschwerden und EKG-Veränderungen bei normalem Koronarogramm auf eine noch unbekannte, im Bereich der kleinsten Gefäße anzusiedelnde Ursache zurückgeführt werden müssen. ARBOGAST (1) gab dieser Ungewißheit in der pathogenetischen Zuordnung Ausdruck, indem er den Begriff *»Syndrom X«* einführte. Dieser Begriff sollte jedoch bei aller Unbestimmtheit nur dann angewendet werden, wenn alle atypischen Koronarerkrankungen mit erkennbaren oder wahrscheinlichen Ursachen ausgeschlossen sind.

Bereits in ihrer ersten Mitteilung über das »anginöse Syndrom mit normalem Koronarogramm« haben KEMP et al. (38) Untersuchungen über den Koronarkreislauf von Patienten vorgelegt, die definitionsgemäß dem »Syndrom X« zuzuordnen wären. Mit Hilfe der Krypton-85-Methode fanden sie in Ruhe und unter Isoproterenol-Belastung normale Werte für Koronardurchblutung, koronarvenösen Sauerstoffgehalt und myokardiale Sauerstoff-Extraktion. GREEN et al. (31) sahen bei Anwendung der Xenon-133-Technik in Ruhe und unter kontrastmittelinduzierter Hyperämie ebenfalls keine Abweichung der Koronardurchblutungswerte von der Norm. KORHOLA et al. (45) stellten bei 10 von insgesamt 20 Patienten mittels Xe-133 eine regionale Minderperfusion fest.

Wir konnten selbst an 7 Patienten mit einem »Syndrom X« 1975 (84) erstmals nachweisen, daß dieses Krankheitsbild mit einer hochgradigen Einschränkung der pharmakologisch erschließbaren Koronarreserve verbunden ist. Die an einem größeren, die ersten 7 Patienten einschließenden Kollektiv erhobenen Befunde werden nachfolgend dargestellt (57).

Es handelte sich um 9 Frauen und 21 Männer im Alter zwischen 28 und 54 Jahren (im Mittel 43 Jahre alt), die folgende Kriterien erfüllten:
a) Angina pectoris in Ruhe und/oder unter Belastung,
b) Besserung der Beschwerden durch antianginös wirksame Pharmaka,
c) kein Myokardinfarkt in der Anamnese,
d) unauffälliges Koronarogramm,
e) normales Lävokardiogramm (allenfalls geringe Hypertrophie),
f) Ausschluß der im Kapitel 7.1.3 aufgeführten Erkrankungen.

Zum Vergleich wurden die Befunde von 17 koronargesunden Probanden herangezogen (8 Frauen, 9 Männer, mittleres Alter 37 Jahre) sowie die Ergebnisse von 107 Patienten mit angiographisch nachgewiesener stenosierender Koronarsklerose (6 Frauen, 101 Männer, mittleres Alter 47 Jahre). – Die Koronardurchblutung wurde mit der Argon-Methode (67) in Ruhe und unter Einwirkung von 0,5 mg/kg Dipyridamol i. v. gemessen. Dipyridamol induziert in der angegebenen Dosierung zuverlässig eine maximale Koronardilatation.

Zwischen den Patienten in der »Syndrom X«-Gruppe und denen mit typischer koronarer Herzkrankheit (KHK) bestand hinsichtlich der Anamnese und des Beschwerdebildes kein eindeutiger Unterschied, ebenso nicht in bezug auf die Häufigkeit und die Verteilung von Risikofaktoren. Im Ruhe- bzw. Belastungs-EKG fanden sich bei 24 der 30 »Syndrom X«-Patienten (= 80%) ischämietypische Veränderungen, genau der Häufigkeit im KHK-Kollektiv entsprechend.

Der Füllungsdruck des linken Ventrikels lag bei den »Syndrom X«-Patienten mit 11 ± 4 mmHg noch im Normbereich; der Herzindex und das Schlagvolumen waren mit 3,07 ± 0,54 l/min/m² bzw. 74 ± 17 ml leicht reduziert. Der Mitteldruck in der A. pulmonalis betrug 17 ± 6 mmHg und war damit normal.

Der Definition entsprechend zeigten die Koronargefäße bei allen Patienten der »Syndrom X«-

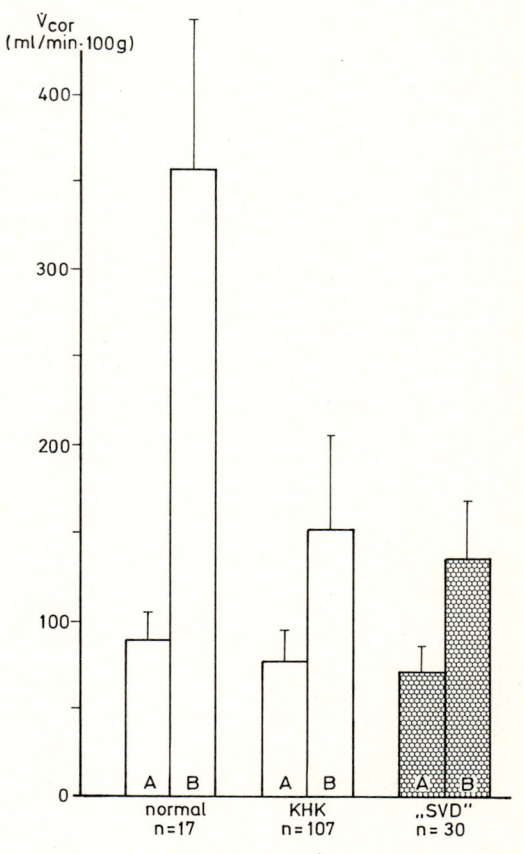

Abb. 7.1. Koronardurchblutung ($\dot{V}_{cor}$) in Ruhe (A) und nach medikamentös induzierter maximaler Koronardilatation durch Dipyridamol (B) bei Koronargesunden (normal), bei Patienten mit angiographisch gesicherter koronarer Herzkrankheit (KHK) und bei Patienten mit atypischer koronarer Herzkrankheit (»SVD« = »Small vessel disease« = »Syndrom X«).

Gruppe angiographisch einen normalen Befund, z. T. mit großlumigen zentralen Gefäßanteilen, einer deutlichen Schlängelung in der Peripherie und einem auffällig langsamen Kontrastmittelabfluß. Die Koronardurchblutung betrug bei den Koronargesunden 89 ± 16 ml/min × 100 g Myokard und nahm unter dem Einfluß von Dipyridamol auf 358 ± 86 ml/min × 100 g zu. In der »Syndrom X«-Gruppe beliefen sich die entsprechenden Werte auf 71 ± 15 ml/min × 100 g bzw. 135 ± 33 ml/min × 100 g; sie lagen damit noch unter den Werten der KHK-Patienten (77 ± 18 ml/min × 100 g bzw. 152 ± 53 ml/min × 100 g, Abb. 7.1). Der Koronarwiderstand betrug bei den Gesunden 1,0 ± 28 mmHg/ml/min × 100 g in Ruhe und 0,22 ± 0,06 mmHg/ml/min × 100 g unter Dipyridamol-Einwirkung. In der

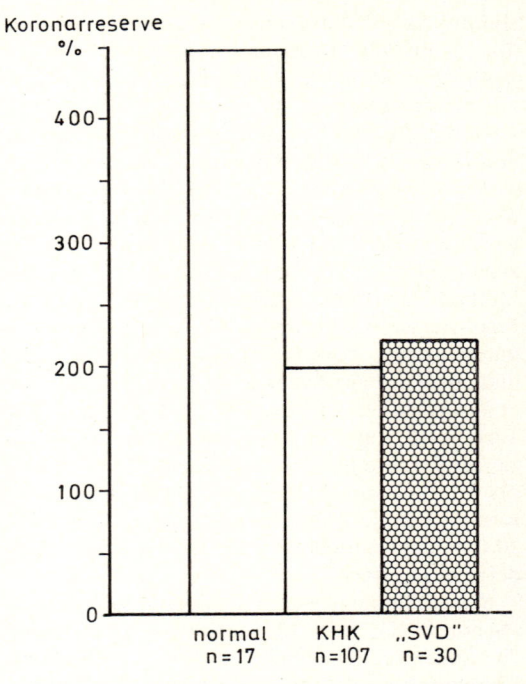

Abb. 7.3. Koronarreserve bei Koronargesunden (normal), bei Patienten mit angiographisch nachgewiesener koronarer Herzkrankheit (KHK) und bei Patienten mit atypischer koronarer Herzkrankheit (»SVD« = »Small vessel disease« = »Syndrom X«).

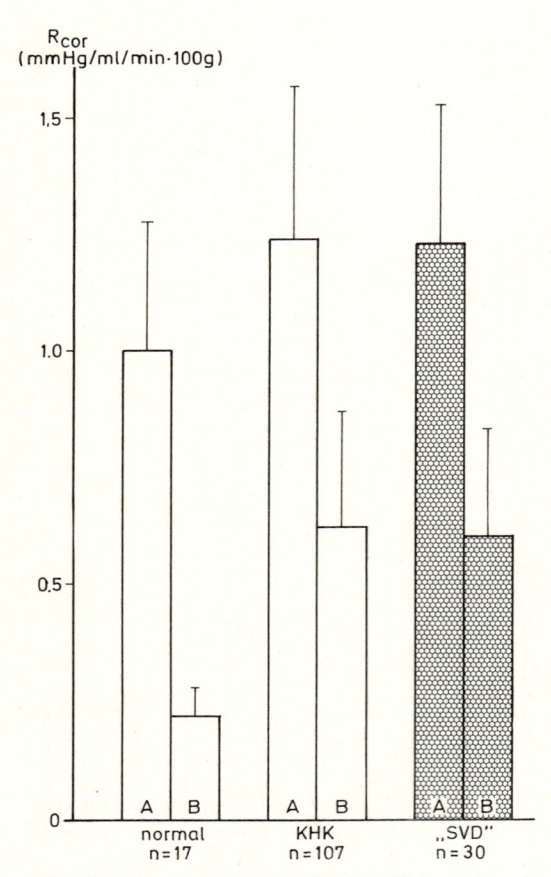

Abb. 7.2. Koronarwiderstand (R_{cor}) in Ruhe (A) und nach medikamentös induzierter maximaler Koronardilatation durch Dipyridamol (B) bei Koronargesunden (normal), bei Patienten mit angiographisch gesicherter koronarer Herzkrankheit (KHK) und bei Patienten mit atypischer koronarer Herzkrankheit (»SVD« = »Small vessel disease« = »Syndrom X«).

»Syndrom X«-Gruppe fand sich ein deutlich erhöhter Ruhewert von 1,23 ± 0,30 mmHg/ml/min × 100 g, der nach Gabe des Dipyridamol nur auf 0,60 ± 0,23 mmHg/ml/min × 100 g abfiel; diese Werte entsprachen fast genau denen der KHK-Gruppe (1,24 ± 0,33 bzw. 0,62 ± 0,25 mmHg/ml/min × 100 g, Abb. 7.2). Es errechnete sich hieraus eine Koronarreserve von 455% für die Koronargesunden, 219% für die »Syndrom X«-Gruppe und 200% für die KHK-Patienten (Abb. 7.3).

Der myokardiale Sauerstoffverbrauch der »Syndrom X«-Patienten betrug 9,3 ± 2,5 ml/min × 100 g Myokard und entsprach damit genau dem der Koronargesunden (9,4 ± 0,5 ml/min × 100 g).

Die Untersuchung zeigt, daß die paradoxe Konstellation »Angina pectoris bei angiographisch normalen Koronararterien« regelmäßig mit einer hochgradigen Einschränkung der Koronarreserve verbunden ist, über deren Ursache jedoch nur Spekulationen möglich sind, zumal von keinem der untersuchten Patienten histologische Befunde vorliegen.

OPHERK et al. (60) haben mit gleicher Methodik die vorstehenden Befunde bestätigt und zusätzlich mittels linksventrikulärer Katheterbiopsie Myokardproben elektronenmikroskopisch untersucht. Sie fanden in den Myokardiozyten Veränderungen der Mitochondrien mit Schwellung und Aufhellung der Matrix sowie Cristae-Verminderung. Histologisch ergaben sich jedoch keine Hinweise auf pathologische Veränderungen an den Arteriolen und Kapillaren. Die Autoren diskutieren daher vor allem regulatorische bzw. biochemische Ursachen des »Syndrom X« (ungenügendes Ansprechen der Gefäße auf dilatierende Reize bzw. gestörte Bildung oder Freisetzung gefäßdilatierender Metabolite).

7.1.5. Therapie

In Anbetracht der Vielfalt vermuteter oder bewiesener Grunderkrankungen bei Patienten mit atypischer koronarer Herzkrankheit ist es nicht möglich, allgemeingültige therapeutische Empfehlungen zu geben.

Sofern die koronare Mikrozirkulationsstörung Teil oder Folge einer therapeutisch zugänglichen Grunderkrankung ist, so steht deren Behandlung im Vordergrund. Ist sie erfolgreich, dann gehen regelmäßig auch die pektanginösen Beschwerden der Patienten zurück oder hören ganz auf. Typische Beispiele hierfür sind:
a) die arterielle Drucksenkung bei Hypertonie mit hypertensiver Mikroangiopathie,
b) die immunsuppressive Therapie bei systemischen Kollagenosen,
c) Hämodilution bzw. Plasmapherese bei pathologisch erhöhter Viskosität des Blutes.

Auf der Grundlage einer exakten Diagnose ist die kausale oder symptomatische Therapie der Grundkrankheit in diesen Fällen gleichzeitig auch Koronartherapie, die Vorrang hat vor der speziellen antianginösen Behandlung.

Für Patienten mit einem »Syndrom X« sind bisher kaum spezielle Therapieformen vorgeschlagen worden. Die bis heute vorliegenden Erfahrungen zeigen, daß die Hauptgruppen der antianginös wirksamen Substanzen (Nitrate, Calciumantagonisten, Betablocker) ähnlich gut wirksam sind wie bei Patienten mit typischer koronarer Herzkrankheit. Symptome oder Befunde, die von vornherein auf die therapeutische Überlegenheit einer dieser Substanzgruppen hinweisen, sind bisher nicht bekannt. Nitroglycerin wirkt bei pektanginösen Beschwerden auf dem Boden eines »Syndrom X« ähnlich zuverlässig wie bei Patienten mit typischer KHK. Nach unserer eigenen Erfahrung sind Nitrate, Molsidomin und Calcium-Antagonisten bei der Behandlung des »Syndrom X« den Betablockern überlegen.

7.1.6. Prognose

LIKOFF (51) und KEMP (38) haben in ihren Erstbeschreibungen bereits darauf hingewiesen, daß die Prognose der Patienten mit Angina pectoris bei normalem Koronarogramm günstig ist. Spätere Untersuchungen haben dies bestätigt (1, 5, 10, 21, 53, 56, 61, 62, 65, 66, 90). Gegen einige dieser Studien muß allerdings eingewendet werden, daß sie nur unzureichend untersuchte Patienten betrafen; die Kollektive enthielten wahrscheinlich einen erheblichen Anteil tatsächlich Koronargesunder. Unsere eigene, in Kapitel 7.1.4 vorgestellte Patientengruppe wurde nach morphologischen und funktionellen Kriterien sorgfältig ausgewählt (57, 62); eine fehlerhafte Zuordnung zum »Syndrom X« dürfte hier mit hoher Wahrscheinlichkeit ausgeschlossen sein. Eine Nachbeobachtung dieser Gruppe über knapp 5 Jahre brachte folgende Ergebnisse: Während der Beobachtungszeit war kein Patient verstorben. Ein Herzinfarkt wurde während der Nachbeobachtungsperiode in keinem Fall beobachtet. Das anfangs angegebene Beschwerdebild war bei der überwiegenden Mehrzahl der Patienten konstant geblieben; 3 von ihnen hatten zum Zeitpunkt der Nachuntersuchung keine Beschwerden mehr, während diese bei 2 anderen zugenommen hatten. Aus dem EKG ergaben sich weder in Ruhe noch unter Belastung Hinweise auf eine Verschlechterung. Der pulmonalarterielle Mitteldruck lag bei der Nachuntersuchung mit 15 ± 3 mmHg sogar noch unter dem Druck bei der Eingangsuntersuchung (17 ± 6 mmHg). Klinisch fanden sich bei keinem der Patienten Hinweise auf die Entwicklung einer Herzinsuffizienz. Auf die Durchführung einer Kontroll-Koronarographie wurde in Anbetracht des günstigen Verlaufes verzichtet. An einem vergleichbaren Patientenkollektiv konnten OPHERK et al. (61) diese Befunde bestätigen. Sie fanden jedoch eine Untergruppe mit intermittierendem Linksschenkelblock, bei der eine progrediente Störung der linksventrikulären Funktion im Sinne des Übergangs in eine kongestive Kardiomyopathie nachweisbar war.

Bei den Patienten mit atypischer koronarer Herzkrankheit als Folge einer definierten Grunderkrankung (Hochdruck, systemische Kollagenose etc.) ist die Prognose in der Regel wesentlich ungünstiger; sie wird meist durch den Verlauf der Grunderkrankung bestimmt.

7.2. Herzinfarkt bei normalem Koronarogramm

Myokardinfarkte bei morphologisch normalen Koronargefäßen sind bei Obduktionen ein nicht ganz seltener Befund. FRIEDBERG und HORN stellten bereits 1939 (29) 34 solcher Fälle zusammen. Durch die Einführung der Koronarographie ergab sich dann die Möglichkeit, entsprechende Beobachtungen auch an Patienten zu machen, die den Herzinfarkt überlebt hatten. Eine der ersten gut dokumentierten Studien über solche Patienten stammt von CAMPEAU et al. (13), die in einer Serie von 350 Koronarographien – darunter 71 bei Patienten mit Herzinfarkt – 6 Fälle mit klinisch eindeutigem Herzinfarkt fanden, die jedoch angiographisch normale Koronargefäße hatten. In dieser Arbeit werden bereits die auch heute noch in der Diskussion stehenden Möglichkeiten zur Erklärung des Krankheitsbildes »Herzinfarkt bei normalem Koronarogramm« aufgeführt (übersehener Gefäßverschluß, Mikrozirkulationsstörung, Koronarspasmus, Rekanalisation eines Thrombus oder Embolus, »nicht okklusiver« Infarkt, vgl. Tab. 7.2). Die Literatur zu diesem Thema ist inzwischen sehr umfangreich geworden. Viele Arbeiten sind jedoch dadurch entwertet, daß Patienten mit Herzinfarkt bei angiographisch normalen Koronargefäßen und bei »milder« oder »insignifikanter« Koronarsklerose zusammengefaßt werden.

ERLEBACHER hat 1979 (24) die Fälle aus der englischsprachigen Literatur zusammengestellt, die einer kritischen Anwendung der Definition »transmuraler Myokardinfarkt bei normalen Koronargefäßen« genügten. Dies war bei 56 Patienten der Fall, überwiegend Männern (48:7). Das Durchschnittsalter lag mit 33,8 Jahren bei den Männern und 29,6 Jahren bei den Frauen relativ niedrig. Koronare Risikofaktoren (Diabetes mellitus, Hyperlipidämie, Zigarettenrauchen, Hochdruck, familiäre Belastung) waren bei 24 der Patienten nicht nachweisbar; der häufigste nachgewiesene Einzelfaktor war das Zigarettenrauchen (bei 27 Patienten). Neuere Untersuchungen (72) bestätigen, daß der Myokardinfarkt bei normalen Koronararterien ganz überwiegend eine Erkrankung des jüngeren Lebensalters ist, daß weitaus mehr Männer als Frauen betroffen sind und daß das Risikofaktoren-Profil zwischen Männern und Frauen bei dieser Erkrankung Unterschiede zeigt: Bei den Männern dominieren Rauchen und Hyperlipidämien, bei den Frauen die Einnahme oraler Kontrazeptiva und Rauchen bzw. die Kombination von beidem. SELZER (74) schätzt, daß etwa 1% der Patienten, die einen transmuralen Myokardinfarkt überleben, koronarographisch keine Zeichen einer Koronarerkrankung zeigen. Er faßt zusammen: »Diese Patienten sind offenbar jünger als der Durchschnitt, haben weniger ersichtliche koronare Risikofaktoren und erleiden ohne Ankündigung eine einzelne Attacke, der gewöhnlich eine Belastungs-Angina weder vorangeht noch folgt«.

7.2.1. Erklärungsmöglichkeiten für das Auftreten von Myokardinfarkten bei angiographisch normalen Koronararterien

Fehlinterpretationen des Koronarogramms sind unter folgenden Bedingungen denkbar:
a) Eine höhergradige Stenose engt das Gefäß in einer Ebene schlitzförmig ein; die Angiographie-Ebene verläuft senkrecht zum »Schlitz«, und damit wird die Stenose nicht erfaßt. Eine solche Fehlbeurteilung dürfte heute kaum noch vorkommen, da Aufnahmen in mehreren Ebenen die Regel sind. Darüber hinaus ist es sehr unwahrscheinlich, daß ein Patient eine kritische schlitzförmige Stenose in einer der großen Koronararterien hat, ohne daß die übrigen Gefäße des Koronarsystems irgendwelche Wandveränderungen zeigen.
b) Ein größeres Gefäß ist vom Abgang an komplett verschlossen; sein »Fehlen« wird bei der Auswertung des Koronarogramms übersehen. Dieser Irrtum ließe sich nur durch eine pathologisch-anatomische Kontrolle aufklären; er dürfte aber nur in Ausnahmefällen eine Erklärung darstellen (16).

Tab. 7.2. Myokardinfarkt bei normalem Koronarogramm.

1. Angiographische Fehldiagnose
2. Koronarspasmus
3. Rekanalisierter thromboembolischer Verschluß
   a) Koronarthrombose
      Thrombozytose
      Pathologische Thrombozytenfunktion
      Polycythaemia vera
      Orale Kontrazeptiva
      Rauchen
   b) Koronarembolie
      Endokarditis
      Vorhofflimmern (Mitralstenose)
      Thromben aus Ventrikelaneurysmen
      Paradoxe Embolie
4. Traumatische Herzschäden
(5. Nichtischämische Nekrose)

Ein **Koronarspasmus** als Ursache eines Myokardinfarktes erscheint nicht ausgeschlossen. Die Diskussion dieses Pathomechanismus erfolgt an anderer Stelle (s. Kap. 6).

Die **Rekanalisierung eines thromboembolischen Verschlusses** ist die am häufigsten diskutierte Erklärung für das Auftreten eines Myokardinfarktes bei angiographisch normalen Koronararterien (2, 9, 13, 19, 24, 28, 32, 40, 41, 50, 71, 74, 78). Beweise hierfür sind schwer zu erbringen, wahrscheinlich vor allem deshalb, weil selbst bei kurzem Intervall zwischen Infarkt und Koronarographie der thrombolytische Proceß bereits abgelaufen ist. Als Risikofaktoren für eine Koronarthrombose werden Thrombozytose, pathologische Thrombozytenfunktion, Polycythaemia vera, die Einnahme oraler Kontrazeptiva und Rauchen angesehen; die Kombination der beiden letztgenannten erscheint besonders riskant (23). Koronarembolien können bei florider Endokarditis, bei Vorhofflimmern und bei Ablösen thrombotischen Materials von wandständigen Thromben in Ventrikelaneurysmen auftreten, selten auch als paradoxe Embolien. Koronarthromben sind »frischer« und damit auch leichter auflösbar als Koronarembolien; sie kommen daher als Ursache eines Myokardinfarktes bei normalen Koronararterien eher in Frage als Emboli.

Die inzwischen häufig durchgeführte intrakoronare Lysetherapie beim frischen Herzinfarkt müßte nach Auflösung intrakoronarer Thromben in einzelnen Fällen zur Darstellung angiographisch normaler Koronararterien führen und so die Theorie stützen, daß reversible thromboembolische Prozesse auch ohne Gefäßwandveränderungen Infarkte auslösen können. Entsprechende Beobachtungen sind bisher jedoch nicht mitgeteilt worden.

Die von Eliot und Bratt (22) aufgestellte These einer abnormen Hämoglobin-Sauerstoff-Dissoziation als Ursache von Myokardinfarkten hat sich in späteren Untersuchungen nicht bestätigen lassen (9, 24, 89).

Traumatische Herzschäden, die einen Myokardinfarkt verursachen oder vortäuschen können, entstehen meist durch stumpfe Gewalteinwirkung auf den Thorax; als Ursache typisch und besonders häufig ist der Aufprall auf das Autolenkrad bei Auffahrunfällen. Als Folge kann eine Kontusion des Herzmuskels resultieren mit Einblutungen und u. U. Myokardnekrosen (33). Das klinische Bild der Herzkontusion kann einem Myokardinfarkt entsprechen, mit den Zeichen der Ischämie im EKG und einer infarkttypischen Erhöhung der Enzyme. Hierfür ist eine traumatische Koronarschädigung nicht unbedingte Voraussetzung, so daß bei eventuellen späteren angiographischen Kontrollen normale Koronargefäße gefunden werden können.

Als wichtige Differentialdiagnose zum Myokardinfarkt bei normalen Koronararterien ist die **regionale Myokarditis** anzuführen, die in der Akutphase oft fehlgedeutet und erst durch Verlaufskontrollen sowie u. U. durch histologische Befunde erkannt wird (3, 91).

7.2.2. Therapie und Prognose

Der Befund eines angiographisch normalen Koronargefäßsystems wird bei den hier besprochenen Patienten in der Regel erst Wochen oder Monate nach dem Infarktereignis erhoben. Dementsprechend wird die Behandlung in der Akutphase in der üblichen Weise durchgeführt. Theoretisch sollte in diesen Fällen eine *systemische* oder *intrakoronare Lyse-Therapie* besonders aussichtsreich sein. Eine eventuell erforderliche *Aneurysmektomie* wird nach den gleichen Kriterien wie bei Aneurysmen nach »typischem« Herzinfarkt durchgeführt und hat die gleichen Erfolgsaussichten (16, 25). Da als Pathomechanismus des Myokardinfarktes ohne angiographisches Korrelat vor allem rekanalisierte Thromboembolien diskutiert werden, ist bei diesen Patienten eine *Langzeittherapie mit Thrombozytenaggregationshemmern* indiziert.

Soweit die geringe Zahl nachbeobachteter Fälle Aussagen zuläßt, ist die *Prognose* von Patienten mit Myokardinfarkt bei angiographisch normalen Koronararterien relativ günstig (24, 40, 87); Reinfarkte sind offenbar sehr selten (24). Die insgesamt geringe Zahl der Fälle erlaubt noch keine Aussagen darüber, welche Faktoren die Prognose beeinflussen und welche therapeutischen Maßnahmen wirksam sind. Zu den prophylaktischen Maßnahmen sollten ein striktes Rauchverbot und ggf. das Absetzen oraler Kontrazeptiva gehören.

Literatur

(1) Arbogast, R., M. G. Bourassa: Myocardial function during atrial pacing in patients with angina pectoris and normal coronary arteriograms. Amer. J. Cardiol. *32:* 257 (1973).

(2) Arnett, E. N., W. C. Roberts: Acute myocardial infarction and angiographically normal coronary arteries. Circulation *53:* 395 (1976).

(3) BARMEYER, J., K. WINK, H. REINDELL: Der »Herzinfarkt« mit angiographisch normalen Koronararterien. Med. Klin. 73: 979 (1978).
(4) BASS, C., C. WADE, D. HAND, G. JACKSON: Patients with angina with normal and near normal coronary arteries: Clinical and psychosocial state 12 months after angiography. Brit. med. J. 287: 1505 (1983).
(5) BEMILLER, C. R., C. J. PEPINE, A. K. ROGERS: Long-term observations in patients with angina and normal coronary arteriograms. Circulation 47: 36 (1973).
(6) BERGER, B. C., R. ABRAMOWITZ, C. H. PARK, A. G. DESAI, M. T. MADSEN, E. K. CHUNG, A. N. BREST: Abnormal Thallium-201 scans in patients with chest pain and angiographically normal coronary arteries. Amer. J. Cardiol. 52: 365 (1983).
(7) BLUMENTHAL, H. T., M. ALEX, S. GOLDENBERG: A study of lesions of the intramural coronary artery branches in diabetes mellitus. Arch. Path. 70: 13 (1960).
(8) BRIGDEN, W., E. G. BYWATERS, M. M. LESSOF, J. P. ROSS: The heart in systemic lupus erythematosus. Brit. Heart J. 22: 1 (1960).
(9) BRUSCHKE, A. V. G., K. J. J. BRUYNEEL, A. BLOCH, G. VAN HERPEN: Acute myocardial infarction without obstructive coronary artery disease demonstrated by selective cinearteriography. Brit. Heart J. 33: 585 (1971).
(10) BRUSCHKE, A. V. G., W. L. PROUDFIT, F. M. SONES: Clinical course of patients with normal, and slightly or moderately abnormal coronary arteriograms. Circulation 47: 936 (1973).
(11) BULKLEY, B. H., P. G. KLACSMANN, G. M. HUTCHINS: Angina pectoris, myocardial infarction and sudden cardiac death with normal coronary arteries: A clinicopathologic study of 9 patients with progressive systemic sclerosis. Amer. Heart J. 95: 563 (1978).
(12) BURCH, G. E., T. D. GILES: The small coronary arteries in alcoholic cardiomyopathy. Amer. Heart J. 94: 471 (1977).
(13) CAMPEAU, L., J. LESPERANCE, M. G. BOURASSA, P. B. ASHEKIAN: Myocardial infarction without obstructive disease at coronary arteriography. Canad. med. Ass. J. 99: 837 (1968).
(14) CANNON, R. O., R. M. WATSON, D. R. ROSING, S. E. EPSTEIN: Angina caused by reduced vasodilator reserve of the small coronary arteries. J. Amer. Coll. Cardiol. 1: 1359 (1983).
(15) CAPONE, R., E. A. AMSTERDAM, D. T. MASON, R. ZELIS: Systemic amyloidosis, functional coronary insufficiency, and autonomic impairment. Ann. intern. Med. 76: 599 (1972).
(16) Carlson, R. G., R. J. Fleming, C. W. Lillehei: Postinfarction ventricular aneurysm with »normal« coronary arteriogram. N. Y. St. J. Med. 70: 1970 (1970).
(17) CRALL, F. V., W. C. ROBERTS: The extramural and intramural coronary arteries in juvenile diabetes mellitus. Amer. J. Med. 64: 221 (1978).

(18) DALEY, R.: Atypical angina. Proc. roy. Soc. Med. 53: 26 (1960).
(19) DEAR, H. D., R. O. RUSSELL, W. B. JONES, T. J. REEVES: Myocardial infarction in the absence of coronary occlusion. Amer. J. Cardiol. 28: 718 (1971).
(20) D'ELIA, J. A., L. A. WEINRAUCH, R. W. HEALY, J. A. LIBERTINO, R. F. BRADLEY, O. S. LELAND: Myocardial dysfunction without coronary artery disease in diabetic renal failure. Amer. J. Cardiol. 43: 193 (1979).
(21) DWYER, E. M., L. WIENER, J. W. COX: Angina pectoris in patients with normal and abnormal coronary arteriograms. Amer. J. Cardiol. 23: 639 (1969).
(22) ELIOT, R. S., G. BRATT: The paradox of myocardial ischemia and necrosis in young women with normal coronary arteriograms. Amer. J. Cardiol. 23: 633 (1969).
(23) ENGEL, H. J., E. ENGEL, P. R. LICHTLEN: Acute myocardial infarction in young women: Evidence for spontaneous lysis of a coronary thrombus. In: H. ROSKAMM (Hrsg.): Myocardial Infarction at Young Age. S. 122. Springer, Berlin – Heidelberg – New York 1981.
(24) ERLEBACHER, J. A.: Transmural myocardial infarction with »normal« coronary arteries. Amer. Heart J. 98: 421 (1979).
(25) ESENTE, P., G. G. GENSINI, P. P. HUNTINGTON, A. E. KELLY, A. BLACK: Left Ventricular aneurysm without coronary arterial obstruction or occlusion. Amer. J. Cardiol. 34: 658 (1974).
(26) FACTOR, S. M.: Intramyocardial small-vessel disease in chronic alcoholism. Amer. Heart J. 92: 561 (1976).
(27) FISHBEIN, M. C., A. H. BLAUFUSS, L. ZAMBONI, J. M. CRILEY, M. M. LAKS: Myocardial arterioles in »Syndrome X«. Circulation 51/52-II: 90 (1975).
(28) FOUCHARD, J., M. CARAMANIAN, C. CABROL, J. ECOIFFIER, G. LEDUC, M. RASOLOMAMPIONONA: Infarctus du myocarde avec coronarographie normale. Lésions histologiques d'endartérite fibreuse. Arch. Mal. Cœur. 64: 1711 (1971).
(29) FRIEDBERG, C. K., H. HORN: Acute myocardial infarction not due to coronary artery occlusion. J. Amer. med. Ass. 112: 1675 (1939).
(30) GOOD, A. E.: Reiter's disease: A review with special attention to cardiovascular and neurologic sequellae. Sem. Arthr. Rheumat. 3: 253 (1974).
(31) GREEN, L. H., P. F. COHN, B. L. HOLMAN, D. F. ADAMS, J. E. MARKIS: Regional myocardial blood flow in patients with chest pain syndromes and normal coronary arteriograms. Brit. Heart J. 40: 242 (1978).
(32) HENDERSON, R. R., C. E. HANSING, M. RAZAVI, G. G. ROWE: Resolution of an obstructive coronary lesion as demonstrated by selective angiography in a patient with transmural myocardial infarction. Amer. J. Cardiol. 31: 785 (1973).
(33) HILGER, H. H., V. CARSTENS: Verletzungen des Herzens. In: H. P. KRAYENBÜHL, W. KÜBLER

(Hrsg.): Kardiologie in Klinik und Praxis, Kap. 56. Thieme, Stuttgart – New York 1981.
(34) JACKSON, G., P. J. RICHARDSON, L. ATKINSON, P. ARMSTRONG, S. ORAM: Angina with normal coronary arteriograms. Brit. Heart J. 40: 976 (1978).
(35) JAMES, T. N.: An etiologic concept concerning the obscure myocardiopathies. Progr. Cardiovasc. Dis. 7: 43 (1964).
(36) JAMES, T. N.: Pathology of small coronary arteries. Amer. J. Cardiol. 20: 679 (1967).
(37) JAMES, T. N.: Small arteries of the heart. Circulation 56: 2 (1977).
(38) KEMP, H. G., W. C. ELLIOTT, R. GORLIN: The anginal syndrome with normal coronary arteriography. Trans. Ass. Amer. Physiol. 80: 59 (1967).
(39) KEMP, H. G., P. S. VOKONAS, P. F. COHN, R. GORLIN: The anginal syndrome associated with normal coronary arteriograms. Amer. J. Med. 54: 735 (1973).
(40) KHAN, A. H., L. J. HAYWOOD: Myocardial infarction in nine patients with radiologically patent coronary arteries. New Engl. J. Med. 291: 427 (1974).
(41) KIMBIRIS, D., B. L. SEGAL, M. MUNIR, M. KATZ, W. LIKOFF: Myocardial infarction in patients with normal patent coronary arteries as visualized by cinearteriography. Amer. J. Cardiol. 29: 724 (1972).
(42) KOCHSIEK, K., M. TAUCHERT, L. A. COTT, J. NEUBAUR: Die Coronarreserve bei Patienten mit Aortenvitien. Verh. dtsch. Ges. inn. Med. 76: 214 (1970).
(43) KOCHSIEK, K., H. W. HEISS, M. TAUCHERT, B. E. STRAUER: Coronarreserve und O_2-Verbrauch bei hypertrophischer obstruktiver Cardiomyopathie. Verh. dtsch. Ges. inn. Med. 77: 880 (1971).
(44) KÖHLER, E., A. BOLDT-GÄTH, G. BREMER, G. GOECKENJAN, H. J. LAKOMEK: Untersuchungen zur Häufigkeit abnormer kardialer Befunde bei Patienten mit systemischem Lupus Erythematodes. Z. Kardiol. 71: 93 (1982).
(45) KORHOLA, O., M. VALLE, M. H. FRICK, M. WILJASALO, E. RIIHIMÄKI: Regional myocardial perfusion abnormalities on xenon-133 imaging in patients with angina pectoris and normal coronary arteries. Amer. J. Cardiol. 39: 355 (1977).
(46) KUHN, H., U. THELEN, E. KÖHLER, B. LÖSSE: Die hypertrophische nicht obstruktive Kardiomyopathie (HNCM) – klinische, hämodynamische, elektro-, echo- und angiokardiographische Untersuchungen. Z. Kardiol. 69: 457 (1980).
(47) LANGE, R. L., M. S. REID, D. D. TRESCH, M. H. KEELAN, V. M. BERNHARD, G. COOLIDGE: Nonatheromatous ischemic heart disease following withdrawal from chronic industrial nitroglycerin exposure. Circulation 46: 666 (1972).
(48) LARY, D., N. GOLDSCHLAGER: Electrocardiographic changes during hyperventilation resembling myocardial ischemia in patients with normal coronary arteriograms. Amer. Heart J. 87: 383 (1974).

(49) v. LEITNER, E. R., V. KÖTTER, R. SCHRÖDER: Kardiale Spätmanifestationen des Morbus Reiter. Dtsch. med. Wschr. 106: 939 (1981).
(50) LESBRE, J. PH., P. CALAZEL, P. MÉRIEL, M. BALEDENT: Maladie coronarienne ischémique et coronarographie normale. Arch. Mal. Cœur 64: 1734 (1971).
(51) LIKOFF, W., B. L. SEGAL, H. KASPARIAN: Paradox of normal selective coronary arteriograms in patients considered to have unmistakable coronary heart disease. New Engl. J. Med. 276: 1063 (1967).
(52) LÖSSE, B., H. KUHN, D. RAFFLENBEUL, H. KRÖNERT, W. HORT, L. E. FEINENDEGEN, F. LOOGEN: Thallium-201-Myokardszintigraphie bei Patienten mit normalen Koronararterien und normalem Ventrikulogramm – Vergleich mit hämodynamischen, metabolischen und morphologischen Befunden. Z. Kardiol. 69: 523 (1980).
(53) MARCHANDISE, B., M. G. BOURASSA, B. R. CHAITMAN, J. LESPERANCE: Angiographic evaluation of the natural history of normal coronary arteries and mild coronary atherosclerosis. Amer. J. Cardiol. 41: 216 (1978).
(54) MESSMER, K.: Vasomotion – das Herz der Mikrozirkulation? Münch. med. Wschr. 125: 539 (1983).
(55) NAEYE, R. L., L. D. TRUONG: Effects of cigarette smoking on intramyocardial arteries and arterioles in man. Amer. J. Clin. Pathol. 68: 493 (1977).
(56) NEILL, W. A., M. P. JUDKINS, D. S. DHINDSA, J. METCALFE, D. G. KASSEBAUM, F. E. KLOSTER: Clinically suspect ischemic heart disease not corroborated by demonstrable coronary artery disease. Amer. J. Cardiol. 29: 171 (1972).
(57) OBST, H. P. H.: Koronardurchblutungsstörungen bei normalem Koronarangiogramm. Inaug.-Diss., Köln 1984.
(58) OKADA, R., K. HARUMI, M. NOMURA, S. MURAO: A case of coronary sclerosis in small arteries associated with diffuse myocardial fibrosis. Jap. Heart J. 1: 348 (1960).
(59) OLSEN, E. G. J.: Eosinophilic heart disease. In: H. JUST, H. P. SCHUSTER (Hrsg.): Myocarditis – Cardiomyopathy. S. 95. Springer, Berlin – Heidelberg – New York – Tokyo 1983.
(60) OPHERK, D., H. ZEBE, E. WEIHE, G. MALL, W. MÄURER, B. GRAVERT, H. C. MEHMEL, G. SCHULER, W. KÜBLER: Das Syndrom pektanginöser Beschwerden bei Patienten mit normalem Koronarogramm (Syndrom X). Dtsch. med. Wschr. 106: 1686 (1981).
(61) OPHERK, D., G. SCHULER, K. WETTERAUER, F. SCHWARZ, J. MANTHEY: Verlaufsbeobachtung bei Patienten mit Angina pectoris und normalem Koronarogramm (Syndrom X). Z. Kardiol. 72, Suppl. 1: 114 (1983).
(62) OSTERSPEY, A., W. JANSEN, J. WEMPER, D. W. BEHRENBECK, V. HOMBACH, M. TAUCHERT, H. H. HILGER: Verlaufsbeobachtung bei Patienten mit Angina pectoris, unauffälligem Koronarangiogramm und reduzierter Koronarreserve. Verh. dtsch. Ges. inn. Med. 88: 143 (1982).

(63) OSTERSPEY, A., W. JANSEN, V. HOMBACH, U. BUSCHSIEWEKE, M. TAUCHERT: Atypische koronare Herzkrankheit als Ursache pektanginöser Beschwerden bei Morbus Bechterew. Med. Welt 33: 653 (1982).

(64) PEARCE, M. B., R. T. BULLOCH, J. C. KIZZIAR: Myocardial small vessel disease in patients with diabetes mellitus. Circulation 48-IV: 6 (1973).

(65) PEPINE, C. J., C. R. BEMILLER, A. ROGERS: Longterm observations in patients with angina and normal coronary arteriograms. Amer. J. Cardiol. 29: 285 (1972).

(66) PROUDFIT, W. L., C. C. WELCH, S. SIQUEIRA, F. P. MORCERF, W. C. SHELDON: Prognosis of 1000 young women studied by coronary angiography. Circulation 64: 1185 (1981).

(67) RAU, G., M. TAUCHERT, J. B. BRÜCKNER, H. J. EBERLEIN, H. J. BRETSCHNEIDER: Messung der Koronardurchblutung mit der Argon-Fremdgasmethode am Patienten. Verh. dtsch. Ges. Kreisl.-Forsch. 34: 385 (1968).

(68) REGAN, T. J., M. M. LYONS, S. S. AHMED, G. E. LEVINSON, H. A. OLDEWURTEL, M. R. AHMAD, B. HAIDER: Evidence for cardiomyopathy in familial diabetes mellitus. J. clin. Invest. 60: 885 (1977).

(69) RICHARDSON, P. J., B. LIVESLEY, S. ORAM, E. G. J. OLSEN, P. ARMSTRONG: Angina pectoris with normal coronary arteries. Lancet 1974/2: 677 (1974).

(70) ROCHER, R., J. M. FAYARD, J. P. MANIN, S. BENS, J. L. GUERMONPREZ, D. VAGNER, M. LECLERC, P. OURBAK, P. MAURICE: Angor à coronarographie normale. Arch. Mal. Cœur 67: 1007 (1974).

(71) ROSENBLATT, A., A. SELZER: The nature and clinical features of myocardial infarction with normal coronary arteriogram. Circulation 55: 578 (1977).

(72) ROSKAMM, H. (Ed.): Myocardial Infarction at Young Age. Springer, Berlin – Heidelberg – New York 1981.

(73) SANDERSON, J. E., D. J. BROWN, A. RIVELLESE, E. KOHNER: Diabetic cardiomyopathy? An echocardiographic study of young diabetics. Brit. med. J. 1978/1: 404 (1978).

(74) SELZER, A.: Transmural myocardial infarction with normal coronary arteriogram. J. cardiovasc. Med. 5/6: 595 (1980).

(75) SHEIKH, M. A., W. K. NASSER: Angina pectoris with normal coronary arteries. J. Indiana St. med. Ass. 68: 112 (1975).

(76) SMITH, R. R. L., G. M. HUTCHINS: Ischemic heart disease secondary to amyloidosis of intramyocardial arteries. Amer. J. Cardiol. 44: 413 (1979).

(77) SONES, F. M., E. K. SHIREY: Cine coronary arteriography. Mod. Con. cardiovasc. Dis. 31: 735 (1962).

(78) STERN, S., A. S. ABRAHAM, L. DOLLBERG, A. WEISS: Myocardial infarction with patent coronary arteries. Cardiology 63: 152 (1978).

(79) STRAUER, B. E., I. BRUNE, H. SCHENK, D. KNOLL, E. PERINGS: Hämodynamik, Koronardurchblutung und Koronarreserve bei Lupus erythematodes disseminatus. Verh. dtsch. Ges. Kreisl.-Forsch. 41: 152 (1975).

(80) STRAUER, B. E.: Neuere Ergebnisse zur Pathophysiologie der Koronarinsuffizienz. Internist 18: 294 (1977).

(81) STRAUER, B. E.: Das Hochdruckherz. Springer, Berlin – Heidelberg – New York 1979.

(82) STRAUER, B. E.: Koronare Durchblutungsstörungen aus rheologischer Sicht. Therapiewoche 33: 841 (1983).

(83) TAMBE, A. A., M. A. DEMANY, H. A. ZIMMERMAN, E. MASCARENHAS: Angina pectoris and slow flow velocity of dye in coronary arteries – A new angiographic finding. Amer. Heart J. 84: 66 (1972).

(84) TAUCHERT, M., D. W. BEHRENBECK, M. D. FREYLAND, B. NIEHUES, F. R. RÖHRIG, H. H. HILGER: Koronare Herzkrankheit (KHK) bei normalem Koronarangiogramm: Verh. dtsch. Ges. Kreisl.-Forsch. 41: 108–111 (1975).

(85) TAUCHERT, M.: Wert und Grenzen klinischer Koronardurchblutungsmessungen. Klin. Wschr. 53: 691 (1975).

(86) TAUCHERT, M., W. JANSEN, V. HOMBACH, B. NIEHUES, D. W. BEHRENBECK, H. H. HILGER: Clinical diagnosis of small vessel disease. In: H. TILLMANNS, W. KÜBLER, H. ZEBE (Hrsg.): Microcirculation of the Heart, S. 257. Springer, Berlin – Heidelberg 1982.

(87) THIBAULT, G. E., M. C. SAVOIA, A. M. HUTTER, R. W. DESANCTIS: Clinical, angiographic and follow up data in patients with myocardial infarction and normal coronary arteries. Circulation 53/54: II-30 (1976).

(88) URECH, A.: Alkoholische Kardiomyopathie. Schweiz. Rundsch. Med. 66: 953 (1977).

(89) VOKONAS, P. S., P. F. COHEN, M. B. KLEIN, M. B. LAVER, R. GORLIN: Hemoglobin affinity for oxygen in the anginal syndrome with normal coronary arteriograms. Amer. J. Cardiol. 26: 664 (1970).

(90) WAXLER, E. B., D. KIMBIRIS, L. S. DREIFUS: The fate of women with normal coronary arteriograms and chest pain resembling angina pectoris. Amer. J. Cardiol. 28: 25 (1971).

(91) ZEITLER, E., J. DEMBSKI, W. SCHARF-BORNHOFEN, G. BLÜMCHEN: Differentialdiagnostische Abklärung unklarer Befunde nach Myokardinfarkt mit Koronarographie, selektiver Lävokardiographie sowie Myokardszintigraphie. Herz/Kreisl. 7: 125 (1975).

8. Diagnostik und Therapie des Hochdruckherzens

Von B. E. STRAUER

8.1. Einleitung

Die hohe *kardiale* Morbiditäts- und Mortalitätspotenz des Risikofaktors »Hochdruck« liegt in der Entwicklung von Herzhypertrophie, Herzinsuffizienz und koronarer Herzkrankheit begründet. In Anbetracht der multifaktoriellen Herzbeteiligung und der hohen Gesamtmortalität der kardialen Hochdruckfolgen gewinnt die Erkennung und therapeutische Beeinflußbarkeit einer hypertensiven Herzerkrankung besondere klinische Bedeutung (2, 21, 22, 38, 41, 46–48, 70, 71). Eine wirksame Diagnostik und Behandlung der essentiellen Hypertonie ist somit gleichbedeutend mit einer wirksamen Prophylaxe und Therapie der hypertensiven kardialen und extrakardialen Organmanifestationen (Tab. 8.1–8.4).

Entsprechend den kardialen Auswirkungen sind prinzipiell der Grad der Hypertonie, das Ausmaß, die Lokalisation und die Schwere der resultierenden Herzmuskelhypertrophie (= *Myokardfaktor*) sowie andererseits die Summe der koronaren Manifestationsmöglichkeiten (= *Koronarfaktor*) voneinander abzugrenzen (Abb. 8.1). Beide Faktoren können sich unabhängig entwickeln, führen allerdings bei längerdauernder und höhergradiger hypertensiver Herzbeteiligung fast stets zu gegenseitigen ventrikelmechanischen und koronaren Auswirkungen (59–63).

Tab. 8.1. Diagnostische Zielsetzungen bei hypertensiver Herzerkrankung.

I. *Ventrikelfunktion*
  – Ventrikelgröße
  – Ventrikelvolumina (enddiastolisches und endsystolisches Volumen), Schlagvolumen
  – Auswurffraktion (global, regional)
  – Herzachsenverkürzungen (global, regional)

II. *Ventrikelgeometrie*
  – Wanddicke (zirkumferentiell, regional)
  – Ventrikelradien
  – Wanddicke – Radius – Relation (Masse – Volumen – Relation)
  – Wandspannung

III. *Myokardperfusion*
  – Myokarddurchblutung (quantitativ)
  – Regionale Myokardperfusion (in Ruhe, unter körperlicher Belastung, nach pharmakologischen Streß-Tests u. a.)
  – Nachweis metabolischer Störungen

Tab. 8.2. Diagnostik der Herzhypertrophie bei hypertensiver Herzkrankheit.

Elektrokardiographische Diagnostik (Standard-Extremitäten und Brustwandableitungen, Vektorkardiographie, Franksche Ableitungen u. a.)
– Diagnostik der linksatrialen Hypertrophie (P-Wellen-Veränderungen: biphasisches P $\geq 0,04$ s, biphasisch-negatives P (V_1) $\leq -0,04$ mm, $P_{II} \geq 0,3$ mV oder 0,12 s, u. a.)
– Diagnostik der linksventrikulären Hypertrophie (abnorme Lagetypen, präkordiale Hochspannung, $R_I + S_{III} \geq 2,5$ mV, $RV_5 + SV_1 \geq 3,5$ mV, QT-Verlängerung, ST-U-Veränderungen u. a.)

Thorax-Röntgen-Aufnahme standardisierte p. a. Aufnahme (Ermittlung der Ventrikel- und Aortenkonfiguration, Vorhof- und Ventrikelgröße u. a.)

Zweidimensionale Echokardiographie (quantitative Bestimmung regionaler Ventrikelwanddicken der Ventrikelradien und der Wanddicke-Radius-Relation, Bestimmung der systolischen Wandspannung, Ermittlung von Vorhof- und Ventrikelhypertrophie und -Dilatation u. a.)

Kardiale Computertomographie (quantitative Ventrikelmassenbestimmung, Analyse der linksventrikulären Geometrie einschließlich der Masse-Volumen-Relation, Wanddicken, Wandspannungen u. a.)

[201]Thallium-Szintigraphie (Nicht-invasive Ermittlung der linksventrikulären Muskelmasse)

Quantitative Ventrikulographie, bei gegebener Indikation zur Herzkatheteruntersuchung (quantitative Bestimmung der Ventrikelwanddicken, der Ventrikelmasse, Masse-Volumen-Relation u. a.)

8.2. Hypertrophieentwicklung und Koronararterien

Morphologisch zeigt das Hochdruckherz ein kompensatorisches Myokardwachstum, das nach dem Konzept von LINZBACH (24–26) bis zu einem Herzgewicht von etwa 200 bis 250 g als harmonisch einzustufen ist (1, 8, 30, 31). Makroskopisch ist die *kompensierte* Druckhypertrophie durch eine dicke Kammerwand, ein verdicktes Kammerseptum, ein normales oder kleines Kammerinnenvolumen (hohe Masse-Volumen-Relation) und eine verlängerte Ausflußbahn des linken Ventrikels gekennzeichnet. Dagegen treten im *dekompensierten* Stadium große Ventrikel mit hohem enddiastolischen Volumen und konsekutiv abnehmender bzw. numerisch normalisierter Masse-Volumen-Relation auf.

Ausmaß, Art und Dauer der Druckbelastung des linken Ventrikels sowie humorale, Herzfrequenz- und Kontraktilitätseinflüsse und genetische Determinanten sind wesentliche Faktoren der Hypertrophieentwicklung. Bei lange bestehendem und stabil erhöhtem Blutdruck ist eine stärkere Massenzunahme als bei labilem Bluthochdruck mit kurzer Hochdruckperiode zu erwarten. Darüber hinaus nimmt die absolute Ventrikelmasse mit zunehmenden kardialen Hochdruckmanifestationen (koronare Herzkrankheit, Ventrikeldilatation) zu.

Das hypertrophierte Hypertonikerherz bietet klinisch (Symptomatik, EKG-Veränderungen) und morphologisch (Ödem der Herzmuskelzellen, Quellung und Zerfall von Mitochondrien) in besonders häufigem Maße die manifesten Zeichen einer Koronarinsuffizienz. Dies ist
1. durch ein Sistieren des Wachstums der aortalen Koronarostienlumina bei weiterwachsenden myokardialen Koronararterien und Koronararterienaufzweigungen,
2. durch ein Mißverhältnis zwischen hypertrophierter Myokardmasse und des sie versorgenden Koronararteriensystemes,
3. durch einen frühzeitigen Befall der kleinen intramuralen Arteriolen und
4. durch einen abnormen intramuralen Druck mit konsekutiver Erhöhung der myokardialen Komponente des Koronarwiderstandes erklärt worden.

Tab. 8.3. Diagnostik der Ventrikelfunktion bei hypertensiver Herzkrankheit.

Systolische Zeitintervalle (Präejektionsperiode = PEP, linksventrikuläre Auswurfzeit = LVET, PEP/LVET, Q-S2 u. a.)
Echokardiographische Funktionsbestimmungen
– M-mode-Echokardiographie (prozentuale Durchmesserverkürzungen, Verkürzungsfraktion, ventrikuläre Volumenindizes u. a.)
– Zweidimensionale Echokardiographie (quantitative Ermittlung von globalen und regionalen Ventrikelachsen, Kinesiestörungen, Auswurffraktion, Wanddicken, Wandspannung u. a.)
Nuklearmedizinische Verfahren
– Erste-Passage-Methoden (ventrikuläre Dimensionsgrößen, Auswurffraktion, segmentale Herzwandbewegung u. a.)
– Gleichverteilungsmethoden (globale und regionale Ventrikelbewegung, globale und regionale Auswurffraktion, Ermittlung der Funktionsgrößen vor und nach pharmakologischen Tests u. a.)
Kardiale Computertomographie (Ermittlung ventrikulärer Dimensionsgrößen)
Invasive Bestimmung von Größen der isovolumetrischen und auxotonen Kontraktionsphasen bei gegebener Indikation zur Herzkatheteruntersuchung (maximale Druckanstiegsgeschwindigkeit und abgeleitete Indizes, auxotone Pump- und Geschwindigkeitsparameter u. a.)

ferner:
Herzminutenvolumenbestimmung vor und nach pharmakologischen und ergometrischen Belastungstests (Einschwemmkatheter u. a.)
Dosierte Ergometrie (1 Watt/kg Körpergewicht) zur Abschätzung der kardialen und körperlichen Leistungsfähigkeit (Cave! Hochdruckspitzen)

Tab. 8.4. Diagnostik der Myokardperfusion bei hypertensiver Herzkrankheit.

Nuklearmedizinische Verfahren (Myokardszintigraphie mit 201-Tl, radioaktiv markierten (125-J) Fettsäuren u. a.)
– Erfassung der globalen und regionalen Myokarddurchblutung
– Nachweis minderperfundierter Areale bei begleitender koronarer Herzkrankheit, in Ruhe, unter körperlicher Belastung, nach pharmakologischen Tests u. a.
– Nachweis irregulär hypertrophierter Ventrikelwandareale (201-Thallium-Szintimetrie)
Inertgasmethoden zur Messung der Koronardurchblutung (Argon, Helium, Stickoxydul u. a.)
– Messung der globalen Koronardurchblutung des linken Ventrikels
– Bestimmung des myokardialen Sauerstoffverbrauches
– Bestimmung der Koronarreserve des linken Ventrikels
– quantitativer Nachweis myokardwirksamer Metaboliten im Sinus coronarius
Koronarangiographie, bei gegebener klinischer Indikation
– Nachweis von Koronarstenosierungen, Kollateralen u. a.

```
                        Essentielle Hypertonie (EH)
                                    ↓
                        Druckbelastung des linken Ventrikels
                           /                    \
   ┌─────────────┐                                              ┌─────────────┐
   │ Gruppe I    │   Myokardhypertrophie      Koronare Herzkrankheit │ Gruppe II   │
   │ kompensierte EH │   (Myokardfaktor)         (Koronarfaktor)         │ (EH mit KHK)│
   └─────────────┘                                              └─────────────┘

   ┌─────────────┐   Globale              Regionale             ┌─────────────┐
   │ Gruppe IV   │   Wandkontraktionsstörungen ⇌ Wandkontraktionsstörungen │ Gruppe III  │
   │ dekompensierte EH │ (Dekompensierte Herzinsuffizienz) (Hypo. Akinesien) │ (EH mit Hypo-│
   │             │                                              │  Akinesie)  │
   └─────────────┘                                              └─────────────┘
```

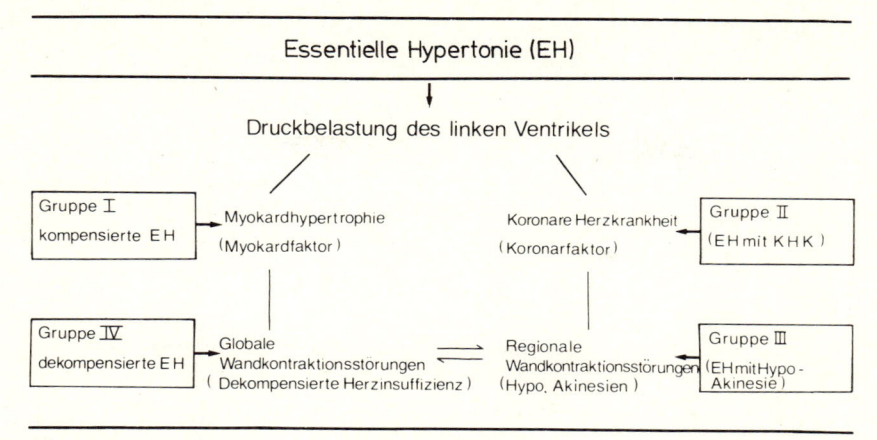

Abb. 8.1. Kardiale Organmanifestationen des arteriellen Bluthochdruckes.

Ca. 50% aller 50jährigen Hypertoniker haben Hinweise auf eine morphologisch faßbare Sklerose der kleinen intramuralen Koronararterien. In-vivo-Messungen über systemische Koronarangiographien, über die stadienabhängig veränderte Myokardperfusion, über den myokardialen Sauerstoffverbrauch und über die koronare Regulationsbreite des Hochdruckherzens liegen bislang nicht vor.

8.3. Epidemiologische Kenndaten des Hochdruckherzens

In der Bundesrepublik Deutschland wird die Zahl der Hypertoniker auf ca. 9 Mill. geschätzt, entsprechend 15% der Gesamtbevölkerung. Davon dürften zwei Drittel bekannt und ca. ein Drittel dürfte Dunkelziffer sein. Nahezu alle Hypertoniker weisen eine Herzbeteiligung im Sinne einer hypertensiven Hypertrophie auf, und etwa jeder zweite Hypertoniker hat eine kardiale Organmanifestation von Krankheitswert. Die Gesamtletalität an Bluthochdruck betrug 1979 etwa 25%. Damit ist der Bluthochdruck mit seinen Folgeerkrankungen eine der häufigsten Erkrankungen bzw. Todesursachen überhaupt.

Wie lebenswichtig bzw. krankheitswertig die Herzbeteiligung bei Hochdruck ist, verdeutlichen Zahlen (48), nach denen bei nicht ausreichend therapierter Hypertonie 43% der Hypertoniker am globalen myogenen Pumpversagen und 36% an den Folgen der Koronarinsuffizienz starben, d. h., vier Fünftel der Hypertoniker starben am Herzen. Demgegenüber waren die Letalitätsraten aus zerebralen (14%) und renalen Ursachen (7%) deutlich geringer.

8.4. Symptomatik des Hochdruckherzens

Das führende klinisch-kardiale *Symptom* des symptomatischen arteriellen Bluthochdruckes ist die *Angina pectoris*, der führende klinisch kardiale *Befund* ist die *Herzmuskelhypertrophie* (55, 61–63). Aus einer von uns konsekutiv nachuntersuchten Gruppe von insgesamt 113 essentiellen Hypertonikern waren 81 Patienten, entsprechend 72%, d. h. mehr als zwei Drittel des gesamten Patientengutes, aufgrund der Beschwerdensymptomatik koronartherapiepflichtig. An klinisch-kardialen Befunden prävalierte die linksventrikuläre Hypertrophie mit 83% bzw. die Vorhofhypertrophie mit 74%. Abnorme Herzgeräusche kamen in mehr als der Hälfte vor. Herzrhythmusstörungen, ältere Myokardinfarkte, Herzvergrößerungen und abnorme Herztöne fanden sich in 15–42%.

8.5. Ventrikelfunktion und koronare Hämodynamik

8.5.1. Ventrikelgröße und Ventrikelfunktion

Wie aufgrund umfangreicher Herzkatheterstudien an über 900 Patienten gezeigt werden konnte (53–55), besteht für die Mehrzahl angeborener und erworbener Herzerkrankungen eine inverse Beziehung zwischen Herzgröße und Herzfunktion: Mit zunehmender Herzgröße nimmt die Herzfunktion ab. Dies trifft in ganz besonderem Maße für das Hochdruckherz zu. Werden als

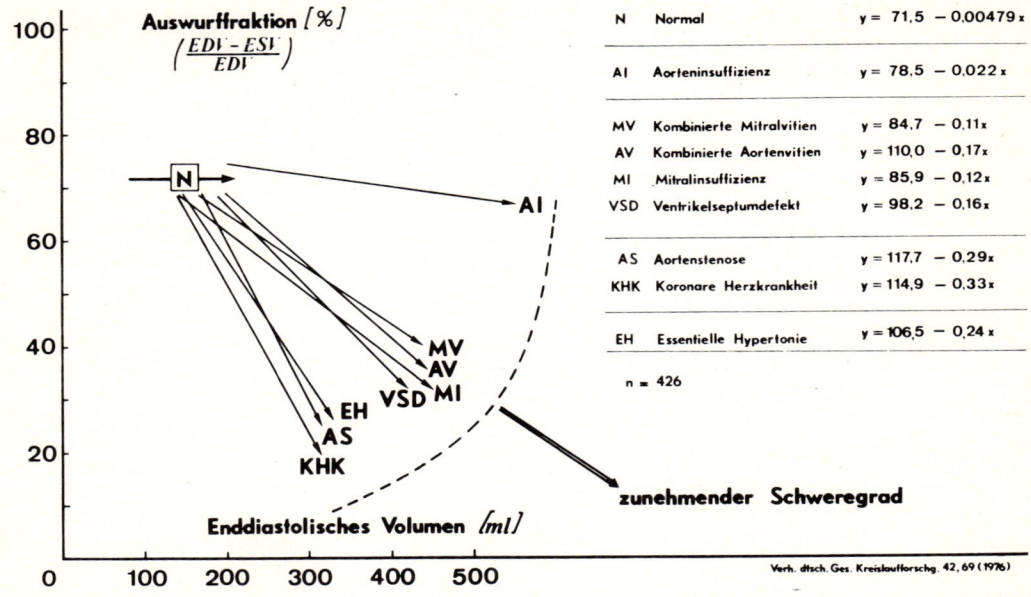

N	Normal	$y = 71{,}5 - 0{,}00479x$
AI	Aorteninsuffizienz	$y = 78{,}5 - 0{,}022x$
MV	Kombinierte Mitralvitien	$y = 84{,}7 - 0{,}11x$
AV	Kombinierte Aortenvitien	$y = 110{,}0 - 0{,}17x$
MI	Mitralinsuffizienz	$y = 85{,}9 - 0{,}12x$
VSD	Ventrikelseptumdefekt	$y = 98{,}2 - 0{,}16x$
AS	Aortenstenose	$y = 117{,}7 - 0{,}29x$
KHK	Koronare Herzkrankheit	$y = 114{,}9 - 0{,}33x$
EH	Essentielle Hypertonie	$y = 106{,}5 - 0{,}24x$

$n = 426$

Abb. 8.2. Beziehung zwischen dem enddiastolischen Volumen (Ventrikelgröße) und der Auswurffraktion. Beachte die inverse Beziehung zwischen beiden Variablen.

quantifizierbarer Parameter der Herzgröße das enddiastolische Volumen und als Parameter der Herzfunktion die Auswurffraktion des linken Ventrikels herangezogen (43–45, 54, 55), so zeigt sich, daß die Auswurffraktion des linken Ventrikels auch bei schwerer arterieller Hypertonie mit linksventrikulärer Hypertrophie so lange normal bleiben kann wie eine Zunahme des enddiastolischen Volumens nicht einsetzt (kompensierte arterielle Hypertonie mit oder ohne Koronarstenosen). Dagegen ist bereits bei beginnender Ventrikeldilatation mit einer deutlichen Abnahme der Auswurffraktion entsprechend einer Regression wie bei Patientengruppen mit koronarer Herzkrankheit und Aortenstenosen zu rechnen (Abb. 8.2, 8.3). Damit gehört die essentielle Hypertonie gemeinsam mit der Aortenstenose und der koronaren Herzkrankheit zu den Herzerkrankungen, die bei zunehmender Linksherzvergrößerung mit einer im Vergleich zum volumenbelasteten Herzen (Mitral- und Aortenvitien, Ventrikelseptumdefekt u. a.) ausgeprägteren und empfindlichen Abnahme der Pumpfunktion und Kontraktilität, meßbar an der Änderung der linksventrikulären Auswurffraktion und geschwindigkeitsbezogener Auswurfgrößen, einhergehen. Die standardisierte Erfassung der Größe des linken Ventrikels ist somit für die Funktions- und Therapiebeurteilung des Hochdruckherzens von klinisch-praktischer Bedeutung. Methodologisch werden physikalische (Perkussion, Palpation), röntgenologische (standardisierte Thorax-Röntgenaufnahmen) und echokardiographische Verfahren (qualitative sowie quantitative Echokardiographie) verwendet.

Mit der Bestimmung von Herz- und Ventrikelgröße ist eine Basis zur Beurteilung des kardialen Schweregrades der essentiellen Hypertonie und zur Entscheidungshilfe für therapeutische Konsequenzen, speziell durch Verlaufskontrollen, vorhanden. Dabei ist zu berücksichtigen, daß die Einbeziehung des Kriteriums »Herzgröße« Änderungen der Herzgröße bzw. der Ventrikelgröße unterschiedlicher Ätiologie impliziert. So kann eine Herzvergrößerung beim essentiellen Hochdruck u. a. durch Ventrikelhypertrophie ohne Ventrikeldilatation, durch eine Ventrikelhypertrophie und -dilatation, durch regionale Wandkontraktionsstörungen, speziell im Gefolge einer koronaren Herzkrankheit, und als Ausdruck einer globalen Kontraktionsstörung des linken Ventrikels bei manifester Ruhe- oder Belastungsinsuffizienz auftreten. Ursächlich kommt fast stets die abnorme Druckbelastung mit den Folgen der Ventrikelhypertrophie (Myokardfaktor) und koronaren Herzkrankheit (Koronarfaktor) in Betracht. Es ist somit denkbar, daß eine ausgedehnte regionale Wandkontraktionsstörung bei der essentiellen Hypertonie mit konsekutiver Zunahme des akinetischen Seg-

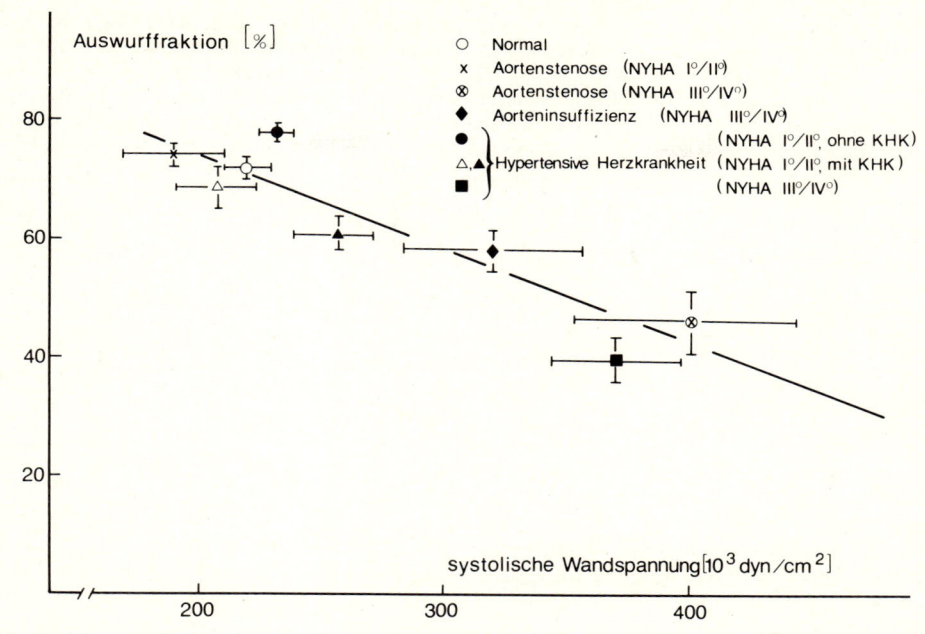

Abb. 8.3. Beziehung zwischen der systolischen Wandspannung (afterload) und der Auswurffraktion des linken Ventrikels.

mentes zu einer qualitativ vergleichbaren Zunahme der Ventrikelgröße und Abnahme der Auswurffraktion und Ventrikelfunktion führt, wie eine hypertensive Ventrikelhypertrophie mit Ventrikeldilatation ohne koronare Herzkrankheit. Unabhängig von den Auswirkungen des Hypertrophie- bzw. Dilatationsgrades auf die Ventrikelfunktion (Wandspannungs-Funktions-Regression, s. Abb. 8.4) wird die Ventrikelfunktion bei gegebener Wandspannung durch inotrope Eingriffe gesteigert bzw. reduziert; entsprechendes gilt für Substanzverlust an kontraktiler Masse (Myokardinfarkt), Infarktgrößenabnahmen und für abnorme Änderungen des Preload (Überwässerung, Exsikkose).

8.5.2. Zentrale Hämodynamik

Von den zahlreichen extrakardial erfaßbaren hämodynamischen Untersuchungsbefunden lassen sich die wichtigsten in Veränderungen von

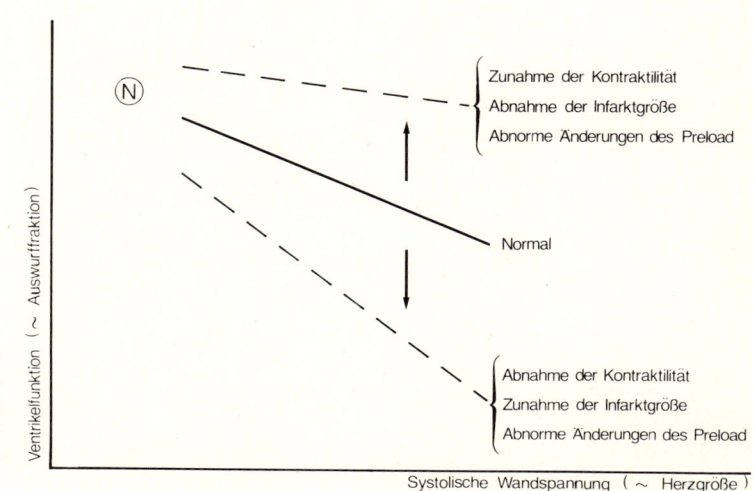

Abb. 8.4. Schematische Darstellung der Beziehung zwischen systolischer Wandspannung und der Ventrikelfunktion bei unterschiedlichen inotropen Eingriffen.

Tab. 8.5. Arterieller Mitteldruck ($\bar{P}_{art}$), linksventrikuläre Muskelmasse (LVMM), enddiastolischer Druck im linken Ventrikel (PLVED) und enddiastolisches Volumen (EDV) bei Normalpatienten sowie bei 4 Patientengruppen mit essentieller Hypertonie (vgl. Abb. 8.1): Gruppe I: kardial kompensierte essentielle Hypertonie ohne Koronarstenosierungen; Gruppe II: kardial kompensierte essentielle Hypertonie mit signifikanten Koronarstenosierungen, ohne regionale Wandkontraktionsstörungen. Gruppe III: essentielle Hypertonie mit regionalen Wandkontraktionsstörungen (Hypokinesie, Akinesie); Gruppe IV: dekompensierte essentielle Hypertonie.

	$\bar{P}_{art}$ [mm Hg]	LVMM [g/m²]	LVMM/$\bar{P}_{art}$ [g/m² · mm Hg]	P_{LVED} [mm Hg]	EDV [ml/m²]	LVMM/EDV [g/ml]
Normal	91 ± 9	92 ± 6	1,01	10 ± 1	81 ± 6	1,14
Gruppe I	136 ± 9●	122 ± 11**	0,90	12 ± 2	74 ± 6	1,65
Gruppe II	128 ± 6●	129 ± 14○	1,01	15 ± 4	80 ± 5	1,61
Gruppe III	131 ± 3○	168 ± 16○	1,28	19 ± 7*	112 ± 16	1,50
Gruppe IV	146 ± 4●	192 ± 15●	1,32	23 ± 6**	147 ± 17**	1,31

** p <0,05, ** p <0,01, ○ p <0,005, ● p <0,001

seiten der Herzfrequenz, des Blutdrucks, des Herzminutenvolumens, des Schlagvolumens und des peripheren Widerstands einteilen (7, 9, 10, 20, 33–35, 37–39): Im WHO-Stadium I der Hochdruckkrankheit ist die Herzfrequenz leicht erhöht. Der arterielle Blutdruck steigt unter körperlicher Belastung bei fortgeschrittenem Hochdruck prozentual stärker an als bei Normotonikern. Das Herzminutenvolumen ist im Stadium I erhöht und im Stadium II erniedrigt. Unter körperlicher Belastung ist die Zunahme des Herzminutenvolumens im Stadium (II) III gegenüber der Norm herabgesetzt. Das Schlagvolumen ist als Resultante von Herzminutenvolumen und Herzfrequenz im Stadium I normal und in den höhergradigen Hochdruckstellen erniedrigt. Der periphere Gesamtwiderstand ist in Abhängigkeit vom Hochdruckstadium erhöht. Die arteriovenöse Sauerstoffdifferenz ist meist normal. Das Frühstadium der essentiellen Hypertonie (WHO I) zeigt somit eine leichte, frequenzbedingte Hyperzirkulation bei nur mäßiggradig erhöhtem peripherem Gesamtwiderstand. Dagegen weist der essentielle Hochdruck mit zunehmendem Schweregrad eine fortschreitende Zunahme des peripheren Gesamtwiderstands und eine Abnahme der kardialen Pumpfunktion auf.

8.5.3. Ventrikelfunktion unter Ruhebedingungen

Enddiastolischer Druck und enddiastolisches Volumen des linken Ventrikels sind bei der kardial kompensierten essentiellen Hypertonie mit und ohne Koronarstenosierungen (Gruppen I und II) normal und bei der essentiellen Hypertonie mit regionalen sowie globalen Kontraktionsstörungen (Gruppen III und IV) deutlich erhöht (Tab. 8.5). Die auf das enddiastolische Volumen bezogene Muskelmasse, d. h. die Masse-Volumen-Relation, ist bei den kompensierten Hypertonikern zugunsten einer beträchtlichen Massenzunahme pro Volumen vermehrt (54, 59–63). Herzindex, Schlagindex und Auswurffraktion des linken Ventrikels sind bei der kardial kompen-

Tab. 8.6. Maximale Druckanstiegsgeschwindigkeit im linken Ventrikel (dp/dt$_{max}$), Herzindex, Auswurffraktion, mittlere normalisierte systolische Auswurfrate (MNSER) und mittlere zirkumferentielle Verkürzungsgeschwindigkeit des linken Ventrikels (V$_{CF}$) bei Patienten mit Normalfunktion und arterieller Hypertonie (vgl. Tab. 8.1).

	dp/dt$_{max}$ [mm Hg/sec.]	Herzindex [l/min · m²]	AF [%]	MNSER [vol/sec.]	V$_{CF}$ [circ/sec.]
Normal	1690 ± 90	3,82 ± 0,09	72,2 ± 2	2,52 ± 0,18	1,62 ± 0,13
Gruppe I	2460 ± 110●	3,95 ± 0,08	78 ± 5	2,68 ± 0,21	1,71 ± 0,12
Gruppe II	2400 ± 94●	3,93 ± 0,09	69 ± 5	2,50 ± 0,20	1,36 ± 0,11
Gruppe III	2310 ± 88○	3,22 ± 0,10○	61 ± 6*	1,98 ± 0,38*	0,74 ± 0,14○
Gruppe IV	2190 ± 102**	3,24 ± 0,11○	40 ± 8**	1,21 ± 0,44**	0,44 ± 0,14○

* p <0,05, ** p <0,01, ○ p <0,005, ● p <0,001

sierten essentiellen Hypertonie mit und ohne Koronarstenosierungen normal und in den Gruppen mit regionalen und globalen Wandkontraktionsstörungen signifikant herabgesetzt. Die maximale Druckanstiegsgeschwindigkeit im linken Ventrikel ist in allen Hypertonikergruppen druckabhängig erhöht (Tab. 8.6).

Die Befunde zeigen, daß die *kompensierte* essentielle Hypertonie ohne koronare Herzkrankheit auch bei schwerer Linksherzhypertrophie durch eine normale oder gering gesteigerte Ventrikelfunktion gekennzeichnet ist. Die kompensierte essentielle Hypertonie mit koronarer Herzkrankheit kann eine normale Ventrikelfunktion aufweisen, solange regionale Wandkontraktionsstörungen fehlen. Bei Zunahme des enddiastolischen Volumens und bei Auftreten regionaler Kontraktionsanomalien ist bereits in Ruhe mit einer deutlichen Kontraktilitätsstörung des gesamten linken Ventrikels zu rechnen. Entsprechend kardial quantifizierbaren Kriterien liegt eine *dekompensierte* essentielle Hypertonie vor, wenn sich der linke Ventrikel in Relation zum Hypertrophiegrad überproportional vergrößert, so daß die Auswurffraktion mit steigendem enddiastolischem Volumen progredient abnimmt. Die normalen Werte für Herzindex, Auswurffraktion, maximale Druckanstieggeschwindigkeit und auxotone Geschwindigkeits- bzw. Auswurfparameter lassen erkennen, daß trotz erheblicher linksventrikulärer Hypertrophie (mit einer Massenzunahme um 40 bis 50%) eine normale oder gesteigerte Ventrikelfunktion vorliegen kann. Dies bedeutet, daß die Druckhypertrophie bei der kompensierten essentiellen Hypertonie mit normaler Herzgröße nicht mit einer Abnahme der Ventrikelfunktion einhergeht. Die Druckhypertrophie bei der essentiellen Hypertonie unterscheidet sich somit wesentlich von anderen Druckhypertrophieformen, z. B. infolge Aortenstenosen, bei denen eine signifikante Massenzunahme regelhaft mit einer Abnahme der Ventrikelfunktion und Kontraktilität bereits im kompensierten Stadium einherzugehen scheint. Neben den experimentell induzierbaren Druckhypertrophieformen durch Hyperthyreose und Goldblatt-Hochdruck repräsentiert die kompensierte essentielle Hypertonie somit eine klinische Erkrankung, die von dem Konzept einer Kontraktilitätsabnahme im Gefolge einer druckinduzierten Ventrikelhypertrophie abweicht (4–6, 11, 12, 13–17, 29, 32, 49, 53, 54, 55, 59–63). Ausschlaggebend könnte sein, daß die individuelle hämodynamische Vorgeschichte, d. h. Art, Dauer und Ausmaß der Druckbelastung des linken Ventrikels, bei Patienten mit essentieller Hypertonie von den hämodynamischen und anamnestischen Vorbedingungen bei Patienten mit andersartigen Druckbelastungen des linken Ventrikels differiert. Die generelle Annahme einer Kontraktilitätsabnahme im Gefolge einer Druckhypertrophie ist somit nicht gerechtfertigt.

Eine klinisch relevante Beeinträchtigung der Ventrikelfunktion und Kontraktilität kann bei der essentiellen Hypertonie auftreten, wenn
a) Koronarstenosierungen (Stenosegrad >75%) mit oder ohne abgelaufenen Myokardinfarkt,
b) regionale Wandkontraktionsstörungen (Hypo- und Akinesien) im Gefolge einer koronaren Herzkrankheit oder zusätzlichen Herzmuskelerkrankung und
c) eine Dilatation des linken Ventrikels als Folge einer koronaren oder nichtkoronaren Organmanifestation der essentiellen Hypertonie vorhanden sind (54, 59–63).

Da die koronaren Organmanifestationen der essentiellen Hypertonie in der überwiegenden Mehrzahl für die Ventrikeldilatation, Abnahme der Ventrikelfunktion und kardiale Dekompensationsbereitschaft verantwortlich sind, kommt dem Koronarfaktor, d. h. der koronaren Makro- oder Mikroangiopathie bei Hochdruck, ein wesentlicher potentieller Krankheitswert zu. Allerdings können Hypertoniker mit erheblichen Koronarstenosierungen auch bei schwerer Druckhypertrophie eine normale Ventrikelfunktion aufweisen, so daß die alleinige Existenz von Koronarstenosierungen für die Ventrikelfunktion des Hypertonikers nicht limitierend zu sein braucht.

8.5.4. Ventrikelfunktion unter körperlicher Belastung

Messungen der Ventrikelfunktion unter körperlicher Belastung (Ergometrie im Liegen, Belastung: 1 W/kg) zeigen, daß bei weitgehend gleichaltrigen und kardial kompensierten Hypertonikern mit normalem Koronarangiogramm und unterschiedlicher linksventrikulärer Hypertrophie (Wanddicke des linken Ventrikels: Gruppe A: 0,69 cm/m^2, Gruppe B: 0,86 cm/m^2) auch bei sehr starker Ventrikelmassenvermehrung weitgehend normale Ventrikelgrößen vorliegen können (Tab. 8.7). So ist der Anstieg des enddiastolischen Drucks im linken Ventrikel in Gruppe A normal und in Gruppe B nur geringfügig erhöht (54). Der Herzindex wird bei mittelgradiger Hypertrophie (Gruppe A) über die Norm gesteigert und beträgt bei schwerer Linksherzhypertrophie 90% der Norm. Quantitativ ähnliche Befunde ergeben sich für die Änderungen des Schlag-

Tab. 8.7. Enddiastolischer Druck im linken Ventrikel, maximale Druckanstiegsgeschwindigkeit, Herzindex und Schlagindex bei Patienten mit Normalfunktion und bei zwei Gruppen mit essentieller Hypertonie unterschiedlichen Hypertrophiegrades; Gruppe A: linksventrikuläre Wanddicke = 0,69 cm/m²; Gruppe B: linksventrikuläre Wanddicke = 0,86 cm/m².

	P_{LVED} [mm Hg]		dp/dt_{max} [mm Hg/sec]		Herzindex [l/min · m²]		Schlagindex [ml/Schlag · m²]	
	Ruhe	Belastung	Ruhe	Belastung	Ruhe	Belastung	Ruhe	Belastung
Normal	9,5	12,5	1680	2590	4,02	8,6	51	68
Essentielle A	10	12	2190	3130	4,21	9,1	48	72
Hypertonie B	11,5	16,5	2150	2990	3,88	8,2	49	69

A: LV-Wanddicke = 0,69 cm/m², B: LV-Wanddicke = 0,86 cm/m²

index und der maximalen Druckanstiegsgeschwindigkeit (42). Dies bedeutet, daß auch unter körperlichen Belastungsbedingungen mit einer normalen Herzleistung zu rechnen ist und daß eine signifikante Druckhypertrophie des linken Ventrikels nicht auch gleichzeitig eine Belastungsinsuffizienz zu implizieren braucht. Als ableitbare therapeutische Konsequenz ist anzunehmen, daß positiv inotrop wirkende Maßnahmen, z. B. Digitalisglykoside, bei der kompensierten essentiellen Hypertonie unter dem Gesichtspunkt einer Verbesserung der Ventrikelfunktion und Kontraktilität nicht indiziert sind, da eine Einschränkung der Ruhe- und Bela-

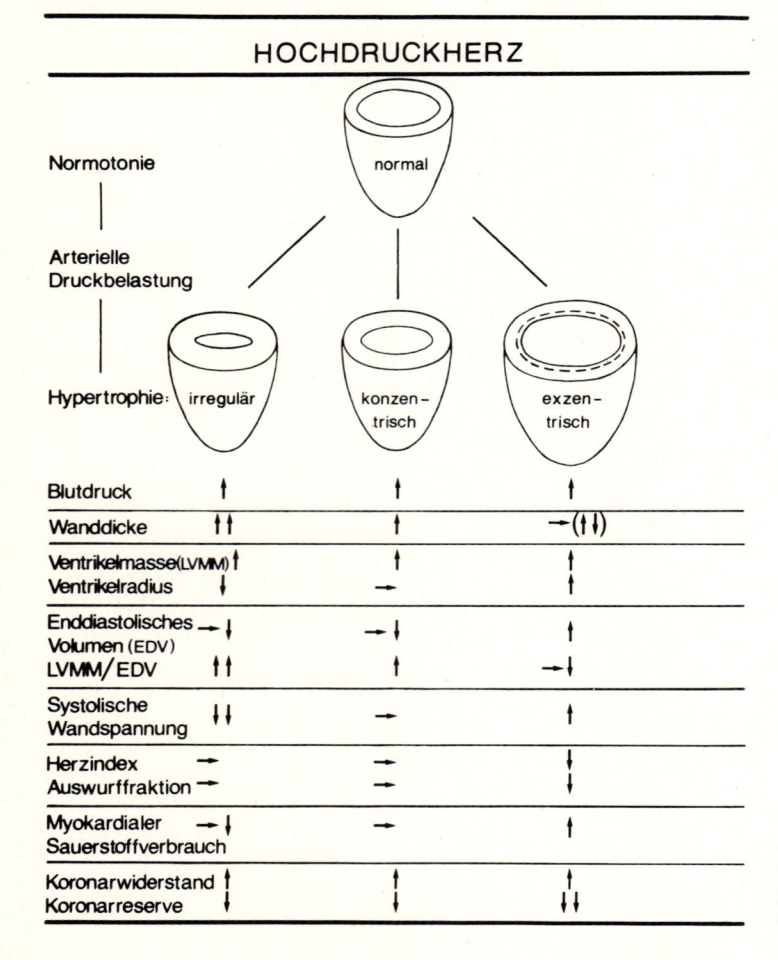

Abb. 8.5. Schematische Darstellung der drei möglichen Hypertrophieformen des Hochdruckherzens normal, erhöht, erniedrigt.

stungsfunktion des linken Ventrikels, die eine Anwendung von Digitalisglykosiden rechtfertigen könnte, nicht nachweisbar ist (57–62). Ob durch die Anwendung von Digitalisglykosiden und anderen positiv inotrop wirksamen Substanzen bei der kompensierten essentiellen Hypertonie die Entwicklung einer Belastungsinsuffizienz verzögert werden kann, ist offen.

8.5.5. Ventrikeldynamik und Hypertrophiegrad

Das Hochdruckherz manifestiert sich ventrikeldynamisch, funktionell, diagnostisch und damit dem klinischen Untersucher in prinzipiell drei unterschiedlichen Hypertrophieformen (Abb. 8.5). Im Gefolge der arteriellen Druckbelastung kommt es zunächst zu einer *konzentrischen* Myokardhypertrophie mit Vermehrung der Wanddicke, der linksventrikulären Muskelmasse, mit Zunahme der Masse-Volumen-Relation des Ventrikels bei konsekutiver Konstanz der systolischen Wandspannung (afterload). Herzindex und Auswurffraktion sind normal. Signifikante Änderungen des myokardialen Sauerstoffverbrauches treten nicht auf. Allerdings ist bereits der Koronarwiderstand erhöht und die Koronarreserve auch beim jugendlichen hypertrophierten Hochdruckherzen deutlich eingeschränkt (54).

In 14% aller Hypertoniker entwickelt sich eine *irreguläre* Hypertrophie mit asymmetrischen Hypertrophiearealen, die im Bereich der Vorderwand, Hinterwand, Herzspitze, Herzbasis und des Septums lokalisiert sein können (54). Die Wand ist regional erheblich verdickt, die Masse-Volumen-Reaktion ist erheblich vermehrt, und die systolische Wandspannung ist erniedrigt. Ventrikuläre Funktionsgrößen bleiben weitgehend normal, der pro Gewichtseinheit relativierte myokardiale Sauerstoffverbrauch ist normal oder herabgesetzt. Wie bei der harmonischen konzentrischen Hypertrophie ist der Koronarwiderstand erhöht und die Koronarreserve erniedrigt. Beiden Formen (konzentrische Hypertrophie, irreguläre Hypertrophie) ist eine Konstanz (konzentrische Hypertrophie) oder gar Abnahme (irreguläre Hypertrophie) der globalen bzw. regionalen Wandspannung (afterload) gemeinsam.

Bei starker und langdauernder Druckbelastung mit fortschreitender Herzmuskelhypertrophie und interstitieller Bindegewebsvermehrung, bei koronaren und extrakardialen Zweiterkrankungen sowie bei begleitender Myokarditis und pharmakologisch-toxischen Wirkungen kann es zu einer myokardialen Schädigung mit Zunahme des Ventrikelradius, Zunahme des enddiastolischen Volumens und Zunahme der systolischen Wandspannung kommen (63). Der Ventrikel dilatiert definitionsgemäß *exzentrisch*. Die ventrikulären Pumpgrößen (Herzindex, Auswurffraktion) nehmen ab, und der myokardiale Sauerstoffverbrauch pro Gewichtseinheit ist gesteigert. Wie bei den anderen hypertensiven Hypertrophieformen ist der Koronarwiderstand infolge Zunahme der vasalen Komponente (hypertensive Makro- und Mikroangiopathie) erhöht, die Koronarreserve ist jetzt allerdings, infolge zusätzlicher Erhöhung der myokardialen Komponente des Koronarwiderstandes (3, 25–27), beträchtlich eingeschränkt.

Die drei Hypertrophieformen können sich konsekutiv entwickeln (z. B. konzentrisch →

Tab. 8.8. Dehnbarkeitsindices bei Normalpatienten und den 4 Gruppen mit essentieller Hypertonie. T_{diast}: diastolische Wandspannung; dp/dV, dV/dp, dV/dp × V = Dehnbarkeitsindizes der diastolischen Phase. LMFS = »linear muscle fiber stretch« (GAASCH).

	Normal	Essentielle Hypertonie			
		I	II	III	IV
T_{diast} [10^3 dyn/cm^2]	26 ± 3	28 ± 2	31 ± 6	44 ± 6*	68 ± 10**
dp/dV [mm Hg/ml]	0,151 ± 0,008	0,162 ± 0,011	0,213 ± 0,016	0,326 ± 0,019	0,55 ± 0,032
dV/dp [ml/mm Hg]	6,78 ± 1,02	6,12 ± 0,92	4,8 ± 0,57	3,12 ± 0,21	1,81 ± 0,10*
dV/dp · V [l/mm Hg]	0,079 ± 0,009	0,077 ± 0,010	0,057 ± 0,006*	0,029 ± 0,001**	0,011 ± 0,001**
LMFS [rel. Einheiten]	508 ± 98	582 ± 72	623 ± 119	1120 ± 223**	1610 ± 204**

$$LMFS = T_{diast} \cdot \left(\frac{dV \cdot d}{3v \cdot dP} \right)$$

* p <0,001 ** p <0,005

irregulär; konzentrisch → exzentrisch; irregulär → exzentrisch), sie können aber auch jeweils primär entstehen, so daß gerade in Anbetracht der diagnostischen und therapeutischen Konsequenzen stets mit der Existenz *einer* dieser drei Hypertrophieformen bei jedem Hypertoniker zu rechnen ist.

8.5.6. Regionale Motilität des Hochdruckherzens

Die essentielle Hypertonie geht in 14% der Fälle mit einer asymmetrischen bzw. irregulären Ventrikelwandhypertrophie einher (61). Die maximalen enddiastolisch-endsystolischen Wanddickenzunahmen sind in den irregulär hypertrophierten Ventrikelabschnitten mit im Mittel 133% gegenüber der Norm (58%) deutlich vermehrt. Formal lassen sich ventrikulographische Bilder wie bei hypertrophischer obstruktiver Kardiomyopathie nachweisen, jedoch ist eine intraventrikuläre oder Ausflußbahnobstruktion (negatives Amylnitrit-, Valsalva- und Brockenbrough-Phänomen) in der Regel nicht vorhanden. Die systolischen Wandspannungen sind in den irregulär hypertrophierten Ventrikelwandsegmenten gegenüber regulär hypertrophierten Hypertonikern und im Vergleich zur Norm deutlich herabgesetzt. In der Mehrzahl bestehen signifikante Koronarstenosierungen. Es ist anzunehmen, daß die essentielle Hypertonie in Anbetracht ihrer klinischen Häufigkeit die häufigste Form einer irregulären bzw. asymmetrischen Ventrikelwandhypertrophie darstellt.

8.5.7. Ventrikeldehnbarkeit

Die myokardiale Dehnbarkeit (Compliance) ist bei der kompensierten essentiellen Hypertonie im Unterschied zur globalen, durch die Druck-Volumen-Beziehung repräsentierten Ventrikeldehnbarkeit, auch bei schwerer Ventrikelhypertrophie normal, während bei koronaren Zweiterkrankungen und beim dekompensierten Hypertonus eine deutliche myokardiale Dehnbarkeitsabnahme auftritt (59–63) (Tab. 8.8). Die Hypertrophie des linken Ventrikels bei der essentiellen Hypertonie impliziert somit nicht auch selbst eine myokardiale Dehnbarkeitsänderung. Mit abnehmender Ventrikeldehnbarkeit erfolgt

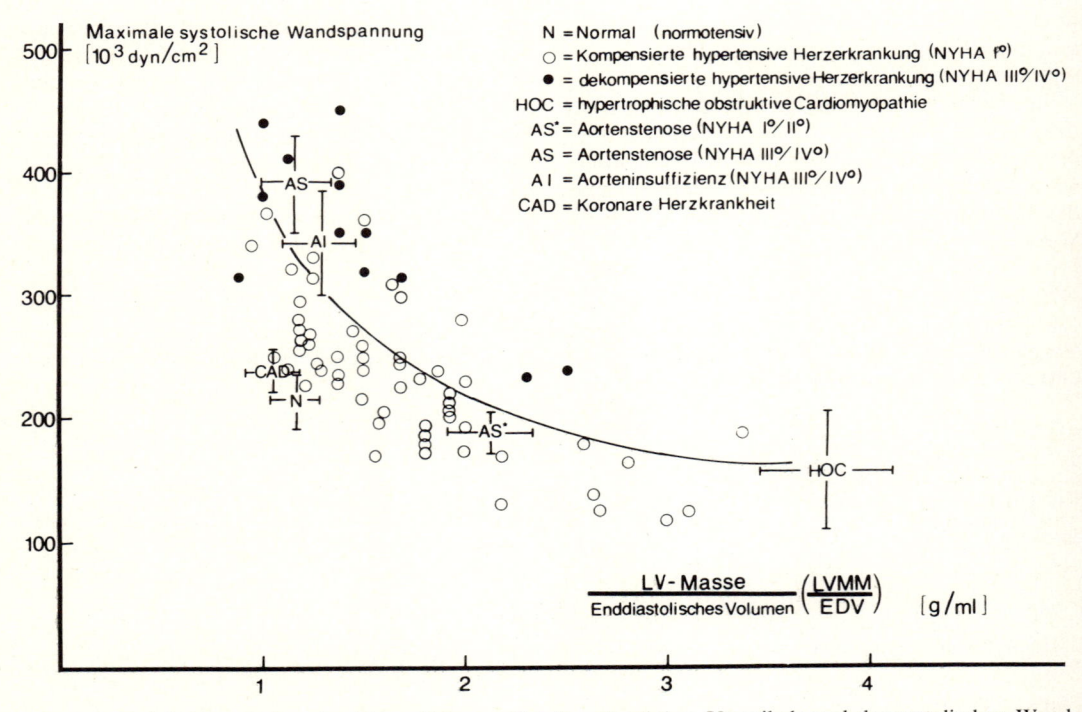

Abb. 8.6. Beziehung zwischen der Masse-Volumen-Relation des linken Ventrikels und der systolischen Wandspannung bei Druck- und Volumenbelastungen des Herzens und koronarer Herzkrankheit. Beachte die lineare, inverse Beziehung zwischen beiden Variablen.

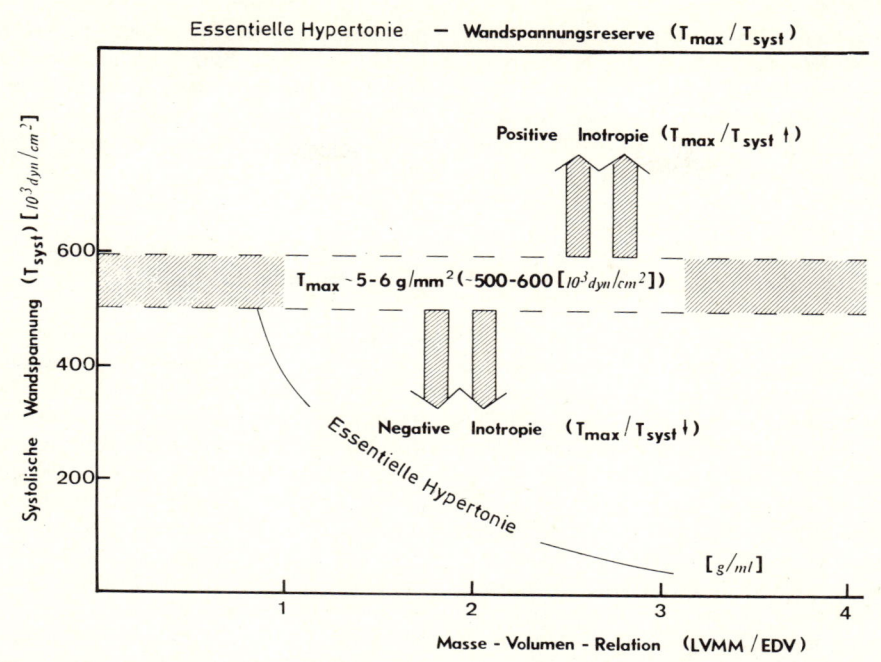

Abb. 8.7. Beziehung zwischen der Masse-Volumen-Relation der systolischen Wandspannung des linken Ventrikels bei unterschiedlichen inotropen Eingriffen. Beachte, daß unter positiv inotropen Eingriffen eine Steigerung der maximal erreichbaren systolischen Wandspannung möglich ist. Der schraffierte, horizontale Bereich kennzeichnet die unter Normalbedingungen maximal erreichbare Wandspannung des linken Ventrikels.

eine Abnahme der Vorwärts-Pumpfunktion, während die Ventrikelleistung (Produkt aus systolisch entwickelter Wandspannung und dem Schlagvolumen) ansteigt. Dieses Mißverhältnis zwischen äußerer und innerer Ventrikelleistung nimmt mit zunehmender Ventrikeldilatation zu und ist bei der dekompensierten essentiellen Hypertonie am größten. Die dekompensierte essentielle Hypertonie weist somit die größte Ventrikelleistung und die niedrigste Vorwärts-Pumpleistung im Vergleich zu den anderen Hypertonikergruppen aus. Ursächlich kommen eine hypertrophieabhängige Steigerung der Serienelastizität (30) der kontraktilen Einheiten wie auch eine abnorme Zunahme der parallel-elastischen Komponente (interstitielle Bindegewebsvermehrung) in Betracht (36).

8.5.8. Kontraktilitäts- und Wandspannungsreserve

Die Kontraktilitätsreserve des druckbelasteten linken Ventrikels wird in erster Linie durch seine Fähigkeit zur Erzeugung und Aufrechterhaltung der systolischen Wandspannung bestimmt. Die Kontraktilitätsreserve ist demzufolge von der systolischen Wandspannungsreserve des linken Ventrikels abhängig (4–6, 59–63). Letztere wiederum läßt sich als das Verhältnis der maximal erreichbaren systolischen Wandspannung (T_{max}) zur instantanen systolischen Wandspannung (T_{syst}) definieren. Mit zunehmender systolischer Wandspannung (T_{syst}) und abnehmender Masse-Volumen-Relation nimmt (Abb. 8.6) die Wandspannungsreserve des druckhypertrophierten linken Ventrikels ab. Akute Spitzendruckbelastungen können somit beim Hochdruckherzen in Abhängigkeit von der instantanen systolischen Wandspannung zur Myokardinsuffizienz führen. Die ventrikeldynamische Ausgangslage, charakterisiert durch die Wandspannungsreserve, und das Ausmaß akuter Druckbelastungen determinieren somit Funktion und Kontraktilitätsreserve des linken Ventrikels bei der hypertensiven Herzerkrankung.

Die systolische Wandspannungsreserve läßt sich durch positiv inotrope Eingriffe verbessern (4–6, 59–63) (Abb. 8.7). Dadurch kann der linke Ventrikel bei gleicher ventrikeldynamischer Ausgangslage mehr Wandspannung bzw. bei zunehmender Ventrikeldilatation mit Zunahme der instantanen systolischen Wandspannung einen gleich hohen Wandspannungszuwachs erzeugen. Durch Drucksenkung, Vasodilatatoren und inotrope Maßnahmen ist eine Zunahme der Kontraktilitätsreserve bzw. der linksventrikulären Leistungsfähigkeit des dilatierten linken Ventrikels zu erwarten (Abb. 8.7). Therapeutisch läßt sich die reduzierte Ventrikelfunktion neben dem Einsatz positiv inotroper Maßnahmen durch Eingriffe auf Vor- und Nachlast des linken Ventrikels verbessern. Eine alleinige Verminderung der Nachlast (afterload) führt über eine Abnahme der instantanen systolischen Wandspannung (T_{syst}) und Zunahme der Wandspannungsreserve (T_{max}/T_{syst}) zu einer Senkung des myokardialen Energiebedarfes und Verbesserung der Ventrikelfunktion. Dabei wirkt sich eine gleich starke Druck- bzw. Wandspannungssenkung bei hoher Ausgangswandspannung quantitativ wesentlich mehr auf die therapeutisch angestrebte Nachlastminderung aus als eine gleichstarke Wandspannungssenkung bei niedrigerer Ausgangswandspannung des linken Ventrikels (Abb. 8.8). Eine alleinige Verminderung der Vorlast (preload) führt auch bei unveränderter arterieller bzw. systolischer Druckbelastung über eine Zunahme der Masse-Volumen-Relation mit Änderung der Ventrikelgeometrie zu einer Abnahme der systolischen Wandspannung (Nachlast). Eine Kombination beider Maßnahmen, z. B. durch vor- und nachlastsenkende, Pharmaka, ist somit neben positiv inotropen Eingriffen als eine wesentliche therapeutische Möglichkeit zur Behandlung des akuten Myokardversagens bei der dekompensierenden Druckbelastung des linken Ventrikels einzustufen.

8.5.9. Kardiale Auswirkungen bei Hochdruckkrisen

Die Hochdruckkrise gehört unter anderem wegen ihrer myokardialen (akute Linksherzinsuffizienz) und koronaren Auswirkungen (Koronarinsuffizienz, Myokardinfarkt) zu einem der bedrohlichsten Krankheitsbilder der inneren Medizin. Die hohe Krankheitswertigkeit resultiert aus der im Gefolge der akuten Blutdruckerhöhung resultierenden Steigerung der ventrikulären Nachlast (afterload) (2, 21, 37, 38, 70, 71). Abnorme Änderungen der Nachlast (abschätzbar aus der Ventrikelgröße und meßbar durch Bestimmung der systolischen Wandspannung) verursachen im Gefolge abnormer intra- oder extrakardialer Druckbelastungen sowie inadäquater Myokardhypertrophie eine durch Drucküberlastung induzierte Myokardinsuffizienz. Klinischer Prototyp ist die hypertensive Herzkrankheit auf dem Boden chronischer Druckbelastung und akuter Hochdruckkrisen.

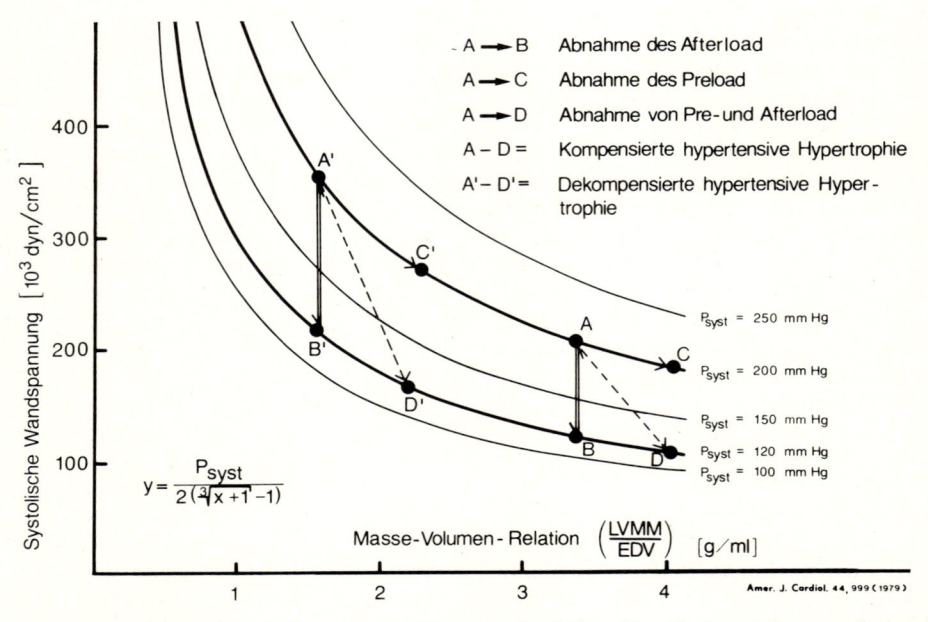

Abb. 8.8. Beziehung zwischen der Masse-Volumen-Relation des linken Ventrikels und der systolischen Wandspannung unter Veränderungen des Druckes, des Preload und des Afterload.

Wie im Rahmen unserer Studien über das Hochdruckherz und die nichthypertensiven Hypertrophien an über 400 Patienten gezeigt werden konnte, nimmt die systolische Wandspannung, das Äquivalent der myokardialen Nachlast, mit steigender Masse-Volumen-Relation, d. h. mit steigendem Hypertrophiegrad des linken Ventrikels, ab (Abb. 8.6–8.8). Diese inverse, unlineare Beziehung bleibt auch für Bereiche unterschiedlicher systolischer Drücke (Isobaren) qualitativ erhalten. Die systolische Wandspannung ist bei vergleichbarer Masse-Volumen-Relation bei höherem systolischen Druck größer, so daß eine Aufwärtsverlagerung der Isobaren resultiert. Dieser quantitativ unterschiedliche Isobarenverlauf, der jedoch nicht parallel, sondern bei abnehmender Masse-Volumen-Relation wandspannungsbezogen ausgeprägter als mit zunehmender Masse-Volumen-Relation erfolgt, hat erhebliche klinische Konsequenzen (Hochdruckherz, Hochdruckkrise, Therapie der hypertensiven Herzerkrankung): Ein gleich starker *Anstieg des systolischen Druckes*, z. B. um 80 mmHg, d. h., von 120 auf 200 mmHg (im Rahmen einer Hochdruckkrise) führt bei einem konzentrisch oder überproportional hypertro-

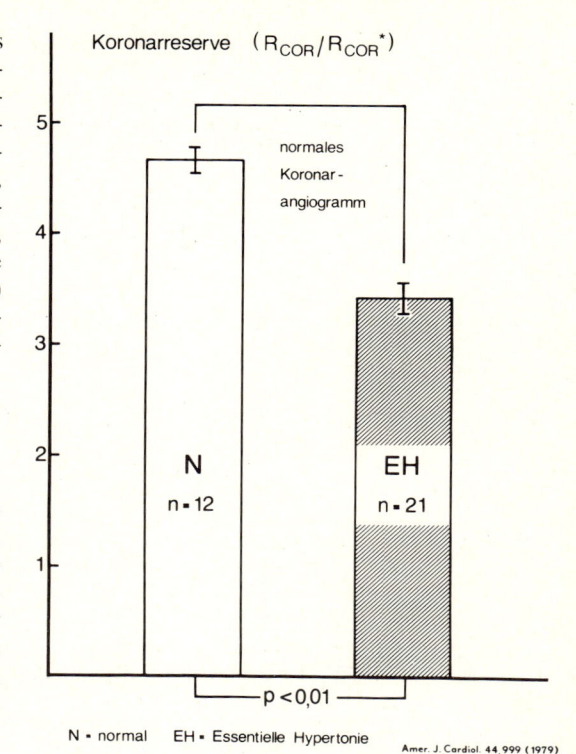

Abb. 8.9. Koronarreserve bei Normalfunktion und essentieller Hypertonie mit normalem Koronarangiogramm.

phierten Herzen (A → B) zu einem Anstieg der systolischen Wandspannung um 80 Einheiten (10^3 dyn/cm^2), während der gleich hohe Blutdruckanstieg bei einem dilatierten Hochdruckherzen (A → B) zu einem weitaus größeren Wandspannungsanstieg führt, in dem gezeigten Beispiel um 150 Einheiten (Abb. 8.8). Daraus folgt, daß ein gleich hoher Blutdruckanstieg bei einem bereits dilatierten Herzen (hohe Ausgangswandspannung, niedrige Masse-Volumen-Relation) zu einer weitaus höheren Zunahme der systolischen Wandspannung und konsekutiv zu einer stärkeren Abnahme der Ventrikelfunktion

Tab. 8.9. Herzfunktion bei hypertensiver Krise.

1. Konzentrische Hypertrophie (normale oder gesteigerte Masse-Volumen-Relation) (normale Ventrikelgröße im Thorax-Röntgen-Bild)
   - Pumpgrößen normal oder leicht erniedrigt (↓)
   - Koronarduchblutung und myokardialer Sauerstoffverbrauch normal oder leicht erhöht (↑)
   - Koronarinsuffizienz und Angina pectoris vermehrt (↑)
2. Exzentrische Hypertrophie (normale oder erniedrigte Masse-Volumen-Relation) (vergrößerter linker Ventrikel im Thorax-Röntgen-Bild)
   - Pumpgrößen herabgesetzt (⇊)
   - Koronardurchblutung und myokardialer Sauerstoffverbrauch erhöht (⇈)
   - Koronarinsuffizienz und Myokardinsuffizienz nahezu obligat

Tab. 8.10. Koronarer Perfusionsdruck (P_{cor}), arterio-koronarvenöse Sauerstoffdifferenz (avDO$_2$), Koronardurchblutung des linken Ventrikels ($\dot{V}_{cor}$Dr) und Koronarwiderstand (R_{cor}) bei Normalpatienten, essentieller Hypertonie (EH) und koronarer Herzkrankheit (KHK).

	P_{cor} [mm Hg]	avDO$_2$ [Vol%]	$\dot{V}_{cor}$ [ml/min · 100 g]	R_{cor} [mm Hg · min · 100 g · ml^{-1}]
Normal (n = 12)	82 ± 2	12,2 ± 0,1	71 ± 3	1,15 ± 0,04
EH (n = 63)	129 ± 8***	12,9 ± 0,2	83 ± 2**	1,57 ± 0,06***
KHK (n = 38)	87 ± 5	12,8 ± 0,6	64 ± 3*	1,36 ± 0,09

*p <0,02, **p <0,005, ***p <0,001

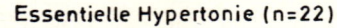

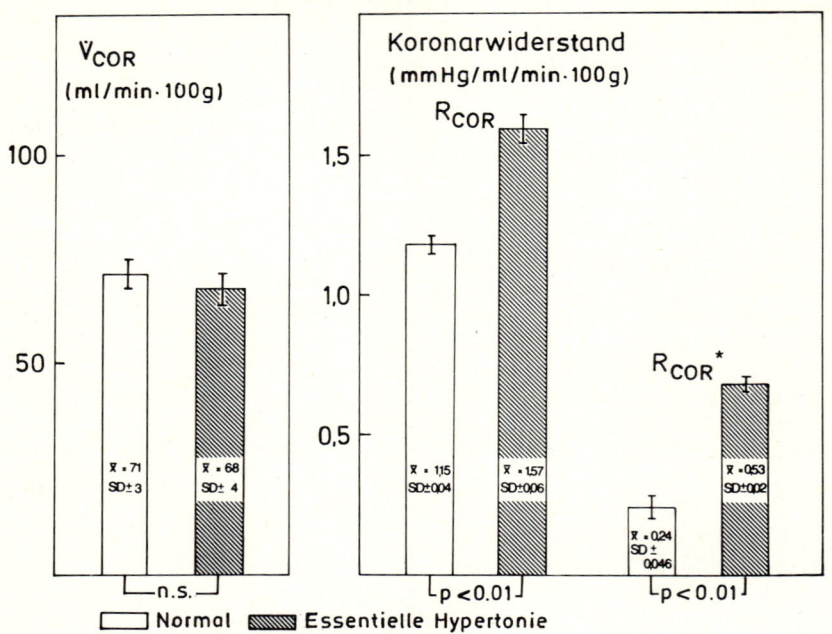

Abb. 8.10. Koronardurchblutung, Koronarwiderstand in Ruhe und Koronarwiderstand unter maximaler Koronardilatation bei Normalfunktion und essentieller Hypertonie mit normalem Koronarangiogramm.

führt als bei einem nicht-dilatierten, konzentrisch-hypertrophierten Herzen mit niedriger Ausgangswandspannung und hoher Masse-Volumen-Relation. Ebenso steigt der myokardiale Sauerstoffverbrauch bei bereits bestehender Herzdilatation unter vergleichbarer Druckbelastung wesentlich stärker an als bei konzentrisch hypertrophierten, nichtdilatierten Herzen.

Die ventrikeldynamische Ausgangslage (Masse-Volumen-Relation, systolische Wandspannung) ist somit für die Entstehung einer Myokardinsuffizienz und ihre differentialdiagnosti-

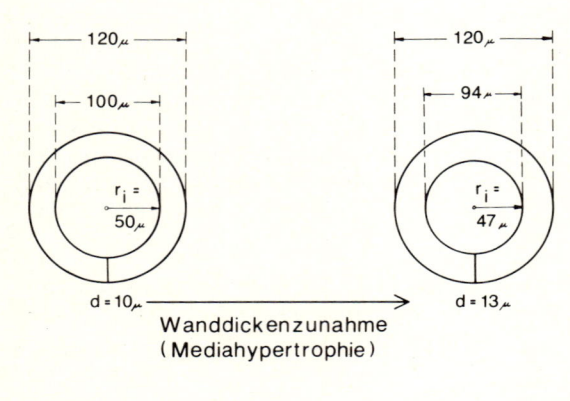

Abb. 8.11. Schematische Darstellung der Gefäßradien und Gefäßdurchmesser bei einem Normalgefäß (links) und einem wandverdicktem Gefäß (Mediahypertrophie). Beachte, daß eine geringe Zunahme der Wanddicke-Radius-Relation (d/r) von 0,20 auf 0,28 zu einer Abnahme des minimalen Koronarwiderstandes um 27–44% führen kann.

sche Schweregradeinstufung unter veränderter Nachlast von wesentlicher Bedeutung (Tab. 8.9). Entsprechendes gilt umgekehrt für *therapeutisch induzierte Drucksenkungen*, da ein dilatiertes Hochdruckherz bei gegebener Drucksenkung eine wesentlich stärkere Wandspannungsabnahme und Verbesserung der Ventrikelfunktion erreicht als ein konzentrisch hypertrophierter Ventrikel.

8.5.10. Koronare Hämodynamik

Der koronarwirksame Perfusionsdruck (+56%), der Koronarwiderstand (+38%) und die Koronardurchblutung des linken Ventrikels (+16%) sind gegenüber der Norm bei weitgehend normaler arteriokoronarvenöser Sauerstoffdifferenz signifikant erhöht (Tab. 8.10). Die Koronarreserve des linken Ventrikels ist bei Hypertonikern mit signifikanten Koronarstenosen hochgradig (von 4,8 ± 1,99 [normal] auf 2,01 ± 0,12 [p <0,001]), d. h. wie bei normotoner koronarer Herzkrankheit mit vergleichbaren Koronarstenosen, eingeschränkt (Abb. 8.9, 8.10). Allerdings zeigen bereits jugendliche und kardial kompensierte essentielle Hypertoniker mit normalem Koronarangiogramm eine deutliche Einschränkung der Koronarreserve des linken Ventrikels (von 4,8 ± 1,99 [normal] auf 3,2 ± 0,31 [p <0,01]), ein Befund, der das koronare Risiko bereits beim normal großen Hypertonikerherzen mit normalem Koronarangiogramm demonstriert und möglicherweise auf eine organisch fixierte oder funktionelle Einbe-

Tab. 8.11. Einschränkung der Koronarreserve bei hypertensiver Herzkrankheit.

Mediahypertrophie der Arteriolen (erhöhte d/r-Relation)
Elongierte Arteriolenstrombahn
Verminderte Arteriolen- und Kapillardichte pro Myokard
Vermehrter Wassergehalt der Arteriolenwand
Veränderte Gefäßansprechbarkeit auf vasoaktive Transmitter
Erhöhte Blutviskosität

Furuyama (1962); Conway (1963); van Citters (1966); Siverisson (1970); Folkow et al (1972); Hallbäck et al (1972).

ziehung der kleinen, im Koronarangiogramm nicht erkennbaren Herzkranzgefäße entsprechend einer hypertensiven Mikroangiopathie zurückzuführen ist (15, 16, 20, 33, 45).

Die Ursache der bereits bei jugendlichen Hypertonikern eingeschränkten Koronarreserve des linken Ventrikels ist nicht einheitlich, und es kommen unter anderem eine druckinduzierte Mediahypertrophie der arteriolären Widerstandsgefäße mit konsekutiver Zunahme der Wanddicke-Radius-Relation der Koronararteriolen (Abb. 8.1), ein vermehrter intramuraler Wassergehalt (10–15%) der Arterien und Arteriolen, eine abnorm elongierte Arteriolenstrombahn und eine veränderte Vasoreaktivität auf physiologisch relevante Transmitter der Koronarregulation in Betracht (Tab. 8.11) (18, 19, 23, 41, 50, 51, 65).

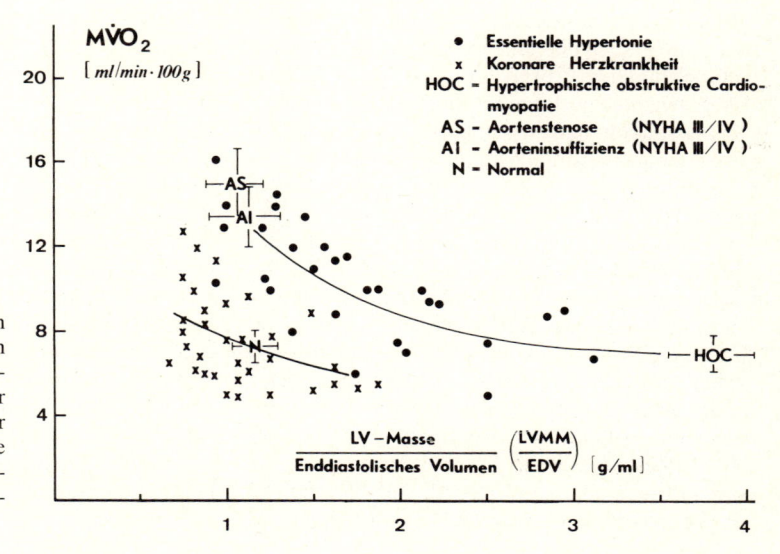

Abb. 8.12. Beziehung zwischen der Masse-Volumen-Relation und dem myokardialen Sauerstoffverbrauch bei essentieller Hypertonie und normotensiver koronarer Herzkrankheit sowie bei Aortenvitien und hypertrophischer obstruktiver Kardiomyopathie.

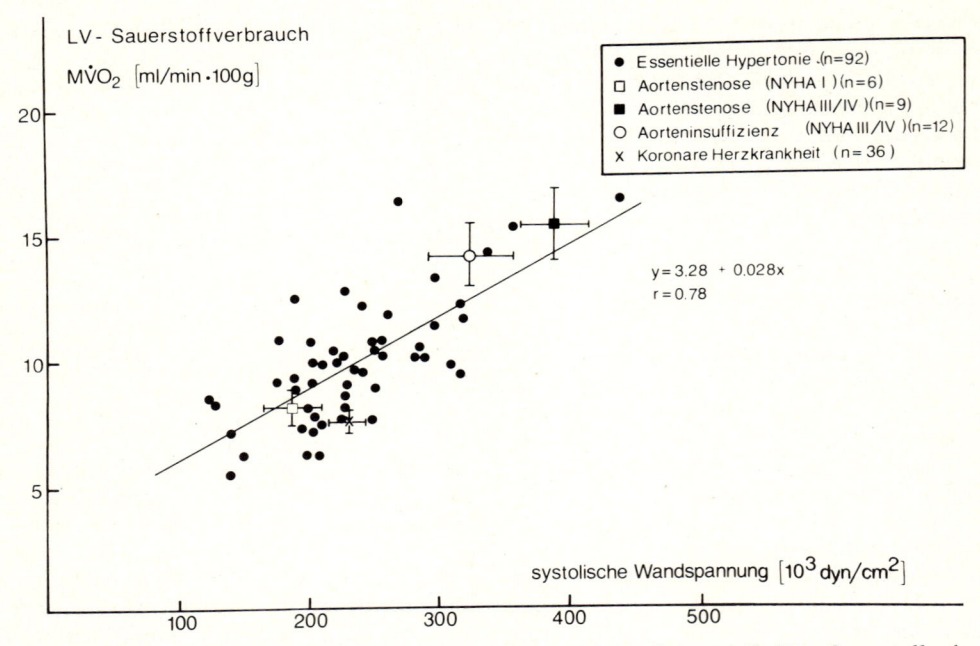

Abb. 8.13. Beziehung zwischen der systolischen Wandspannung und dem linksventrikulären Sauerstoffverbrauch. Beachte die lineare Beziehung zwischen beiden Variablen.

8.5.11. Myokardialer Sauerstoffverbrauch

Der Sauerstoffverbrauch des linken Ventrikels pro Gewichtseinheit ist bei der Gesamtgruppe der Hypertoniker im Mittel um 21% erhöht. Die Erhöhung des Sauerstoffverbrauches erklärt sich aus der Zunahme der absoluten linksventrikulären Muskelmasse. Allerdings war die Steigerung der Beziehung zwischen beiden Variablen (linksventrikuläre Muskelmasse, Gesamtsauerstoffverbrauch) bei den untersuchten Hypertonikergruppen sehr unterschiedlich, so daß ein unterschiedlicher Sauerstoffverbrauch pro 100 g linken Ventrikelgewichtes vorlag. Dies bedeutet, daß neben der massenabhängigen Zunahme des myokardialen Sauerstoffverbrauchs eine massenunabhängige Erhöhung des myokardialen Energiebedarfes nachweisbar ist. Ursächlich kommt eine Änderung von energiebestimmenden Größen der Herzmechanik bzw. Ventrikelfunktion in Betracht, von denen der systolischen Wandspannung eine vorrangige Bedeutung beizumessen ist. Eine Beziehung des erhöhten Sauerstoffverbrauchs pro 100 g zu linksventrikulären Druck-, Pump- oder Inotropiegrößen bestand nicht, dagegen eine signifikante Korrelation zur systolischen Wandspannung. Da die Wandspannung vom intraventrikulären Druck, der Wanddicke des Ventrikels und vom Radius abhängig ist, repräsentiert der Hypertrophie- bzw. Dilatationsgrad des linken Ventrikels neben der absoluten Massenänderung im Gefolge der essentiellen Hypertonie eine wesentliche Determinante des myokardialen Energiebedarfes (Abb. 8.12). Bei vergleichbarer arterieller Druckerhöhung geht eine zunehmende Ventrikeldilatation mit einer pathologischen Abnahme der Masse-Volumen-Relation und einer Zunahme der systolischen Wandspannung einher. Konsekutiv erfolgt eine Zunahme des myokardialen Sauerstoffverbrauches (Abb. 8.13). Auch bei normalem Koronarangiogramm sind somit die Auslösungsbedingungen für eine Myokardischämie bzw. eine Angina-pectoris-Symptomatik gegeben, da über eine kritische Änderung des Hypertrophiegrades (Myokardfaktor) ein Mißverhältnis zwischen Sauerstoffangebot und Sauerstoffbedarf bei der essentiellen Hypertonie einsetzt. Pathogenetisch korrelieren somit bei vergleichbarer arterieller Druckbelastung das enddiastolische Volumen bzw. die Größe des linken Ventrikels mit der Änderung des myokardialen Energiebedarfes im Gefolge der Druckhypertrophie bzw. -dilatation bei essentieller Hypertonie. Klinisch ist dementsprechend eine zunehmende Ischämiegefährdung des linken Ventrikels mit zunehmender Ventrikeldilatation zu erwarten.

Die essentielle Hypertonie mit zunehmender Herzvergrößerung, meßbar durch die Herzgrößenänderung in der Thoraxröntgenaufnahme, ist somit stets auch als eine hypertensive Herzerkrankung mit Ischämiegefährdung anzusehen. Dies schließt nicht aus, daß ein normal großer oder nur mittelgradig vergrößerter linker Ventrikel bei der essentiellen Hypertonie infolge gleichzeitiger Koronararterienstenosierungen eine erhöhte Ischämie- bzw. Myokardinfarktanfälligkeit aufweisen kann.

Die metabolische Reserve des im Rahmen einer essentiellen Hypertonie hypertrophierten linken Ventrikels ist bereits unter Ruhebedingungen bei erhöhtem myokardialen Sauerstoffverbrauch pro Gewichtseinheit eingeschränkt. Es ist anzunehmen, daß mit zunehmendem enddiastolischen Volumen bzw. mit abnehmender Masse-Volumen-Relation, d. h. mit progredienter Linksherzvergrößerung, eine zunehmende Einschränkung der metabolischen Reserve über eine Zunahme des myokardialen Sauerstoffverbrauches einsetzt. Durch therapeutische Maßnahmen, die mit einer wirksamen Drucksenkung, Herzverkleinerung und Zunahme der Masse-Volumen-Relation einhergehen, ist eine Verbesserung der Ventrikelfunktion, Senkung des myokardialen Energiebedarfes und Steigerung der mechanischen und metabolischen Reserve des linken Ventrikels zu erwarten. Die Ventrikelgröße beim essentiellen Hypertoniker repräsentiert somit nicht nur ein Maß für die Ventrikelfunktion, sondern darüber hinaus auch ein brauchbares Korrelat für die Höhe des myokardialen Energiebedarfes und die Ischämieanfälligkeit des linken Ventrikels.

8.6. Klinische Schweregradeinteilung des Hochdruckherzens

Nach symptomatologischen und diagnostischen Kriterien läßt sich das Hochdruckherz in vier klinisch unterscheidungswürdige Stadien einteilen:

Stadium **I:**

Selten Herzbeschwerden.
Herzsilhouette, Ventrikelfunktion und Koronarangiogramm normal.
Bereits deutliche Einschränkung der Koronarreserve.

Stadium **II:**

Häufig Herzbeschwerden (Angina pectoris).
Herzsilhouette und Ventrikelfunktion (Ruhe, Belastung) noch normal.

Stadium **III:**

Häufig Beschwerden (Angina pectoris, Belastungsdyspnoe).
Herzsilhouette vergrößert,
Einschränkung der Ventrikelfunktion und Kontraktilität unter körperlicher Belastung.

Stadium **IV:**

Klinische Zeichen dekompensierter Herzinsuffizienz.
Herzsilhouette deutlich vergrößert,
Einschränkung der Ventrikelfunktion in Ruhe.

Durch die Erfassung der genannten Symptomatologie und Befundkonstellationen ist auf der Basis von Funktion und Arbeitsweise des Hochdruckherzens eine klinisch relevante Grundlage für eine Stadieneinteilung und rationale Differentialtherapie gegeben.

8.7. Therapeutische Konsequenzen (Tab. 8.12)

Die positiv inotrope Wirkung von **Digitalisglykosiden** läßt sich am dekompensierten Hochdruckherzen in eine signifikante Verbesserung der Pumpfunktion mit Zunahme von Herzindex und Schlagindex umsetzen (56, 57, 59–63). Dagegen kommt es am kompensierten Hochdruckherzen zwar zu einer positiv inotropen Wirkung, meßbar an den Änderungen isovolumetrischer

Tab. 8.12. Therapeutische Maßnahmen bei hypertensiver Herzkrankheit.

I. Negativ inotrope und negativ chronotrope Pharmaka
   – Beta-Rezeptorenblocker
II. Positiv inotrope Pharmaka
   – Digitalisglykoside
   – Dopamin, Dobutamin, Prenalterol u. a.
III. Vasodilatatoren
   – Abnahme des »Preload«: Diuretika, organische Nitrate, Phentolamin u. a.
   – Abnahme des »Afterload«: Hydralazin. Na-Nitroprussid, Calcium-Antagonisten, Captopril, Minoxidil u. a.

Geschwindigkeitsindices, jedoch werden die für die Pumpfunktion wesentlichen Größen der auxotonen Auswurfphase (Herzindex, Schlagindex usw.) nicht nur nicht gesteigert, sondern oft sogar gesenkt (56, 57, 59–63). Ursächlich kommt eine durch Digitalisglykoside zusätzliche Steigerung des peripheren Widerstandes in Betracht. Zudem nimmt die Koronardurchblutung ab und der Koronarwiderstand zu (13, 52, 57, 61, 62, 63, 66), so daß bei annähernd gleichbleibendem Sauerstoffverbrauch eine Verschlechterung des Sauerstoffangebotes an das Herz auftreten kann. Die Indikation zur Anwendung von Digitalisglykosiden sollte daher *beim kompensierten Hochdruckherzen zurückhaltend* gestellt werden.

Unter **Beta-Rezeptorenblockern** (Tab. 8.13) werden Blutdruck und Herzfrequenz wirksam gesenkt, so daß Koronardurchblutung und myokardialer Sauerstoffverbrauch abnehmen (40, 58, 64, 67, 69). Die pharmakologisch erschließbare Koronarreserve wird unter therapeutischer Dosierung um etwa 20 bis 30 Prozent erhöht. Das kompensierte Hochdruckherz kann somit unter Beta-Rezeptorenblockern ventrikeldynamisch (systolischer Druck, Wandspannung usw.) und metabolisch (Sauerstoffangebot, Sauerstoffbedarf usw.) entlastet werden. Allerdings ist die Anwendung von Beta-Rezeptorenblockern *beim dekompensierten Hochdruckherzen* infolge negativ inotroper Einwirkung *limitiert bzw. kontraindiziert*.

Eine wirksame Verbesserung der Ventrikelfunktion läßt sich beim kompensierten und dekompensierten Hochdruckherzen durch arteriolär angreifende **Vasodilatatoren** erreichen (Tab. 8.14), die infolge »Afterload«-Reduktion (Wandspannung, peripherer Widerstand, Impedanz) zu einer Zunahme von Pumpgrößen führen. Darüber hinaus wird die Koronardurchblutung gesteigert (z. B. Hydralazin). Der myokardiale Sauerstoffverbrauch bleibt bilanzmäßig annähernd unverändert, so daß das Hochdruckherz pro vergleichbarem Energiebedarf mehr Pumparbeit zu verrichten vermag (62, 63). Ursache ist die Einsparung an Sauerstoffverbrauch durch Afterload-Reduktion, ein Prinzip, das für die Therapie des kompensierten und dekompensierten Hochdruckherzens zunehmend klinische Bedeutung erlangt.

8.7.1. Neue Entwicklungen in der Pharmakotherapie des Hochdruckherzens

Für die *chronische Therapie* der hypertensiven Herzkrankheit (kompensiertes/dekompensiertes

Tab. 8.13. Wirkung von Atenolol (5 mg i.v.) bei normotensiver koronarer Herzkrankheit und bei hypertensiver Herzhypertrophie. Die Prozentzahlen beziehen sich auf die prozentualen Änderungen der Mittelwerte vor und nach 30 min; die Signifikanzen wurden aus den primären Meßwerten ermittelt.

	Koronare Herzkrankheit (normotensiv) normal n=10	Hypertensive Herzhypertrophie konzentrisch n=11
Systolischer Blutdruck	− 4,6%	−5,4% ($p<0{,}01$)
Enddiastolischer Druck	− 5,8%	−2,4%
Herzfrequenz	−18,7% ($p<0{,}001$)	−13,8% ($p<0{,}001$)
Herzindex	−12,5% ($p<0{,}001$)	−11,5% ($p<0{,}001$)
Schlagindex	+ 4,9%	+ 1,2%
Maximale Druckanstiegsgeschwindigkeit	−11,5% ($p<0{,}01$)	− 7,5% ($p<0{,}01$)
Koronardurchblutung	−15,7% ($p<0{,}005$)	−14,5% ($p<0{,}001$)
Koronarwiderstand	+19,7% ($p<0{,}001$)	+12,7% ($p<0{,}005$)
Koronare O_2-Differenz	− 1,4%	− 0,44%
Myokardialer Sauerstoffverbrauch	−17,2% ($p<0{,}005$)	−13,6% ($p<0{,}001$)

Atenolol 5 mg i.v. — Springer (1980)

Tab. 8.14. Wirkung von Hydralazin 20 mg i. v. (nach 30 min) am konzentrisch und exzentrisch hypertrophierten Hochdruckherzen.

	Herzhypertrophie konzentrisch n=22	Herzdilataton exzentrisch n=9
Systolischer Blutdruck	−16% (p <0,001)	−19,6% (p <0,001)
Enddiastolischer Druck	−21% (p <0,001)	−29,3% (p <0,001)
Herzfrequenz	+ 6,8%	+ 4,2%
Herzindex	+24,4% (p <0,001)	+29,3% (p <0,001)
Schlagindex	+18,4% (p <0,001)	+20,6% (p <0,001)
Maximale Druckanstiegsgeschwindigkeit	+ 8,3%	+ 6,2%
Koronardurchblutung	+41,3% (p <0,001)	+32,4% (p <0,02)
Koronarwiderstand	−36,1% (p <0,001)	−29,1% (p <0,01)
Koronare O_2-Differenz	−18,6% (p <0,001)	−14,4% (p <0,01)
Myokardialer Sauerstoffverbrauch	+ 7,5%	+ 4,1%

Hydralazin 20 mg i.v. Springer (1980)

Hochdruckherz) lassen sich aufgrund neuerer Vorstellungen über die Entwicklung und Regression der hypertensiven Herzhypertrophie einerseits und neuerer Pharmakaentwicklungen andererseits folgende *therapeutische Weiterungen* umreißen (2, 24, 28, 42, 61–63, 64):
1. Positiv inotrop wirkende Pharmaka beim dekompensierten Hochdruckherzen (Prenalterol, ARL 115 u. a.),
2. Converting-enzyme-Inhibitoren bei therapierefraktärer Hypertonie und Herzinsuffizienz (Captopril u. a.),
3. Calciumantagonisten in der antihypertensiven Behandlung des kompensierten Hochdruckherzens (Nifedipin u. a.),
4. Mono- und Kombinationstherapie zur Indikation einer Hypertrophieregression am kompensierten und dekompensierten Hochdruckherzen (Hydralazin plus Metoprolol u. a.).

Die Voraussetzung für eine praktikable Langzeitbehandlung ist die Wirksamkeit bei oraler Applikation. Diese ist für die unter 1–4 genannten Substanzen gegeben. *Prenalterol* führt meist zu einer deutlichen und langanhaltenden Verbesserung der linksventrikulären Pumpfunktion und Kontraktilität, ohne in therapeutischer Dosierung (3 × 10 bis 3 × 20 mg/Tag) die erwünschte Wirkungsbreite beeinträchtigende Nebenwirkungen auf Blutdruck (leichte Zunahme des systolischen Druckes) und Herzfrequenz (leichte positive chronotrope Wirkung) aufzuweisen. Die Wirkung ist additiv zu einer bereits bestehenden Glykosidwirkung.

Converting-enzyme-Inhibitoren, wie u. a. Captopril, sind bei therapierefraktärer Hypertonie und Herzinsuffizienz (dekompensiertes Hochdruckherz) im Einzelfall unter Abwägung der Nebenwirkungen (Veränderungen an Blutbild, Leber- und Nierenfunktion u. a.) gerechtfertigt. In letzter Zeit ist auch über den erfolgreichen Einsatz von Captopril bei normotensiver, refraktärer Herzinsuffizienz berichtet worden.

Nifedipin besitzt in sehr hoher Dosierung (40–160 mg pro Tag) deutlich drucksenkende

Tab. 8.15. Therapeutische Zielsetzungen bei pharmakotherapeutisch induzierter Hypertrophieregression der hypertensiven Herzhypertrophie.

1. Verminderung und Rückbildung der *globalen* Herzhypertrophie
   → Verzögerung (Rückbildung) der Myokardinsuffizienz?
2. Rückbildung der *regionalen* Herzhypertrophie
   → Verhinderung irregulärer Myokardhypertrophien?
3. Reversibilität der hypertensiven, koronaren Mikroangiopathie
   → Verbesserung der Koronarreserve des linken Ventrikels?

Wirkungen, die mit einer Zunahme der Ventrikelfunktion einhergehen können. Die Gefahr eines signifikanten und den therapeutischen Einsatz in Frage stellenden negativ inotropen Effektes ist bei Unterlassen einer gleichzeitigen Therapie mit Betarezeptorenblockern gering. Zudem wird für die hypertensive Herzhypertrophie bei Langzeittherapie eine Hypertrophieregression diskutiert.

Die *Kombinationstherapie* bestehend aus Metoprolol und Hydralazin scheint nach experimentellen und ersten klinischen Studien eine deutliche Verhinderung bzw. Rückbildung der hypertensiven Herzhypertrophie aufzuweisen (Tab. 8.15). Diese Wirkung ist nicht unbedingt mit dem Ausmaß der arteriellen Drucksenkung korreliert. Die wesentlichen Ventrikelfunktionsgrößen einschließlich der Wandspannungsreserve bleiben unter der Voraussetzung gut eingestellter systolischer Blutdruckwerte weitgehend unverändert, so daß eine antihypertensive Wirkung parallel zu einer ventrikeldynamischen Verbesserung langanhaltend erreichbar ist.

Die aufgezeigten pharmakotherapeutischen Neuerungen mögen demonstrieren, daß es neben dem »gesicherten« therapeutischen Wissen in der Behandlung der hypertensiven Herzkrankheit zahlreiche neue Wege mit dem teilweise bereits jetzt vielversprechenden Ziel gibt, neben einer »kausalen« Blutdrucksenkung auch die kardialen Auswirkungen, d. h. die myokardialen und koronaren Hochdruckmanifestationen wirksam zu behandeln.

8.8. Zusammenfassende Schlußfolgerungen

Die Ventrikelfunktion beim essentiellen Hochdruck wird vorrangig vom Hypertrophiegrad *(Myokardfaktor)* sowie von den koronaren Organmanifestationen *(Koronarfaktor)* bestimmt. Die Ventrikelfunktion korreliert invers mit der Ventrikelgröße und systolischen Wandspannung, indem mit Zunahme beider Variablen eine Abnahme der Ventrikelfunktion einsetzt. Bereits das jugendliche, normal große und im Koronarangiogramm unauffällige Hochdruckherz scheint ischämieanfällig, da die Koronarreserve auch bei Fehlen von Koronarstenosierungen erheblich eingeschränkt ist. Die myokardiale Dehnbarkeit kann im Unterschied zur Ventrikeldehnbarkeit auch bei ausgeprägter Myokardhypertrophie normal sein. Mit abnehmender myokardialer Dehnbarkeit nimmt die systolische Wandspannung zu und die Ventrikelfunktion ab. Mit 14% repräsentiert das Hochdruckherz die häufigste Form einer irregulären Ventrikelwandhypertrophie. Die Hypertrophiegradanalyse zeigt, daß die Hypertrophie überproportional (hohe Masse-Volumen-Relation, erniedrigte Wandspannung), proportional sowie unterproportional (normale Masse-Volumen-Relation, erhöhte Wandspannung) sein kann. Für das dilatierende Hochdruckherz sind Digitalisglykoside neben antihypertensiven Maßnahmen indiziert; für das kardial kompensierte Hochdruckherz mit und ohne Koronarstenosen sind Betarezeptorenblocker sinnvoll. Auf der Basis der kardialen Hochdruckmanifestationen wird eine Einteilung der hypertensiven Herzkrankheit (Hochdruckherz) gegeben.

Literatur

(1) BADEER, H. S.: Contractile tension in the myocardium. Amer. Heart J. *66:* 432 (1963).
(2) BOCK, K. D.: Medikamentöse Therapie der Hypertonie. In: HEINTZ, R., H. LOSSE (Hrsg.): Arterielle Hypertonie, S. 346. Thieme, Stuttgart 1969.
(3) BRETSCHNEIDER, H. J.: Aktuelle Probleme der Koronardurchblutung und des Myokardstoffwechsels. Regensburg, ärztl. Fortbild. *1:* 11 (1967).
(4) BÜRGER, S., A. MEINARDUS, B. E. STRAUER: Hypertrophiegrad und Dynamik des linken Ventrikels bei der spontanen essentiellen Hypertonie der Ratte. Klin. Wschr. *56:* 207 (1978).
(5) BÜRGER, S., B. E. STRAUER: Left ventricular hypertrophy in chronic pressure load due to essential hypertension. I. Left ventricular function, left ventricular geometry and wall stress. In: STRAUER B. E. (Hrsg.): The Heart in Hypertension, S. 13–36. Springer, Berlin – Heidelberg – New York 1981.
(6) BÜRGER, S., B. E. STRAUER: Left ventricular hypertrophy in chronic pressure load due to essential hypertension. II. Contractility of the isolated left ventricular myocardium and left ventricular stiffness. In: STRAUER, B. E. (Hrsg.): The Heart in Hypertension, S. 37–52. Springer, Berlin – Heidelberg – New York 1981.
(7) COHN, J. N., E. RODRIGUERA, N. H. GUIHA: Left ventricular function in hypertensive heart disease. In: ONESTI, G., K. E. KIM, J. H. MOYER: Hypertension: Mechanism and Management, S. 191. Grune and Stratton, New York 1973.
(8) FORD, L. E.: Heart size. Circulat. Res. *39:* 297 (1976).

(9) FROHLICH, E.: Clinical-physiologic classification of hypertensive heart disease in essential hypertension. In: ONESTI, G., K. E. KIM, J. H. MOYER (Hrsg.): Hypertension: Mechanism and Management, S. 181. Grune and Stratton, New York 1973.

(10) FROHLICH, E. D.: Beta-adrenergic receptor blokkade in the treatment of essential hypertension. In: STRAUER, B. E. (Hrsg.): The Heart in Hypertension, S. 425–436. Springer, Berlin – Heidelberg – New York 1981.

(11) GAASCH, W. H., W. E. BATTLE, A. A. OBOLER, J. S. BANAS, H. J. LEVINE: Left ventricular stress and compliance in man. Circulation 45: 746 (1972).

(12) GAASCH, W. H., H. J. LEVINE, M. A. QUINONES, J. K. ALEXANDER: Left ventricular compliance: Mechanism and clinical implications. Amer. J. Cardiol. 38: 645 (1976).

(13) GRACY, D. R., M. BRANDFONBREMER: The effect of lanatoside C on coronary vascular resistance. Amer. Heart J. 66: 88 (1963).

(14) GROSSMAN, W., L. P. MCLAURIN, S. P. MOOS, M. STEFADOUROS, D. T. YOUNG: Wall thickness and diastolic properties of the left ventricle. Circulation 49: 129 (1974).

(15) HANRATH, P., D. MATHEY, P. KREMER, W. BLEIFELD: Left ventricular relaxation and filling pattern in different forms of left ventricular hypertrophy. In: STRAUER, B. E. (Hrsg.): The Heart in Hypertension, S. 377–386. Springer, Berlin – Heidelberg – New York 1981.

(16) HOOD, W. P.: Dynamics of hypertrophy in left ventricular wall of man. In: ALPERT, N. R. (Hrsg.): Cardiac Hypertrophy, S. 445. Academic Press, New York 1971.

(17) HORT, W.: Morphologische und physiologische Untersuchungen an Ratten während eines Lauftrainings und nach dem Training. Virchows Arch. Pathol. Anat. 320: 197 (1951).

(18) HORT, W.: Microscopic pathology of the heart muscle and of coronary arteries in arterial hypertension. In: STRAUER, B. E. (Hrsg.): The Heart in Hypertension, S. 183–192. Springer, Berlin – Heidelberg – New York 1981.

(19) JAMES, Th.: Small arteries of the heart. Circulation 56: 2 (1977).

(20) JUST, H., P. LIMBOURG: Arterial hypertension: Left ventricular function at rest and during exercise. In: STRAUER, B. E. (Hrsg.): The Heart in Hypertension, S. 333–344. Springer, Berlin – Heidelberg – New York 1981.

(21) KANNEL, W. B., T. R. DAWBER: Hypertensive cardiovascular disease. The Framingham Study. In: ONESTI, G., K. E. KIM, J. MOYER (Hrsg.): Hypertension: Mechanism and Management, S. 93. Grune and Stratton, New York 1973.

(22) KANNEL, W. B., P. SORLIE: Left ventricular hypertrophy in hypertension: Prognostic and pathogenetic implications (The Framingham Study). In: STRAUER, B. E. (Hrsg.): The Heart in Hypertension, S. 223–242. Springer, Berlin – Heidelberg – New York 1981.

(23) KATHKE, N.: Die Veränderungen der Koronararterienzweige des Myokards bei Hypertonie. Beitr. path. Anat. 115: 405 (1955).

(24) KLAUS, W., K. GÜTTLER: Alternativen zur Digitalistherapie? Pharmakologische Grundlagen. Verh. dtsch. Ges. inn. Med. 82: 127 (1977).

(25) KOCHSIEK, K., H. W. HEISS, M. TAUCHERT, B. E. STRAUER: Koronarreserve und Sauerstoffverbrauch bei hypertrophischer obstruktiver Cardiomyopathie. Verh. dtsch. Ges. inn. Med. 77: 880 (1971).

(26) KOCHSIEK, K., D. LARBIG, D. HARMJANZ: Die hypertrophische obstruktive Kardiomyopathie. Experimentelle Medizin, Pathologie und Klinik. Bd. 35. Springer, Berlin – Heidelberg – New York 1971.

(27) KOCHSIEK, T., M. TAUCHERT, L. COTT, J. NEUBAUR: Die Koronarreserve bei Patienten mit Aortenvitien. Verh. dtsch. Ges. inn. Med. 76: 214 (1970).

(28) KÜBLER, W., J. MANTHEY, W. MÄURER, H. C. MEHMEL: Alternativen zur Digitalistherapie? Metabolische Aspekte. Verh. dtsch. Ges. inn. Med. 83: 140 (1977).

(29) LIMBOURG, P. H., K. F. JUST, P. V. SCHÖLMERICH: Ventricular function at rest and during exercise in the hypertensive heart. In: ROSKAMM, H., CH. HAHN: Ventricular function at rest and during exercise. Springer, Berin – Heidelberg – New York 1976.

(30) LINZBACH, A. J., M. LINZBACH: Die Herzdilatation. Klin. Wschr. 29: 40 (1951).

(31) LINZBACH, A. J.: Heart failure from the point of view of quantitative anatomy. Amer. J. Cardiol. 5: 370 (1960).

(32) LINZBACH, A. J.: Structural adaption of the heart in hypertension and the physical consequences. In: STRAUER, B. E. (Hrsg.): The Heart in Hypertension, S. 243–250. Springer, Berlin – Heidelberg – New York 1981.

(33) LUND-JOHANSEN, P.: Hemodynamcis in early essential hypertension. Acta med. scand. 183, Suppl. 482 (1967).

(34) MEERSON, F. S.: Hyperfunktion, Hypertrophie und Insuffizienz des Herzens. VEB Volk und Gesundheit, Berlin 1969.

(35) MEURER, K. E., H. FELTKAMP, G. BÖNNER, A. KONRADS, R. LANG, A. HELBER, W. KAUFMANN: Pathophysiologie basis of antihypertensive therapy in man. In: STRAUER, B. E. (Hrsg.): The Heart in Hypertension, S. 401–412. Springer, Berlin – Heidelberg – New York 1981.

(36) MIRSKY, J.: Assessment of passive elastic stiffness of cardiac muscle: mathematical concepts, physiological and clinical consideration, directions of future research. Progr. cardiovasc. Dis. 28: 277 (1976).

(37) OKAMOTO, K.: Spontaneous Hypertension. Springer, Berlin – Heidelberg – New York 1972.

(38) ONESTI, G., K. E. KIM, H. J. MOYER: Hypertension: Mechanisms and Management. Grune and Stratton, New York 1973.

(39) PAGE, L. B., H. M. YAGER, J. J. SIDD: Drugs in the management of hypertension. Amer. Heart J. 92: 252 (1976).
(40) PHILIPP, TH., K. CORDES, A. DISTLER: Sympathikusaktivierbarkeit und blutsenkende Wirkung einer Beta-Rezeptorenblockade bei essentieller Hypertonie. Dtsch. med. Wschr. 102: 569 (1977).
(41) RAHLF, G.: Microscopic pathology of intramural coronary arteries and arterioles of the left ventricle in arterial hypertension. In: STRAUER, B. E. (Hrsg.): The Heart in Hypertension, S. 193–208. Springer, Berlin – Heidelberg – New York 1981.
(42) RAHN, K. H.: Alternativen zur Digitalistherapie: Diuretika. Verh. dtsch. Ges. inn. Med. 83: 148 (1977).
(43) SANDLER, H., H. T. DODGE: Left ventricular tension and stress in man. Circulat. Res. 13: 91 (1963).
(44) SANDLER, H., H. T. DODGE: The use of single plane angiocardiograms for the calculation of left ventricular volume in man. Amer. Heart J. 75: 325 (1968).
(45) SCHERPE, A., B. E. STRAUER: Untersuchungen über die hämodynamischen Determinanten der Auswurffraktion des Herzens. Verh. dtsch. Ges. inn. Med. 82: 1109 (1976).
(46) SCHETTLER, G.: Angina pectoris und Arteriosklerose. In: GILL, E. (Hrsg.): Angina pectoris, S. 227–247. Fischer, Stuttgart 1978.
(47) SCHÖLMERICH, P.: Klinik der Hochdruckkrankheit. In: Die Blutdruckkrankheiten, Nauheimer Fortbild.-Lehrg., S. 227–247. Steinkopff, Darmstadt 1960.
(48) SIEGENTHALER, W., U. VERAGUT, C. WERNING: Blutdruck. In: SIEGENTHALER, W. (Hrsg.): Klinische Pathophysiologie, S. 617. Thieme, Stuttgart 1976.
(49) SPANN, J. F., R. A. BUCCINO, E. H. SONNENBLICK, E. BRAUNWALD: Contractile state of cardiac muscle obtained from cats with experimentally produced ventricular hypertrophy and heart failure. Circulat. Res. 21: 341 (1967).
(50) STRAUER, B. E., M. TAUCHERT, L. COTT, H. W. HEISS, K. KOCHSIEK, H. J. BRETSCHNEIDER: Über den Einfluß verschiedener Größen der Herzmechanik auf den Sauerstoffverbrauch des suffizienten und insuffizienten linken Ventrikels bei Aortenvitien. Verh. dtsch. Ges. inn. Med. 77: 876 (1971).
(51) STRAUER, B. E., M. TAUCHERT, L. COTT, K. KOCHSIEK, H. J. BRETSCHNEIDER: Simultane Bestimmung des Sauerstoffverbrauches und der Koronardurchblutung des linken Ventrikels bei Mitral- und Herzklappenfehlern mit einem neuen hämodynamischen Parameter und der Argon-Fremdgasmethode. Verh. dtsch. Ges. inn. Med. 76: 217 (1970).
(52) STRAUER, B. E.: Digitalis und Myokardinfarkt. Med. Klin. 48: 1937 (1975).
(53) STRAUER, B. E.: Dynamik, Koronardurchblutung und Sauerstoffverbrauch des normalen und kranken Herzens. Karger, Basel 1975.
(54) STRAUER, B. E.: Änderungen der Kontraktilität bei Druck- und Volumenbelastungen des Herzens. Verh. dtsch. Ges. Kreisl.-Forsch. 42: 69 (1976).
(55) STRAUER, B. E.: Ventrikelfunktion und koronare Hämodynamik bei der essentiellen Hypertonie, Verh. dtsch. Ges. Kreisl.-Forsch. 43: 41 (1977).
(56) STRAUER, B. E.: Symposium A: Alternativen zur Digitalistherapie? Einführung in das Thema. Verh. dtsch. Ges. inn. Med. 83: 116 (1977).
(57) STRAUER, B. E.: Das Hochdruckherz VI: Ventrikelfunktion und koronare Hämodynamik unter dem Einfluß von Digitalisglykosiden. Dtsch. med. Wschr. 103: 1691 (1978).
(58) STRAUER, B. E.: Das Hochdruckherz VII: Die Wirkung von Atenolol auf Funktion, koronare Hämodynamik und Sauerstoffverbrauch des linken Ventrikels. Dtsch. med. Wschr. 103: 1785 (1978).
(59) STRAUER, B. E.: Myocardial oxygen consumption in chronic heart disease: Role of wall stress, hypertrophy and coronary reserve. Amer. J. Cardiol. 44: 730 (1979).
(60) STRAUER, B. E.: Ventricular function and coronary hemodynamics in hypertensive heart disease. Amer. J. Cardiol. 44: 999 (1979).
(61) STRAUER, B. E.: Das Hochdruckherz. Springer, Berlin – Heidelberg – New York 1979.
(62) STRAUER, B. E.: Hypertensive Heart Disease. Springer, Berlin – Heidelberg – New York 1980.
(63) STRAUER, B. E. (Hrsg.): The Heart in Hypertension. Springer, Berlin – Heidelberg – New York 1981.
(64) TARAZI, R. C., S. SEN: Reversal of cardiac hypertrophy by antihypertensive therapy. In: STRAUER, B. E. (Hrsg.): The Heart in Hypertension, S. 74–88. Springer, Berlin – Heidelberg – New York 1981.
(65) TAUCHERT, M.: Koronarreserve und maximaler Sauerstoffverbrauch des menschlichen Herzens. Basic Res. Cardiol. 68: 183 (1973).
(66) VATNER, S. F., C. B. HIGGINS, D. FRANKLIN, E. BRAUNWALD: Effect of digitalis glykoside on coronary and systemic dynamics in conscious dogs. Circulat. Res. 28: 470 (1971).
(67) VAUGHN WILLIAMS, E. M., A. E. G. RAINE, H. A. CABRERA, J. M. WHYTE: The effects of prolonged beta-adrenoreceptor blockade on heart size and cardiac intracellular potentials in rabbits. Cardiovasc. Res. 9: 579 (1975).
(68) WEBER, K. T., N. REICHEK, J. S. JANICKI, S. SHROFF: The pressure overloaded heart: physiological and clinical correlates. In: STRAUER, B. E. (Hrsg.): The Heart in Hypertension, S. 287–306. Springer, Berlin – Heidelberg – New York 1981.
(69) WEISS, L., Y. LUNDGREN, B. FOLKOW: Effects of prolonged treatment with adrenergic betareceptor antagonists on blood pressure, cardiovascular design and reactivity in spontaneously hypertensive rats (SHR). Acta physiol. scand. 91: 447 (1974).

(70) World Health Organisation: Hypertension and coronary heart disease: Classification and criteria for epidemiological studies. First report of the expert committee on cardiovascular diseases and hypertension. Techn. Res. Ser. *168* (1959).

(71) World Health Organisation: Arterial hypertension and ischemic heart disease, preventive aspects. Report of an expert committee. Techn. Res. Ser. *231* (1962).

9. Pharmakotherapie der Angina pectoris

Von W. Rudolph und J. Dirschinger

Ziel medikamentöser Maßnahmen bei Angina pectoris ist es, die Schmerzsymptomatik durch Erhöhung des myokardialen Sauerstoffangebotes und/oder durch Senkung des myokardialen Sauerstoffbedarfes zu beseitigen und ihr Wiederauftreten zu verhindern. Anfallstherapie und Akutprophylaxe werden für ausreichend erachtet, wenn die Angina-pectoris-Beschwerden nur gelegentlich, d. h. in der Regel weniger als 2mal pro Woche auftreten. Eine Dauerbehandlung ist bei gehäuften, d. h. bei mehr als 2 Anfällen pro Woche, zunächst als Monotherapie und bei nicht zufriedenstellend kontrollierter Symptomatik in Form einer Kombinationstherapie angezeigt (1) (Abb. 9.1).

Wenngleich abnehmende Sterbeziffern konservativ behandelter Patienten, ebenso wie die Ergebnisse der Postinfarktstudien, vermuten lassen, daß Morbidität und Letalität durch eine medikamentöse Therapie günstig beeinflußt werden können, liegen nach wie vor keine gesicherten Daten über einen primär präventiven Effekt solcher Maßnahmen vor (1). Dies begründet die Entscheidung, eine symptomorientierte Behandlung und nicht generell eine Dauertherapie mit einem oder mehreren Medikamenten durchzuführen.

Die medikamentöse Behandlung der Angina pectoris basiert im wesentlichen auf dem Einsatz von drei Substanzgruppen, den *Nitraten bzw. nitratähnlichen Substanzen,* den *Beta-Rezeptorenblockern* und den *Calciumantagonisten.* Nitrate in schnell resorbierbarer Form stellen nach wie vor das Mittel der ersten Wahl zur Akutbehandlung eines Angina-pectoris-Anfalles und seiner Akutprophylaxe dar. Beim Einsatz länger wirkender Nitrate zur Dauerbehandlung der belastungsabhängigen oder spontanen Angina pectoris gilt zu berücksichtigen, daß eine Toleranzentwicklung nur dann umgangen werden kann, wenn ein Verabreichungsmodus gewählt wird, der ein nitratfreies Intervall gewährleistet. Die verschiedenen Beta-Rezeptorenblocker erwiesen sich bei Patienten mit belastungsabhängiger Angina pectoris und spontaner Angina pectoris infolge hochgradiger Koronararterienstenose einheitlich als effektiv. Langwirksame, nur einmal täglich zu verabreichende Pharmaka gewährleisten eine hohe Patienten-Compliance und erhöhen damit die therapeutische Sicherheit. Die Ergebnisse sekundär präventiver Studien lassen darüber hinaus einen prognostisch günstigen Effekt vermuten (2). Calciumantagonisten, zunächst bevorzugte Substanzen bei spontaner Angina pectoris, infolge Koronararterienspasmus, haben sich auch bei Patienten mit Belastungs-Angina-pectoris als wirksam erwiesen. Eine aufgrund experimenteller Befunde diskutierte direkte Beeinflussung des arteriosklerotischen Prozesses bedarf der Bestätigung in klinischen Untersuchungen (3). In wenigen klinischen Studien bislang geprüft, scheint für den partiellen Beta-Rezeptorenagonisten Oxyfedrin bei Patienten mit Belastungs-Angina-pectoris und eingeschränkter linksventrikulärer Funktion eine Anwendungsmöglichkeit gegeben (4). Das vorwiegend als Antiarrhythmikum eingesetzte Amiodarone hat sich auch in der Behandlung der belastungsabhängigen und spontanen Angina pectoris als wirksam erwiesen. Das Pharmakon wird meist dann verabreicht, wenn mit anderen Arzneimittel-Kombinationen keine ausreichende Verbesserung der Symptomatik erzielt werden kann (5).

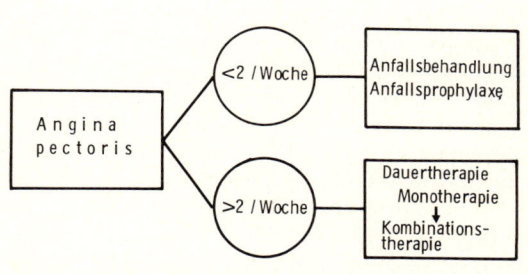

Abb. 9.1. Medikamentöses Vorgehen bei Patienten mit Angina pectoris in Abhängigkeit von der Symptomatik.

9.1. Nitrate – nitratähnliche Substanzen

Organische Nitrate, chemisch Ester der Salpetersäure und mehrwertiger Alkohole, finden seit mehr als einem Jahrhundert klinische Anwendung. Die antianginöse Wirksamkeit von *Glyceryltrinitrat* wurde 1879 beschrieben, die des *Amylnitrit*, das heute wegen seiner ausgeprägten Nebenwirkungen therapeutisch nicht mehr genutzt wird, 20 Jahre vorher (6, 7). Die flüchtigen Effekte von Glyceryltrinitrat waren Anlaß für die Entwicklung von Substanzen wie *Erythrityltetranitrat, Isosorbiddinitrat, Isosorbid-5-Mononitrat, Mannitolhexanitrat, Pentaerythrityltetranitrat* und *Trolnitrat*, die nach oraler Verabreichung eine längere Wirkdauer aufweisen. Isosorbiddinitrat steht darüber hinaus, ebenso wie Glyceryltrinitrat, in schnell resorbierbarer Form (sublingual zu verabreichende Tablette bzw. Kapsel, Spray) und als Präparation mit protrahierter Freisetzung der Wirksubstanz (bukkal oder gastrointestinal resorbierbare Retardtabletten, Salbe, Pflaster) zur Verfügung. Weiterhin findet seit einigen Jahren das aufgrund seiner pharmakologischen Effekte als nitratähnliche Substanz einzustufende *Molsidomin* (SIN 10), ein Sydnonimidderivat, Anwendung, das erst im Organismus zum aktiven Metaboliten SIN 1a umgewandelt wird.

9.1.1. Wirkungsprinzip

Die antiischämische Wirksamkeit von Nitraten und Molsidomin wird auf die vasodilatierenden Eigenschaften dieser Substanzen zurückgeführt. Diese sind nach den gegenwärtigen Vorstellungen Folge einer Nitrat- bzw. SIN-1a-bedingten Stimulation der zytosolisch gelösten Guanylatcyclase mit vermehrter Umwandlung von GTP zu c-GMP und daraus resultierenden Relaxation glattmuskulärer Organe (8–13). Für Nitrate wird darüber hinaus eine Hemmung des Chloridionenausstromes aus Muskelzellen mit nachfolgender Hyperpolarisation und Relaxation diskutiert (14, 15). Beiden Substanzen wird weiterhin eine Beeinflussung des Thromboxan-Prostacyclin-Systems mit vermehrter Bildung des thrombozytenaggregationshemmenden und vasodilatierenden Prostacyclins (PGI_2) zugeschrieben (16–24). Die von der Innervation durch das autonome Nervensystem unabhängige Relaxation der glatten Gefäßmuskulatur ist in den verschiedenen Stromgebieten des Kreislaufes unterschiedlich ausgeprägt. Ganz im Vordergrund steht die Dilatation der venösen Kapazitätsgefäße (Isosorbiddinitrat, Molsidomin >Glyceryltrinitrat) mit konsekutiver Abnahme des Blutrückflusses zum Herzen. Erst bei höheren Dosierungen, insbesondere bei intravenöser Verabreichung dieser Substanzen, ist, solange keine vasokonstriktorischen Reflexmechanismen ausgelöst werden, mit einer deutlichen Wirkung auf die arterielle Strombahn (Glyceryltrinitrat >Isosorbiddinitrat, Molsidomin) zu rechnen (15, 25–32). Am Koronargefäßsystem bewirken Nitrate und Molsidomin eine Erweiterung von epikardial gelegenen Gefäßabschnitten, von Stenosierungen, solange noch dilatierbare Gefäßanteile vorhanden sind, und von Kollateralgefäßen (28, 33–35). Die Beeinflussung der Arteriolen wird als nur geringfügig und kurz anhaltend angesehen (28, 36, 40). Folge der peripheren, in erster Linie die venösen Kapazitätsgefäße betreffenden Vasodilatation ist eine Senkung der myokardialen Wandspannung, kenntlich an einer Abnahme der ventrikulären Füllungsdrücke und Volumina und damit des myokardialen Sauerstoffbedarfes. Die mit der Verminderung der myokardialen Wandspannung einhergehende Reduktion der extravasalen Komponente des Koronararterienwiderstandes sowie eine direkte Dilatation von Kollateralen und, falls möglich, von Koronarstenosen, erlauben darüber hinaus eine Erhöhung des Sauerstoffangebotes an unterperfundierte, poststenotische Myokardbereiche (37–41). Kontraktilität und Herzfrequenz, weitere Determinanten des myokardialen Sauerstoffbedarfes, werden nicht substanzspezifisch beeinflußt. Steigerungen der Herzfrequenz, im Stehen stärker ausgeprägt als unter Belastung, sind reflektorisch bedingt. Zunahmen der Auswurffraktion und der regionalen Ventrikelwandbewegung lassen sich auf die veränderten Lastbedingungen und/oder die verbesserte Durchblutung poststenotischer Myokardbereiche zurückführen (25, 40a, 42).

9.1.2. Pharmakokinetische Gesichtspunkte

Glyceryltrinitrat und Isosorbiddinitrat werden über die Mundschleimhaut, aus dem Gastrointestinaltrakt und durch die Oberhaut resorbiert. Isosorbiddinitrat steht auch in einer Sprayform zur Verfügung, bei der die Resorption über die Bronchialschleimhaut stattfindet. Ausschließlich gastrointestinal erfolgt die *Resorption* von Isosorbid-5-Mononitrat (25). Glyceryltrinitrat unterliegt nach Aufnahme in den Organismus, wobei bei sublingualer Applikation mit einem Wirkungseintritt nach 1,6 min (0,5–2 min) zu rechnen ist, einem raschen Abbau. Bei einer *Plasmahalbwertszeit* von 1–3 min erfolgt, insbesondere in der Leber, die enzymatische Denitrierung durch Esterhydrolyse zu 1,2- und 1,3-Glyceryldinitrat bzw. 1-Glycerylmononitrat. Diese Metabolite enthalten zwar noch die pharmakologisch wichtige Esterstruktur, sind jedoch zu hydrophil, um noch hämodynamisch wirksam zu sein. Die rasche Biotransformation erklärt die nur kurz anhaltenden klinischen Effekte von Glyceryltrinitrat nach sublingualer oder intravenöser Verabreichung. Allerdings sollen die Substratkonzentrationen in Gefäßwänden im Vergleich zu Plasmaspiegeln langsamer abfallen. Die Beobachtung einer 5fach längeren Eliminationshalbwertszeit nach oraler Gabe von Glyceryltrinitrat als nach intravenöser Applikation weist darauf hin, daß die Wirkungsdauer in erster Linie von der Resorptionsgeschwindigkeit und nicht von der Eliminationskinetik abhängig ist. Dies gilt auch für Salben und Pflasterpräparationen, die eine allerdings bisher nicht sicher nachgewiesene Freisetzung der Wirksubstanz über 24 Stunden gewährleisten sollen. Die Elimination erfolgt renal in erster Linie als 1-Glycerylmononitrat (25, 42, 43).

Isosorbiddinitrat, dessen Wirkung bei sublingualer Verabreichung nach etwa 2,5 min, bei oraler Gabe nach 10–20 min eintritt, unterliegt ebenfalls einem raschen hepatischen Abbau zu Isosorbid-2-Mononitrat und bevorzugt zu Isosorbid-5-Mononitrat. Nach Substanzverabreichung sind rasch ansteigende Plasmakonzentrationen von Isosorbiddinitrat, gefolgt von Isosorbid-2-Mononitrat und Isosorbid-5-Mononitrat nachzuweisen, wobei sich die einstellenden Plasmakonzentrationen wie 1:3:9 verhalten. Die *Plasmahalbwertszeiten* werden für das Isosorbiddinitrat mit 30–50 min, für Isosorbid-2-Mononitrat mit 1,8–2,5 Stunden und für Isosorbid-5-Mononitrat mit 4,2–5 Stunden angegeben. Beide Metabolite sind pharmakologisch wirksam, wobei bei Verabreichung gleicher Substanzmengen die vasodilatatorische Kapazität von Isosorbid-2-Mononitrat etwa $\frac{1}{3}$, von Isosorbid-5-Mononitrat etwa $\frac{1}{30}$ bis $\frac{1}{60}$ des Isosorbiddinitrat beträgt. Nach Abbau in der Leber werden als Endprodukte die biologisch inaktiven Zucker Isosorbid und Sorbid bzw. die entsprechenden Glucuronide renal eliminiert (15, 25).

Isosorbid-5-Mononitrat, der zwischenzeitlich in Reinform zur Verfügung stehende Hauptmetabolit des Isosorbiddinitrats, unterliegt praktisch keinem First-pass-Effekt. Im Gegensatz zur Muttersubstanz soll es bei oraler Gabe weniger schnell anfluten und, wie beschrieben, langsamer eliminiert werden. Das Isosorbid-5-Mononitrat unterscheidet sich somit in erster Linie durch eine überschaubare Pharmakokinetik vom Isosorbiddinitrat, nicht jedoch hinsichtlich der anhaltenden pharmakologischen Effekte, da diese auch bei Verabreichung von Isosorbiddinitrat im wesentlichen aus der Bildung von Isosorbid-5-Mononitrat resultieren (25, 57).

Molsidomin wird nach oraler Applikation nahezu vollständig aus dem Darm resorbiert. Mit einem Wirkungseintritt ist nach 15–30 min zu rechnen. Nach Erreichen des Wirkungsmaximums fällt der Blutspiegel mit einer Halbwertszeit von 1–1,5 Stunden ab. Der auch nach intravenöser Verabreichung von Molsidomin zu beobachtende verzögerte Wirkungseintritt ist darauf zurückzuführen, daß Molsidomin (SIN 10) in der Leber zunächst zu SIN 1 enzymatisch metabolisiert wird, aus dem dann die eigentliche, wenig stabile Wirksubstanz SIN 1a gebildet wird. Im Blut und im Gewebe erfolgt der weitere Abbau zu SIN 1c. Über 90% der Metabolite werden im Urin, die übrigen über den Darm ausgeschieden (28).

9.1.3. Antianginöse Wirksamkeit

9.1.3.1. Akuttherapie, Akutprophylaxe der Angina pectoris

Zur Akutbehandlung eines Angina-pectoris-Anfalles oder seiner Akutprophylaxe sind Glyceryltrinitrat und Isosorbiddinitrat in schnell resorbierbarer Form (sublingual zu verabreichende Tablette, Kapsel, Spray) wegen ihrer hohen Effektivität gleichermaßen geeignet. Andere Präparationen dieser Substanzen sowie Isosorbid-5-Mononitrat und Molsidomin finden wegen des verzögerten Wirkungseintritts keine Anwendung (44). Glyceryltrinitrat, 0,4 mg sublingual verabreicht, erwies sich bei 92% der Patienten im Angina-pectoris-Anfall als wirksam, wobei bei der Mehrzahl innerhalb von 3 min Beschwerdefreiheit erzielt wurde. Bei Patienten mit verzögertem oder fehlendem Ansprechen bestanden meist stärkere Koronarveränderungen und ausgeprägtere Störungen der Ventrikelfunktion (44, 45). Wurde die schmerzauslösende Belastung nicht abgebrochen, war nach Verabreichung von 0,4 mg Glyceryltrinitrat mit einem Wirkungseintritt nach 1,6 min, mit völliger Beschwerdefreiheit nach 3,7 min zu rechnen. Eine geringfügige Verzögerung war nach 5 mg sublingual verabreichtem Isosorbiddinitrat mit einem Wirkungseintritt nach 2,4 min und Symptomfreiheit nach

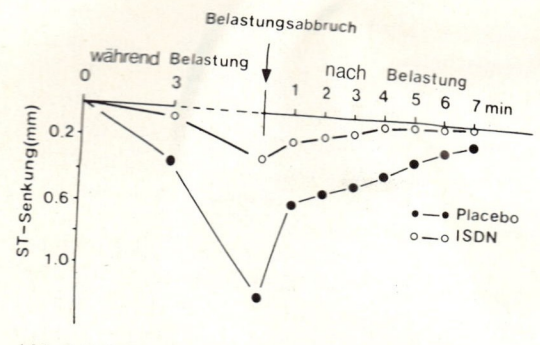

Abb. 9.2. ST-Strecken-Verhalten während und nach Belastung bei 30 Patienten mit koronarer Herzerkrankung und stabiler Angina pectoris unter dem Einfluß von Isosorbiddinitrat (ISDN) und Placebo. Die sublinguale Verabreichung von 5 mg ISDN oder Placebo erfolgte 5 min vor Belastungsbeginn. Der signifikante (p <0,001) Rückgang der ST-Strecken-Senkung sowohl unter Belastung als auch in der Erholungsphase unterstreicht die Eignung schnell resorbierbarer Nitratpräparate zur Akutprophylaxe eines Angina-pectoris-Anfalles (44).

6,2 min zu beobachten (46). Glyceryltrinitrat- und Isosorbiddinitrat-Sprays erwiesen sich als ebenso effektiv. Die Wirkung soll schneller eintreten als bei sublingualer Applikation von Tabletten. Die Eignung dieser Substanz zur Akutprophylaxe eines Angina-pectoris-Anfalles geht aus der Beobachtung einer Zunahme der Belastungstoleranz um 51% nach sublingualer Verabreichung von Glyceryltrinitrat bzw. einer Steigerung der Belastungstoleranz um 55% sowie einer Reduktion der belastungsinduzierten ST-Strecken-Senkung um 76% nach sublingualer Einnahme von Isosorbiddinitrat hervor (44, 47–49) (Abb. 9.2). Die Wirkung von sublingual verabreichtem Glyceryltrinitrat hält bis 30 min, die von sublingual gegebenem Isosorbiddinitrat bis 60 min, an. Vereinzelte Beobachtungen einer paradoxen Reaktion mit Zunahme der ST-Strecken-Senkung unter Belastung waren in der Regel mit deutlichen Blutdruckabfällen und ausgeprägter Herzfrequenzsteigerung assoziiert (50). Für die Akutanwendung sind in der Regel Dosen von 0,4–0,8 mg Glyceryltrinitrat oder 5 mg Isosorbiddinitrat ausreichend (Tab. 9.1). Bei prolongierten Angina-pectoris-Anfällen kann nach 3 bis 5 min dieselbe Dosis erneut verabreicht werden. Mehr als 2 bis 3 Kapseln bzw. Tabletten sollten innerhalb eines Zeitraumes von 15 min nicht appliziert werden, da sonst Hypotonie und Reflextachykardie mit weiterer Beeinträchtigung der myokardialen Sauerstoffbilanz auftreten können (44).

9.1.3.2. Dauerbehandlung der belastungsabhängigen Angina pectoris

Nach einmaliger Gabe unterschiedlicher Dosen von Glyceryltrinitrat als Salbe, Pflaster oder retardierte oder bzw. von Isosorbiddinitrat als retardierte Tablette bzw. Salbe wurde eine Zunahme der Belastungskapazität zwischen 20 und 70% und ein Rückgang der belastungsinduzierten ST-Strecken-Senkung zwischen 30 und 70% beschrieben (47, 51–56). Ebenfalls als wirksam erwies sich Isosorbid-5-Mononitrat, das die belastungsinduzierte ST-Strecken-Senkung in vergleichbarem Umfange wie Isosorbiddinitrat beeinflußte (57). Das Vorliegen einer Dosis-Wirkungs-Beziehung kann aufgrund unterschiedlicher Befunde nicht als gesichert angesehen werden (44, 52, 55, 58). Belastungsuntersuchungen nach Verabreichung verschiedener Dosen von Isosorbiddinitrat zeigten, daß ein Großteil der Patienten bereits auf 15 mg in gleichem Maße ansprach wie auf größere Substanzmengen. Mit steigender Dosis wiesen nur einzelne Patienten eine Zunahme, einige sogar eine Abnahme der Belastungstoleranz auf (52). Hingegen scheint mit Verabreichung höherer Dosen die Wirkungsdauer zuzunehmen: nach 20 mg Isosorbiddinitrat retard war ein Rückgang der ST-Strecken-Senkung über 5 Stunden, nach 40 oder 60 mg über 8 Stunden nachweisbar (55) (Abb. 9.3). Nach einmaliger Gabe von 2–4 mg Molsidomin zeigte sich eine Zunahme der Belastungstoleranz und ein Rückgang der ST-Strek-

Tab. 9.1. Dosierungsrichtlinien für die Verabreichung von Nitraten und nitratähnlichen Substanzen.

● Akuttherapie/ Prophylaxe	GTN (0,4) 0,8–1,6 mg (Sublingual-Kapsel, Spray)
	ISDN 5–10 mg (Sublingual-Tabl., Spray)
	evtl. per infusionem bei spontaner Angina pectoris
	GTN 25–100 µg/min.
	ISDN 60–600 µg/min.
● Dauertherapie	ISDN 2 × 20 mg (morgens, mittags)
	IS-5MN 2 × 20 mg (morgens, mittags)
	ISDN retard 1 × 40–60 mg? (morgens)
	Molsidomin 3–4 × (2)–4 mg
	Molsidomin retard 2–3 × 8 mg

ken-Senkung zwischen 35 und 80%. Die Angaben über die Wirkungsdauer verschiedener Einzeldosen schwanken zwischen 3 und 6 Stunden (59–63). Für das 8 mg enthaltende Retardpräparat ist eine Wirkungsdauer von 8 Stunden gesichert (61).

Für eine Langzeitbehandlung ging man dabei davon aus, daß diese Akuteffekte auch unter einer chronischen Medikation erhalten bleiben, d. h. keine Toleranzentwicklung auftritt. Dieses Konzept läßt sich für Nitrate nach neueren Studien nicht mehr aufrechterhalten (44, 51–53, 64–66). So konnte in einer randomisiert, doppelblind, cross-over und Placebo-kontrolliert durchgeführten Studie unter einer Dauerbehandlung mit 3×20 mg, 3×40 mg bzw. 3×60 mg Isosorbiddinitrat in retardierter Form weder ein Rückgang der Angina-pectoris-Anfallshäufigkeit noch des Nitratverbrauches und der belastungsinduzierten ST-Strecken-Senkung statistisch gesichert werden (44, 53) (Abb. 9.4). Da diese Patienten vor Langzeittherapie auf eine sublingual verabreichte Nitratdosis ansprachen, muß die fehlende Wirkung unter Langzeittherapie auf eine Toleranzentwicklung zurückgeführt werden. In nachfolgenden Untersuchungen zeigte sich, daß diese nicht auf die galenische Form des Retardpräparates zu beziehen ist. Während die Akutgabe von 40 mg nicht retardiertem Isosorbiddinitrat zu einem Rückgang der ST-Strecken-Senkung um 80% führte, zeigte sich nach einer 2wöchigen Dauerbehandlung mit 4×40 mg kein statistisch zu sichernder Effekt (67) (Abb. 9.5). Nur bei einzelnen Patienten war noch eine allerdings um mehr als 50% abgeschwächte Wirkung erkennbar. Diese Ergebnisse wurden hinsichtlich des Verhaltens der ST-Strecken-Senkung und der Kreislaufparameter für nicht retardiertes Isosorbiddinitrat auch in Dosen von 4×15 und 4×120 mg bestätigt (68, 69). Vergleichbare Studien liegen für Isosorbid-5-Mononitrat nicht vor. Hämodynamische Untersuchungen weisen jedoch auf eine bei Verabreichung hoher Dosen stärker ausgeprägte Wirkungsabschwächung hin (70). Damit werden früher erhobene Ergebnisse, die auf eine Abschwächung oder einen Verlust unter Dauermedikation mit Nitraten hinweisen, bestätigt (52, 71–75). Der Mechanismus der Toleranzentwicklung ist nicht vollständig geklärt. Nitrate treten nach gegenwärtiger Auffassung mit einem sogenannten Nitratrezeptor, an dem SH-haltige Strukturen beteiligt sind, in Wechselwirkung. Durch diese Interaktion entstehen Nitrosothiole, die ihrerseits das Enzym Guanylatcyclase aktivieren, woraus eine vermehrte c-GMP-Bildung mit nachfolgender Relaxation glattmuskulärer Organe resultiert. Neuerdings wird angenommen, daß die Toleranzentwicklung bei kontinuierlicher Nitratzufuhr durch eine Herabsetzung der zur Stimulierung der Guanylatcyclase notwendigen Thiolverfügbarkeit bedingt ist (8, 18, 28, 76–79). Die Beobachtung einer raschen Reversibilität der Nitrattoleranz ließ annehmen, daß durch einen Verabreichungsmodus, der ein nitratfreies Intervall gewährleistet, eine Wirkabschwächung bzw. ein vollständiger Wirkungsverlust umgangen werden kann (44, 66) (Abb. 9.6).

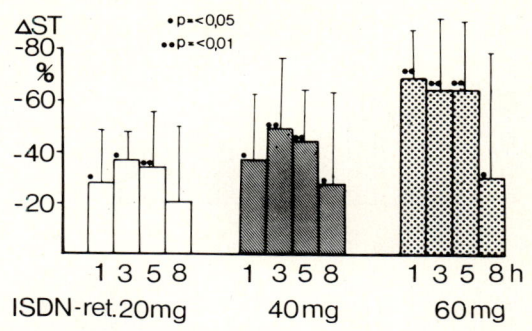

Abb. 9.3. Prozentuale Reduktion der belastungsinduzierten ST-Strecken-Senkung 1, 3, 5 und 8 Stunden nach einmaliger Gabe von 20, 40 bzw. 60 mg retardiertem Isosorbiddinitrat (ISDN ret.) bei 9 Patienten mit koronarer Herzerkrankung und stabiler Angina pectoris. Die ST-Strecken-Senkung war bis zu 5 Stunden nach Verabreichung von 20 mg retardiertem ISDN und bis zu 8 Stunden nach 40 bzw. 60 mg retardiertem ISDN signifikant reduziert (* $p < 0{,}05$, ** $p < 0{,}01$). Eine Abhängigkeit zwischen Höhe der Dosis und Ausmaß der prozentualen Reduktion der ST-Strecken-Senkung ließ sich statistisch nicht sichern. Eine Tendenz scheint jedoch zu bestehen (44, 51).

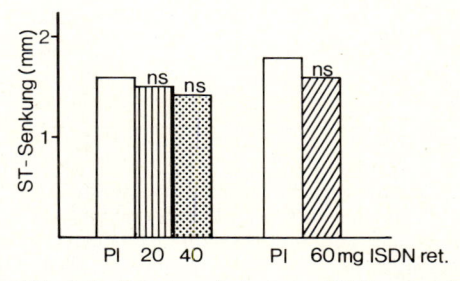

Abb. 9.4. Belastungsinduzierte ST-Strecken-Senkung unter Langzeitverabreichung von 3× täglich 20, 40 bzw. 60 mg retardiertem Isosorbiddinitrat (ISDN ret.) bei 13 Patienten mit koronarer Herzerkrankung und stabiler Angina pectoris. Die ST-Strecken-Senkung unter Nitrattherapie war im Vergleich zu der bei Placebo-Testung (Pl) unter gleicher Belastung nicht signifikant reduziert (44, 51, 53).

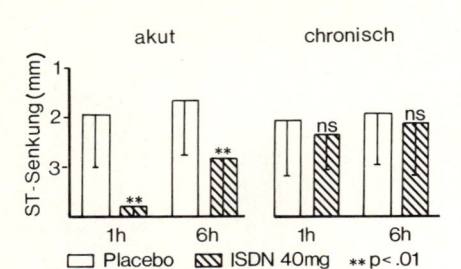

Abb. 9.5. Verhalten der belastungsinduzierten ST-Strecken-Senkung nach einmaliger Verabreichung von 40 mg nicht retardiertem Isosorbiddinitrat (ISDN) und nach 14tägiger Medikation von 4 × 40 mg nicht retardiertem ISDN bei 11 Patienten mit koronarer Herzerkrankung und stabiler Angina pectoris. Während die belastungsinduzierte ST-Strecken-Senkung im Vergleich zu Placebo eine und 6 Stunden nach Verabreichung der ersten Dosis signifikant zurückging, war unter chronischer Medikation kein statistisch zu sichernder Effekt zu verzeichnen (67).

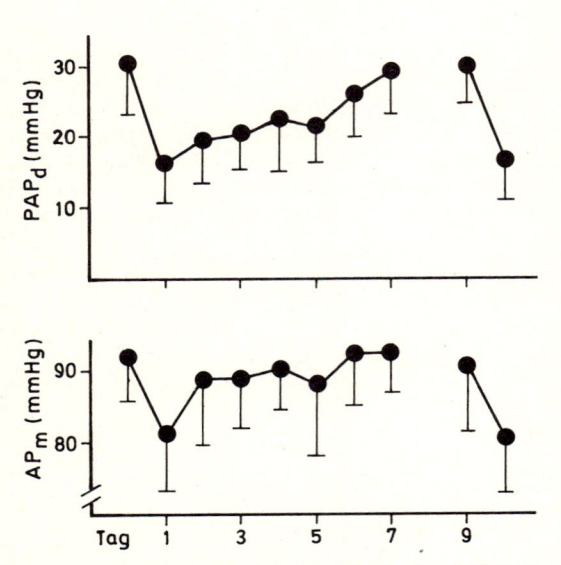

Abb. 9.6. Diastolischer Pulmonalarteriendruck (PAP_d) und mittlerer arterieller Blutdruck (AP_m) vor und unter Langzeittherapie mit 4 × 40 mg oral verabreichtem Isosorbiddinitrat (Tag 1–7) sowie vor und nach Wiederverabreichung (Tag 9) nach 1tägiger Nitratpause bei 7 Patienten mit chronischer Herzinsuffizienz. Die Reduktion des diastolischen Pulmonalarteriendrucks und des mittleren arteriellen Blutdrucks war bereits am 2. Tag nach Nitratverabreichung vermindert und einheitlich nach 6tägiger Therapie nicht mehr nachweisbar. Nach Nitratpause wurde am 9. Tag die gleiche Wirkung wie am 1. Tag beobachtet (44, 66).

So zeigte sich nach 4wöchiger Medikation mit 20 mg nicht retardiertem Isosorbiddinitrat, am Morgen und am Mittag verabreicht, nicht nur eine signifikante Reduktion von Angina-pectoris-Anfallshäufigkeit und Nitratverbrauch, sondern auch ein Rückgang der belastungsinduzierten ST-Strecken-Senkung, der mit 78% in der gleichen Größenordnung wie zu Behandlungsbeginn lag (67) (Abb. 9.7). Studien, nach denen von einer konstanten Wirksamkeit auch bei hochdosierter Langzeittherapie auszugehen wäre, wurden nicht unter Berücksichtigung aller heute zu fordernden Kriterien durchgeführt, d. h. randomisiert, doppelblind, cross-over und Placebo-kontrolliert ohne therapiefreies Intervall vor erneuter Testung an Patienten mit gesicherter Diagnose, mit einer durch Blutspiegelbestimmungen dokumentiert hohen Patienten-Compliance, mit einer sorgfältigen Protokollierung der Angina-pectoris-Symptomatik und des Nitratverbrauchs sowie mit Testung reproduzierbarer und objektiv erfaßbarer Parameter vor und während Langzeittherapie (44, 58, 81–85). Von besonderer Bedeutung erscheint, daß in vielen Untersuchungen ein nitratfreies Intervall bis zu 24 Stunden einer erneuten Nitratgabe vorausging (44, 83, 86–88), Angaben über die Compliance fehlen oder Hinweise auf eine Instabilität der zu bewertenden Ischämieparameter vorliegen (88a, 99). Insgesamt ist somit davon auszugehen, daß bei Gabe von Einzeldosen in einem Modus, der ein einnahmefreies Intervall garantiert, z. B. bei Applikation von 20 mg Isosorbiddinitrat am Morgen und am Mittag eine Toleranzentwicklung vermieden werden kann. In einer eigenen, eben abgeschlossenen Studie zeigte sich, daß auch mit einmal täglicher Zufuhr von 120 mg retardiertem Isosorbiddinitrat eine dauerhaft effektive Therapie möglich ist (Tab. 9.1). Transdermale Nitroglycerinsysteme erwiesen sich 2½ Std. nach Applikation als sicher wirksam, nach 8 Std. war jedoch nur noch in der Tendenz eine geringe Restwirkung nachweisbar. Weitere Untersuchungen sind erforderlich um den Stellenwert dieser Therapieform festzulegen.

Molsidomin erwies sich in verschiedenen Untersuchungen auch bei Langzeitverabreichung als wirksam (62, 63, 90–92). Unter Medikation von 6 bzw. 9 mg pro Tag ging die Angina-pectoris-Anfallshäufigkeit um etwa 15%, unter der von 12 mg um 38% zurück. Die belastungsinduzierte ST-Strecken-Senkung wurde durch 2 bzw. 3 mg um etwa 45%, durch 4 mg um 54% reduziert. Eine bei allen Patienten nachweisbare Beeinflussung der ST-Strecken-Senkung war nur unter der höchsten Dosis zu beobachten (62) (Abb. 9.8).

Danach ist unter Dauermedikation mit Molsidomin von einer anhaltenden Effektivität auszugehen. Aussagen über eine Abschwächung der antianginösen Wirkung sind nicht möglich, da Untersuchungen, in denen der Akut- und Langzeiteffekt beim selben Patienten geprüft wurde, nicht vorliegen. Experimentellen Befunden zufolge führt Molsidomin nicht zu einer für die Toleranzentwicklung mitverantwortlich gemachten Herabsetzung der Thiolverfügbarkeit, welche zur Stimulation der Guanylatcyclase notwendig ist (8, 18, 28). Lediglich aufgrund einer klinischen Untersuchung ergeben sich bislang Hinweise auf eine mögliche Wirkungsabschwächung mit geringerer Beeinflussung von Pulmonalarteriendruck und systemarteriellem Druck unter Belastung (93). Bei Patienten mit chronischer Herzinsuffizienz war nach 7tägiger Dauerbehandlung unverändert eine Senkung des Pulmonalarteriendruckes nachweisbar. Nach den bisherigen Erfahrungen ist Molsidomin somit zur Dauerbehandlung der belastungsabhängigen Angina pectoris geeignet, wobei Tagesdosen von 6–12 mg wirksam sind. Wenngleich nicht durch eine Langzeitstudie belegt, verabreichen wir in der Regel 4 × 4 mg oder Molsidomin retard 2–3 × 8 mg pro Tag (Tab. 9.1).

9.1.3.3. Behandlung der spontanen Angina pectoris

Die Wirksamkeit von Nitraten und Molsidomin bei Vorliegen einer spontanen Angina pectoris infolge hochgradiger Koronararterienstenosen und Koronarspasmen ist häufiger durch klinische Erfahrungen als durch kontrollierte Studien belegt. Wegen der rasch sich entwickelnden Toleranz sollten Nitrate in hoher Dosis z. B. 5–10 mg sublingual oder 0,4–0,8 mg Glyceryltrinitrat sublingual in 1- bis 2stündigen Abständen bzw. als Infusion nicht länger als 2–3 Tage verabreicht werden. Danach ist die Dosierung so zu wählen, daß ein einnahmefreies Intervall gewährleistet ist. Molsidomin wird in Dosen verabfolgt, die auch bei der belastungsabhängigen Angina pectoris Anwendung finden.

9.1.4. Verträglichkeit

Die Verträglichkeit von Nitraten und Molsidomin wird als gut angesehen. Häufigste Nebenwirkung ist der Kopfschmerz, bedingt vor allem durch die Erweiterung der Meningealgefäße. Angaben über die Häufigkeit des Nitratkopf-

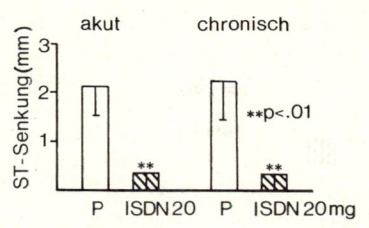

Abb. 9.7. Verhalten der belastungsinduzierten ST-Strecken-Senkung nach einmaliger Verabreichung von 20 mg nicht retardiertem Isosorbiddinitrat (ISDN) und nach 4wöchiger Medikation von 2 × 20 mg Isosorbiddinitrat, verabreicht morgens und mittags. Sowohl nach der Verabreichung der ersten Dosis als auch nach chronischer Medikation zeigt sich ein vergleichbarer Rückgang der belastungsinduzierten ST-Strecken-Senkung (67). Durch eine Intervalltherapie kann somit eine Toleranzentwicklung umgangen werden (P = Placebo).

schmerzes schwanken zwischen 28 und 63% (42). Die Inzidenz soll bei Verabreichung von Mononitraten und Molsidomin geringer sein. Zu einer Abnahme der Intensität des Kopfschmerzes bzw. seinem vollständigen Verschwinden kommt es in der Regel bei Daueranwendung. In welchem Umfang dies auch bei einer Intervalltherapie mit Nitraten der Fall ist, läßt sich gegenwärtig nicht beurteilen. Bei 5–10% der Patienten soll ihr Einsatz wegen anhaltender Kopfschmerzen nicht

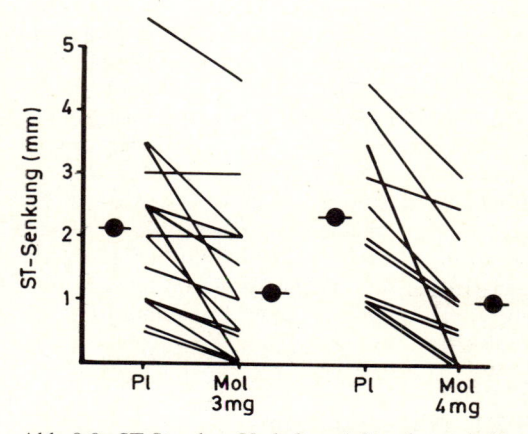

Abb. 9.8. ST-Strecken-Verhalten 1 Stunde nach Verabreichung von 3 mg Molsidomin (Mol) unter Langzeittherapie mit 3 × 3 mg Molsidomin sowie 1 Stunde nach 4 mg Molsidomin unter Langzeittherapie mit 6 × 2 mg Molsidomin im Vergleich zu Placebo (Pl). Nach Verabreichung der höheren Dosis ist ein stärkerer Rückgang der ST-Strecken-Senkung (p <0,01) einheitlich bei allen Patienten nachweisbar.

möglich sein. Entsprechende Zahlenangaben liegen für Molsidomin nicht vor. Es ist jedoch anzunehmen, daß bei einigen Kranken wegen anhaltender Kopfschmerzen auch eine Molsidomin-Therapie nicht durchgeführt werden kann (63). Mit orthostatischen Beschwerden ist nur bei Überdosierung zu rechnen. Insbesondere bei Verabreichung hoher Dosen rasch resorbierbarer Nitrate kann es zu einer ausgeprägten Hypotonie, eventuell sogar bis hin zur Nitratsynkope kommen, die unter Umständen neben einer Hochlagerung der Beine eine parenterale Volumenzufuhr notwendig macht.

9.2. Beta-Rezeptorenblocker

Beta-Rezeptorenblocker werden seit nahezu 20 Jahren zur Dauerbehandlung der Angina pectoris und neuerdings auch zur Sekundärprophylaxe nach akutem Myokardinfarkt eingesetzt. Gegenwärtig steht eine Vielzahl verschiedener oral, zum Teil auch intravenös verabreichbarer Beta-Rezeptorenblocker zur Verfügung, die sich alle vom Isoprenalin-Molekül ableiten. Sie sind chemisch durch ein aromatisches Ringsystem mit einer Seitenkette, die an ihrem Ende ein mit einer Alkylgruppe substituiertes sekundäres oder tertiäres Amin trägt, charakterisiert. Modifikationen an Ring- oder Seitenkette bestimmen darüber, wie groß die Affinität einer Substanz zum Rezeptor ist, ob vorzugsweise β_1- oder β_1- und β_2-Adrenozeptoren inhibiert werden, d. h. ob Kardioselektivität besteht oder nicht und ob das Pharmakon über die charakteristische beta-adrenolytische Wirkung hinaus in der Lage ist, den Rezeptor gleichzeitig in geringem Umfange zu aktivieren, d. h. ob eine intrinsische, sympathikomimetische Eigenaktivität (ISA) vorliegt. Ebenfalls hiervon abhängig ist das Ausmaß unspezifischer lokalanästhetischer oder kardiodepressiver Effekte sowie physikochemischer Eigenschaften der einzelnen Substanzen wie relative Hydrophilie bzw. Lipophilie (94–97) (Tab. 9.2).

9.2.1. Wirkungsprinzip

Beta-Rezeptorenblocker inhibieren die physiologische Wirkung von Sympathikomimetika durch stereospezifische Blockade beta-adrenerger Rezeptoren. Diese Hemmung, am Herzen überwiegend vermittelt durch β_1-Adrenozeptoren, hat eine Senkung von Herzfrequenz und Kontraktilität zur Folge. Daraus resultiert, obwohl aufgrund der negativ-inotropen Wirkung – mit Zunahme der ventrikulären Füllungsdrucke und Volumina trotz Senkung des Blutdruckes – die myokardiale Wandspannung eher zunimmt, eine Reduktion des myokardialen Sauerstoffbedarfes, die sich in einer Abnahme der Myokarddurchblutung äußert (40, 97, 98). Geringere Durchblutungsabnahmen unter frequenzkonstanten Bedingungen nach Verabreichung eines Beta-Rezeptorenblockers weisen darauf hin, daß das Ausmaß der Senkung des myokardialen Sauerstoffbedarfes wesentlich durch die Verlangsamung der Herzfrequenz bestimmt wird (40). Darüber hinaus wird aufgrund experimenteller Befunde als Ursache für die antiischämische Wirksamkeit eine Blutumverteilung zugunsten unterversorgter Myokardbereiche diskutiert, die über verlängerte Diastolenzeit und eine autoregulatorische Widerstandserhöhung gesunder Koronargefäßabschnitte zu erklären ist (99, 100). Weitere Effekte, die zu einer günstigen Beeinflussung der myokardialen Sauerstoffbilanz beitragen können, sind eine für verschiedene Beta-Rezeptorenblocker beschriebene Herabsetzung des myokardialen Fettsäurestoffwechsels zugunsten einer sauerstoffsparenden Glucoseverbrennung, einer Verschiebung der Oxyhämoglobinkurve nach rechts mit erleichterter Sauerstoffgabe an das Gewebe sowie eine Hemmung der Thrombozytenaggregation (101, 102).

9.2.2. Pharmakokinetische Gesichtspunkte (Tab. 9.2)

Alle zur Verfügung stehenden Beta-Rezeptorenblocker werden nach oraler Applikation aus dem Gastrointestinaltrakt resorbiert. Resorption, Metabolismus bzw. renale Elimination sowie Organverteilung werden wesentlich durch die physikochemischen Eigenschaften der einzelnen Substanzen, d. h. ihre relative Lipophilie bzw. Hydrophilie bestimmt (97, 103–105, 156).

Lipophile Verbindungen wie Propranolol, Penbutolol, Bupranolol, Alprenolol und *Oxprenolol* werden nach oraler Applikation nahezu vollständig resorbiert und unterliegen bereits bei der ersten Leberpassage einer ausgeprägten Metabolisierung (»First-pass«-Effekt), so daß eine Bioverfügbarkeit zwischen 20 und 50% resultiert. Eine Ausnahme soll hier lediglich das Penbutolol bilden (97, 157). Mit steigender Dosis nimmt die Bioverfügbarkeit zu, wobei jedoch mit erheblichen intra- und interindividuellen Schwankungen zu rechnen ist. Nach Verabreichung einer defi-

Tab. 9.2. Pharmakodynamische, pharmakokinetische Daten sowie durchschnittliche Tagesdosen der verschiedenen Beta-Rezeptorenblocker (95, 97, 106). ISA = intrinsische sympathikomimetische Eigenaktivität, VR = Verteilungsrate Oktanol/Wasser, h = Stunden. SHZ = Serumhalbwertszeit, hep = hepatisch, ren = renal.

Substanz	Rel. Wirkstärke (Propranolol 1)	β_1-selektiv	ISA	Direkt kardiodepressive Wirkung	Lipophilie/ Hydrophilie VR	SHZ (h)	Vorherrschende Elimination	Durchschnittliche Dosis
Penbutolol	3–5	–	(+)	+	50,0	2–3*		1× (20)–40 mg
Propranolol**	1	–	–	++	5,4	2–6	hepatisch (95%)	3–4× 40–80 mg
Bupranolol	2–3	–	–	++	3,75	2–4	hepatisch	3–4× 40–80 mg
Alprenolol**	0,3	–	++	+	3,37	2–3	hepatisch (95%)	3–4× 50–100 mg
Oxprenolol**	1	–	++	+	0,51	1,5–2	hepatisch (95%)	3× 40–80 mg
Toliprolol	1	–	(+)	+		3–4	hepatisch	3× 50–100 mg
Metipranol	4	–	–	–		2–4	hepatisch (95%)	3× 10–20 mg
Timolol	6	–	–	–	0,28	2–6	hepatisch (80%)	3× 5–10 mg
Metoprolol**	1	+	–	±	0,18	3–5	hepatisch (95%)	2–3× 50–100 mg
Bunitrolol	2–4	–	+	–		2	hep/ren (50/50%)	3× 10 mg
Pindolol**	6–10	–	+++	+	0,20	2–5	hep/ren (60/40%)	3× 5 mg
Acebutolol	0,3	+	+	+	0,17	3–9	hep/ren (40/60%)	2–4× 200 mg
Sotalol	0,3	–	–	–	0,011	8–12	renal (95%)	1× 80–160 mg
Nadolol	2–9	–	–	–	0,008	16–24	renal (90%)	1× 60–120 mg
Atenolol	1	+	–	–	0,0033	6–11	renal (90%)	1× 50–150 mg
Carteolol	>6–10	–	+	(+)		5–7	renal (70–80%)	1× 2,5–10 mg

* schnelle Phase, ** Retardpräparationen im Handel

nierten Propranololmenge finden sich Variationen der Plasmaspiegel um den Faktor 20 (95, 106). Die Elimination dieser Substanzen erfolgt überwiegend hepatisch, die Serumhalbwertszeit liegt zwischen 2 und 4 Stunden (97).

Weniger stark lipophile Substanzen wie Metoprolol, Timolol, Pindolol und *Acebutolol* werden nach oraler Applikation ebenfalls fast vollständig resorbiert. Lediglich Metoprolol unterliegt einem deutlichen »First-pass-Effekt«, so daß eine Bioverfügbarkeit von etwa 50% resultiert, während die von Timolol und Acebutolol bei 75% und die von Pindolol bei 90% anzusetzen ist. Die Plasmaspiegel variieren nach Gabe von Metoprolol um den Faktor 7–10, nach der von Pindolol und Timolol um den Faktor 4–7 (94, 107–110). Während Metropolol überwiegend hepatisch eliminiert wird, erfolgt die Ausscheidung von Timolol zu 20%, von Pindolol zu 40% und von Acebutolol zu 60% über die Nieren. Die Serum-Halbwertszeit dieser Substanzen beträgt 3 bis 7 Stunden (97, 106).

Als *hydrophile Substanzen* sind *Nadolol, Atenolol, Sotalol* und *Carteolol* einzustufen. Im Gegensatz zu lipophilen Beta-Adrenolytika werden Nadolol und Atenolol mit einer Resorptionsquote von 30–50% weniger gut aus dem Gastrointestinaltrakt aufgenommen. Bei fehlendem »First-pass-Effekt« ist die Bioverfügbarkeit bei 30–50% anzusetzen. Nahezu vollständig wird Sotalol resorbiert, die Bioverfügbarkeit wird mit etwa 90%

angegeben. Ähnliches soll für die neue eingeführte Substanz Carteolol gelten. Die Schwankungen der Plasmakonzentrationen sind nur gering ausgeprägt, da die Resorptionsquoten hydrophiler Beta-Rezeptorenblocker relativ konstant sind. Sie werden langsam zu über 90% renal eliminiert. Die Angaben über Plasma-Halbwertszeiten schwanken zwischen 6 und 24 Stunden (95, 97, 106, 111).

9.2.3. Antianginöse Wirksamkeit

9.2.3.1. Akuttherapie, Akutprophylaxe der Angina pectoris

Wegen ihres nach oraler Applikation verzögerten Wirkungseintrittes finden Beta-Rezeptorenblocker zur Akuttherapie und Prophylaxe eines Angina-pectoris-Anfalles *keine Anwendung*. Als Akutmaßnahme kommt die intravenöse Verabreichung in der Regel lediglich bei Patienten mit spontaner Angina pectoris infolge hochgradiger Koronararterienstenosen in Betracht, wenn eine erhöhte Herzfrequenz und damit ein gesteigerter Sauerstoffbedarf vorliegt.

9.2.3.2. Dauerbehandlung der belastungsabhängigen Angina pectoris

Nach einmaliger intravenöser oder oraler Verabreichung verschiedener Beta-Rezeptorenblocker zeigte sich eine Zunahme der Belastungstoleranz zwischen 30 und 60% und ein Rückgang der ischämisch bedingten ST-Strecken-Senkung zwischen 35 und 64% (125–130) (Abb. 9.9). $Beta_1$-selektive und nicht selektive Pharmaka und solche mit ISA erwiesen sich gleichermaßen antiischämisch wirksam (126). Die stärkste Beeinflussung des ST-Strecken-Verhaltens wurde unter Dosen beobachtet, die einen Anstieg der Belastungs-Herzfrequenz über 100 S/min verhinderten. Bei kumulativer Medikamentengabe wurde dieser optimale Effekt nach einer Dosis von 160 mg Propranolol bzw. Oxprenolol oder 200 mg Metoprolol erreicht (128). Weitere Medikamentengaben erbrachten keine zusätzliche Beeinflussung der ST-Strecke. Es ist anzunehmen, daß dieses Dosis-Wirkungs-Verhalten auch für äquipotente Dosen anderer Beta-Rezeptorenblocker gilt.

Auch unter chronischer Medikation ist bei über 90% der behandelten Patienten ein antiischämischer Effekt erkennbar. Angina-pectoris-Anfallshäufigkeit und Nitratverbrauch gingen um durchschnittlich 50–60%, in einigen Untersuchungen sogar bis 80% zurück, die Belastungstoleranz stieg um 20–45% und die belastungsinduzierte ST-Strecken-Senkung nahm um 41–69% ab (124, 131–137). $Beta_1$-selektive Substanzen, nicht selektive und solche mit ISA erwiesen sich als vergleichbar antiischämisch wirksam. Lediglich die Ruheherzfrequenz wurde durch Beta-Rezeptorenblocker mit ISA weniger stark beeinflußt (131, 132, 134). Lipophile Pharmaka, mehrfach täglich verabreicht, und hydrophile Beta-Adrenolytika, einmal täglich appliziert, scheinen gleichermaßen effektiv zu sein (125, 133, 135). Eine Toleranzentwicklung ist aufgrund des nach akuter und chronischer Medikation in gleicher Größenordnung liegenden Wirkungsausmaßes nicht anzunehmen (125, 131, 134–138, 157).

Nicht nur die unterschiedliche Resorption der einzelnen Substanzen sondern auch die Tatsache, daß Plasmaspiegel, die zu einer definierten Beta-Rezeptorenblockade führen, individuell unterschiedlich sein können, machen für den einzelnen Patienten eine Dosistitration erforderlich. Beta-Adrenolytika werden initial in niedriger Dosis verabreicht; diese wird in Abständen von 2–3 Tagen in Abhängigkeit von Herzfrequenz und Blutdruck gesteigert. Anzustreben sind eine Senkung der Ruheherzfrequenz auf 50–60 S/min, und ein unter Belastung verzögerter Frequenzanstieg, wobei die Herzfrequenz bei submaximaler Belastung (WHO 75% d. max. Belastung) nicht über 100 bis 110 S/min liegen soll (Tab. 9.2, 9.3). Auch unter Berücksichtigung der Tatsache, daß die pharmakodynamische Halbwertszeit etwa 2–3mal länger dauert als die Serum-Halbwertszeit, ist es erforderlich, lipophile Substanzen mehrmals täglich zu verabreichen, um eine über 24 Stunden ausreichende Beta-Rezeptorenblockade zu erzielen. Bei Verwendung hydrophiler

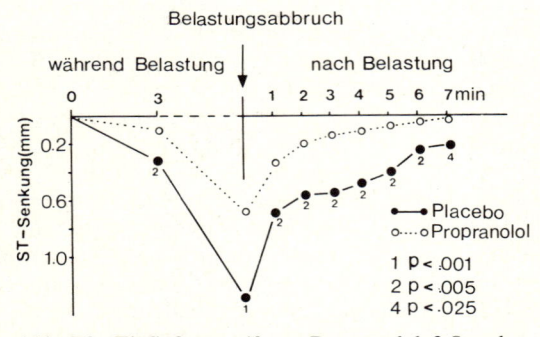

Abb. 9.9. Einfluß von 40 mg Propranolol 3 Stunden nach Medikation auf das Verhalten der ST-Strecken-Senkung während und nach Belastung (91).

Beta-Adrenolytika genügt in der Regel eine einmal tägliche Medikamenteneinnahme, die sich im Hinblick auf die Patienten-Compliance vorteilhaft auswirkt. Mit Retardpräparaten lipophiler Pharmaka wie Metoprolol, Pindolol, Propranolol oder Oxyprenolol scheint in der Regel ebenfalls eine anhaltende Wirksamkeit gewährleistet, die ein 24stündiges Dosierungsintervall erlaubt (97, 112–124, 139–141, 159). Eine endgültige Wertung der verfügbaren Retardpräparate ist gegenwärtig nicht möglich. Vereinzelte Beobachtungen einer größeren Variation der Plasmaspiegel nach Verabreichung von Propranolol retard und einer weniger konstanten antiischämischen Wirkung nach Gabe von Oxprenolol retard als nach Applikation der Standardpräparate lassen sich möglicherweise durch einen verstärkt wirksam werdenden »First-pass-Effekt« erklären (123, 124). Bei eingeschränkter Nierenfunktion gelangen vorzugsweise hepatisch eliminierbare lipophile Substanzen zur Anwendung. Hydrophile Beta-Adrenolytika sind in verringerter Dosis zu verabreichen, wobei eine Dosisreduktion um 50% bei einer Verminderung der Kreatinin-Clearance <30 ml/min empfohlen wird (142). Die Beobachtung einer gesteigerten Bioverfügbarkeit und einer verlängerten Eliminationszeit bei Verabreichung stark lipophiler Beta-Rezeptorenblocker z. B. an Patienten mit Leberzirrhose lassen renal eliminierbare hydrophile Beta-Rezeptorenblocker bei Störung der Leberfunktion von Vorteil erscheinen (95). Bei Verwendung lipophiler Pharmaka kann eine Dosisreduktion erforderlich sein. Kurzwirksame lipophile Substanzen sind zu verabreichen, wenn unerwünschte Effekte für möglich erachtet werden (Tab. 9.2, 9.4). Eine möglichst geringe Beeinflussung extrakardialer Adrenozeptoren durch Verwendung β_1-selektiver Rezeptorenblocker kann bei Patienten mit obstruktiver Lungenfunktionsstörung oder peripherer Angiopathie bei hypoglykämiegefährdeten Personen, d. h. Diabetikern und Fastenden, von Vorteil sein. In klinischen Untersuchungen zeigte sich unter der Therapie mit β_1-selektiven Substanzen eine geringere Inzidenz bronchopulmonaler Komplikationen als unter der mit nicht selektiven Pharmaka. Es liegen jedoch auch Beobachtungen einer Zunahme bzw. eines Neuauftretens einer Bronchospastik trotz Verwendung β_1-selektiver Medikamente vor. Allerdings soll eine durch einen selektiven Beta-Rezeptorenblocker ausgelöste Erhöhung des Atemwegswiderstandes mit Hilfe β_2-stimulierender Medikamente wie Fenoterol leichter aufhebbar sein (95, 106, 125, 143). Die Gefahr, daß sich die Symptome einer peripheren arteriellen Verschlußkrankheit verstärken oder daß es bei prädisponierten Patienten zum Auftreten »kalter« Extremitäten bzw. eines Raynaud-Phänomens kommt, scheint bei Verwendung β_1-selektiver Substanzen geringer zu sein. Beta-Rezeptorenblocker werden in der Regel von Diabetikern problemlos toleriert. Für die Verwendung β_1-selektiver Substanzen spricht die Beobachtung, daß sich bei Behandlung mit dem selektiv wirkenden Metoprolol oder dem nicht selektiv wirkenden Propranolol zwar keine unterschiedliche Beeinflussung des Blutzuckerspiegels nach Insulin-Injektion zeigte, die Blut-

Tab. 9.3. Dosierungsrichtlinien für die Verabreichung von Beta-Rezeptorenblockern.

● Akuttherapie	Intravenös bei spontaner Angina pectoris infolge hochgradiger Koronararterienstenosen (z. B. Propranolol 0,1 mg/kg) initial	Ruheherzfrequenz 50–60 S/min
● Dauertherapie	Peroral (bevorzugt langwirksame Substanz unter Berücksichtigung von Begleiterkrankungen und unerwünschten Effekten)	Ruheherzfrequenz 50–60 S/min Belastungsherzfrequenz <100–110 S/min (submax. Bel.)

Tab. 9.4. Differentialtherapeutische Gesichtspunkte bei der Wahl des Beta-Rezeptorenblockers.

● Ruhebradykardie	Beta-Rezeptorenblocker mit ISA
● Obstruktive Lungenfunktionsstörung, periphere Angiopathie, Diabetes mellitus, Fasten	β_1-selektiver Blocker
● Niereninsuffizienz	Lipophiler Beta-Rezeptorenblocker Hydrophiler Beta-Rezeptorenblocker in reduzierter Dosis
● Leberfunktionsstörung	Hydrophiler Beta-Rezeptorenblocker Lipophiler Beta-Rezeptorenblocker in reduzierter Dosis

glucosewerte jedoch bei den mit Metoprolol behandelten Kranken schneller wieder anstiegen; weiterhin war bei diesen Patienten während Hypoglykämie die Bradykardie und der Anstieg des Blutdruckes geringer ausgeprägt als bei den mit Propranolol therapierten Kranken (95, 144–145). Wird der Einsatz von Beta-Rezeptorenblockern bei Patienten erwogen, bei denen unerwünschte bronchopulmonale, peripher-vaskuläre oder metabolische Effekte möglich erscheinen, sollte β_1-selektiven Pharmaka der Vorzug gegeben werden. Dabei gilt jedoch zu berücksichtigen, daß die sogenannte Kardioselektivität einer Substanz nur relativ ist. Mit höheren Dosen werden auch β_2-Adrenozeptoren inhibiert (>100 mg Metoprolol oder Äquivalenzdosis eines anderen β_1-selektiven Blockers) (147) (Tab. 9.2, 9.4). Da Beta-Rezeptorenblocker mit ISA die Ruheherzfrequenz in geringerem Maße beeinflussen als die Belastungsherzfrequenz sollten diese bevorzugt bei Patienten mit niedriger Ruheherzfrequenz Anwendung finden (125). Unter der Wirkung von Beta-Adrenolytika mit ISA wurde im Vergleich zu selektiven und nichtselektiven Beta-Rezeptorenblockern ohne ISA ein geringerer Anstieg des Füllungsdruckes, eine weniger ausgeprägte Abnahme des Herzminutenvolumens sowie eine geringere Zunahme des echokardiographisch ermittelten enddiastolischen Volumens beobachtet (148). Untersuchungen, aus denen sich ein vermindertes Risiko für das Auftreten einer Herzinsuffizienz bei Kranken mit eingeschränkter linksventrikulärer Funktion ablesen ließe, sind jedoch nicht vorhanden (149). Bei Vorliegen einer peripheren arteriellen Verschlußkrankheit, einer Atemwegsobstruktion oder eines Diabetes mellitus kann die intrinsische sympathikomimetische Eigenaktivität eines Beta-Rezeptorenblockers im Hinblick auf unerwünschte Effekte von Vorteil sein. Insgesamt wird jedoch die Bedeutung der partiell agonistischen Aktivität einzelner Beta-Rezeptorenblocker kontrovers beurteilt. Bei Verabreichung höherer Dosen werden unerwünschte β_1-agonistische Effekte für möglich gehalten (95, 106, 125, 150). Verschiedene Substanzen verfügen über eine, von der Beta-Rezeptorenblockade unabhängige unspezifische Wirkungsqualität. Dabei handelt es sich um einen negativ inotropen sowie einen chinidinartigen Effekt. Eine direkte kardiodepressive Wirkung bzw. eine Beeinflussung des Aktionspotentials ist jedoch erst bei Plasmakonzentrationen zu beobachten, die um den Faktor 50–100 höher liegen als solche, die eine Beta-Rezeptorenblockade bewirken (106). Eine Ausnahme stellt lediglich das Sotalol dar.

9.2.3.3. Behandlung der spontanen Angina pectoris

Auch bei spontaner Angina pectoris infolge hochgradiger Koronararterienstenosen haben sich Beta-Rezeptorenblocker als wirksam erwiesen. Unter einer Therapie mit durchschnittlich 170 mg Propranolol/Tag kam es bei 85% der Patienten zu einem Verschwinden der Ruheschmerzen. Nach Dosisreduktion traten bei der Hälfte der Kranken erneut Angina-pectoris-Beschwerden in Ruhe auf, die durch eine erneute Dosiserhöhung beseitigt werden konnten (151). Wahl des Beta-Rezeptorenblockers und Dosis werden von den gleichen Gesichtspunkten wie bei der Behandlung der Belastungs-Angina-pectoris bestimmt. Im Einzelfalle kann es notwendig sein, einen Beta-Rezeptorenblocker initial intravenös zu applizieren, um möglichst rasch eine überhöhte Herzfrequenz zu senken. Verabreicht wird z.B. Propranolol in einer Dosierung von 0,1 mg/kg Körpergewicht i.v. Die Gesamtdosis wird in 3 Teilen mit Injektionsintervallen von je 5 min unter Kontrolle von Herzfrequenz, AV-Überleitung und Blutdruck appliziert. Mit der oralen Weiterbehandlung wird etwa 1 Stunde nach Injektionsende begonnen (Tab. 9.3).

Die Rolle von Beta-Rezeptorenblockern bei spontaner Angina pectoris infolge Koronarspasmen wird uneinheitlich beurteilt. Aufgrund der Beobachtung gehäufter oder verlängerter Anfälle bei Patienten mit Variant-Angina-pectoris, denen ein Beta-Adrenolytikum verabreicht wurde, sollten solche Substanzen nicht eingesetzt werden (152).

9.2.4. Verträglichkeit

Die Verträglichkeit von Beta-Rezeptorenblockern ist generell als gut anzusehen. Unerwünschte Effekte wie das Auftreten von Herzinsuffizienz, Hypotension, Bradykardie oder höhergradigen AV-Blockierungen sowie bronchopulmonalen oder peripher vaskulären Nebenwirkungen sind in der Regel nur bei vorbestehend eingeschränkter linksventrikulärer Funktion, Schädigung des Erregungsleitungssystems, niedrigen Ausgangsblutdrücken sowie vorbestehender Atemwegsobstruktion oder peripherer Angiopathie zu erwarten (143, 153, 158). Bei Diabetikern und nach langem Fasten kann es infolge Hemmung physiologischer Gegenregulationsmechanismen durch Beta-Rezeptorenblocker zu einer Verstärkung bzw. Verlängerung einer Hypoglykämie kommen. Darüberhinaus werden die klinischen Zeichen der Hypoglykämie durch die Beta-Rezeptorenblockade maskiert (95, 143, 153). In sehr seltenen Fällen wurde bei unbehandelten Diabetikern unter Propranolol-Therapie ein nicht ketoazidotisches hyperglykämisches Koma beobachtet. In Studien, in denen verschiedene Beta-Rezeptorenblocker über 3 Monate bis zu 2 Jahre verabreicht wurden, ergaben sich keine Hinweise für einen diabetogenen Effekt (95). Die Befunde über die Beeinflussung der Serumlipide durch Beta-Rezeptorenblocker sind uneinheitlich. In der Regel scheinen bei unveränderten Cholesterinwerten die Triglycerid-Spiegel eher anzusteigen und die HDL-Konzentrationen zu sinken. Unter der Wirkung von Nadolol wurde jedoch eine Abnahme der Triglycerid-Spiegel und unter Pindolol eine Zunahme der HDL-Konzentrationen beschrieben. Gelegentlich können gastrointestinale Symptome wie Übelkeit, abdominelle Schmerzen, Meteorismus, Diarrhoe oder Obstipation auftreten. Sehr selten sind zentralnervöse Erscheinungen, Muskelschwäche, Muskelkrämpfe, hämatologische Veränderungen oder kutane Reaktionen. Sie bilden sich spontan oder nach Absetzen der Medikation zurück. Gelegentlich beobachtete zentralnervöse Nebenwirkungen sollen gehäuft bei Verabreichung lipophiler Substanzen auftreten. Beta-Adrenolytika ohne ISA sollen zu Antriebslosigkeit und Depression, solche mit ISA zu Alpträumen und Halluzinationen führen (95, 153). Bei hydrophilen Beta-Rezeptorenblockern scheint es weniger häufig oder mit einer größeren zeitlichen Latenz zu diesen Nebenwirkungen zu kommen, da sie die Blut-Hirn-Schranke weniger leicht durchdringen können (106, 114). Nach Absetzen eines Beta-Rezeptorenblockers sind bei Koronarkranken spontane Angina-pectoris-Anfälle, Herzinfarkte und plötzliche Herztodesfälle beobachtet worden. Weiterhin wurden Symptome wie Herzklopfen, Zittrigkeit, Kopfschmerzen, Angstzustände und Schweißausbrüche beschrieben (154, 155). Gegenwärtig wird angenommen, daß eine Dauermedikation adaptiv zu einer erhöhten Erregbarkeit der Zelle führt, die nach Absetzen der Substanz demaskiert wird, die nach 4–10 Tagen ihr Maximum erreicht und die sich dann wieder normalisiert. Da die wahre Inzidenz schwerwiegender Komplikationen nach abruptem Absetzen nicht bekannt ist, empfiehlt es sich aus Sicherheitsgründen, eine Beta-Rezeptorenblocker-Therapie langsam mit stufenweiser Dosisreduktion über 10–14 Tage unter laufender ärztlicher Kontrolle zu beenden. Die Gesamtrate unerwünschter Wirkungen wird mit etwa 10%

Tab. 9.5. Absolute Kontraindikationen für die Verabreichung eines Beta-Rezeptorenblockers.

– Sinusknotenerkrankung
– AV-Block II°/III°
– Manifeste Herzinsuffizienz
– Asthma bronchiale
– Phäochromozytom
  (vor Gabe eines Alpha-Rezeptorenblockers)

angegeben, wobei jedoch die Mehrzahl dieser Effekte gut tolerierbar sind (43, 153). Insofern stellt, bei Berücksichtigung der Kontraindikationen (Tab. 9.5) eine Behandlung mit einem Beta-Rezeptorenblocker eine subjektiv gut verträgliche und sichere therapeutische Maßnahme dar.

9.3. Calciumantagonisten

Die antianginöse Wirksamkeit von *Verapamil*, der ersten, als Calciumantagonisten klassifizierten Substanz ist seit Anfang der 60er Jahre bekannt. Seither wurden zahlreiche, chemisch unterschiedliche Pharmaka entwickelt, die ebenfalls der Klasse der Calciumantagonisten zuzuordnen sind. Zur Behandlung der Angina pectoris finden gegenwärtig in erster Linie *Nifedipin*, ein 1,4-Dihydropyridinderivat, *Verapamil* und *Gallopamil*, Benzeneazetonitrilderivate sowie *Diltiazem*, ein Benzodiazepinabkömmling, Anwendung. Sie zeichnen sich durch besonders hohe Wirkstärke und Wirkspezifität aus. *Etafenon, Fendilin, Prenylamin* und *Perhexilin* sind ebenfalls als Calciumantagonisten zu klassifizieren (160–163). Alle Substanzen stehen in oral zu verabreichender, teilweise retardierter Tablettenform zur Verfügung, Nifedipin zusätzlich als schnell resorbierbare Zerbeißkapsel und Verapamil bzw. Etafenon zusätzlich als intravenös zu verabreichende Präparate.

9.3.1. Wirkungsprinzip

Die antiischämische Wirksamkeit von Calciumantagonisten wird in erster Linie auf deren direkte Beeinflussung von Gefäß- und Myokardzellen durch Hemmung des transmembranären Calciuminfluxes bzw. Verdrängung von Calciumionen aus membranständigen Speichern zurückgeführt (15, 164–168). Daraus resultiert eine

Vasodilatation, die vor allem das arterielle Gefäßsystem betrifft. Koronararterien scheinen besonders empfindlich auf Calciumantagonisten anzusprechen (15, 169). Die Dilatation des Koronargefäßsystems (Nifedipin > Diltiazem > Verapamil), insbesondere großer epikardial gelegener Gefäßabschnitte, falls möglich der Stenose selbst, poststenotischer Gefäßanteile und großer Kollateralen, erlaubt eine Erhöhung des Sauerstoffangebotes an unterversorgte Myokardareale distal einer Stenosierung (40, 170–173, 241, 242). Darüber hinaus wird einer Verminderung des Sauerstoffangebotes infolge Koronarspasmen entgegengewirkt. Die Beeinflussung des peripheren arteriellen Gefäßsystems (Nifedipin > Verapamil > Diltiazem), kenntlich an einer Abnahme des systemarteriellen Widerstandes, führt zur Verminderung der myokardialen Wandspannung und damit des myokardialen Sauerstoffbedarfes (174–176). Am Myokard hat die Hemmung des transmembranären Calciumeinstromes einen kontraktilitätsmindernden Effekt (in vitro: Nifedipin > Verapamil > Diltiazem) mit Senkung des ATP-Verbrauches und des myokardialen Sauerstoffbedarfes zur Folge (15, 160–162, 177–179). Eine dadurch bedingte Einschränkung der ventrikulären Funktion ist in vivo aufgrund der gleichzeitigen peripheren Vasodilatation, gegebenenfalls einhergehend mit reflektorischer Steigerung des Sympathikotonus, in der Regel nicht zu erwarten. In klinischen Untersuchungen zeigte sich ein Gleichbleiben oder eine geringe Zunahme von Auswurffraktion, Schlagvolumen oder Herzindex. Lediglich in Einzelfällen wurde nach Verabreichung von Verapamil bei Patienten mit bereits deutlich eingeschränkter linksventrikulärer Funktion eine weitere Zunahme des Füllungsdruckes und eine Abnahme des Herzminutenvolumens beobachtet (180–183).

Eine Senkung der Herzfrequenz, die ebenfalls eine Verminderung des myokardialen Sauerstoffbedarfes bedingt, konnte unter oraler Medikation mit Verapamil und Diltiazem beobachtet werden. Nach Gabe von Nifedipin war keine Änderung oder ein den sauerstoffsparenden Effekten der Calciumantagonisten entgegenwirkender reflektorischer Frequenzanstieg zu verzeichnen (184–186, 201, 202). Darüber hinaus sollen sogenannte kardioprotektive Eigenschaften von Calciumantagonisten verhindern, daß z. B. hypoxische oder ischämische Membranveränderungen, oder exzessive sympathische Stimulation eine gefährliche Calciumionenüberladung der Muskelzellen induzieren, woraus infolge einer massiven Aktivierung intrazellulärer ATPasen und calciumbedingter Mitochondrienschädigung eine deletäre ATP-Verarmung resultiert (160–162). Weiterhin werden als zusätzlich antianginös wirksame Faktoren eine Verzögerung des Adenosin-Abbaues, eine Hemmung der Thrombozytenaggregation und eine verminderte Transmitterfreisetzung aus adrenergen Nervenendigungen diskutiert (15, 116).

9.3.2. Pharmakokinetische Gesichtspunkte

Nifedipin, Verapamil, Gallopamil und Diltiazem werden nach oraler Applikation rasch und nahezu vollständig (>90%) aus dem Gastrointestinaltrakt resorbiert. Mit dem Wirkbeginn ist etwa 30 min nach Einnahme zu rechnen. Nifedipin wird auch über die Mundschleimhaut resorbiert; innerhalb von 3 min nach Applikation sind meßbare Plasmaspiegel nachgewiesen worden. Der Abbau aller Substanzen findet überwiegend in der Leber statt. Für die einzelnen Calciumantagonisten variierend, können bereits bei der ersten Leberpassage erheblich Pharmakonmengen metabolisiert werden. Dem unterschiedlich ausgeprägten »First-pass-Effekt« entsprechend beträgt die Bioverfügbarkeit von Nifedipin etwa 65%, die von Verapamil und Gallopamil 20–25% sowie die verschiedener Diltiazem-Präparationen 25–45%. Bei Verabreichung höherer Verapamil- oder Diltiazemdosen konnte als Ausdruck eines verminderten »First-pass-Effekt« eine Zunahme der Bioverfügbarkeit beobachtet werden. Nach oraler Medikamentengabe werden als Plasmahalbwertszeiten für Nifedipin 2–4,5 Stunden, für Verapamil 4–8 Stunden, für Gallopamil 5 Stunden und für Diltiazem 4–5,5 Stunden angegeben.

Die biologisch nicht oder nur gering aktiven Metabolite des Nifedipin und Verapamil werden zu 70–80% über die Niere, die des Gallopamil zu gleichen Teilen über die Niere und die Fäzes ausgeschieden. Der Hauptmetabolit von Diltiazem, der etwa 25–50% der biologischen Aktivität der Muttersubstanz aufweist, wird zu 35% renal eliminiert, die übrigen Anteile werden mit den Fäzes ausgeschieden (175, 182, 187–189, 197–200). Aufgrund der hepatischen Metabolisierung dieser Substanzen kann bei Patienten mit Leberfunktionsstörung eine erhöhte Bioverfügbarkeit und eine veränderte Eliminationskinetik resultieren. Bei Verabreichung von Verapamil, nicht aber von Nifedipin, an digitalisierte Patienten ist ein Anstieg der Serum-Digoxin-Spiegel möglich. Entsprechende Berichte liegen für Diltiazem bislang nicht vor (182).

9.3.3. Antianginöse Wirksamkeit

9.3.3.1. Akuttherapie, Akutprophylaxe der Angina pectoris

Calciumantagonisten werden in der Regel zur Akutbehandlung und Prophylaxe eines Angina-pectoris-Anfalles nicht verwandt. Die grundsätzlich mögliche sublinguale Verabreichung von Nifedipin bzw. die intravenöse Injektion von Verapamil bietet gegenüber der Anwendung schnell resorbierbarer Nitratpräparate hinsichtlich Wirkungseintritt und Wirkungsstärke keinen Vorteil.

9.3.3.2. Dauerbehandlung der belastungsabhängigen Angina pectoris

Nach einmaliger intravenöser oder oraler Verabreichung der genannten Calciumantagonisten konnte eine Beeinflussung verschiedener Ischämieparameter gezeigt werden (184, 185, 190–195). 20 mg oral verabreichtes Nifedipin, stärker wirksam als 10 mg, führten zu einer Zunahme der Belastungstoleranz sowie zu einem Rückgang der belastungsinduzierten ST-Strecken-Senkung um 38 bis 50% (184, 185, 190). Höhere Einzeldosen erbrachten keine weitere Beeinflussung des ST-Strecken-Verhaltens. Nach Verabreichung von 20 mg Nifedipin ließ sich ein Rückgang der belastungsinduzierten ST-Strecken-Senkung über 3 Stunden und nach Gabe von 30 mg eine solche über 5 Stunden objektivieren. Unter der höheren Dosis traten allerdings vermehrt unerwünschte Wirkungen auf (184) (Abb. 9.10). Gemessen am ST-Strecken-Verhalten, war nach oraler Applikation von 20 mg retardiertem Nifedipin über 8 Stunden ein signifikanter Effekt erkennbar (203) (Abb. 9.11). Verapamil, verabreicht in Einzeldosen von 80 und 120 mg, führte zu einer Zunahme der Belastungstoleranz um 38 bzw. 60% (191). Die belastungsinduzierte ST-Strecken-Senkung ging 1 Stunde nach Verabreichung von 120 mg Verapamil um 68% zurück, 7 Stunden nach Medikamenteneinnahme war mit einer Reduktion von 34% ein geringerer, jedoch weiterhin statistisch signifikanter Effekt nachweisbar (204) (Abb. 9.12). Das Verapamil-Derivat Gallopamil führte nach einmaliger Verabreichung von 50 mg zu einem Rückgang der ST-Strecken-Senkung um 48%. Untersuchungen über das Dosis-Wirkungs-Verhalten liegen nicht vor (190). Nach einmaliger Verabreichung unterschiedlicher Dosen von Diltiazem wurden Zunahmen der Belastungskapazität um 29–57% und Reduktionen der belastungsinduzierten ST-Strecken-Senkung um 27–56% beobachtet (186, 193, 195, 205, 206). Bei fehlenden Angaben über Ausmaß und Dauer der Beeinflussung von Belastungstoleranz und ST-Strecken-Verhalten zeigte sich nach Gabe hoher Einzeldosen bei einer größeren Zahl von Patienten ein Rückgang der ST-Strecken-Senkung als nach Gabe geringerer Einzeldosen (186).

Auch unter chronischer Medikation erwiesen sich die verschiedenen Calciumantagonisten als antianginös wirksam. *Nifedipin,* verabreicht in Dosen zwischen 30 und 60 mg pro Tag, führte zu einem Rückgang der Angina-pectoris-Anfallshäufigkeit um 13–84%, zu einer Zunahme der Belastungstoleranz um 13–42% und zu einem Rückgang der belastungsinduzierten ST-Strecken-Senkung um 16–53% (190, 207–212). Höhere Dosen erwiesen sich hinsichtlich des Ausmaßes der antiischämischen Wirksamkeit in der

Abb. 9.10. Verhalten der belastungsinduzierten ST-Strecken-Senkung 1, 3 und 5 Stunden (h) nach Gabe von Placebo (Pl) bzw. 10 mg, 20 mg und 30 mg Nifedipin bei Patienten mit koronarer Herzerkrankung und stabiler Belastungs-Angina-pectoris (n.s. = nicht signifikant, * = $p < 0,05$, ** = $p < 0,01$) (184).

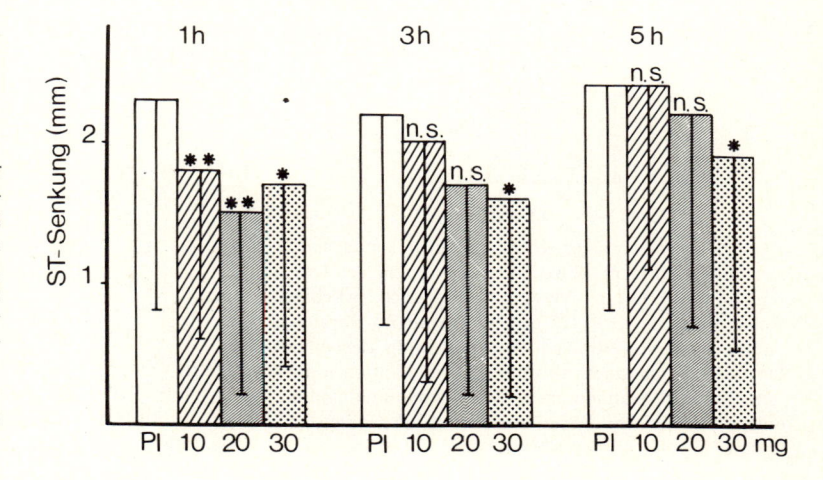

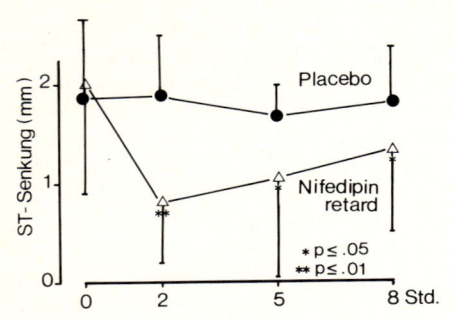

Abb. 9.11. Verhalten der belastungsinduzierten ST-Strecken-Senkung bei Patienten mit koronarer Herzerkrankung und stabiler belastungsabhängiger Angina pectoris nach einmaliger Verabreichung von 20 mg retardiertem Nifedipin im Vergleich zu Placebo. 2, 5 und 8 Stunden findet sich eine signifikante Reduktion der ST-Strecken-Senkung, die 8 Stunden nach Substanzverabreichung am geringsten ausgeprägt ist (203).

Regel als effektiver. Auch die neu eingeführte, länger wirksame Retardpräparation ist zur Daueranwendung geeignet (203, 213) (Abbildung 9.12). Aufgrund der nach Akutgabe und nach 5- bzw. nach 10wöchiger Dauermedikation in vergleichbarer Größenordnung liegenden Reduktion der belastungsbedingten ST-Strecken-Senkung ist eine Toleranzentwicklung nicht anzunehmen (207) (Tab. 9.6). Patienten mit belastungsabhängiger Angina pectoris scheinen jedoch individuell unterschiedlich auf Nifedipin anzusprechen. Die Zahl der Kranken, bei denen sich ein antiischämischer Effekt objektivieren läßt, schwankt in verschiedenen Studien zwischen 66 und 100% (203, 207, 214, 215). Akutuntersuchungen zufolge kann auch durch eine Dosiserhöhung die Zahl der Responder in der Regel nicht erhöht werden (184). Diese Beobachtung stützt die Auffassung, daß die antianginöse Wirksamkeit wesentlich von der Möglichkeit einer Erhöhung des Sauerstoffangebotes an den poststenotischen Bereich infolge Stenosedilatation oder Steigerung des Kollateralflusses abhängt. In Einzelfällen zeigte sich unter der Wirkung von Nifedipin eine Zunahme der Angina-pectoris-Symptomatik bzw. eine Zunahme ischämisch bedingter ST-Strecken-Senkungen, Effekte, die in der Regel auf eine überschießende Frequenzsteigerung bei zu starkem Blutdruckabfall nach Nifedipin-Gabe zurückgeführt werden (184, 215, 216).

Unter chronischer Therapie mit *Verapamil*, verabreicht in Dosen zwischen 120 und 480 mg/Tag, zeigte sich ein Rückgang der Angina-pectoris-Anfallshäufigkeit und des Nitratverbrauches zwischen 22 und 61%, eine Zunahme der Belastungstoleranz zwischen 17 und 79% und ein Rückgang der belastungsinduzierten ST-Strecken-Senkung zwischen 27 und 71% (190, 204, 212, 215, 217). Höhere Dosen scheinen zu einer stärkeren Beeinflussung der verschiedenen Ischämieparameter zu führen. In der Regel dürfte die notwendige Tagesdosis zwischen 320 und 480 mg/Tag liegen (204, 205, 212) (Abb. 9.12). Aufgrund einer vergleichbaren Beeinflussung der belastungsinduzierten ST-Strecken-Senkung nach erstmaliger Verapamil-Gabe und während chronischer Medikation ist eine Toleranzentwicklung nicht anzunehmen (204). In einer anderen Untersuchung wurde eine Zunahme der antiischämischen Wirksamkeit im Therapieverlauf beobachtet mit Anstieg der Belastungstoleranz um 39% nach 2wöchiger und um 70% nach 4wöchiger Behandlung (212). Wenngleich in einer Untersuchung bei einigen Patienten die Belastungstoleranz nur grenzwertig beeinflußt wurde, scheinen insgesamt Kranke mit Belastungs-Angina-pectoris einheitlicher auf Verapamil als auf Nifedipin anzusprechen (215, 240). Eine Erklärung hierfür könnte sein, daß neben vasodilatierenden und direkt myokardialen Effekten unter chronischer Verapamil-Medikation ein sicher sauerstoffsparender Mechanismus durch Senkung der Herzfrequenz zum Tragen kommen kann. Hierfür spricht die Beobachtung eines Rückgangs der belastungsinduzierten ST-Strecken-Senkung, die mit einer verminderten Herzfrequenz unter chronischer, nicht jedoch nach akuter Gabe von Verapamil einherging (204).

Nach bisherigen allerdings limitierten Erfahrungen dürfte *Gallopamil* auch bei chronischer Medikation wirksam sein (190, 194).

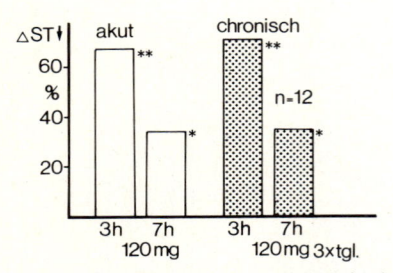

Abb. 9.12. Prozentualer Rückgang der belastungsinduzierten ST-Strecken-Senkung nach einmaliger Verabreichung von 120 mg Verapamil und nach 3wöchiger Behandlung mit 3 × 120 mg Verapamil im Vergleich zu Placebo. Sowohl nach Verabreichung der ersten Dosis als auch nach chronischer Medikation findet sich 3 und 7 Stunden nach Medikamenteneinnahme eine vergleichbare Reduktion der ST-Strecken-Senkung (* p <0,01, ** p <0,001) (203).

Über die Effektivität von *Diltiazem* in der Langzeitbehandlung der belastungsabhängigen Angina pectoris liegen bislang nur in begrenztem Umfange, und hinsichtlich der notwendigen Dosis, uneinheitliche Daten vor. Unter chronischer Medikation mit täglich 180 mg Diltiazem fand sich ein Rückgang der Angina-pectoris-Anfallshäufigkeit um 12% und der belastungsinduzierten ST-Strecken-Senkung um 39% bei einem Anstieg der Belastungskapazität um 43%. Durch Erhöhung der Tagesdosis auf 270 mg/Tag konnte eine Reduktion der Angina-pectoris-Anfallshäufigkeit um 42% bei unveränderter Beeinflussung von Belastungstoleranz und ST-Strecken-Senkung erreicht werden. Tagesdosen von 360 mg Diltiazem führten zur stärksten Beeinflussung subjektiver und objektiver Ischämieparameter (218). In einer anderen Untersuchung erwiesen sich bereits Tagesdosen von 90 bzw. 120 mg als antianginös wirksam (186, 219) und höhere Substanzmengen bis 240 mg/Tag führten zu einem größeren Effekt (219). Demgegenüber steht die Beobachtung einer antianginösen Wirksamkeit unter Tagesdosen von 240 mg nicht jedoch unter solchen von 120 bzw. 180 mg (214). Somit dürften nach bisherigen Erfahrungen in der Regel 180–270 mg Diltiazem/Tag erforderlich sein, um eine sichere antiischämische Wirksamkeit zu erzielen. Hinweise für eine Wirkungsabschwächung bzw. einen Wirkungsverlust unter Dauermedikation lassen sich aus den vorliegenden Daten nicht ableiten (186). Bislang liegen nur vereinzelte Hinweise für ein individuell unterschiedliches Ansprechen von Patienten mit Belastungs-Angina-pectoris auf Diltiazem vor (214). Im Vergleich zur Akutgabe fand sich unter Dauermedikation bei einer größeren Zahl von Patienten ein antiischämischer Effekt, einhergehend mit stärkerer Beeinflussung von Herzfrequenz und Blutdruck (186).

Insgesamt ist somit von einer Wirksamkeit der verschiedenen Calciumantagonisten bei belastungsabhängiger Angina pectoris auszugehen. Nach eigenen Erfahrungen läßt sich dabei das Wirkungsausmaß von Nifedipin bereits nach einmaliger Substanzgabe im Belastungstest erfassen. Möglicherweise wird der volle Effekt einer Verapamil- oder Diltiazem-, eventuell auch Gallopamil-Therapie erst nach einer Behandlungsdauer von 1–2 Wochen sichtbar. Eine vergleichende Wertung der einzelnen Calciumantagonisten ist gegenwärtig nicht möglich. Die Resultate der wenigen Vergleichsuntersuchungen nach Akutgabe oder Langzeittherapie sind uneinheitliche Untersuchungen, in denen sich Verapamil und Nifedipin als vergleichbar wirksam erwiesen, stehen solche gegenüber, in denen Verapamil hinsichtlich Beeinflussung von Angina-pectoris-Symptomatik und Belastungstoleranz effektiver als Nifedipin war (190, 205, 215, 220, 238). In keiner dieser Studien wurde jedoch eine Dosistitration zur Festlegung des individuell optimalen antiischämischen Effektes durchgeführt. Eine Differentialtherapie mit den einzelnen Calcium-

Tab. 9.6. ST-Segment-Verhalten unter chronischer Therapie mit Nifedipin (Nif), 3× 10 mg täglich im Vergleich zu Plazebo (Pl). 9/14 als Responder eingestufte Patienten wiesen nach 5- und 10wöchiger Therapie eine vergleichbare Reduktion der ST-Strecken-Senkung auf, während bei den Nicht-Respondern zu keinem Zeitpunkt eine sichere antiischämische Wirksamkeit erkennbar war (207).

		ST-Strecken-Senkung (mm)	
		Responder n = 9	Nicht-Responder n = 5
5 Wochen	Pl.	1,9 ± 1,0	1,8 ± 1,6
	Nif.	1,0 ± 0,7	1,6 ± 1,4
	p≤	0,001	n.s.
10 Wochen	Pl.	1,8 ± 1,1	1,3 ± 0,8
	Nif.	1,0 ± 1,2	1,4 ± 0,8
	p≤	0,025	n.s.

Tab. 9.7. Dosierungsrichtlinien für verschiedene Calciumantagonisten.

Nifedipin	(3)–4× 20 mg 2 –3× 20 mg retardiert
Verapamil	3 –4× 80–120 mg
Gallopamil	2 –3× 50 mg
Diltiazem	3 –4× 60–90 mg

Tab. 9.8. Differentialtherapeutische Gesichtspunkte bei der Wahl eines Calciumantagonisten.

Ruhebradykardie AV-Überleitungsstörung	Nifedipin
Linksventrikuläre Funktion eingeschränkt	Nifedipin Diltiazem?
Herzfrequenz normal/erhöht*	Diltiazem Verapamil* Gallopamil*?
Hypotonie	Diltiazem Verapamil Gallopamil?

* nicht wenn Zeichen der Herzinsuffizienz.

antagonisten scheint nur begrenzt möglich. Patienten mit normaler oder erhöhter Herzfrequenz wird bevorzugt Verapamil oder Diltiazem, eventuell auch Gallopamil verabreicht. Nifedipin, möglicherweise auch Diltiazem finden Anwendung bei Patienten mit deutlich eingeschränkter linksventrikulärer Funktion. Bei Kranken mit vorbestehender Bradykardie oder AV-Überleitungsstörung ist Nifedipin zu bevorzugen (169) (Tab. 9.7, 9.8).

9.3.3.3. Behandlung der spontanen Angina pectoris

Über die Wirksamkeit von Calciumantagonisten bei Patienten mit spontaner Angina pectoris infolge hochgradiger Koronararterienstenosen liegen nur in begrenztem Umfang Erfahrungen vor (221, 223, 224). Unter hochdosierter Verapamil-Medikation mit 320 bzw. 480 mg/Tag konnte eine über 80%ige Reduktion der spontanen Angina-pectoris-Anfälle bzw. der Episoden mit ischämischer ST-Strecken-Veränderung erzielt werden (221). Bei Patienten, die durch Beta-Rezeptorenblocker und Nitrate nicht schmerzfrei wurden, führte die zusätzliche Verabreichung von Nifedipin in über 80% der Fälle zu einer Stabilisierung (261). Untersuchungen über Diltiazem oder Gallopamil liegen nicht vor. Da vielfach ein erhöhter Koronararterientonus neben hochgradigen Stenosierungen für das Zustandekommen von Ruheschmerzen als mitverursachend betrachtet wird, sollen Calciumantagonisten wegen ihrer Koronargefäßwirksamkeit Beta-Rezeptorenblockern überlegen sein. Klinisch belegt ist diese Vermutung bislang nicht.

Als hocheffektive Substanzen haben sich Calciumantagonisten bei Patienten mit spontaner Angina pectoris infolge Koronararterienspasmen erwiesen. Die Anzahl der Patienten, die eine Verbesserung der subjektiven Symptomatik erfuhr, schwankt zwischen 65 und 95% mit Reduktionen der Angina-pectoris-Anfallshäufigkeit bis zu 90% (182, 220–222, 225–232). Verschiedene Calciumantagonisten wurden bisher nur in einer Untersuchung verglichen. Dabei erwies sich Verapamil als etwas weniger effektiv als Nifedipin und Diltiazem (233). Eine vergleichende Wertung scheint aber zum gegenwärtigen Zeitpunkt noch nicht möglich. Bei einer Gruppe von 15 Patienten konnte durch die Kombination von Nifedipin und Diltiazem eine vollständige Beseitigung der Angina-pectoris-Beschwerden erzielt werden (233).

9.3.4. Verträglichkeit

Die Verträglichkeit von Calciumantagonisten wird als gut angesehen. Unerwünschte Effekte, insbesondere nach Verabreichung höherer Dosen, sind das Auftreten einer Hypotension, eventuell mit Palpitationen (Nifedipin), einer Flush-Reaktion, von Kopfschmerzen sowie von Ödemen, gelegentlich verbunden mit Gelenkschmerzen. Dabei treten unter Nifedipin-Medikation, die aus der vasodilatierenden Wirkung resultierenden unerwünschten Effekte häufiger als unter anderen Calciumantagonisten auf. Unter Verapamil- bzw. Gallopamil-Medikation kann es zu einer hartnäckigen Obstipation kommen, die vielfach zum therapielimitierenden Faktor wird. Bradykardien und höhergradige AV-Überleitungsstörungen unter Verapamil-, Gallopamil- und möglicherweise auch unter Diltiazem-Verabreichung sind in der Regel nur bei vorbestehender Schädigung des Erregungsleitungssystems oder unter Therapie mit einem Beta-Rezeptorenblocker zu erwarten. Eine Beeinträchtigung der linksventrikulären Funktion unter Verapamil-Medikation wurde bislang nur in Einzelfällen bei vorbestehender erheblicher Einschränkung bzw. bei Vorbehandlung mit kardiodepressiv wirkenden Substanzen beobachtet (180, 235). Die Gesamtrate unerwünschter Wirkungen wird für Nifedipin mit 17%, für Verapamil mit 12%, für Gallopamil mit 9% und für Diltiazem mit 4% angegeben (175, 176, 205, 234).

9.4. Oxyfedrin

Der partielle Beta-Rezeptorenagonist Oxyfedrin, ein Aminoketon der Phenyläthylamin-Reihe steht seit Ende der 60er Jahre in peroral und intravenös applizierbarer Form zur Verfügung. Oxyfedrin führt zu einer Koronardilatation, die eine Erhöhung des Sauerstoffangebotes an das Myokard erlaubt und weist einen positiv inotropen Effekt auf. Durch die Interaktion von Oxyfedrin mit den Beta-Rezeptoren sollen die unerwünschten Auswirkungen einer vermehrten Katecholaminfreisetzung abgeschwächt werden oder nicht zum Tragen kommen. Darüber hinaus wird aufgrund experimenteller Befunde bei Verabreichung hoher Dosen ein den Nitraten vergleichbarer venodilatatorischer Effekt mit konsekutiver Senkung des myokardialen Sauerstoffbedarfes diskutiert. Damit würde sich diese Substanz insbesondere zur Angina-pectoris-Behandlung bei Patienten mit eingeschränkter linksventrikulärer Funktion eignen. Die Ergebnisse früherer klinischer Studien hinsichtlich der antiischämischen Wirksamkeit sind uneinheitlich. In einer neueren Untersuchung konnte unter Verwendung höherer Dosen zwischen 72 und 96 mg/Tag eine signifikante Beeinflussung der subjektiven Symptomatik und der belastungsinduzierten ST-Strecken-Senkung gezeigt werden (4, 237). In Einzelfällen zu beobachtende unerwünschte Effekte sind Übelkeit, Erbrechen, Schlafstörungen, Müdigkeit, Kopfschmerzen, Benommenheit, Palpitationen und kutane Reaktionen. Weitere Untersuchungen scheinen erforderlich, um den Stellenwert dieser Substanz zur Behandlung der Angina pectoris festzulegen.

9.5. Amiodarone

Amiodarone, ein Benzofuranderivat, wurde Mitte der 60er Jahre in die Therapie der Angina pectoris eingeführt. Die antiarrhythmische Wirkung dieser Substanz, die in oraler und intravenös verabreichbarer Form zur Verfügung steht, erkannte man erst einige Jahre später.

Die antiischämischen Eigenschaften von Amiodarone werden auf die gegenüber Atropin resistente Frequenzverlangsamung, die periphere Vasodilatation und die reduzierte Ansprechbarkeit auf adrenerge Stimuli bei psychischer oder körperlicher Belastung infolge nicht-kompetitiver Alpha- und Beta-Rezeptorenblockade zurückgeführt. Inwieweit neben diesen sauerstoffsparenden Mechanismen eine Erhöhung des Sauerstoffangebotes an poststenotisch unterperfundierte Myokardbereiche aufgrund einer Wirkung auf das Koronargefäßsystem zum Tragen kommt, wird kontrovers diskutiert. Experimentellen Befunden zufolge betrifft der dilatierende Effekt vorwiegend die arteriolären Widerstandsgefäße. In klinischen Untersuchungen wurde jedoch ein dem Dipyridamol vergleichbares Steelphänomen bislang nicht beobachtet. Zur Akutbehandlung und -prophylaxe eines Angina-pectoris-Anfalles ist Amiodarone wegen der auch bei intravenöser Verabreichung verspätet eintretenden Wirkung nicht geeignet. Berichte über die antianginöse Effektivität einer chronischen Medikation finden sich überwiegend im französischsprachigem Schrifttum. Danach führt Amiodarone bei etwa 70% der Patienten zu einer signifikanten Verminderung der Angina-pectoris-Anfallshäufigkeit und zu einer Verbesserung der Belastungstoleranz. Bei einem Großteil der Patienten mit spontaner Angina pectoris wurde durch die intravenöse Verabreichung von Amiodarone eine Stabilisierung erzielt. Nicht zuletzt aufgrund der limitierten Erfahrungen stellt Amiodarone keine Substanz der ersten Wahl zur Behandlung der Angina pectoris dar. Sie findet dann zusätzlich Anwendung, wenn mit anderen Pharmaka-Kombinationen keine ausreichende Beeinflussung der Symptomatik erzielt werden kann. Eine Behandlung wird mit einer Dosis von 3×200–300 mg täglich eingeleitet. Nach einer Woche wird diese auf durchschnittlich 300 mg/Tag unter Einhaltung einer Medikamentenpause am Wochenende reduziert. Als unerwünschte kardiale Effekte von Amiodarone wurden QT- und T-Veränderungen, das Auftreten sinuatrialer Blockierungen und polymorpher ventrikulärer Tachykardien beschrieben. Unter chronischer Amiodarone-Medikation findet sich nahezu bei allen Patienten ein Anstieg der peripheren Schilddrüsenhormone und eine Suppression von TSH im TRH-Test. Die Entwicklung einer Hyperthyreose wurde bei etwa 10% der Patienten, offenbar gehäuft bei solchen mit Adenom, und die einer Hypothyreose in vergleichbarem Prozentsatz beobachtet. Als ophthalmologische Nebenwirkung sind punktförmige, subjektiv nicht bemerkbare und reversible Korneatrübungen bei fast allen Patienten bekannt. In seltenen Fällen wurden Tremor, Muskelschwäche, zerebrale Ataxie und Dysarthrie beschrieben. Ebenfalls relativ selten sind kutane Erscheinungen, die als gesteigerte Fotosensibilität und Hautpigmentation imponieren. Es liegen auch vereinzelte Beschreibungen einer hypersensitiven Pneumonitis vor. Bei digitalisierten Patienten findet sich ein Anstieg der Plasmadigoxinkonzentration. Bei Cumarinbehandlung muß mit einer Verlängerung der Prothrombinzeit gerechnet werden. Die unerwünschten Effekte stellen in der Regel kein ernsthaftes Problem dar, wenn eine sorgfältige Verlaufsbeobachtung, insbesondere der Schilddrüsenfunktion durchgeführt wird (5).

9.6. Medikamentenwahl/ Kombinationstherapie
(Abb. 9.13, 9.14)

Während die Rolle schnell wirksamer Nitratpräparate zur Kupierung und Akutprophylaxe eines Angina-pectoris-Anfalles und die der Calciumantagonisten zur Dauerbehandlung der Variant-Angina-pectoris unbestritten ist, stehen für die Langzeittherapie der belastungsabhängigen

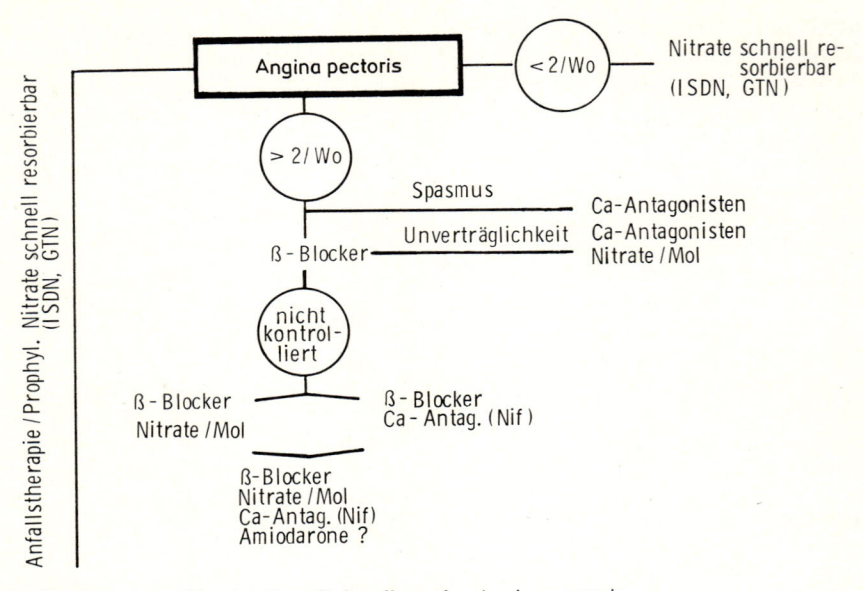

Abb. 9.13. Stufenplan zur medikamentösen Behandlung der Angina pectoris.

Angina pectoris grundsätzlich die Substanzen der drei besprochenen Pharmakonklassen zur Verfügung. Damit wird die Medikamentenwahl durch Gesichtspunkte wie Ausmaß der antianginösen Wirksamkeit, Verträglichkeit, Häufigkeit der täglich notwendigen Arzneimitteleinnahme, Kombinierbarkeit der einzelnen Pharmaka und nicht zuletzt durch Begleiterkrankungen wie Herzinsuffizienz, arterielle Hypertonie, hypertrophe Kardiomyopathie, Rhythmusstörungen usw. beeinflußt.

Verschiedenen Untersuchungen, meist Akutstudien, zufolge ist das Ausmaß der antiischämischen Wirksamkeit von Nitraten, Beta-Rezeptorenblockern und Calciumantagonisten als vergleichbar einzustufen (205, 243–245). Langzeituntersuchungen, in denen sich Beta-Rezeptorenblocker im Vergleich zu den Calciumantagonisten Nifedipin oder Verapamil als gleich oder stärker antianginös wirksam erwiesen, stehen Beobachtungen einer ausgeprägteren Beeinflussung subjektiver und objektiver Ischämieparameter durch Verapamil gegenüber (205, 246–249). Aufgrund dieser unterschiedlichen Befunde, erhoben in Studien mit zum Teil relativ kleinen Patientenzahlen und nicht vergleichbaren Untersuchungsprotokollen, wobei in der Regel keine Dosistitrierung nach dem individuell optimalen Effekt erfolgte, sondern feste Substanzmengen in unterschiedlicher Höhe verabreicht wurden, läßt sich eine Überlegenheit einer Substanzgruppe nicht ableiten. Der Beachtung bedarf, daß nicht alle Patienten mit Belastungs-Angina-pectoris auf Nifedipin ansprechen und daß bei Verwendung länger wirkender Nitrate ein nitratfreies Intervall zur Vermeidung einer Toleranzentwicklung eingehalten werden muß und damit kein über 24 Stunden anhaltender antiischämischer Effekt gewährleistet ist. Die Verträglichkeit von Nitraten, nitratähnlichen Substanzen, Beta-Rezeptorenblockern und Calciumantagonisten ist ebenfalls als vergleichbar anzusehen, wobei das Spektrum möglicher unerwünschter Effekte unterschiedlich sein kann. Während bei Verwendung hydrophiler bzw. retardierter lipophiler Beta-Rezeptorenblocker eine einmal tägliche Medikamentengabe ausreichend scheint, müssen die übrigen Substanzen zur Gewährleistung eines anhaltenden antiischämischen Schutzes mehrmals täglich verabreicht werden. Dies ist insofern bedeutsam, als bei nur einmal täglicher Arzneimitteleinnahme von einer hohen Patientencompliance zwischen 80 und 90% ausgegangen werden kann. Hingegen muß bei steigernder Einnahmefrequenz mit einer Abnahme der Einnahmezuverlässigkeit und damit auch der therapeutischen Sicherheit gerechnet werden (251).

Da sich eine Überlegenheit einer Substanzgruppe hinsichtlich Wirkungsausmaß und Verträglichkeit nicht ableiten läßt, werden von uns langwirksame, nur 1× pro Tag zu verabreichende Pharmaka, wie sie bisher mit Beta-Rezeptorenblocker zur Verfügung stehen, zur Behandlung der

Belastungs-Angina-pectoris bevorzugt. Darüber hinaus lassen die Ergebnisse der Postinfarktstudien eine günstige Beeinflussung der Prognose durch Beta-Adrenolytika erwarten. Weist eine hinsichtlich Provozierbarkeit variable Symptomatik auf eine vasomotorische Komponente hin, werden an erster Stelle Calciumantagonisten oder Nitrate bzw. nitratähnliche Substanzen verabfolgt. Bei Vorliegen von Kontraindikationen für Beta-Rezeptorenblocker oder bei deren Unverträglichkeit finden ebenfalls diese Substanzen Anwendung. Angestrebt wird eine Schmerzfreiheit unter Alltagsbelastungen.

Kann durch eine ausreichend hochdosierte Monotherapie die Angina-pectoris-Symptomatik nicht zufriedenstellend kontrolliert werden oder verbietet sich die Verabreichung genügend großer Substanzmengen wegen des Auftretens unerwünschter Effekte, ist eine Kombinationstherapie angezeigt. Durch die Kombination eines Beta-Rezeptorenblockers mit Isosorbiddinitrat oder mit Nifedipin oder mit Verapamil konnte im Vergleich zur jeweiligen Monotherapie eine stärkere Beeinflussung von Angina-pectoris-Anfallshäufigkeit, Nitratverbrauch, Belastungstoleranz oder ST-Strecken-Senkung erzielt werden. Dieser Effekt war sowohl bei niedrigdosierter als auch bei hochdosierter Verabreichung der Einzelsubstanzen nachweisbar (252, 253, 255–260). Aufgrund der Beobachtung einer weiteren Frequenzverlangsamung, einer Zunahme der AV-Überleitungszeit sowie einer zum Teil deutlichen Abnahme der linksventrikulären Funktion, insbesondere bei vorbestehend eingeschränkter Auswurffraktion (EF <30%), sollte Verapamil und auch Gallopamil wegen der Gefahr der Induktion bradykarder Rhythmusstörungen bzw. einer Herzinsuffizienz nur in Ausnahmefällen unter kontrollierten klinischen Bedingungen zusammen mit einem Beta-Rezeptorenblocker verabreicht werden. Hingegen können Beta-Adrenolytika mit Nitraten, nitratähnlichen Substanzen und mit Nifedipin in der Regel gefahrlos auch unter ambulanten Bedingungen kombiniert werden (175, 235, 255–260). Unter einer Behandlung mit Diltiazem und Propranolol zeigte sich bei unveränderter Belastungstoleranz ein stärkerer Rückgang der ST-Senkung aber auch häufiger eine Bradykardie oder Hypotension als unter der jeweiligen Monotherapie (262). Durch die gleichzeitige Verabreichung von Isosorbiddinitrat und Nifedipin konnte, wohl aufgrund eines reflektorischen Frequenzanstieges, kein über das durch alleinige Verabreichung einer der beiden Pharmaka erreichte Maß hinausgehender Rückgang der belastungsinduzierten ST-Strecken-Senkung

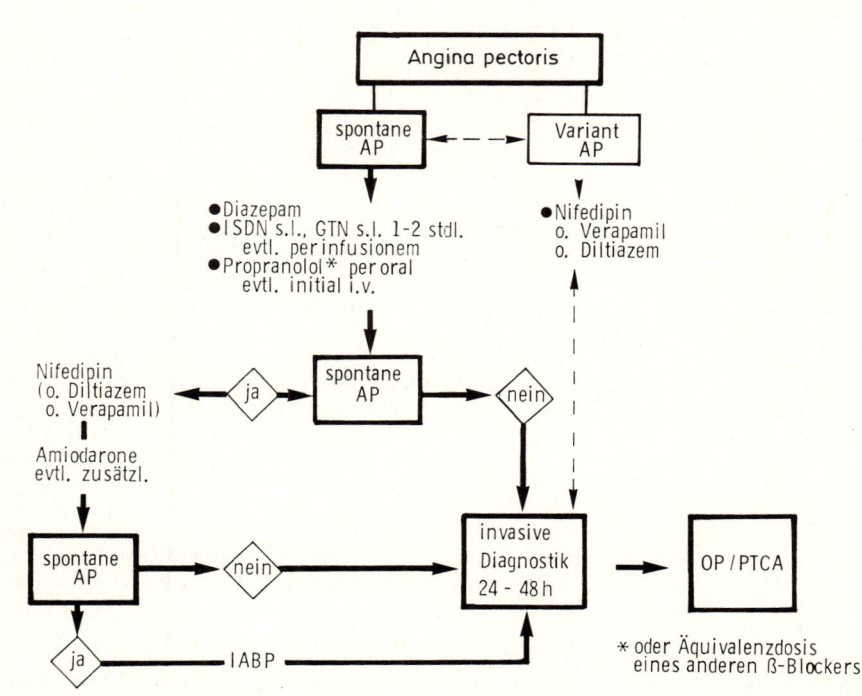

Abb. 9.14. Therapeutisches Vorgehen bei Patienten mit spontaner Angina pectoris. (ISDN = Isosorbiddinitrat, GTN = Glyceryltrinitrat, AP = Angina pectoris, IABP = intraaortale Ballonpumpe, Variant AP = Variant-Angina-pectoris (Koronarspasmen), OP = Operation, PTCA = perkutane transluminale Koronarangioplastie).

erzielt werden (254). Entsprechende Untersuchungen liegen für Nitrate in Kombination mit Verapamil, Gallopamil oder Diltiazem nicht vor. Bei Patienten mit spontaner Angina pectoris infolge Koronarspasmen, bei denen durch einen Calciumantagonisten die Symptomatik nicht ausreichend beherrschbar ist, werden sowohl verschiedene Calciumantagonisten miteinander kombiniert als auch Calciumantagonisten und Nitrate gleichzeitig verabreicht. Die gemeinsame Anwendung von Nitraten bzw. nitratähnlichen Substanzen, Beta-Rezeptorenblockern und Calciumantagonisten – bevorzugt Nifedipin – zur Behandlung der Belastungs-Angina-pectoris, basiert auf den Beobachtungen bei Patienten mit spontaner Angina pectoris infolge hochgradiger Koronararterienstenosen. Während durch Nitrate und Beta-Rezeptorenblocker bei 60–70% der Patienten eine Stabilisierung erreicht werden konnte, war dies durch die zusätzliche Verabreichung von Nifedipin bei weiteren 20% möglich (261). Bei belastungsabhängiger Angina pectoris kann die Überlegenheit einer 3er-Kombination gegenüber einer Therapie mit Beta-Rezeptorenblockern und Nitraten/nitratähnlichen Substanzen bzw. Ca-Antagonisten zwar angenommen, jedoch nicht als belegt angesehen werden. Kann durch die Kombination von Pharmaka der genannten Substanzgruppen eine belastungsabhängige Angina pectoris nicht ausreichend kontrolliert bzw. eine spontane Angina-pectoris-Symptomatik nicht in eine belastungsabhängige übergeführt werden, bietet sich als weitere Möglichkeit der Einsatz von Amiodarone an (5).

Wenngleich mit den heute zur Verfügung stehenden Medikamenten eine effektive antianginöse Therapie durchführbar ist, sollte in jedem Falle geprüft werden, inwieweit Therapieverfahren wie perkutane transluminale Angioplastie und Bypass-Chirurgie für den Patienten von Nutzen sind.

Literatur

(1) COHN, P. F., E. BRAUNWALD: Chronic artery disease. In: BRAUNWALD, E: Heart Disease, S. 1387. Saunders, Philadelphia – London – Toronto 1980.
(2) MAY, G. S., A. KIMBERLEY, C. D. FURBERG, E. R. PASSAMANI, D. L. DEMETS: Secondary prevention after myocardial infarction: A review of long-term trials. Progr. cardiovasc. Dis. 24: 331 (1982).
(3) FLECKENSTEIN, A., M. FREY, O. LEDER: Prevention by calcium antagonists of arterial calcinosis. In: FLECKENSTEIN, A. et al.: New Calcium Antagonists Recent Developments and Prospects, S. 15. Fischer, Stuttgart – New York 1983.
(4) DIRSCHINGER, J., E. FLECK, W. RUDOLPH: Beeinflussung von regionaler Myokarddurchblutung und linksventrikulärer Funktion bei Patienten mit koronarer Herzerkrankung durch den partiellen β-Rezeptorenagonisten Oxyfedrin. Herz 7: 351 (1982).
(5) KULBERTUS, H. E., J. CL. DEMOULIN, M. BERTHOLET: Amiodarone: Darstellung der antianginösen Eigenschaften und Analyse der Nebenwirkungen. Herz 7: 317 (1982).
(6) BRUNTON, T. L.: Use of nitrite of amyl in angina pectoris. Lancet Ii 97: 561 (1857).
(7) MURELL, W.: Nitroglycerine as a remedy for angina pectoris. Lancet 80: 113, 225, 542 (1879).
(8) IGNARRO, L. J., H. LIPPTON, J. C. EDWARDS, W. H. BARICOUS, A. L. HYMAN, P. J. KADOWITZ, C. A. GRUETTER: Mechanism of vascular smooth muscle relaxation by organic nitrates, nitrites, nitroprusside and nitric oxide: Evidence for the involvement of S-nitrosothiols as active intermediates. J. Pharmacol. exp. Ther. 218: 739 (1981).
(9) KATSUKI, S., W. ARNOLD, C. MITTAL, F. MURAD: Stimulation of guanylate cyclase by sodium nitroprusside, nitroglycerin, and nitric oxide in various tissue preparations and comparison to the effects of sodium azide and hydroxylamine. J. Cycl. Nucleotide. Res. 3: 23 (1977).
(10) KUKOVETZ, W. R.: Zum Mechanismus der relaxierenden Gefäßwirkung von Nitroglycerin. Zweites Hamburger Nitroglycerinsymposion 29. 9. 1979, S. 9. Pharmazeut. Verlagsgesellschaft mbH, München 1979.
(11) KUKOVETZ, W. R., S. HOLZMANN, A. WURM, G. PÖCH: Evidence for cyclic GMP-mediated relaxant effects of nitro-compounds in coronary smooth muscle. Naunyn Schmiedeberg's Arch. Pharmacol. 310: 129 (1979).
(12) IGNARRO, L. H., C. A. GRUETTER: Requirement of thiols for activation of coronary arterial guanylate cyclase by glyceryl trinitrate and soidum nitrite. Possible involvement of S-nitrosothiols. Biochim. biophys. Acta 631: 221 (1980).
(13) IGNARRO, L. J., H. LIPPTON, J. C. EDWARDS, W. H. BARICOUS, A. L. HYMAN, P. J. KADOWITZ, C. A. GRUETTER: Mechanism of vascular smooth muscle relaxation by organic nitrates, nitrites, nitroprusside and nitric oxide: Evidence for the involvement of S-nitrosothiols as active intermediates. J. Pharmacol. Exp. Ther. 218: 739 (1981).
(14) KREYE, V. A. W., S. N. RESKE, K. SCHULTZ: Vasodilatarisch wirkende Antihypertensiva: Modellsubstanz Natrium-Nitroprussid. Verh. dtsch. Ges. Kreisl.-Forsch. 43: 87 (1977).
(15) BUSSE, R., E. BASSENGE: Einfluß von Nitraten, nitratähnlichen Substanzen, Calcium-Antagonisten und β-Rezeptorenblockern auf den peripheren Kreislauf. Herz 7: 388 (1982).

(16) LEVIN, R. I., E. A. JAFFE, B. B. WEKSLER, K. TACK-GOLDMAN: Nitroglycerin stimulates synthesis of prostacyclin by cultured human endothelial cells. J. clin. Invest. 67: 762 (1981).

(17) BLOCK, H. U., W. FÖRSTER, I. HEINROTH: SIN-1, Hauptmetabolit von Molsidomin, hemmt die Prostaglandinendoperoxidanalogon-(U-46619)- und Arachidonsäure-(AA)-induzierte Plättchenaggregation sowie die Thromboxanbildung in Plättchen. Arzneimittel-Forsch. 32: 189 (1982).

(18) BÖHME, E., C. SPIES, G. GROSSMANN: Wirksamer Metabolit von Molsidomin und Stimulation der cGMP-Bildung durch Sydnonimine: In: BASSENGE, E., H. SCHMUTZLER: Molsiodomin: Neue Aspekte zur Therapie der ischämischen Herzerkrankung. 3. Intern. Molsidominsymposion, S. 37. Urban & Schwarzenberg, München – Wien – Baltimore 1982.

(19) KLAUS, W.: Experimentelle Befunde zur Hemmung der Thrombozytenaggregation unter Molsidomin. In: BASSENGE E., H. SCHMUTZLER: Molsidomin. Neue Aspekte zur Therapie der ischämischen Herzerkrankung. S. 73. 3. Intern. Molsidominsymposion. Urban & Schwarzenberg, München – Wien – Baltimore 1982.

(20) SLANY, J., K. SILBERBAUER, H. SINZINGER, CHR. PUNZENGRUBER: Einfluß von Molsidomin auf die Thrombozytenaggregation und das Prostaglandin-System. In: BASSENGE, E., H. SCHMUTZLER: Molsidomin. Neue Aspekte zur Therapie der ischämischen Herzerkrankung, S. 78. 3. Intern. Molsidominsymposion. Urban & Schwarzenberg, München – Wien – Baltimore 1982.

(21) SLANY, J., K. SILBERBAUER, H. SINZINGER, CHR. PUNZENGRUBER: Einfluß von Molsidomin auf die Thrombozytenaggregation und das Prostaglandin-System. Z. Kardiol. 70: 269 (1981).

(22) LEVIN, R. I., E. A. JAFFE, B. B. WEKSLER, K. TACK-GOLDMAN: Nitroglycerin stimulates synthesis of prostacyclin by cultured human endothelial cells. J. clin. Invest. 67: 762 (1981).

(23) NEICHI, T., S. TOMISAWA, N. KUBODERA, Y. UCHIDA: Enhancement of PGI_2 formation by a new vasodilator, 2-nicotonamidoethyl nitrate in the coupled system of platelets and aortic microsomes. Prostaglandins 19: 577 (1980).

(24) MORCILLIO, E., P. R. REID, N. DUBIN, R. GHODGAONKAR, B. PITT: Myocardial prostaglandin E release by nitroglycerin and modification by indomethacin. Amer. J. Cardiol. 45: 53 (1980).

(25) NOACK, E.: Pharmakologische Basis für die Therapie mit organischen Nitraten. Herz 7: 275 (1982).

(26) LOCHNER, W., E. GRUND, E. R. MÜLLER-RUCHHOLZ, E. R. LAPP: Vergleichende Untersuchungen über die Wirkung von Molsidomin und Nitroglycerin auf das kapazitiv-venöse System des großen Kreislaufs. In: LOCHNER, W., F. BENDER (Hrsg.): Molsidomin I. Neue Aspekte in der Therapie der ischämischen Herzerkrankung, S. 28. Urban & Schwarzenberg, München – Wien – Baltimore 1978.

(27) SCHARTL, M., W. RUTSCH, H. SCHMUTZLER: Einfluß von Isosorbiddinitrat, Molsidomin, Nifedipin und Dihydroergotamin auf den Venentonus beim Menschen. In: ENGEL, H. J., A. SCHREY, P. R. LICHTLEN: Nitrate III. Kardiovaskuläre Wirkungen. S. 631. Berlin – Heidelberg – New York 1982.

(28) BASSENGE, E.: Pharmakologische Basis der Therapie mit Molsidomin. Herz 7: 296 (1982).

(29) WESTERMANN, K. W., U. FROHN, S. KRAMERSMEYER, H. POKAR: Vergleichende Untersuchungen zur zentralen und peripheren Kreislaufwirkung von Nitroprussid-Natrium (NPN), Nitroglycerin (NTG) und Isosorbiddinitrat (ISDN) bei systemischer und lokal-arterieller Applikation. In: RUDOLPH, W., A. SCHREY: Nitrate II. Wirkung auf Herz und Kreislauf, S. 70. Urban & Schwarzenberg, München – Wien – Baltimore 1980.

(30) BIAMINO, G.: Wirkung von Molsidomin auf die Gefäßmuskulatur. In vitro- und plethysmographische Untersuchungen. In: LOCHNER, W., F. BENDER: Molsidomin I. Neue Aspekte in der Therapie der ischämischen Herzerkrankung, S. 50. Urban & Schwarzenberg, München – Wien – Baltimore 1978.

(31) HOLTZ, J., E. BASSENGE, A. KOLIN: Direkte Messungen von Molsidomin-Wirkungen auf das Venensystem mittels Induktionsangiometer. In: LOCHNER, W., F. BENDER: Molsidomin I. Neue Aspekte in der Therapie der ischämischen Herzerkrankung, S. 44. Urban & Schwarzenberg, München – Wien – Baltimore 1978.

(32) LOCHNER, W., E. GRUND, E. R. MÜLLER-RUCHHOLTZ, E. R. LAPP: Vergleichende Untersuchungen über die Wirkung von Molsidomin und Nitroglycerin auf das kapazitiv-venöse System des großen Kreislaufs. In: LOCHNER, W., F. BENDER: Molsidomin I. Neue Aspekte in der Therapie der ischämischen Herzerkrankung, S. 28. Urban & Schwarzenberg, München – Wien – Baltimore 1978.

(33) RAFFLENBEUL, W., F. URTHALER, R. O. RUSSELL, T. N. JAMES, P. R. LICHTLEN: Quantitative Koronarangiographie: Wirkung von Isosorbiddinitrat auf Koronararterien-Stenosen. In: ENGEL, H. J., A. SCHREY, P. R. LICHTLEN: Nitrate III. Kardiovaskuläre Wirkungen, S. 250. Springer, Berlin – Heidelberg – New York 1982.

(34) MACHO, P., ST. F. VATNER: Effects of nitroglycerin and nitroprusside on large and small coronary vessels in conscious dogs. Circulation 64: 1101 (1981).

(35) BROWN, B. G., E. BOLSON, R. B. PETERSEN, C. D. PIERCE, H. T. DODGE: The mechanisms of nitroglycerin action: Stenosis vasodilatation as a major component of the drug response. Circulation 64: 1089 (1981).

(36) GOLDSTEIN, R. E.: Coronary vascular responses to vasodilator drugs. Progr. cardiovasc. Dis. *24:* 419 (1982).
(37) ABRAMS, J.: Nitroglycerin and long-acting nitrates. New Engl. J. Med. *302:* 1234 (1980).
(38) FLECK, E. J. DIRSCHINGER, W. RUDOLPH: Hämodynamische Wirkungen von Molsidomin bei koronarer Herzerkrankung. Einfluß auf regionale Myokarddurchblutung, segmentale Ventrikelwandbewegung, Kontraktilitätsparameter der Auswurfphase, Ventrikelvolumina, Drücke im großen und kleinen Kreislauf und Herzminutenvolumina. Herz *4:* 285 (1979).
(39) MCGREGOR, M.: The nitrates and myocardial ischemia. Circulation *66:* 689 (1982).
(40) WILLIAMS, D. O.: Effects of antianginal agents on the coronary circulation. Amer. Heart J. *101:* 473 (1981).
(40a) RUDOLPH, W., E. FLECK, J. DIRSCHINGER: Wirkung antianginöser Substanzen auf die Myokarddurchblutung. Herz *7:* 378 (1982).
(41) DIRSCHINGER, J., E. FLECK, A. REDL, R. BRANDT, M. SPÄTH, G. MANNES, S. RECKE, D. HALL, W. RUDOLPH: Effects of sodium nitroprusside and isosorbide dinitrate on regional myocardial blood flow in patients with coronary artery disease and left ventricular asynergy. Herz *2:* 71 (1977).
(42) VATNER, ST. F., G. R. HEYNDRICKX: Mechanism of action of nitroglycerin: Coronary, cardiac, and systemic effects. In: NEEDLEMAN, P.: Organic Nitrates, S. 131. Springer, Berlin – Heidelberg – New York 1975.
(43) NEEDLEMAN, PH., E. M. JOHNSON: Vasodilators and the treatment of angina pectoris. In: GILMAN, A. G., L. S. GOODMAN, A. GILMAN: The Pharmacological Basis of Therapeutics, S. 819. MacMillan, New York – Toronto 1980.
(44) RUDOLPH, W., R. BLASINI, F. KRAUS: Klinische Wirksamkeit der Nitrate bei Belastungs-Anginapectoris. Herz *7:* 286 (1982).
(45) HORWITZ, L. D., M. V. HERMAN, R. GORLIN: Clinical response to nitroglycerin as a diagnostic test for coronary artery disease. Amer. J. Cardiol. *29:* 149 (1972).
(46) KATTUS, A. A., A. B. ALVARO, L. R. ZOHMAN, A. H. COULSON: Comparison of placebo, nitroglycerin and isosorbide dinitrate for effectiveness of relief of angina and duration of action. Chest *75:* 17 (1979).
(47) DANAHY, D. T., D. T. BURWELL, W. S. ARANOW, R. PRAKASH: Sustained hemodynamic and antianginal effect of high dose oral isosorbide dinitrate. Circulation *55:* 381 (1977).
(48) GOLDSTEIN, R. E., D. R. ROSING, D. R. REDWOOD, G. D. BEISER, S. E. EPSTEIN: Clinical and circulatory effects of isosorbide dinitrate. Comparison with nitroglycerin. Circulation *43:* 629 (1971).
(49) MANNES, G. A., G. GOEBEL, W. KAFKA, W. RUDOLPH: Behandlung der Angina pectoris mit Molsidomin. Herz *3:* 172 (1978).
(50) RUSSEK, H. I., K. F. URBACH, B. L. ZOHMANN: Paradoxical action of glyceryl trinitrate (nitroglycerin) in coronary patients. J. Amer. med. Ass. *158:* 1017 (1955).
(51) BLASINI, R., U. BRÜGMANN, A. MANNES, K. L. FROER, D. HALL, W. RUDOLPH: Wirksamkeit von Isosorbiddinitrat in retardierter Form bei Langzeitbehandlung. Herz *5:* 298 (1980).
(52) THADANI, U., H. L. FUNG, A. C. DARKE, J. O. PARKER: Oral isosorbide dinitrate in the treatment of angina pectoris. Circulation *62:* 491 (1980).
(53) RUDOLPH, W., R. BLASINI, K. L. FROER, U. BRÜGMANN, A. MANNES, D. HALL: Effects of acute and chronic administration of isosorbide dinitrate sustained release form in patients with angina pectoris. In: LICHTLEN, P. R., H. J. ENGEL, A. SCHREY, H. J. C. SWAN: Nitrates III, S. 75. Springer, Berlin– Heidelberg – New York 1981.
(54) AWAN, N. A., R. R. MILLER, K. S. MAXWELL, D. T. MASON: Cardio-circulatory and antianginal actions of nitroglycerin ointment. Chest *73:* 14 (1978).
(55) MANNES, G. A., G. GOEBEL, G. JENNERWEIN, W. RUDOLPH: Plasmakonzentrationen, Wirkungsdauer und Wirkungsstärke von Langzeit-Isosorbiddinitrat. In: RUDOLPH, W., A. SCHREY: Nitrate II, S. 374. Urban & Schwarzenberg, München – Wien – Baltimore 1980.
(56) SCHNEIDER, W., B. STAHL, M. KALTENBACH, W. D. BUSSMANN: Dose-response-relationship of oral nitroglycerin in the treatment of coronary heart disease. (Controlled release nitroglycerin in buccal and oral form). Adv. Pharmacother. *1:* 204 (1982).
(57) REIFART, N., F. REIFART, M. KALTENBACH, W. D. BUSSMANN: Vergleich der antianginösen Wirksamkeit und Wirkdauer von oral verabreichtem Isosorbiddinitrat (ISDN), Isosorbid-2-Mononitrat (IS-2 MN) und Isosorbid-5-Mononitrat (IS-5-MN). Med. Welt *32:* 524 (1981).
(58) SCHNEIDER, W., B. STAHL, M. KALTENBACH, W. D. BUSSMANN: Dosis-Wirkungs-Beziehungen bei der Behandlung der Angina pectoris mit Isosorbiddinitrat. Dtsch. med. Wschr. *107:* 771 (1982).
(59) KLEPZIG, H., E. JANSEN: Untersuchungen zum Verhalten von ST-Depressionen und Druck-Frequenz-Produkt bei koronarer Herzerkrankung in Abhängigkeit von verschiedenen Molsidomin-Dosierungen. In: W. LOCHNER, F. BENDER: Molsidomin. Neue Aspekte in der Therapie der ischämischen Herzerkrankung, S. 165. Urban & Schwarzenberg, München – Wien – Baltimore 1979.
(60) BENDER, F., E. GEBAUER: Beeinflussung der ischämischen ST-Strecke des Belastungs-EKG durch Molsidomin im Vergleich zu anderen Koronartherapeutika. In: LOCHNER, W., F. BENDER: Molsidomin. Neue Aspekte in der Therapie der ischämischen Herzerkrankung, S. 175. Ur-

ban & Schwarzenberg, München – Wien – Baltimore 1979.
(61) BRÜGMANN, U., R. BLASINI, W. RUDOLPH: Vergleich der antiischämischen Wirksamkeit von Molsidomin und Molsidomin retard. Z. Kardiol. *71:* 167 (1982).
(62) BLASINI, R., U. BRÜGMANN, A. MANNES, W. RUDOLPH: Molsidomin zur Langzeitbehandlung der Angina pectoris. Herz *7:* 307 (1982).
(63) MAJID, P. A., J. F. DEFEYLER, E. E. VAN DER WALL, R. WARDEN, J. P. ROOS: Molsidomine in the treatment of patients with angina pectoris. New Engl. J. Med. *302:* 1 (1980).
(64) FINGL, E., D. M. WOODBURY: The dose-effect relationship. In: GOODMAN, L. S., A. GILMAN: The Pharmacological Basis of Therapeutics, S. 25. MacMillan, New York 1975.
(65) MEGGS, L. G., N. K. HALLENBERG: When is loss of responsiveness to avasodilator agent in the patient with congestive heart failure due to tachyphylaxis? Amer. Heart. J. *100:* 753 (1980).
(66) BLASINI, R., K. L. FROER, G. BLÜMEL, W. RUDOLPH: Wirkungsverlust von Isosorbiddinitrat bei Langzeitbehandlung der chronischen Herzinsuffizienz. Herz *7:* 250 (1982).
(67) RUDOLPH, W., R. BLASINI, G. REINIGER: Longterm treatment of coronary artery disease with isosorbide dinitrate according to various dosage regimens. 4. Intern. Nitratsymposion Frankfurt/M. 1983, 27.–29. 6.
(68) THADANI, U., H. L. FUNG, A. C. DARKE, J. O. PARKER: Oral isosorbide dinitrate in angina pectoris. Comparison of duration of action and dose – response relation during acute and sustained therapy. Amer. J. Cardiol. *49:* 411 (1982).
(69) THADANI, U., D. MANYARI, J. O. PARKER, H. L. FUNG: Tolerance to the circulatory effects of oral isosorbide dinitrate. Circulation *61:* 526 (1980).
(70) TAUCHERT, M., W. JANSEN, A. OSTERSPREY, M. FUCHS, U. SCHELL, G. SCHMID, V. HOMBACH, H. H. HILGER: Toleranzentwicklung bei Langzeittherapie mit 5-Isosorbidmononitrat, Nifedipin und Molsidomin? Z. Kardiol. *71:* 166 (1982).
(71) ARONOW, W. S.: Use of nitrates as antianginal agents. In: NEEDLEMAN, P.: Organic Nitrates, S. 163. Springer, Berlin – Heidelberg – New York 1975.
(72) SCHELLING, J. L., L. LASAGNA: A study crosstolerance to circulatory effects of organic nitrates. Clin. Pharmacol. Ther. *3:* 256 (1967).
(73) STEWART, D. D.: Tolerance to nitroglycerin. J. Amer. med. Ass. *44:* 1678 (1905).
(74) ZELIS, R., D. T. MASON: Isosorbide dinitrate: Effect on the vasodilator response to nitroglycerin. J. Amer. med. Ass. *234:* 166 (1975).
(75) LUND, R. P., J. HAGGENDAHL, G. JOHNSON: Withdrawal symptoms in workers exposed to nitroglycerin. Brit. J. Ind. Med. *25:* 136 (1968).
(76) NEEDLEMAN, P., E. M. JOHNSON: The pharmacological and biochemical interaction of organic nitrates with sulfhydryls. In: NEEDELMAN, P: Organic Nitrates, S. 97. Springer, Berlin – Heidelberg – New York 1975.
(77) HERMAN, A. G., M. G. BOGAERT: Organic nitrates: Tolerance at the level of the vascular smooth muscle. Arch. int. Pharmacodyn. *192:* 200 (1971).
(78) NEEDLEMAN, P., E. M. JOHNSON: Mechanism of tolerance development of organic nitrates. J. Pharmacol. exp. Ther. *184:* 709 (1973).
(79) PARKER, J. C., F. D. DI CARLO, I. W. F. DAVIDSON: Comparative vasodilator effects of nitroglycerin, pentaerythritol trinitrate and biometabolites and other organic nitrates. Europ. J. Pharmacol. *31:* 29 (1975).
(80) ARONOW, W. S.: Medical treatment of angina pectoris II. Design of an antianginal drug study. Amer. Heart J. *84:* 132 (1972).
(81) FRIES, E. D., T. E. GAFFNEY: Report of the panels on cardiovascular drugs from the drug efficacy study. Circulation *41:* 149 (1970).
(82) LEE, G., D. T. MASON, E. A. AMSTERDAM, R. R. MILLER, A. N. DEMARIA: Antianginal efficacy of oral therapy with isosorbide dinitrate capsules. Chest *73:* 327 (1978).
(83) BECKER, H. J., G. WALDEN, M. KALTENBACH: Gibt es eine Tachyphylaxie beziehungsweise Gewöhnung bei der Behandlung der Angina pectoris mit Nitrokörpern. Verh. dtsch. Ges. inn. Med. *82:* 1208 (1976).
(84) WINDSOR, T., H. BERGER: Oral nitroglycerin as a prophylactic antianginal drug. Amer. Heart. J. *90:* 611 (1975).
(85) NIEDERER, W., H. D. BETHGE, K. BACHMANN: Nitrattoleranz, hämodynamische und ventrikeldynamische Untersuchungen. Z. Kardiol. *71:* 166 (1982).
(86) BECKER, H. J.: Langzeittherapie mit Isosorbiddinitrat. Vortrag Workshop on Nitrate Tolerance, Frankfurt/M. 1981.
(87) DANAHY, D. T., W. S. ARONOW: Hemodynamics and antianginal effects of high dose oral isosorbide dinitrate after chronic use. Circulation *56:* 205 (1977).
(88) ABRAMS, J.: Toleranzentstehung nach Langzeitnitraten? Eine kritische Übersicht. Herz/Kreislauf *11:* 590 (1982).
(88a) SCHNEIDER, W., A. WIETSCHORECK, W. D. BUSSMANN, M. KALTENBACH: Sustained antianginal efficacy of oral high-dose isosorbide dinitrate in patients with coronary heart disease. Vortrag 4. intern. Nitratsymposion Frankfurt/M. 1983, 27.–29. 6.
(89) GEORGOPOULOS, A. J., A. MARKIS, H. GEORGIADIS: Therapeutic efficacy of a new transdermal system containing nitroglycerin in patients with angina pectoris. Eur. J. clin. Pharmacol. *22:* 481 (1982).
(90) LEHMANN, H. U., G. ZIEGLER, H. HOCHREIN: Vergleichende Untersuchungen zur Wirksamkeit von Molsidomin und Nitraten bei Angina pectoris. Med. Welt *31:* 1099 (1980).

(91) MANNES, G. A., G. GOEBEL, W. KAFKA, W. RUDOLPH: Behandlung der Angina pectoris mit Molsidomin. Herz *3:* 172 (1978).

(92) SATO, T., M. IWAMOTO, J. KURIHARA: Antianginal Effect of N-ethoxycarbonyl-3-morpholinosydnonimine Evaluated by the Double-Blind-Cross-Over Method, S. 17. Rinsho Ya Kuri 1970.

(93) TAUCHERT, M., W. JANSEN, A. OSTERSPEY: Zur Frage der Toleranzentwicklung unter antianginöser Therapie. In: BASSENGE, E., H. SCHMUTZLER: Molsidomin. Neue Aspekte zur Therapie der ischämischen Herzerkrankung, S. 201. Urban & Schwarzenberg, München – Wien – Baltimore 1982.

(94) FRISHMAN, W.: Clinical pharmacology of the new beta-adrenergic blocking drugs. Part 1. Pharmacodynamic and pharmacokinetic properties. Amer. Heart J. *97:* 663 (1979).

(95) RAHN, K. H.: Betarezeptorenblocker. In: KRAYENBÜHL, H. P., W. KÜBLER: Klinik, Pharmakologie, spezielle Gesichtspunkte in der Betreuung Herzkranker. Band II, S. 63 A–63.11. Thieme, Stuttgart – New York 1981.

(96) TAYLOR, S. H., B. SILKE, P. S. LEE: Intravenous beta-blockade in coronary heart disease. Is cardioselectivity or intrinsic sympathomimetic activity hemodynamically usefull? New Engl. J. Med. *306:* 631 (1982).

(97) LEMMER, B.: Pharmakologische Grundlagen der Therapie der koronaren Herzerkrankung mit Beta-Rezeptorenblockern. Herz *7:* 168 (1982).

(98) FLECK, E., J. DIRSCHINGER, A. REDL, C. LORACHER, D. HALL, K. L. FROER, W. RUDOLPH: Alterations in regional myocardial blood flow and ventricular function induced by beta-blocking agents and calcium antagonists in patients with coronary artery disease. Herz *2:* 75 (1977).

(99) GROSS, G. J., M. M. WINDBURY: Beta-adrenergic blockade on intramyocardial distribution of coronary blood flow. J. Pharmacol. exp. Ther. *187:* 451 (1973).

(100) MARSHALL, R. L., J. R. PARRATT: Comparative effects of propranolol and practolol in the early stages of experimental canine myocardial infarction. Brit. J. Pharmacol. *57:* 295 (1976).

(101) THADANI, U.: β-Rezeptorenblocker bei belastungsabhängiger Angina pectoris. Herz *7:* 179 (1982).

(102) FRISHMAN, W., R. SILVERMAN: Clinical pharmacology of the new beta-adrenergic blocking drugs. Part 2. Physiologic and metabolic effects. Amer. Heart J. *97:* 797 (1979).

(103) RAAFLAUB, J.: Über die Beziehungen zwischen Lipidlöslichkeit von Pharmaka und ihrem pharmakokinetischen Verhalten. Experientia (Basel) *26:* 457 (1970).

(104) LEMMER, B.: Chronopharmacokinetics. In: BREIMER, D. D., P. SPEISER: Topics in Pharmaceutical Sciences, S. 49. Elsevier, Amsterdam – London – New York 1981.

(105) LEMMER, B., R. SIMROCK, D. HELLENBRECHT, M. H. SMOLENSKY: Chronopharmacological studies with propranolol in rodents: Implications for the management of COPD patients with cardiovascular disease. Advances in the Biosciences, Vol. 28, S. 195. Pergamon Press, Oxford – New York 1980.

(106) BOLTE, H. D.: Betarezeptorenblocker. Pharmakokinetische und therapeutische Wirksamkeit. Internist *23:* 616 (1982).

(107) FRISHMAN, W. H.: Beta-adrenocepter-antagonists new drugs and new indications. New Engl. J. Med. *305:* 500 (1981).

(108) WAAL-MANNING, H. J.: Hypertension. Which beta-blocker? Drugs *12:* 412 (1976).

(109) JOHNSSON, G., C. G. REGARDH: Clinical pharmacokinetics of β-adrenoceptor blocking drugs. Clin. Pharmacokinet. *1:* 233 (1976).

(110) HEEL, R. C., R. B. BROGDEN, B. M. SPEIGHT, G. S. AVERY: Atenolol. A review of its pharmacological properties and therapeutic efficacy in angina pectoris and hypertension. Drugs *17:* 425 (1979).

(111) Carteolol-HCl: Arzneimittel-Forsch. *33:* 277–346 (1983).

(112) ISHIZAKI, T.: Likely explantation for longer duration of pharmacological (antianginal) effects of propranolol in relation to its short half-life. Res. Commun. chem. Path. Pharmacol. *27:* 223 (1980).

(113) VUKOVICH, R. A., J. E. FOLEY, B. BROWN, D. A. WILLARD, M. BUCKLEY, D. O. KELLY, D. FITZGERALD, W. TORMEY, A. DARRAGH: Effect of β-blockers on exercise double product (systolic blood pressure × heart rate) Brit. J. clin. Pharmacol. *7 (Suppl. 2):* 167s (1979).

(114) CRUICKSHANK, J. M.: The clinical importance of cardioselectivity and lipophilicity in beta blokkers. Amer. Heart J. *100:* 160 (1980).

(115) QUARTERMAN, C. P., M. J. KENDALL, P. G. WELLING: Plasma levels and negative chronotropic effect of metoprolol following single doses of a conventional and sustained-release formulation. Europ. J. clin. Pharmacol. *15:* 97 (1979).

(116) REGARDH, C. G., G. JOHNSSON, L. JORDÖ, L. SÖLVELL: Comparative bioavailability and effect studies on metoprolol administered as ordinary and slow-release tablets in single and multiple doses. Acta pharmacol. toxicol. (Kbh.) *36 (Suppl. 5):* 45 (1975).

(117) UUSITALO, A. J., O. KEYRILÄINEN: Slow-release metoprolol in angina pectoris. Ann. clin. Res. *11:* 199 (1979).

(118) AELLIG, W. H., H.-H. NARJES, E. NÜESCH, R. J. OERTLE, J. W. DEVOS, W. PACHA: A pharmacodynamic and pharmacokinetic comparison of pindolol 20 mg retard and a conventional tablet. Europ. J. clin. Pharmacol. *20:* 179 (1981).

(119) LEAHEY, W. J., J. D. NEILL, M. P. S. VARMA, R. G. SHANKS: Comparison on the activity and plasma levels of oxprenolol, slow release oxprenolol, long acting propranolol and sotalol. Europ. J. clin. Pharmacol. *17:* 419 (1980).

(120) PETRIE, J. C., I. A. JEFFERS, O. J. ROBB, A. K. SCOTT, J. WEBSTER: Atenolol, sustained-release

oxprenolol, and long-acting propranolol in hypertension. Brit. med. J. *280:* 1573 (1980).
(121) HAJDU, P., D. DAMM: Physico-chemical and analytical studies of penbutolol. Arzneimittel-Forsch. *29:* 602 (1979).
(122) JOHNSSON, G., L. JÖRDÖ, P. LUNDBORG, C. G. REGARDH, O. RÖNN: Plasma levels and pharmacological effects of metoprolol administered as controlled release (Durules) and ordinary tablets in healthy volunteers. Intern. J. clin. Pharmacol. Ther. Toxicol. *18:* 292 (1980).
(123) HALKIN, H., J. VERED, A. SAGINER, B. RABINOWITZ: Once daily administration of sustained release propranolol capsules in the treatment of angina pectoris. Europ. J. clin. Pharmacol. *16:* 387 (1979).
(124) OLOWOYEYE, J. O., U. THADANI, J. O. PARKER: Slow release oxprenolol in angina pectoris: Study comparing oxprenolol, once dailey, with propranolol, four times daily. Amer. J. Cardiol. *47:* 1123 (1981).
(125) THADANI, U.: Beta-adrenergic blocking agents for exertional angina pectoris. Herz *7:* 179 (1982).
(126) BOAKES, A. J., B. N. C. PRICHARD: The effect of AH 5158, pindolol, propranolol, and D-propranolol on acute exercise tolerance in angina pectoris. Brit. J. Pharmacol. *47:* 673 (1973).
(127) THADANI, U., B. SHARMA, M. K. MEERAN, P. A. MAJID, W. WHITAKER, S. H. TAYLOR: Comparison of the beta-receptor antagonists in angina pectoris. Brit. med. J. *1:* 138 (1973).
(128) THADANI, U., C. DAVIDSON, W. SINGLETON, S. TAYLOR: Comparison of the immediate effects of five β-adrenoreceptor blocking drugs with different ancillary properties in angina pectoris. New Engl. J. Med. *300:* 750 (1979).
(129) THADANI, U., S. H. TAYLOR, J. O. PARKER: Propranolol in angina pectoris (Abstr.). Clin. Res. *25:* 674 A (1977).
(130) KOBER, G., J. VEIDT, R. MIKLUDY, M. KALTENBACH: Herzfrequenzverhalten und ischämische ST-Senkung unter Carteololhydrochlorid. Dosis-Wirkungs-Beziehung und Wirkdauer. Arzneimittel-Forsch./Drug Res. *33:* 313 (1983).
(131) THADANI, U., C. DAVIDSON, W. SINGLETON et al.: Comparison of five beta adrenoreceptor antagonists with different ancillary properties during sustained twice daily therapy in angina pectoris. Amer. J. Med. *68:* 243 (1980).
(132) FRISHMAN, W., R. DAVIS, J. STROM, U. ELKAYAM, M. STAMPFER, H. RIBNER, J. WEINSTEIN, E. SONNENBLICK: Clinical pharmacology of the new beta-adrenergic blocking drugs. Part 5. Pindolol (LB-46) therapy for supraventricular arrhythmia: A viable alternative to propranolol in patients with bronchospasm. Amer. Heart J. *98:* 393 (1979).
(133) SHAPIRO, W.: Comparison of nadolol and placebo in the management of stable angina pectoris. In: RAPAPORT, E. Proceedings: Current Concepts in Beta-Adrenergic Blockade in the Management of Hypertension and Angina Pectoris, S. 80. Biomedical Information Corp., New York 1979.
(134) DIBIANCO, S. N. SINGH, P. M. SHAN, G. CARTER NEWTON, R. R. MILLER, P. NAHORMEK, R. BORTZ COSTELLO, A. R. LADDU, J. S. GOTTDIENER, R. D. FLETCHER: Comparison of the antianginal efficacy of acebutolol and propranolol. A multicenter, randomized, double-blind placebo-controlled study. Circulation *65:* 1119 (1982).
(135) JACKSON, G., J. SCHWARTZ, R. E. KATES, M. WINCHESTER, D. C. HARRISON: Atenolol: Once-dailey cardioselective beta blockade for angina pectoris. Circulation *61:* 555 (1980).
(136) ARONOW, W. S., M. TURBOW, ST. VAN CAMP, M. LURIE, K. WHITTAKER: The effect of timolol vs placebo on angina pectoris. Circulation *61:* 66 (1980).
(137) HOUTZAGERS, J. J. R.: A double-blind study of once-versus twice daily dose of penbutolol on the tolerance in stable angina pectoris. Research *26:* 515 (1980).
(138) FRISHMAN, W.: Clinical pharmacology of the new beta-adrenergic blocking drugs. Part 9. Nadolol: A new long-acting beta-adrenoceptor blocking drug. Amer. Heart J. *99:* 124 (1980).
(139) SNOW, P. J. D.: Effect of propranolol on myocardial infarction. Lancet *2:* 551 (1965).
(140) THADANI, U., J. O. PARKER: Propranolol in the treatment of angina pectoris. Comparison of durations of action in acute and sustained oral therapy. Circulation *59:* 571 (1979).
(141) PARKER, J. O., A. PORTER, J. D. PARKER: Propranolol in angina pectoris. Comparison of long-acting and standard-formulation propranolol. Circulation *65:* 1351 (1982).
(142) KNAUF, H., M. SCHÄFER-KORTING, E. MUTSCHER: Pharmakokinetik und biologische Wirkdauer von β-Rezeptorenblockern bei Niereninsuffizienz. Internist *22:* 616 (1981).
(143) LYDTIN, H.: Side effects and contraindications of beta blockers. I. Intern. Bayer Beta-Rezeptorenblocker Symposium, Monte Carlo 1.–4. Mai 1980.
(144) LAGER, I., G. BLOHME, U. SMITH: Effect of cardioselective and non-selective β-blockade on the hypoglycemic reponse in insulin-dependent diabetics. Lancet *1:* 458 (1979).
(145) SHEPHERD, A. M. M., M. S. LIN, T. KENT KEETON: Hypoglycemia-induced hypertension in a diabetic patient on metoprolol. Ann. Intern. Med. *94:* 357 (1981).
(146) LLOYD-MOSTYN, R. H., ORAM, S.: Modification by propranolol of cardiovascular effects of induced hypoglycemia. Lancet *1:* 1213 (1975).
(147) KOCH-WESER, J.: Metoprolol. New Engl. J. Med. *301:* 698 (1979).
(148) FRISHMAN, W., J. KOSTIS, M. HOSSLER, U. ELKAYAM, S. GOLDNER, R. SILVERMAN, R. DAVIS J. WEINSTEIN, E. SONNENBLICK: Clinical pharmacology of the new beta-adrenergic blocking drugs. Part 6. A comparison of pindolol and proprano-

lol in treatment of patients with angina pectoris. The role of intrinsic sympathomimetic activity. Amer. Heart J. *98:* 526 (1979).
(149) FORREST, W. A.: A monitored release study. A clinical trial of oxprenolol in general practice. Practitioner *208:* 412 (1972).
(150) JACKSON, G., L. ATKINSON, S. ORAM: Double-blind comparison of talomolol, propranolol, practolol and placebo in the treatment of angina pectoris. Brit. med. J. *1:* 708 (1975).
(151) FISCHL, S. J., M. V. HERMAN, R. GORLIN: The intermediate coronary syndrome. Clinical, angiographic and therapeutic aspects. New Engl. J. Med. *288:* 1193 (1973).
(152) ROBERTSON, R. M., A. J. J. WOOD, W. K. VAUGHN, D. ROBERTSON: Exacerbation of vasotonic angina pectoris by propranolol. Circulation *65:* 281 (1982).
(153) GUGLER, R.: Therapie mit Beta-Rezeptorenblockern. Internist *19:* 547 (1978).
(154) SCHOFER, J., W. BLEIFELD: Erhöhtes Risiko nach abruptem Absetzen von Beta-Rezeptorenblockern? Dtsch. med. Wschr. *106:* 563 (1981).
(155) RANGNO, R. E.: Absetzen von β-Blockern bei Patienten mit Angina pectoris. Internist *24:* 55 (1983).
(156) KOCH-WESER, J., W. H. FRISHMAN: Atenolol and timolol, two new systemic β-adrenoceptor antagonists. New Engl. J. Med. *306:* 1456 (1982).
(157) HILLIS, W. S., A. C. TWEDDEL, R. G. MURRAY, T. D. LAWRIE: Comparative study of the effects of penbutolol and propranolol in the treatment of angina pectoris. Arzneimittel-Forsch./Drug Res. *34:* 1595 (1980).
(158) DIEHM, C., H. U. COMBERG, A. EY, H. MÖRL, G. SCHETTLER: Periphere arterielle Verschlußkrankheit: Keine absolute Kontraindikation von Beta-Rezeptorenblockern. Dtsch. med. Wschr. *106:* 1413 (1981).
(159) UUSITALO, O. KEYRILLÄINEN: Slow-release metoprolol in angina pectoris: A comparative study of a cardioselective β-blocking drug, metoprolol, in ordinary and slow-release tablets (Duriles) in the treatment of angina pectoris. Ann. Clin. Res. *11:* 199 (1979).
(160) FLECKENSTEIN-GRÜN, G., A. FLECKENSTEIN: Calcium-Antagonismus, ein Grundprinzip der Vasodilatation. In: FLECKENSTEIN, A., H. ROSKAMM: Calcium-Antagonismus, S. 191. Springer, Berlin – Heidelberg – New York 1980.
(161) FLECKENSTEIN, A., F. SPÄH, G. FLECKENSTEIN-GRÜN, Y. K. BYOH, M. FREY, H. VON WITZLEBEN: Wirkungsspektrum und Spezifität des Calciumantagonisten Diltiazem. In: BENDER, F., K. GREEFF: Calciumantagonisten zur Behandlung der Angina pectoris, Hypertonie und Arrhythmie. 1. Dilzem Symposium, S. 3. Excerpta Medica, Amsterdam – Oxford – Princeton 1982.
(162) FLECKSTEIN, A.: Pharmacology and electrophysiology of calcium antagonists. In: ZANCHETTI, A., D. M. KRIKLER, Calcium Antagonism in Cardiovascular Therapy. Experience with Verapamil, S. 10. Excerpta Medica, Amsterdam – Oxford – Princeton 1981.
(163) BAYER, R., R. KAUFMANN, R. RODENKIRCHEN, R. MANNHOLD: Die Wirkungen von Calciumantagonisten auf isoliertes Myokardgewebe und ihre molekularen Wirkungsmechanismen. Herz *7:* 203 (1982).
(164) FLECKENSTEIN-GRÜN, G., A. FLECKENSTEIN: Calcium antagonism, a basic principle in vasodilatation. In: ZANCHETTI, A., D. M. KRIKLER: Calcium Antagonism in Cardiovascular Therapy. Experience with Verapamil, S. 30. Excerpta Medica, Amsterdam – Oxford – Princeton 1981.
(165) FLECKENSTEIN, A.: Specific pharmacology of calcium in myocardium, cardiac pacemakers, and vascular smooth muscle. Ann. Rev. Pharmacol. Toxicol. *17:* 149 (1977).
(166) FLECKENSTEIN, A.: Steuerung der myokardialen Kontraktilität, ATP-Spaltung, Atmungsintensität und Schrittmacher-Funktion durch Calcium-Ionen. Wirkungsmechanismus der Calcium-Antagonisten. In: FLECKENSTEIN, A., H. ROSKAMM: Calcium-Antagonismus, S. 1. Springer, Berlin – Heidelberg – New York 1980.
(167) FLECKENSTEIN, A., H. TRITTHART, B. FLECKENSTEIN, Jr., A. HERBST, G. GRÜN: A new group of competitiv Ca-antagonists (Iproveratril, D 600, prenylamine) with highly potent inhibitory effects on excitation-contraction coupling in mammalian myocardium. Pflügers Arch. *307:* R 225 (1969).
(168) NAYLER, W. G., PH. POOLE-WILSON: Calcium antagonists: definition and mode of action. Basic Res. Cardiol. *76:* 1 (1981).
(169) BRAUNWALD, F. H.: Mechanism of action of calcium-channel-blocking agents. New Engl. J. Med. *307:* 1618 (1982).
(170) DIRSCHINGER, J., E. FLECK, U. BRÜGMANN, A. REDL, W. RUDOLPH: Einfluß von Nifedipin auf die belastungsinduzierte ST-Strecken-Senkung, das Ausmaß von Koronararterienstenosen und die poststenotische Myokarddurchblutung. Verh. dtsch. Ges. inn. Med. *88:* 190 (1982).
(171) DA LUZ, P. L., L. F. MONTEIRO DE BARROS, J. J. LEITE, F. PILEGGI, L. V. DÉCOURT: Effect of verapamil on regional coronary and myocardial perfusion during acute coronary occlusion. Amer. J. Cardiol. *45:* 269 (1980).
(172) VATNER, S. F., D. H. HINTZE: Effects of a calcium channel antagonist on large and small coronary arteries in conscious dogs. Circulation *66:* 579 (1982).
(173) LICHTLEN, P. R., H. J. ENGEL, H. HUNDESHAGEN: Regional myocardial blood flow in normal and poststenotic areas after nitroglycerin, beta-blockade (atenolol), coronary dilatation (dipyridamole), and calcium antagonism (nifedipine). Herz *2:* 81 (1977).
(174) FLAIM, ST. F., K. KANDA: Comparative pharmacology of calcium blockers based on studies of cardiac output distribution. In: FLAIM, ST. F., R. ZELIS: Calcium Blockers. Mechanisms of Action

and Clinical Applications, S. 179. Urban & Schwarzenberg, Baltimore – München 1982.
(175) ZELIS, R.: Clinical pharmacology of the calcium blockers. In: FLAIM, ST. F., R. ZELIS: Calcium Blockers. Mechanisms of Action and Clinical Applications, S. 193. Urban & Schwarzenberg, Baltimore – München 1982.
(176) PEPINE, C. J.: The role of coronary artery spasm in myocardial ischemic syndromes. In: FLAIM, ST. F., R. ZELIS: Calcium Blockers. Mechanisms of Action and Clinical Applications, S. 203. Urban & Schwarzenberg, Baltimore – München 1982.
(177) GROSS, R., H. KIRCHHEIM, K. v. OLSHAUSEN: Effects of nifedipine on coronary and systemic hemodynamics in the conscious dog. Arzneimittel-Forsch. 29: 1361 (1979).
(178) HENRY, P. D.: Comparative pharmacology of calcium antagonists. Nifedipine, verapamil and diltiazem. Cardiology 46: 1047 (1980).
(179) PASCH, TH., V. SCHULZ: Vasodilatatoren in Anästhesie und Intensivmedizin. Natrium-Nitroprussid oder Nitroglycerin? Intensivbehandl. 4: 148 (1981).
(180) BANKA, V. S., M. M. BODENHEIMER, R. H. HELFANT: Effects of antianginal drugs on left ventricular function. Herz 7: 366 (1982).
(181) CHEW, C. Y., H. S. HECHT, J. T. COLLETT, R. G. McALLISTER, B. N. SINGH: Influence of severity of ventricular dysfunction on hemodynamic responses to intravenously administered verapamil in ischemic heart disease. Amer. J. Cardiol. 47: 917 (1981).
(182) SCHROEDER, J. S.: Treatment of coronary artery spasm with calcium blockers. Variant angina and unstable angina. In: FLAIM, ST. F., R. ZELIS: Calcium Blockers. Mechanisms of Action and Clinical Applications, S. 219. Urban & Schwarzenberg, Baltimore – München 1982.
(183) FERLINZ, J.: Effects of verapamil on normal and abnormal ventricular function in patients with ischemic heart disease. In: ZANCHETTI, A., D. M. KRIKLER: Calcium Antagonism in Cardiovascular Therapy, S. 92. Experience with verapamil. Excerpta Medica, Amsterdam – Oxford – Princeton 1981.
(184) BRÜGMANN, U., J. DIRSCHINGER, R. BLASINI, W. RUDOLPH: Antiischämische Wirksamkeit unterschiedlicher Nifedipin-Dosen. Herz 7: 235 (1982).
(185) JANSEN, W., A. OSTERSPEY, U. SCHELL, V. HOMBACH, M. FUCHS, M. TAUCHERT, H. H. HILGER: Hämodynamik und Belastbarkeit von Koronarpatienten unter akuter und chronischer Behandlung mit Nifedipin. Herz/Kreislauf 4: 159 (1983).
(186) MAGOMETSCHNIGG, D.: Unterschiede in der antianginösen Wirkungsintensität von Diltiazem nach einmaliger und nach wiederholter Verabreichung. Herz/Kreislauf 6: 342 (1982).
(187) PIEPHO, R. W.: Clinical applications of calcium channel blockes in coronary artery disease. Pharmacokinetic considerations in the use of calcium channel blockers. In: Diltiazem Symposion. New York 1982.
(188) PIEPHO, R. W., D. C. BLOEDOW, J. P. LACZ, M. A. SIMONS, D. J. RUNSER, D. C. DIMMIT, R. K. BROWNE: Pharmakokinetik von Diltiazem. In: BENDER, F., K. GREEFF: Calciumantagonisten zur Behandlung der Angina pectoris, Hypertonie und Arrhythmie, S. 59. Dilzem Symposium. Excerpta Medica, Amsterdam – Oxford – Princeton 1982.
(189) GREEFF, K.: Zur Pharmakodynamik der Calciumantagonisten. In: BENDER, F., K. GREEFF: Calciumantagonisten zur Behandlung der Angina pectoris, Hypertonie und Arrhythmie. 1. Dilzem Symposium, S. 48. Excerpta Medica, Amsterdam – Oxford – Princeton, 1982.
(190) HOPF, R., H. J. BECKER, G. KOBER, S. DOWINSKY, M. KALTENBACH: Therapie der Angina pectoris mit Calciumantagonisten. Herz 7: 221 (1982).
(191) DE PONTI, C., M. VINCENZI: Acute and chronic effects of verapamil in exercise-induced angina. In: ZANCHETTI, A., D. M. KRIKLER: Calcium Antagonism in Cardiovascular Therapy. Experience with Verapamil, S. 148. Excerpta Medica, Amsterdam – Oxford – Princeton, 1981.
(192) KALTENBACH, M., D. ZIMMERMANN: Zur Wirkung von Iproveratril auf die Angina pectoris und die adrenergischen β-Rezeptoren des Menschen. Dtsch. med. Wschr. 93: 25 (1968).
(193) KOBER, G., T. BERLAD, R. HOPF, M. KALTENBACH: Die Wirkung von Diltiazem und Nifedipin auf ST-Senkung und Herzfrequenz im Belastungs-EKG bei Patienten mit koronarer Herzerkrankung. Z. Kardiol. 70: 59 (1981).
(194) NIEMELÄ, V. MITROVIĆ, H. NEUSS, M. SCHLEPPER: Zur antianginösen Wirkung des Calciumantagonisten Gallopamil. Herz/Kreislauf 11: 611 (1982).
(195) WAGNIART, P., R. J. FERGUSON, B. R. CHAITMAN, F. ACHARD, A. BENACERRAF, B. DELANGUENHAGEN, B. MORIN, A. PASTERNAC, M. G. BOURASSA: Increased exercise tolerance and reduced electrocardiographic ischemia with diltiazem in patients with stable angina pectoris. Circulation 66: 23 (1982).
(196) McALLISTER, R. G., E. B. KIRSTEN: The pharmacology of verapamil. IV. Kinetic and dynamic effects after single intravenous and oral doses. Clin. Pharm. Ther. 31: 418 (1982).
(197) DOMINIC, J. A., D. W. A. BOURNE, T. G. TAN, E. B. KIRSTEN, R. G. McALLISTER: The pharmacology of verapamil. III. Pharmacokinetics in normal subjects after intravenous drug administration. J. cardiovasc. Pharmacol. 3: 25 (1981).
(198) KATES, R. E., D. L. KEEFE, J. SCHWARTZ, S. HARAPAT, E. B. KIRSTEN, D. C. HARRISON: Verapamil disposition kinetics in chronic atrial fibrillation. Clin. Pharm. Ther. 30: 44 (1981).
(199) SHAND, D. G., ST. C. HAMMILL, L. AANONSEN, E. L. C. PRITCHETT: Reduced verapamil clearance during long-term oral administration. Clin. Pharm. Ther. 30: 701 (1981).

(200) Rietbrock, N., B. G. Woodcock: Arzneimittel mit First-pass-Elimination. Verapamil und Dihydroergot-Alkaloide. Internist 23: 610 (1982).

(201) Eichelbaum, M., P. Birkel, F. Grube, U. Gütgemann, A. Somogyi: Effects of verapamil on P-R-intervals in relation to verapamil plasma levels following single i. v. and oral administration and during chronic treatment. Klin. Wschr. 58: 919 (1980).

(202) Kawai, Ch., T. Konish, E. Matsuyama, H. Okazaki: Comparative effects of three calcium antagonists, diltiazem, verapamil and nifedipine, on the sinoatrial and atrioventricular nodes. Circulation 63: 1035 (1981).

(203) Brügmann, U., R. Blasini, W. Rudolph: Antiischämische Wirkung von Nifedipin in Retard-Form. Herz 8: 206 (1983).

(204) Brügmann, U., R. Blasini, W. Rudolph: Verapamil-Plasmaspiegel-Verhalten im Rahmen einer doppel-blind, cross-over und placebo-kontrollierten kombinierten Akut- und Langzeitstudie. Z. Kardiol. 72 (Suppl. 2): 30 (1983).

(205) Scheidt, St. S.: The role of the calcium blockers in the treatment of chronic stable angina. In: Flaim, St. E., R. Zelis: Calcium Blockers. Mechanisms of Action and Clinical Applications, S. 231. Urban & Schwarzenberg, Baltimore – München 1982.

(206) Koiwaya, Y., M. Nakamura, A. Mitsutake, S. Tanaka, A. Takeshita: Increased exercise tolerance after oral diltiazem, a calcium antagonist, in angina pectoris. Amer. Heart. J. 101: 143 (1981).

(207) Brügmann, U., R. Blasini, G. Goebel, A. Mannes, J. Dirschinger, W. Rudolph: Unterschiedliches Ansprechen von Patienten mit stabiler Belastungs-Angina pectoris auf Nifedipin. Herz 7: 117 (1982).

(208) Müller, H. S., R. Chalaine: Interim report of multicenter double-blind, placebo-controlled studies of nifedipine in chronic stable angina. Amer. J. Med. 71: 645 (1981).

(209) Lynch, P., H. Dargie, S. H. Krikler: Objective assessment of antianginal treatment. A double-blind comparison of propranolol, nifedipine and their combination. Brit. med. J. 181: 184 (1980).

(210) Menna, J., M. Traine, J. C. Cassera, E. Ferreiros, R. Rohwedder: Results of a double-blind study with adalat under short- and long-term treatment, S. 333. 2. Intern. Adalat Symposion. Springer, Berlin – Heidelberg – New York 1975.

(211) Moskowitz, R. M., P. A. Piccini, G. V. Nacarelli, R. Zelis: Nifedipine therapy for stable angina pectoris. Preliminary results of effects on angina frequency and treadmill exercise response. Amer. J. Cardiol. 44: 811 (1979).

(212) Subramanian, V. B.: Calciumantagonisten bei chronisch stabiler Angina pectoris. Eine Übersicht. Herz 7: 211 (1982).

(213) Hoffmann, J., R. Wegehaupt, U. Voigt: Stabile Angina pectoris – was bringt die neue Darreichungsform von Nifedipin? Herz und Gefäße 2: 440 (1982).

(214) Low, R. I., P. Takeda, G. Lee, D. T. Mason, N. A. Awan, A. N. DeMaria: Effects of diltiazem-induced calcium blockade upon exercise capacity in effort angina due to chronic coronary artery disease. Amer. Heart. J. 101: 713 (1981).

(215) Subramanian, V. B., M. J. Bowles, N. S. Khurmi, A. B. Davies, E. B. Raftery: Rationale for the choice of calcium antagonists in chronic stable angina. An objective double-blind placebo-controlled comparison of nifedipine and verapamil. Amer. J. Cardiol. 50: 1173 (1982).

(216) Fox, K. M., J. Deanfield, A. Jonathan: The dose-response effects of nifedipine of ST-segment changes in exercise testing: Preliminary studies. Cardiology 68 (Suppl. 2): 209 (1981).

(217) Brodsky, S. J., S. S. Cutler, D. A. Weiner, C. H. McCabe, T. J. Ryan, M. D. Klein: Treatment of stable angina of effort with verapamil: A double-blind, cross-controlled randomized cross-over study. Circulation 66: 569 (1982).

(218) Subramanian, V. B., N. S. Khurmi, M. J. Bowles, M. O'Hara, E. B. Raftery: Objective evaluation of three levels of diltiazem in patients with chronic stable angina. J. Amer. Coll. Cardiol. 14: 1144 (1983).

(219) Hossack, K. F., P. E. Pool, P. Steele, M. H. Crawford, A. N. DeMaria, L. S. Cohen, T. A. Ports: Efficacy of diltiazem in angina on effort: A multicenter trial. Amer. J. Cardiol. 49: 567 (1982).

(220) Maseri, A., O. Parodi, K. M. Fox: Rational approach to the medical therapy of angina pectoris. The role of calcium antagonists. Progr. cardiovasc. Dis. 25: 269 (1983).

(221) Parodi, O., A. Maseri, I. Simonetti: Management of unstable angina at rest by verapamil. A double-blind cross-over study in coronary care unit. Brit. Heart J. 41: 167 (1979).

(222) Johnson, S. M., D. R. Mauritson, J. T. Willerson, J. R. Cary, L. D. Hillis: Verapamil administration in variant angina pectoris. Efficacy shown by ECG monitoring. JAMA 245: 1849 (1981).

(223) Mehta, J., C. R. Conti: Verapamil therapy for unstable angina pectoris: Review of double-blind placebo-controlled randomized clinical trials. Amer. J. Cardiol. 50: 919 (1982).

(224) Mehta, J., C. P. Pepine, M. Day, J. R. Guerrero, C. R. Conti: Short-term efficacy of oral verapamil in rest angina. A double-blind placebo controlled trial in CCU patients. Amer. J. Med. 71: 977 (1981).

(225) Kelly, D. T., B. Freedman, D. R. Richmond: Verapamil in the treatment of coronary artery spasm at rest and on exercise. In: Zanchetti, A., D. M. Krikler: Calcium Antagonism in Cardiovascular Therapy. Experience with Verapamil, S. 185. Excerpta Medica, Amsterdam – Oxford – Princeton 1981.

(226) SCHICK, E. C. Jr., C. LIANG, F. A. HEUPLER, F. R. KAHL, K. M. KENT, N. Z. KERIN, R. J. NOBLE, M. RUBENFIRE, B. TABATZNIK, R. W. TERRY: Randomized withdrawal from nifedipine. Placebocontrolled study in patients with coronary artery spasm. Amer. Heart J. *104:* 690 (1982).

(227) HILL, J. A., R. L. FELDMAN, C. J. PEPINE, C. R. CONTI: Randomized double-blind comparison of nifedipine and isorbide dinitrate in patients with coronary arterial spasm. Amer. J. Cardiol. *49:* 431 (1982).

(228) GOLDBERG, S., N. REICHEK, J. WILSON, J. W. HIRSHFELD Jr., J. MULLER, J. A. KASTOR: Nifedipine in the treatment of princemetal's (variant) angina. Amer. J. Cardiol. *44:* 804 (1979).

(229) SCHROEDER, J. S., R. L. FELDMAN, T. D. GILES, M. J. FRIEDMAN, A. N. DEMARIA, E. L. KINNEY, S. M. MALLON, B. PITT, R. MEYER, L. L. BASTA, R. C. CURRY, B. M. GROVES, R. N. MACALPIN: Multiclinic controlled trial of diltiazem for Prinzmetal's angina. Amer. J. Med. *72:* 227 (1982).

(230) PEPINE, C. J., R. L. FELDMAN, J. WHITTLE, R. C. CURRY, C. R. CONTI: Effect of diltiazem in patients with variant angina. A randomized double-blind trial. Amer. Heart J. *101:* 719 (1981).

(231) JOHNSON, S. M., D. R. MAURITSON, J. T. WILLERSON, L. D. HILLIS: Comparison of verapamil and nifedipine in the treatment of variant angina pectoris. Preliminary observations in 10 patients. Amer. J. Cardiol. *47:* 1295 (1981).

(232) WINNIFORD, M. D., S. M. JOHNSON, D. R. MAURITSON, J. S. RELLAS, G. A. REDISH, J. T. WILLERSON, L. D. HILLIS: Verapamil therapy for Prinzmetal's variant angina: Comparison with placebo and nifedipine. Amer. J. Cardiol. *50:* 913 (1982).

(233) KIMURA, E., H. KISHIDA: Treatment of variant angina with drugs. A survey of 11 cardiology institutes in Japan. Circulation *63:* 844 (1981).

(234) ZELIS, R.: Calcium entryblockers in cardiologic therapy. Hosp. Practice *16:* 49 (1981).

(235) WINNIFORD, M. D., L. D. HILLIS: Kombinierte Therapie mit β-Rezeptorenblockern und Calcium Antagonisten bei Patienten mit ischämischer Herzerkrankung. Herz *7:* 243 (1982).

(236) DIRSCHINGER, J., E. FLECK, W. RUDOLPH: Beeinflussung von regionaler Myokarddurchblutung und linksventrikulärer Funktion bei Patienten mit koronarer Herzkrankung durch den partiellen β-Rezeptorenagonisten Oxyfedrin. Herz *7:* 351 (1982).

(237) RAFTERY, E. B., J. R. WHITTINGTON: Klinische Erfahrungen mit Oxyfedrin bei Patienten mit Angina pectoris. Herz *7:* 358 (1982).

(238) DAWSON, J. R., N. H. G. WHITAKER, G. S. SUTTON: Calcium antagonist drugs in chronic stable angina. Comparison of verapamil and nifedipine. Brit. Heart J. *46:* 508 (1981).

(239) SHERMAN, L. G., C. LIANG: Nifedipine in chronic stable angina. A double-blind placebo-controlled crossover trial. Amer. J. Cardiol. *51:* 706 (1983).

(240) WEINER, D. A., M. D. KLEIN: Verapamil therapy for stable exertional angina pectoris. Amer. J. Cardiol. *50:* 1153 (1982).

(241) CHEW, C. Y. C., B. G. BROWN, B. N. SINGH, M. W. WONG, C. PIERCE, R. PETERSON: Effects of verapamil on coronary hemodynamic function and vasomobility relative to its mechanism of antianginal action. Amer. J. Cardiol. *51:* 699 (1983).

(242) SERRUYS, P. W., T. E. H. HOOGHOUDT, J. H. C. REIBER, C. SLAGER, R. W. BROWER, P. G. HUGENHOLTZ: Influence of intracoronary nifedipine on left ventricular function, coronary vasomotility, and myocardial oxygen consumption. Brit. Heart J. *49:* 427 (1983).

(243) SANDLER, G., G. A. CLAYTON, S. G. THORNICROFT: Clinical evaluation of verapamil in angina pectoris. Brit. med. J. *3:* 224 (1968).

(244) LIVESLY, B., P. F. CATLEY, R. L. CAMPBELL, S. ORAUR: Double-blind evaluation of verapamil, propranolol and isosorbide dinitrate against a placebo in the treatment of angina pectoris. Brit. med. J. *1:* 375 (1973).

(245) KALTENBACH, M.: Assessment of antianginal substances by means of ST-depression in the exercise ECG. In: HASHIMOTO, K., E. KIMURA, R. KOBAYSHI: Proceeding: I. Intern. Nifedipine »Adalat« Symposium: New Therapy of Ischemic Heart Disease, S. 126. University of Tokio Press, Tokyo 1975.

(246) JOHNSON, S. M., D. R. MAURITSON, J. R. CORBETT, W. WOODWARD, J. T. WILLERSON, L. D. HILLIS: Double-blind, randomized, placebo-controlled comparison of propranolol and verapamil in the treatment of patients with stable angina pectoris. Amer. J. Med. *71:* 443 (1981).

(247) FRISHMAN, W. H., N. A. KLEIN, P. KLEIN, J. A. STROM, R. TAWIL, R. STAIR, B. WONG, S. ROTH, T. H. LE JEMTEL, S. POLLACK, E. H. SONNENBLICK: Comparison of oral propranolol and verapamil for combined systemic hypertension and angina pectoris. A placebo-controlled double-blind randomized crossover trial. Amer. J. Cardiol. *50:* 1164 (1982).

(248) ARNMAN, K., L. RYDEN: Comparison of metoprolol and verapamil in the treatment of angina pectoris. Amer. J. Cardiol. *49:* 821 (1982).

(249) FRISHMAN, W. H., N. A. KLEIN, J. A. STROM, H. WILLENS, T. H. LE JEMTEL, J. JENTZER, L. SIEGEL, P. KLEIN, N. KIRSCHEN, R. SILVERMAN, S. POLLACK, R. DOYLE, E. KIRSTEN, E.-H. SONNENBLICK: Superiority of verapamil to propranolol in stable angina pectoris. A double-blind, randomized crossover trial. Circulation *65 (Suppl. I):* I–51 (1982).

(250) SUBRAMANIAN, V. B., M. J. BOWLES, A. B. DAVIES, E. B. RAFTERY: Calcium channel blockade as primary therapy for stable angina pectoris. A double-blind placebo-controlled comparison of verapamil and propranolol. Amer. J. Cardiol. *50:* 1158 (1982).

(251) Holzgreve, H.: Münch. med. Wschr. *122:* 267 (1980).
(252) Russek, H. I.: Propranolol and isosorbide dinitrate synergism in angina pectoris. Amer. J. Cardiol. *21:* 44 (1968).
(253) Dorow, P., W. Schiess: Die Wirkung von Isosorbiddinitrat, Pindolol und ihrer Kombination auf die ST-Strecken-Senkung im Belastungs-EKG bei Koronarinsuffizienz. Herz/Kreislauf *6:* 329 (1982).
(254) Hopf, R., M. Kaltenbach: Wirkung verschiedener Dosen von Nifedipin und Isosorbiddinitrat allein und in Kombination bei Patienten mit Angina pectoris. In: Just, H. J.: Erfahrungen mit Adalat in Klinik und Praxis, S. 69. perimed Fachbuch-Verlagsgesellschaft mbH 1983.
(255) Pfisterer, M., J. Müller-Brand, F. Burkhart: Combined acebutolol/nifedipine therapy in patients with chronic coronary artery disease. Additional improvement of ischemia-induced left ventricular dysfunction. Amer. J. Cardiol. *49:* 1259 (1982).
(256) Lynch, P., H. Dargie, S. Kirkler: Objective assessment of antianginal treatment. A double-blind comparison of propranolol, nifedipine, and their combination. Brit. med. J. *281:* 184 (1980).
(257) Mayer, B., D. Weiler-Ravell, O. Shaley: The additive antianginal action of oral nifedipine in patients receiving propranolol. Magnitude and duration of effect. Circulation *66:* 710 (1982).
(258) Leon, M. B., D. R. Rosing, R. O. Bonow, L. C. Lipson, S. E. Epstein: Clinical efficacy of verapamil alone and combined with propranolol in treating patients with chronic stable angina pectoris. Amer. J. Cardiol. *48:* 131 (1981).
(259) Packer, M., M. B. Leon, R. O. Bonow, J. Kieval, D. R. Rosing, V. B. Subramanian: Hemodynamic and clinical effects of combined verapamil and propranolol therapy in angina pectoris. Amer. J. Cardiol. *50:* 903 (1982).
(260) Subramanian, V. B., M. J. Bowles, A. B. Davies, E. B. Raftery: Combined therapy with verapamil and propranolol in chronic stable angina. Amer. J. Cardiol. *49:* 125 (1982).
(261) Hagemeijer, F., R. Van Mechelen, T. Santoso: Beeinflussung der instabilen Angina pectoris durch Nifedipin bei unzureichender Wirksamkeit von β-Rezeptoren und Isosorbiddinitrat. Herz *7:* 126 (1982).
(262) Hung, J., I. H. Lamb, St. J. Connolly, K. R. Jutzy, M. L. Goris, J. S. Schroeder: The effect of diltiazem and propranolol, alone and in combination, on exercise performance and left ventricular function in patients with stable effort angina: A double-blind, randomized, and placebocontrolled study. Circulation *68:* 560 (1983).

10. Katheterdilatation von Herzkranzgefäßstenosen*

Von G. Kober, A. D. Schmidt-Moritz, D. Scherer, M. Koch und M. Kaltenbach

10.1. Einleitung

Dotter und Judkins beschrieben 1964 erstmals die Möglichkeit der Erweiterung arteriosklerotisch eingeengter Extremitätenarterien mit Hilfe einer speziellen Kathetertechnik, die als Dotter-Verfahren bekannt wurde (2). Die Methode wurde in der Folgezeit nur an wenigen Kliniken eingesetzt (3, 6, 15, 18, 19) und hat erst nach technischen Fortschritten (4) zunehmende Verbreitung gefunden. Heute werden nicht nur Extremitäten- und Beckenarterien, sondern auch die Aorta abdominalis (17), Nierenarterien (1, 15) und selbst zerebrale Gefäße (16) erfolgreich erweitert.

Der erste Einsatz der Methode am Koronargefäßsystem des Menschen im September 1977 durch Grüntzig wurde aufgrund der positiven Erfahrungen am peripheren Gefäßbett des Menschen und nach tierexperimentellen Untersuchungen (5) möglich. Im Gegensatz zu der medikamentösen konservativen Therapie, deren Hauptwirkungsmechanismus in der Reduktion des myokardialen Blutbedarfs liegt, läßt sich mit diesem Verfahren, ähnlich wie mit der weit eingreifenderen aortokoronaren Venen-Bypass-Chirurgie eine Verbesserung des myokardialen Sauerstoffangebots erzielen.

Im folgenden soll über die eigenen Erfahrungen mit der Ballondilatation von Koronararterien, heute meist transluminale koronare Angioplastie (TCA) genannt, bei 250 zwischen Oktober 1977 und 10. 2. 1982 durchgeführten Eingriffen und über Verlaufsbeobachtungen berichtet werden**.

10.2. Methode

Die TCA wird meist in einem zweiten Kathetereingriff nach der diagnostischen Koronarangiographie durchgeführt. Das ursprüngliche, von Grüntzig beschriebene Verfahren bedient sich der Seldinger-Technik mit Zugang vom Bein, während in unserer Arbeitsgruppe der Zugang vom Arm bevorzugt wird (8, 9, 10).

10.2.1. Indikation zur TCA

Eine TCA ist indiziert, wenn sich bei einem mit einer Angina pectoris symptomatischen Patienten eine Myokardischämie im Belastungs-EKG und/oder nuklearmedizinisch nachweisen läßt, die auf das Vorliegen *einer* therapiebedürftigen proximal gelegenen organischen Stenose in einem koronaren Hauptast zurückzuführen ist. Da die TCA bis auf wenige Ausnahmen bisher nur an einer Stenose pro Patient angewendet wird, liegen in der Regel angiographisch Eingefäßerkrankungen vor, während bei Mehrgefäßerkrankungen meist primär die Indikation zur Bypass-Chirurgie gegeben ist.

Besteht jedoch bei einer Mehrgefäßerkrankung lediglich die Indikation oder die Möglichkeit zur Revaskularisation eines Gefäßes, so kann auch hier eine Angioplastie diskutiert werden. Während in der Anfangszeit der TCA bei der Durchleuchtung nachgewiesene Kalkeinlagerungen in den Koronararterien als striktes Ausschlußkriterium galten, kann der Eingriff heute bei sonst günstigen Bedingungen dennoch versucht werden, wenn auch wegen geringerer Erfolgschancen eine etwas größere Zurückhaltung angebracht ist.

10.2.2. Begleitbehandlung

Beginnend am Tag vor dem Eingriff erhalten die Patienten täglich 1,5 g Acetylsalicylsäure.

---

* Mit Unterstützung durch das Ministerium für Forschung und Technologie, Kennzeichen 01ZJ 049 6 – ZA/NT 05.

** Die Anzahl der Eingriffe ist bis Juni 1984 auf 880 gestiegen.

Während des Eingriffes werden initial 100 E Heparin/kg in die eröffnete Brachialarterie injiziert, gefolgt von einer Dauerinfusion mit 1500 E Heparin/h. Eine Aufhebung der Heparinwirkung nach Entfernung des Katheters aus der Armarterie ist nicht erforderlich. Nach dem Eingriff erfolgt eine Langzeittherapie mit täglich 1,5 g Acetylsalicylsäure, 240 bis 480 mg Verapamil und 120 mg Isosorbiddinitrat.

10.2.3. Überprüfung des Stenoseausmaßes

Die erneute Angiographie des stenosierten Gefäßes vor der geplanten TCA dient zunächst der Erkennung einer eventuellen Progression der Koronarsklerose. Ist zwischenzeitlich ein Gefäßverschluß eingetreten, so ist eine TCA in der Regel nicht mehr möglich. In unserem Patientengut war es in dem Zeitraum von 20 bis 210 Tagen ($\overline{x}$ = 106 Tage) zwischen erster diagnostischer Angiographie und der Angioplastie bei 13 von 229 Patienten bereits zu einem Gefäßverschluß gekommen.

Zur Erkennung eines Spasmus oder einer spastischen Komponente an der zur TCA vorgesehenen Koronarstenose werden Angiogramme vor und nach 0,3 mg Nitroglycerin intrakoronar plus 20 mg Nifedipin sublingual angefertigt und verglichen.

Das Stenoseausmaß wird in Prozent der linearen Durchmesserreduktion geschätzt oder vermessen. Bei einer hämodynamisch wirksamen Stenose beträgt die Reduktion des Gefäßdurchmessers 60 bis 99%, was einer noch weit stärkeren Verminderung des Gefäßquerschnittes entspricht.

10.2.4. Führungskatheter, Ballonkatheter

Nach angiographischer Bestätigung der hochgradigen organischen Stenose wird der diagnostische Angiographie-Katheter unter Verwendung eines Führungsdrahtes gegen einen dünnwandigen weitlumigen Führungskatheter ausgetauscht. Die Führungskatheter sind zur Sondierung der rechten und linken Koronararterie speziell vorgeformt und in verschiedenen Größen kommerziell erhältlich (Abb. 10.1).

Nach exakter Plazierung des Führungskatheters im oder vor dem Ostium der zu sondierenden Koronararterie wird der Ballonkatheter durch diesen unter fortlaufender Druckkontrolle in das Koronargefäßsystem vorgeschoben. Die Orientierung über die Lage des Ballonkatheters erfolgt im Durchleuchtungsbild anhand des feinen Spiraldrahtes an der Spitze des Katheters, sowie zweier Metallmarkierungen proximal und distal des Ballons. Durch den Ballonkatheter werden

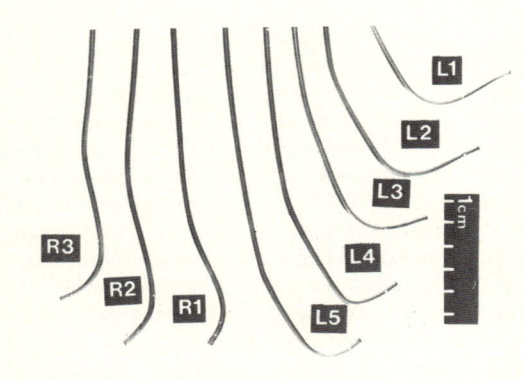

Abb. 10.1a. Führungskatheter zur Sondierung der linken (L1 bis L5) und der rechten (R1 bis R3) Koronararterie beim transbrachialen Zugang.

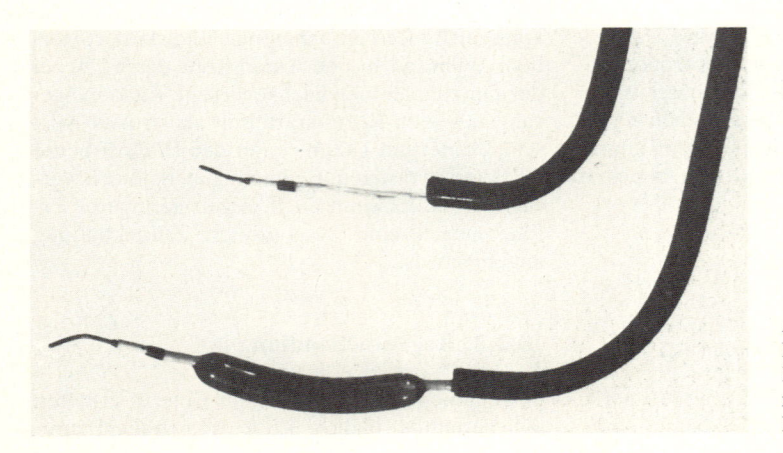

Abb. 10.1b. Aus dem Führungskatheter herausragender Ballonkatheter in nicht *(oben)* und maximal entfaltetem Zustand des Ballons *(unten)*.

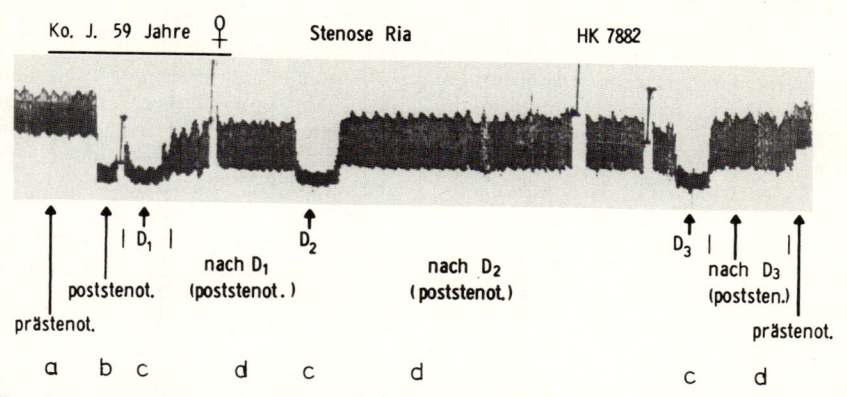

Abb. 10.2. Über den Ballonkatheter fortlaufend registrierte Druckkurve im stenosierten Gefäß: a) prästenotisch, b) nach Passage der Stenose, c) während Dilatation und d) nach Dilatation. Nacheinander erfolgten drei Dilatationen (D_1, D_2, D_3).

Kontrastmittelinjektionen von jeweils ca. 0,5–1,0 ml vorgenommen. Dabei ist die Druckkontrolle kurzfristig unterbrochen.

Dilatationskatheter mit Außendurchmessern des unter 5 kp/cm² druckerweiterten Ballons von 2,0, 3,0 und 3,7 mm und Ballonlängen von 1,2 und 2,0 cm stehen zur Verfügung, die je nach Weite von Stenose und originärem Gefäßsegment verwendet werden. Die einzelnen Ballonkatheter unterscheiden sich weiterhin durch die gestreckte oder gebogene Form des weichen Spiraldrahtes an der Katheterspitze und durch Vorhandensein oder Fehlen eines zusätzlichen versteifenden Drahtes im distalen Teil des Katheters, der bleibende Verformungen der Katheterspitze ermöglicht. Die Wahl des geeigneten Ballonkatheters und eine dem individuellen Gefäßverlauf und Gefäßabzweigungen angepaßte Formgebung ist häufig entscheidend für Erreichen und Passage der Stenose.

10.2.5. Ablauf der Ballondilatation

Während der Angioplastie erfolgt eine kontinuierliche Registrierung des EKG und des arteriellen Druckes über den Führungs- und Ballonkatheter. Mit Passage der Stenose fällt der über den Ballonkatheter gemessene Druck von prästenotisch systemischen Werten auf je nach Stenoseausmaß erniedrigte poststenotische Werte ab (Abb. 10.2). Befindet sich der ballontragende Teil des Katheters in der Stenose, so wird der flüssigkeitsgefüllte Ballon über ein Druckreservoir oder eine manuelle Druckspritze unter einem Druck von etwa 5 atü erweitert.

Mit der Ballonerweiterung kommt es in der Regel zu einem Gefäßverschluß und poststenotisch zu einem weiteren Druckabfall. Die Länge des Dilatationsvorganges beträgt 5 bis 10 sec. Bei unvollständiger Ballonentfaltung und fehlendem Rückgang des stenosebedingten Druckgradienten wird von uns unter sorgfältiger Beobachtung des Beschwerdebildes und des EKG die Ballonentfaltungszeit auf bis zu ca. 60 sec verlängert. Bei Dekompression des Ballons steigt der poststenotische Druck innerhalb weniger Herzaktionen an und nähert sich dem prästenotischen Druck. Nicht selten entfaltet sich der Ballon im Stenosebereich zunächst nur unvollkommen als Hinweis auf eine derbe Stenose. Durch mehrfache aufeinanderfolgende Kompressionsvorgänge läßt sich in aller Regel eine zunehmende Entfaltung des Ballons und eine allmähliche Reduktion des Druckgradienten erreichen.

Zur Vermeidung von Komplikationen, besonders Dissektionen im Bereich der Stenose, empfiehlt es sich, die zu dilatierende Stenose möglichst nur einmal zu passieren. Unter geringen Lageänderungen des Ballons wird die Stenose anschließend mehrfach dilatiert, bis sich der gewünschte Erfolg mit einer vollen Entfaltung des anfangs noch komprimierten Ballons und Anstieg des poststenotischen Druckes einstellt. Gelegentlich gelingt jedoch die Passage der Stenose anfangs nur mit dem dünnsten Ballonkatheter. Erst nach entsprechender Vordehnung kann ein ausreichend dimensionierter Katheter zur vollständigen Entfaltung der Stenose eingeführt werden.

Von unserer Arbeitsgruppe wird aufgrund experimenteller Ergebnisse (10) der Ballondruck zunächst nicht erhöht, sondern der Verlängerung der Dilatationszeit der Vorzug gegeben. Wir erhoffen uns davon eine geringstmögliche Gewebstraumatisierung.

10.2.6. Beschwerden, Ischämiezeichen

Während der Dilatation werden von den Patienten pektanginöse Beschwerden unterschiedlichen Ausmaßes angegeben. Meist treten ischämische Endteilveränderungen im EKG, seltener ventrikuläre Extrasystolen auf. Beschwerden und EKG-Veränderungen sind mit der Dekompression des Ballons innerhalb weniger Herzaktionen voll reversibel.

10.2.7. Erfolgskontrolle

Die Beurteilung des Erfolges der TCA erfolgt über den Anstieg des poststenotischen Druckes nach Dekompression des Ballons bzw. die Reduktion des Druckgradienten an der Stenose beim Rückzug des Ballonkatheters in das prästenotische Gefäßsegment.

Anschließend erfolgt die Nachangiographie über den Ballonkatheter und schließlich den Angiographiekatheter in den gleichen Projektionsebenen wie vor dem Eingriff. Als erfolgreiche TCA gilt eine Reduktion des Stenoseausmaßes um mindestens 20%.

Beginnend am Tage nach dem Eingriff erfolgt die Überprüfung des funktionellen Ergebnisses mittels Belastungs-EKG, Belastungs-Thallium-Myokardszintigramm und Radionuklidventrikulographie (7).

Klinische, elektrokardiographische, nuklearmedizinische und angiographische Nachuntersuchungen des mittelfristigen und Langzeiterfolges werden 3 und 12 Monate nach dem Eingriff vorgenommen. Ergeben die Nachuntersuchungen Hinweise auf ein Rezidiv der Stenose, so kann eine erneute TCA mit guten Erfolgschancen versucht werden.

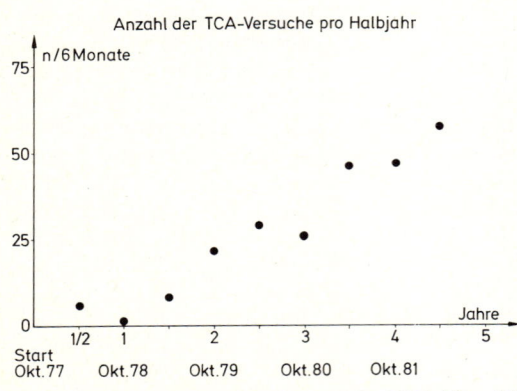

Abb. 10.3. Zunahme der Frequenz der TCA-Eingriffe zwischen Oktober 1977 (Beginn) und März 1982.

10.3. Patienten und Ergebnisse

Zwischen Oktober 1977 und 12.2.1982 wurden 250 TCA-Versuche an 229 Patienten durchgeführt. Im Laufe der letzten Jahre ist es zu einer stetigen Zunahme der Frequenz der Eingriffe gekommen (Abb. 10.3), die weniger auf einer erweiterten Indikationsstellung als auf einer Zunahme von Patientenzuweisungen durch auswärtige Zentren beruht. Im eigenen, unter dem Verdacht auf eine koronare Herzerkrankung und im Hinblick auf eine mögliche Koronaroperation

Tab. 10.1. Anzahl der zur TCA vorgenommenen Kathetereingriffe unterteilt in je 50 aufeinanderfolgende Versuche und Lokalisation der Stenose. Stenosen am R. interventricularis anterior überwiegen mit 66% bei weitem. Hauptstammstenosen wurden in letzter Zeit nicht behandelt. Keine Indikation zur TCA ergab sich während des Kathetereingriffes vor allem bei Gefäßverschlüssen, die nach der ersten diagnostischen Angiographie eingetreten waren.

250 TCA-Versuche (Oktober 1977 bis 12.02.1982).

	0–50	51–100	101–150	151–200	201–250	Gesamt	(%)
Linker Hauptstamm	5	0	2	0	0	7	3
R. interventricularis ant.	29	31	30	35	39	164	66
Rechte Koronararterie	13	13	7	7	4	44	18
R. circumflexus	2	0	3	3	2	10	4
Bypass	1	1	4	3	1	10	4
Keine Indikation (Progression, Spasmus, Fehldiagnose)	0	5	4	2	4	15	6

angiographierten Patientengut wurde die Indikation zur TCA 1978 in 4%, 1979 in 6,8%, 1980 in 3,5 und 1981 in 9,4% gestellt. Die Anzahl der zuweisenden Zentren nahm von 11 im Jahre 1979 über 21 (1980) auf 25 im Jahre 1981 zu, die Anzahl der überwiesenen Kranken von 16 über 45 auf 61.

Unter den 229 Patienten litten 172 (75%) an einer Eingefäßerkrankung, 36 (16%) an einer Zweigefäßerkrankung und 21 (9%) an einer Dreigefäßerkrankung. Bei 11 Patienten lag eine Stenose in einem aortokoronaren Venen-Bypass als Indikation für die TCA vor. Bei 7 Patienten wurde die Dilatation von 2 Stenosen versucht. Dabei wurden bei 3 Patienten in einer Sitzung Stenosen in Ästen der gleichen Koronararterie angegangen, bei 2 Patienten erfolgten zweimalige Eingriffe wegen Stenosen in verschiedenen Koronararterien und bei 2 weiteren Patienten TCA-Versuche einer in der Beobachtungszeit neu entstandenen Stenose proximal der ursprünglich erfolgreich dilatierten Einengung.

In Tab. 11.1 ist das Patientengut in Gruppen von je 50 aufeinanderfolgenden Eingriffen sowie nach der Lokalisation der zur TCA vorgesehenen Stenose aufgeteilt. In allen Gruppen waren Stenosen im R. interventricularis ant. mit etwa 60–70% am häufigsten, gefolgt von solchen in der rechten Koronararterie mit etwa 10–25%. Keine Indikation zur TCA ergab sich aufgrund der erneuten, direkt vor der TCA durchgeführten Kontrollangiographie bei 15 Patienten. Bei 2 dieser Patienten ließ sich durch Gabe von intrakoronarem Nitroglycerin plus sublingualem Nifedipin eine hämodynamisch wirksame organische Koronarstenose ausschließen. Bei 13 Patienten war das ursprünglich stenosierte Gefäß durch Progression der Erkrankung inzwischen völlig verschlossen. Der zeitliche Abstand zwischen der ersten diagnostischen Angiographie und der im Rahmen der geplanten TCA vorgenommenen zweiten Angiographie lag bei den verschlossenen Gefäßen mit 106 Tagen nur unwesentlich über dem der übrigen Eingriffe mit 79 Tagen.

Die mit 250 größere Anzahl der TCA-Versuche gegenüber 229 behandelten Patienten ist auf 10 Wiederholungseingriffe nach erfolglosem Ersteingriff und auf 9 Zweit- bzw. 2 Dritteingriffe bei Rezidivstenosen zurückzuführen. Abb. 10.4 dokumentiert die im Laufe der Zeit durch technische Fortschritte und zunehmende Erfahrung gestiegene akute Erfolgsrate der Eingriffe. Während diese bei den ersten 50 Eingriffen bei 52% lag, stieg sie in der Folgezeit auf 70% an. Berücksichtigt man die gelungenen Wiederholungseingriffe bei erfolglosem Ersteingriff, so beträgt die akute Erfolgsrate bei den letzten 100 Kranken 75%.

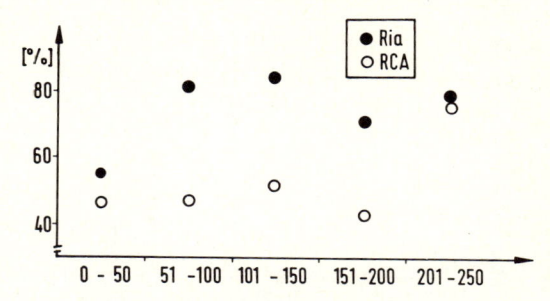

Abb. 10.4. Prozentuale Erfolgsquote der TCA-Versuche an R. interventricularis ant. (Ria) und rechter Koronararterie (RCA) in Abhängigkeit der Zahl der Eingriffe, gegliedert in je 50 aufeinanderfolgende TCA-Versuche.

Die Ursachen mißlungener TCA-Versuche sind in Abb. 10.5 a–c aufgeschlüsselt. Anfängliche Mißerfolge bei der Sondierung des Koronarostiums mit dem Führungskatheter (Abb. 10.5 a) konnten durch Weiterentwicklung des Kathetermaterials fast vollständig vermieden werden. Mit zunehmender Sicherheit ließ sich auch das stenosierte Segment im R. interventricularis ant. und in der rechten Koronararterie erreichen. Die Anzahl der wegen zu hochgradiger Verengungen mit dem Ballonkatheter nicht passierbaren Stenosen blieb weitgehend unverändert, während der Prozentsatz der Stenosen abnahm, die nach Passage nicht erweitert werden konnten (Abb. 10.5 b und 10.5 c).

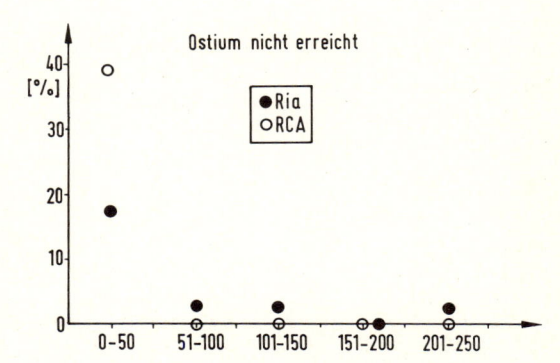

Abb. 10.5 a. TCA-Fehlversuche durch Schwierigkeiten bei der Sondierung des Koronarostiums mit dem Führungskatheter waren nach den ersten 50 Eingriffen weitgehend beseitigt (Ria = R. interventricularis ant.; RCA = rechte Koronararterie).

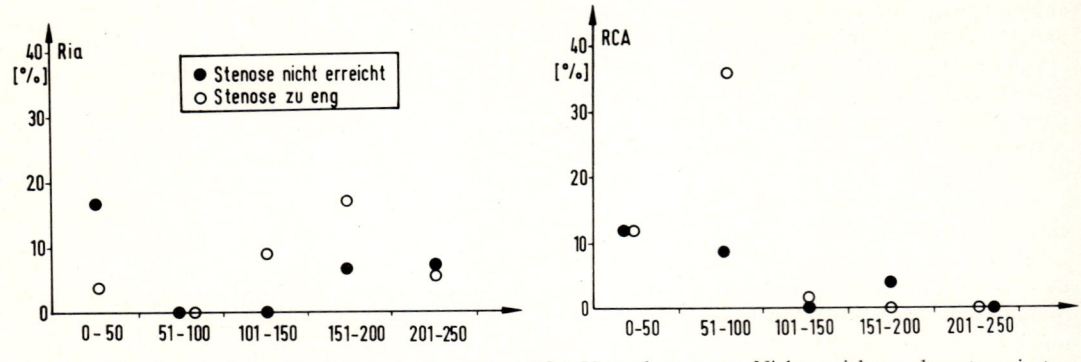

Abb. 10.5 b. Mit zunehmender Erfahrung nahmen TCA-Versuche wegen Nichterreichens des stenosierten Segmentes (geschlossene Punkte) ab, die prozentuale Häufigkeit zu enger, nicht passierbarer Stenosen (offene Punkte) blieb gleich (Ria = R. interventricularis ant.; RCA = rechte Koronararterie).

In Abb. 10.6 ist die akute regionale Erfolgsrate der ersten 152 TCA-Eingriffe in Abhängigkeit von der Lokalisation der Stenose im proximalen, mittleren und distalen Drittel des jeweiligen Hauptastes sowie im Hauptstamm der linken Koronararterie aufgeschlüsselt. Die überwiegende Anzahl der Eingriffe erfolgte im proximalen (n = 47) und mittleren (n = 38) R. interventricularis ant. sowie der proximalen rechten Koronararterie (n = 24). Diese Verteilung stimmt in etwa mit der Häufigkeit der stenosierenden Koronarsklerose in proximalen Hauptästen bei Eingefäßerkrankungen überein. Die akute Erfolgsrate des Eingriffes war im R. interventricularis ant. unabhängig von der Lokalisation der Stenose, während sie bei der rechten Koronararterie auch unter Berücksichtigung der kleineren Zahlen bei Stenosen im mittleren und distalen Gefäßabschnitt höher lag. Dies ist darauf zurückzuführen, daß proximale Stenosen häufig in einem fast 90 Grad abgewinkelten Bezirk der rechten Koronararterie lokalisiert waren, die sich schwerer passieren ließen und ein höheres Dissektionsrisiko beinhalteten als weiter distal gelegene Stenosen.

Die Abb. 10.7 und 10.8 zeigen Originalbeispiele gelungener TCA-Eingriffe an der rechten beziehungsweise der linken Koronararterie. Sofort nach dem Eingriff zeigt die Wand im dilatierten Gefäßareal häufig unregelmäßige Konturen, die bei der Nachangiographie nach 3 Monaten meist geglättet erscheinen. Hierdurch trat bei 20% der Patienten eine weitere Abnahme des Stenoseausmaßes um im Mittel 15%, in Einzelfällen bis zu 30% über den akuten Dilatationserfolg hinaus ein. Bei 13 von 101 routinemäßig nachangiographierten Patienten ergab sich eine erneute Zunahme des Stenoseausmaßes. Bei einer zweiten Kontrollangiographie, die bei 34 Patienten 1 Jahr nach der TCA durchgeführt wurde, fand sich kein Spätrezidiv.

Von den insgesamt 13 Rezidivpatienten erfolgte bei 6 Patienten in 7 Eingriffen eine erneute Angioplastie des örtlichen Rezidivs, die in 6 Fällen akut erfolgreich war. Wegen eines zweiten Frührezidivs wurde bei einem dieser 6 Patienten eine dritte TCA erfolgreich durchgeführt, bei einem anderen Patienten eine Bypass-Operation angeschlossen. Die übrigen 4 Kranken sind bis zu einem Jahr nach dem Zweiteingriff rezidivfrei. Bei zwei weiteren Rezidivpatienten hatte sich eine Stenose an anderer Stelle entwickelt, in beiden Fällen war ein erneuter TCA-Versuch erfolglos. Von den nicht erneut dilatierten 7 Patienten mit Rezidiven wurden 6 innerhalb von 3 Monaten operiert, ein Patient bevorzugte eine konservative Behandlung.

Abb. 10.5 c. Prozentuale Abnahme mit dem Ballonkatheter passierter aber nicht dilatierbarer Stenosen zwischen den ersten 100 und den folgenden Eingriffen (Ria = R. interventricularis ant., RCA = rechte Koronararterie).

In Tab. 10.2 sind die zwischen 1977 und 1981 beobachteten Komplikationen bei 227 TCA-Eingriffen an 215 Patienten zusammengestellt. Viermal war es nach einer Dissektion zu einem völligen Verschluß des zur TCA vorgesehenen Gefäßes im Stenosebezirk gekommen, sechsmal führte eine Dissektion mit Kontrastmittel-Extravasat zu einer zusätzlichen Flußbehinderung und zweimal erfolgte die Bypass-Operation nach erfolgloser TCA bei schwerst symptomatischen Patienten. Von diesen Patienten verstarb eine 61 Jahre alte Frau, entsprechend einer Gesamtmortalität pro Eingriff von 0,4%. Hier lag ein proximaler Verschluß der rechten Koronararterie und eine 90%ige Stenose im R. interventricularis ant. vor. Beim Passageversuch der Stenose in dem stark abgewinkelten mittleren Segment des R. interventricularis ant. entstand eine Dissektion, die zur völligen Unterbrechung des orthograden Flusses führte. Trotz Anlage eines funktionsfähigen aortokoronaren Venen-Bypass innerhalb von 90 min konnte die Infarzierung eines großen Teiles der linksventrikulären Vorderwand nicht verhindert werden; die Patientin verstarb 16 Stunden postoperativ am irreversiblen Pumpversagen.

Bei 2 Patienten traten bei erfolgreicher Angioplastie von Hauptgefäßstenosen Verschlüsse kleinerer Äste ein, die umschriebene Infarkte verursachten, jedoch keinen operativen Eingriff erforderten. Es handelte sich vermutlich um Dissektionen, für Embolien ergab sich weder in diesen Fällen noch im gesamten Krankengut ein Hinweis. Bei insgesamt 18 Patienten wurden Kontrastmittel-Extravasate meist im Bereich erfolgreich dilatierter Bezirke beobachtet, die keine Flußbehinderung zur Folge hatten. Bei 10 Patienten mußte die TCA wegen schwerer pektan-

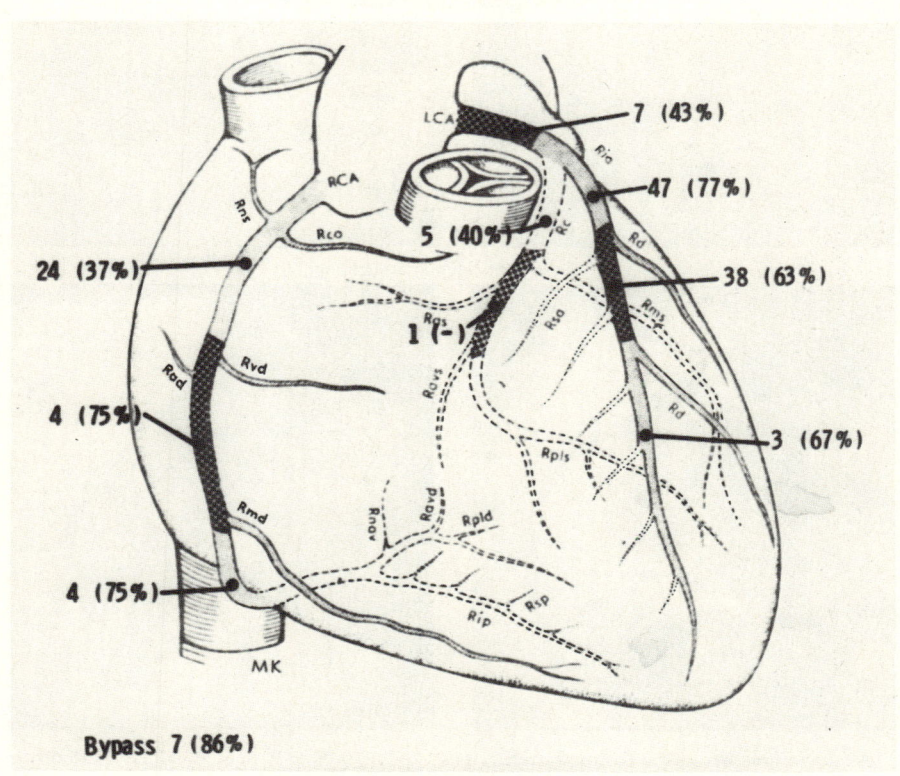

Abb. 10.6. Die akute regionale Erfolgsrate unter 152 Versuchen ist bei Eingriffen an allen Segmenten des R. interventricularis ant. (Ria) und der mittleren wie distalen rechten Koronararterie (RCA) am höchsten, bei Stenosen der proximalen RCA und am R. circumflexus (Rc) erheblich niedriger.

3.12.79 vor TCA

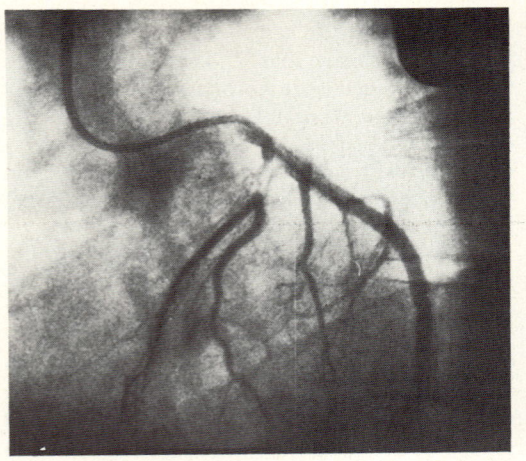

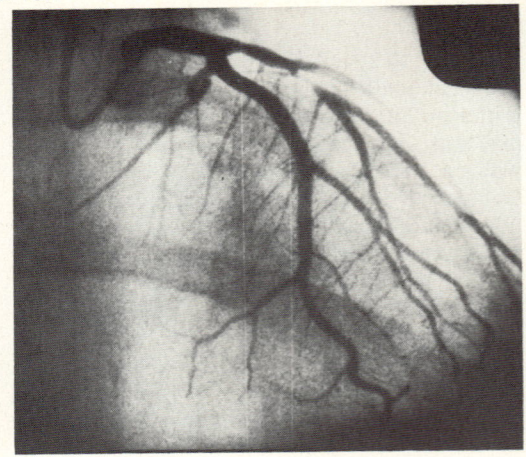

3.12.79 Direkt nach TCA

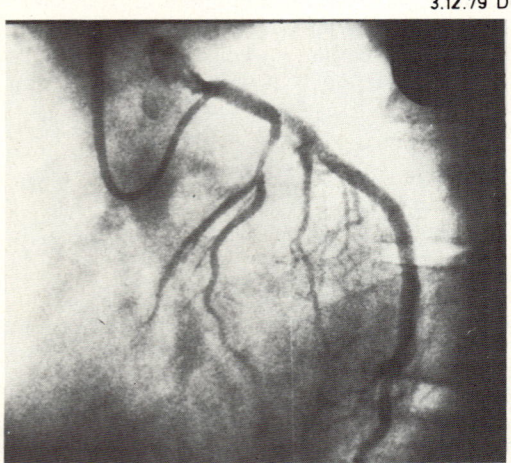

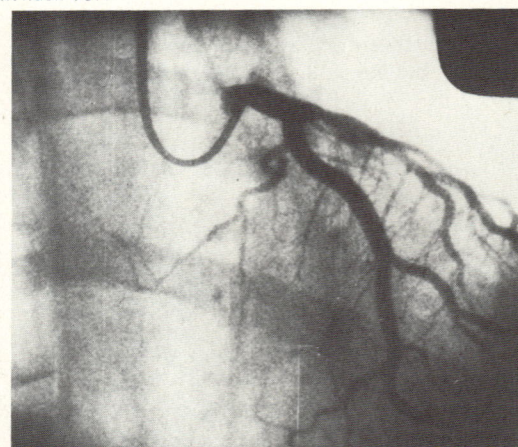

29.4.81 Nachuntersuchung

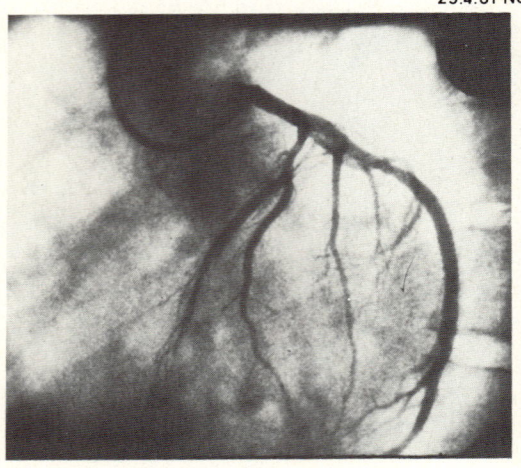

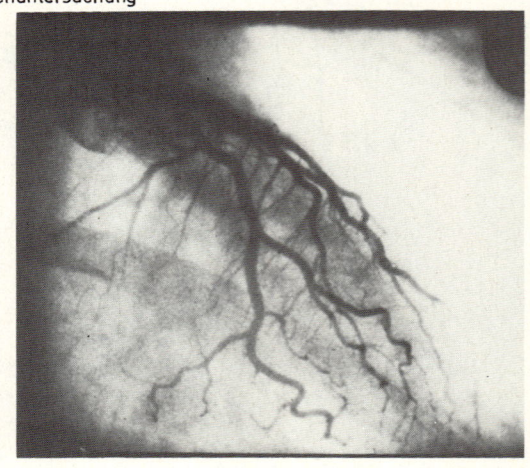

Abb. 10.7. Angiogramme der linken Koronararterie eines 1939 geborenen Patienten in links vorderer *(linke Reihe von oben)* und rechts vorderer *(rechte Reihe)* Schrägprojektion: hochgradige Stenose im R. interventricularis ant. zwischen Abzweigung des ersten und zweiten diagonalen Astes *(oben)*. Angiogramm direkt nach Angioplastie mit 40%iger Reststenosierung *(Mitte)*. 17 Monate (29.04.81) nach der Angioplastie weiterhin offenes Gefäß mit zusätzlicher Regression der Stenose. Es werden nur noch Wandunregelmäßigkeiten erkennbar. Der angiographische Befund entspricht der klinischen Beschwerdelosigkeit des Patienten und dem normalen Belastungs-EKG.

27.4. vor TCA

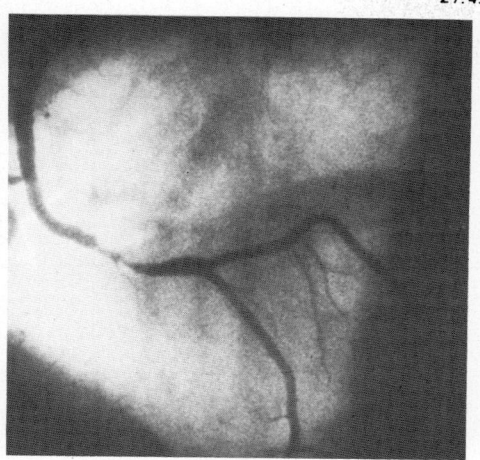

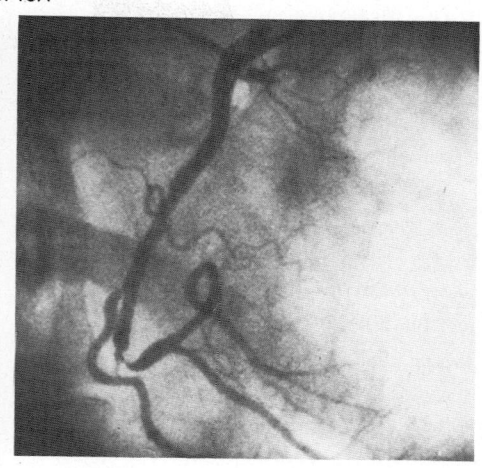

27.4. Direkt nach TCA

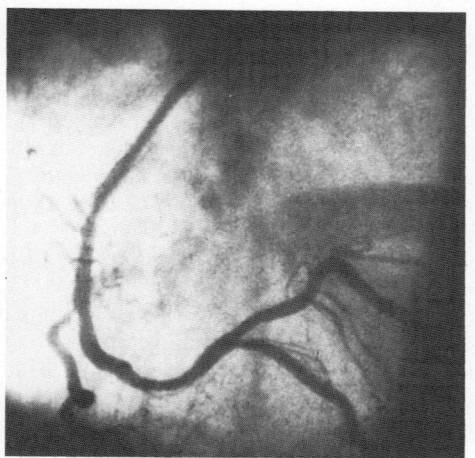

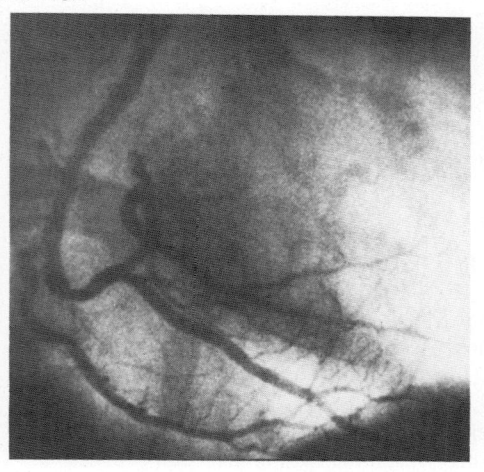

26.10. Kontroll-Angio

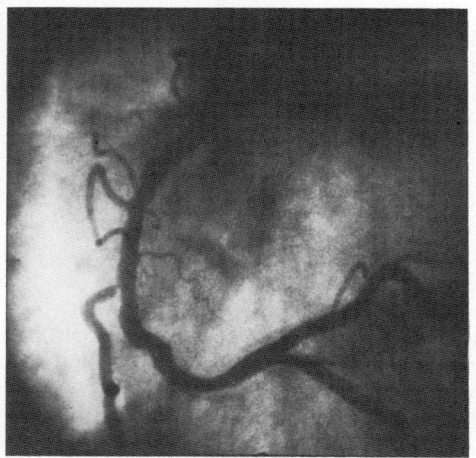

Abb. 10.8. Angiogramme der rechten Koronararterie eines 35jährigen Dialysepatienten in links vorderer Schrägprojektion *(links)*. 80%ige längerstreckige unregelmäßig geformte periphere Stenose. Reduktion des Stenoseausmaßes direkt nach dem Eingriff *(Mitte)* auf 40% führte zu Beschwerdefreiheit und guter Belastbarkeit. Sechs Monate nach dem Eingriff Regression der lokalen Veränderungen mit Glättung der Gefäßwand.

Tab. 10.2. Komplikationen der TCA, die eine notfallmäßige Operation oder die Beendigung des Eingriffes und eine Überwachung bzw. konservative Therapie erforderten.

TCA-Eingriffe/Patienten	1977 2/2	1978 10/8	1979 38/37	1980 63/62	1981 114/106
Notfallmäßige Operation		1	1	3	7
Gefäßverschluß (Dissektion)			1	1	2
Extravasat mit Flußbehinderung			1		5
Schwere Angina pectoris und Ischämie ohne zusätzliche Gefäßveränderungen				2	
Keine akute Operation erforderlich					
Kleiner Infarkt					2
Extravasat ohne Flußbehinderung			5	2	11
TCA-Abbruch bei schwerer Angina pectoris (geringe Koronarreserve)			1		
TCA-Abbruch bei Spasmusneigung					1
Kammerflimmern bei Angiographie				2	
Vagovasale Störung		1	1	1	3

ginöser Beschwerden, koronarer Spasmusneigung oder Herzrhythmusstörungen abgebrochen werden.

10.4. Diskussion

Die transluminale koronare Angioplastie hat seit ihrer Einführung in die Therapie der koronaren Herzerkrankung eine zunehmende Verbreitung gefunden. Dies wird nicht nur an der zunehmenden Frequenz im eigenen Zentrum deutlich. Auch die Anzahl der Zentren, die ihre Daten dem vom National Institute of Health in den USA verwalteten gemeinsamen Daten-Pool zur Verfügung stellen, hat von 5 im Jahre 1979 auf 81 im Jahre 1981 zugenommen. Wegen der begrenzten Anzahl der Eingriffe und noch nicht ausreichend langer Verlaufskontrollen ist eine abschließende Beurteilung des Verfahrens noch nicht möglich. Trotz ermutigender akuter und mittelfristiger Erfolge handelt es sich um therapeutisches Neuland mit einer noch im Wandel befindlichen Technik.

Im Vordergrund der Indikation steht die Angina pectoris mit objektiv nachgewiesener Myokardischämie bei isolierter hochgradiger Stenose in einem koronaren Hauptast. Damit kommt das Verfahren besonders bei Patienten zur Anwendung, bei denen heute keine strenge Indikation zur Bypass-Chirurgie gesehen wird. Wie die Bypass-Chirurgie führt die TCA bei symptomatischen Patienten mit Eingefäßerkrankungen zu einer entscheidenden Verbesserung der Leistungsfähigkeit und damit oft der »Lebensqualität«. Eine vergleichende Untersuchung zur Lebenserwartung, zur Erfolgs- und Nebenwirkungsrate zwischen Bypass-Operation und TCA, die auch Faktoren wie Wiederaufnahme der Arbeit berücksichtigt, ist im Gang.

Die TCA wird zum Teil auch bei Patienten mit Mehrgefäßerkrankungen durchgeführt, wenn nur eine therapiebedürftige Stenose vorliegt. Häufig handelt es sich um Patienten mit Infarzierung durch Verschluß eines Hauptastes; die bestehende Angina pectoris und Myokardischämie ist die Folge einer hochgradigen Stenose in einem zweiten Hauptast. Auch wenn aus anatomischen Gründen bei einer Mehrgefäßerkrankung nur die operative Revaskularisation eines Hauptastes möglich ist, kann unter Umständen die TCA indiziert sein. Man muß allerdings bei einer solchen Konstellation ein höheres Risiko des Eingriffes in Kauf nehmen (11).

Die TCA stellt kein mit der Bypass-Chirurgie konkurrierendes Verfahren dar. Beide Eingriffe können sich ergänzen und werden unter verschiedenen Indikationen eingesetzt. Die guten Langzeitergebnisse erfolgreich dilatierter Stenosen lassen die Methode als Verfahren der ersten Wahl bei der Eingefäßerkrankung mit isolierter Stenose erscheinen. Diese Indikation gründet sich auf den kleineren Eingriff, die kürzere Hospitalisierung und die bessere Rehabilitationsaussicht. Aber auch wegen der möglichen Progredienz der arteriosklerotischen Grunderkrankung sollte die Bypass-Chirurgie möglichst Patienten mit weiter fortgeschrittener Mehrgefäßerkrankung vorbehalten bleiben. Dieses Vorgehen läßt unter Umständen auch operative Zweiteingriffe bei Patienten mit Progression der stenosierenden Koronarsklerose verhüten.

Auch nach operativer Revaskularisation ergeben sich Indikationen für die TCA. Dies trifft einerseits für neu entwickelte Stenosen in originären Koronararterien zu, die zu erneuten pektanginösen Beschwerden führen. Andererseits lassen sich auch Stenosen am aortokoronaren Venen-Bypass erfolgreich aufdehnen. Dies trifft insbesondere für Einengungen im Bereich der proximalen (aortalen) und distalen (koronaren) Anastomose des Transplantates zu. Die Langzeitergebnisse bei solchen Eingriffen sind gut, während die Chancen für einen Langzeiterfolg der Dilatation bei Stenosen innerhalb der Bypass-Vene relativ gering sind.

Mit zunehmender Erfahrung konnte eine stetige Verbesserung der Ergebnisse der TCA erzielt werden. Die heutigen Chancen für einen akuten Erfolg des Eingriffes liegen um 80%, wobei die Erfolgsraten für Stenosen im R. interventricularis ant. und der mittleren rechten Koronararterie diejenigen für den R. circumflexus und das proximale Segment der rechten Koronararterie übertreffen. Die am eigenen Zentrum erhobenen Daten stimmen weitgehend mit Daten aus dem internationalen Register über 1500 Eingriffe überein.

Die Verbesserung der Erfolgsquote ließ sich einerseits durch Weiterentwicklung der technischen Ausrüstung, z. B. bessere Führungskatheter und Entwicklung dünnerer Ballonkatheter erreichen. Sie ist aber auch auf zunehmende Erfahrung zurückzuführen.

Wie eigene Untersuchungen zeigen, ist der akute Erfolg des Eingriffes nicht nur von der Stenoselokalisation abhängig. Auch der gesamte Verlauf des stenosierten Gefäßes, die Lage der Stenose z. B. in einem gekrümmten Gefäßsegment und die Röntgenanatomie der Stenose beeinflussen die Erfolgsaussichten (13b). Dagegen ließ sich keine sichere Beeinflussung der Erfolgsrate von anamnestischen Angaben erkennen (13b).

Die eigenen Ergebnisse weisen auf die Bedeutung einer kombinierten antiaggregatorischen (Acetylsalicylsäure) und Antikoagulationstherapie (Heparin), während des Eingriffes hin. Unter 250 Eingriffen ist es bisher zu keinem thrombotischen Verschluß gekommen, obwohl immer eine erhebliche Traumatisierung des dilatierten Koronarsegmentes eintritt, wie der angiographische Befund direkt nach dem Eingriff zeigt. Nach erfolgreicher Stenosenerweiterung scheint es zu Reparationsvorgängen im dilatierten Bezirk zu kommen, worauf die weitere Abnahme des Stenoseausmaßes mit Glättung des Gefäßlumens hinweist.

Wie jedes invasive diagnostische und therapeutische Verfahren, das an schwerkranken Patienten eingesetzt wird, ist auch die TCA mit einer nennenswerten Komplikationsrate verbunden. Die Mortalität des Eingriffes im eigenen Patientengut lag mit einem Todesfall (entsprechend 0,4%) in einem Bereich, der dem internationalen Register (11) vergleichbar ist. Hier verstarben unter 1500 Eingriffen 16 Patienten, entsprechend einer Mortalität von 1,1%. Bei 12 Patienten (4,8%) wurde im eigenen Patientengut eine notfallmäßige Bypass-Operation erforderlich. Die Vergleichszahlen des internationalen Registers ergaben 103 Notfalleingriffe unter 1500 Patienten entsprechend 6,9%.

Neben diesen ernsten Komplikationen, die eine umgehende Operation erforderlich machten, traten bei 18 Patienten leichte Gefäßläsionen mit Kontrastmitteldepots in der Gefäßwand auf. Diese führten zu keiner Behinderung des Koronarflusses und zeigten bei den Kontrollangiographien keine Residuen. Es ist anzunehmen, daß es sich hierbei um feine Intimaeinrisse handelt, die sich rasch verschließen.

Die Erfahrungen zeigen, daß Komplikationen im Einzelfall unerwartet und plötzlich auftreten und schnelle Entscheidungen erforderlich machen. Aus diesem Grunde darf der immer potentiell gefährliche Eingriff nur in räumlicher Nachbarschaft eines jederzeit eingriffsbereiten, erfahrenen koronarchirurgischen Teams erfolgen. Kommt es bei der TCA zu einer Verschlechterung der Myokarddurchblutung, so läßt sich die Infarzierung des Versorgungsgebietes des behandelten Gefäßes nur durch eine sofortige Bypass-Operation verhindern. Unter Umständen kann die Zeitspanne bis zur erfolgreichen Revaskularisation des ischämischen Gebietes durch Einsatz der Gegenpulsation besser überbrückt werden.

11.5. Zusammenfassung

Die transluminale koronare Angioplastie (TCA) auch Ballondilatation oder Dotter-Verfahren genannt, wurde erstmalig im Herbst 1977 in die Therapie der koronaren Herzkrankheit eingeführt und ist inzwischen zu einem noch an wenigen Zentren aber weltweit angewandten Verfahren geworden.

Die Indikation zu diesem Eingriff wird bei Patienten gestellt, deren Symptomatik und Myokardischämie auf einer therapiebedürftigen Stenose beruht. Wegen einer nennenswerten Komplikationsrate, die in 4,8% von 250 Eingriffen eine notfallmäßige aortokoronare Bypass-Operation erforderlich machte, müssen in jedem Fall die Indikation und auch das Einverständnis des Patienten für eine Operation vorliegen und alle Voraussetzungen für einen umgehenden operativen Eingriff vorhanden sein. Eine Patientin verstarb nach der notfallmäßigen Operation entsprechend einer Mortalität der TCA-Eingriffe von 0,4%.

Unter den in 250 Eingriffen behandelten 229 Patienten litten 75% an einer Ein-, 16% an einer Zwei- und 9% an einer Dreigefäßerkrankung. Die Eingriffe wurden in 66% am R. interventricularis ant., in 18% an der rechten Koronararterie, in je 4% am R. circumflexus bzw. einer Bypass-Stenose und in 3% am linken Hauptstamm durchgeführt. In 6% war das zur TCA vorgesehene Gefäß meist wegen eines inzwischen eingetretenen Verschlusses nicht mehr für den Eingriff geeignet.

Die mittlere Erfolgsrate aller 250 Eingriffe beträgt 67%. Sie konnte mit zunehmender Erfahrung von anfangs 52% auf 74% gesteigert werden. Die höchste Erfolgsrate ergab sich für Stenosen des R. interventricularis ant. mit einer Zunahme von anfangs 55% auf Werte zwischen 70 und 80%.

Routinemäßige Verlaufsbeobachtungen ergaben bei der ersten Nachangiographie von 101 Patienten nach 3 Monaten Rezidivstenosen in 13%, bei der zweiten Nachangiographie nach einem Jahr kein weiteres Rezidiv.

Auch Rezidive ließen sich erneut erfolgreich mit der TCA angehen. Bei 20% der Patienten war bei der Nachangiographie sogar eine weitere Abnahme des Stenoseausmaßes über den Akuterfolg hinaus zu erkennen.

Mit der TCA ist ein invasives, nicht-operatives Verfahren verfügbar, durch das sich eine Verbesserung oder Normalisierung der Myokarddurchblutung erzielen läßt. Es stellt besonders bei Patienten mit einer Eingefäßerkrankung das Verfahren der ersten Wahl dar, während die aortokoronare Bypass-Chirurgie mehr den Mehrgefäßerkrankungen vorbehalten bleibt.

Literatur

(1) BUSSMANN, W.-D., W. FASSBINDER, D. RUMMEL, S. DOWINSKY, P. GRÜTZMACHER, A. SCHÖNEBERGER, E. STARK, M. KALTENBACH, W. SCHÖPPE: Transluminale Dilatation von Nierenarterienstenosen zur Behandlung der renovaskulären Hypertonie. Dtsch. med. Wschr. 106: 357–362 (1981).

(2) DOTTER, C. T., M. P. JUDKINS: Transluminal treatment of arteriosclerotic obstruction: Description of a new technic and a preliminary report of its application. Circulation 30: 654–670 (1964).

(3) DOTTER, C. T., M. P. JUDKINS, J. RÖSCH: Nicht-operative transluminale Behandlung der arteriosklerotischen Verschlußaffektionen. Fortschr. Röntgenstr. 109: 125–133 (1968).

(4) GRÜNTZIG, A., H. HOPFF: Perkutane Rekanalisation chronischer arterieller Verschlüsse mit einem neuen Dilatationskatheter. Dtsch. med. Wschr. 99: 2502–2505 (1974).

(5) GRÜNTZIG, A., H. H. RIEDHAMMER, M. TURINA, W. RUTISHAUSER: Eine neue Methode zur perkutanen Dilatation von Koronarstenosen. Tierexperimentelle Prüfung. Verh. dtsch. Ges. Kreisl.-Forsch. 42: 282 (1976).

(6) GRÜNTZIG, A.: Die perkutane transluminale Rekanalisation chronischer Arterienverschlüsse mit einer neuen Dilatationstechnik. Witzstrock, Baden-Baden 1977.

(7) HÖR, G., N. KANEMOTO, R. STANDKE, F. D. MAUL, H. KLEPZIG jr., G. KOBER, M. KALTENBACH: Transluminale Angioplastik: Erfolgskontrolle durch Verfahren der Nuklearmedizin nach nicht-operativer Dilatation kritischer Koronararterienstenosen, Herz 5: 168–176 (1980).

(8) KALTENBACH, M., G. KOBER, D. SCHERER: Mechanische Dilatation von Koronararterienstenosen (Transluminale Angioplastik). Z. Kardiol. 69: 1–10 (1980).

(9) KALTENBACH, M., H. ROSKAMM, G. KOBER, W.-D. BUSSMANN, L. SAMEK, P. STÜRZENHOFECKER, H.-J. BECKER, J. PETERSEN: Vom Belastungs-EKG zur Koronarangiographie. Springer, Berlin, Heidelberg, New York 1980.

(10) KALTENBACH, M., J. BEYER, H. KLEPZIG, jr., L. SCHMIDT, K. HÜBNER: Effects of 5 kg/cm^2 pressure on atherosclerotic vessel wall segments. In: M. KALTENBACH, A. GRÜNTZIG, K. RENTROP, W.-D. BUSSMANN (Hrsg.): Transluminal Coronary Angioplasty and Intracoronary Thrombolysis, S. 189. Springer, Berlin, Heidelberg, New York 1982.

(11) KENT, K. M., L. G. BENTIVOGLIO, P. C. BLOCK, M. J. COWLEY, K. DETRE, G. DORROS, A. J. GOSSELIN, A. GRÜNTZIG, R. K. MYLER, J. SIMPSON, S. H. STERTZER, D. O. WILLIAMS, S. M. MULLIN, M. B. MOCK and participating centers, NHBLI, PTCA Registry: Fatal complications of percutaneous transluminal angioplasty (PTCA): In: M. KALTENBACH, A. GRÜNTZIG, K. RENTROP, W.-D. BUSSMANN (Hrsg.): Transluminal Coronary Angioplasty and Intracoronary Thrombolysis,

S. 189. Springer, Berlin – Heidelberg – New York 1982.

(12) KOBER, G., M. KALTENBACH, D. SCHERER: Möglichkeiten und Grenzen der mechanischen Dilatation von Koronararterienstenosen. Klinikarzt *9:* 869–878 (1980).

(13a) KOBER, G., D. SCHERER, R. KOCH, M. KALTENBACH: Criteria for primary success and long-term results. Analysis of 150 consecutive TCA-procedures. In: M. KALTENBACH, A. GRÜNTZIG, K. RENTROP, W.-D. BUSSMANN (Hrsg.): Transluminal Coronary Angioplasty and Intracoronary Thrombolysis, S. 95. Springer, Berlin – Heidelberg – New York 1982.

(13b) KOBER, G., M. KOCH, D. SCHERER, M. KALTENBACH: Ergebnisse der transluminalen Angioplastie. Abhängigkeit von anamnestischen und angiographischen Daten. Med. Klin. *78:* 490–496 (1973).

(14) KUHLMANN, U., A. GRÜNTZIG, W. VETTER, J. FURRER, U. LÜTOLF, W. SIEGENTHALER: Renovaskuläre Hypertonie: Therapie durch perkutane transluminale Dilatation von Nierenarterienstenosen. Schweiz. med. Wschr. *108:* 1847–1859 (1978).

(15) PORSTMANN, W.: Ein neuer Korsett-Ballon-Katheter zur transluminalen Rekanalisation nach Dotter unter besonderer Berücksichtigung von Obliterationen an den Beckenarterien-Radiol. Diagn. *14:* 239–244 (1973).

(16) SMITH, H. C., T. M. SUNDT, D. G. PIEPGRAS, R. E. VLIETSTRA, A. W. STANSON, J. K. CAMPBELL: Transluminal angioplasty for vertebral basilar artery stenosis. In: M. KALTENBACH, A. GRÜNTZIG, K. RENTROP, W.-D. BUSSMANN (Hrsg.): Transluminal Coronary Angioplasty and Intracoronary Thrombolysis, S. 209. Springer, Berlin – Heidelberg – New York 1982.

(17) TEGTMEYER, CH. J., H. A. WELLONA, R. N. THOMPSON: Ballon dilation of the abdominal aorta. J. Amer. med. Assoc. *244:* 2636–2637 (1980).

(18) ZEITLER, E., R. MÜLLER: Erste Ergebnisse der Katheter-Rekanalisation nach Dotter bei arterieller Verschlußkrankheit. Fortschr. Röntgenstr. *111:* 345–352 (1969).

(19) ZEITLER, E., A. GRÜNTZIG, W. SCHOOP: Percutaneous vascular recanalization. Springer, Berlin – Heidelberg – New York 1978.

11. Intrakoronare Lysetherapie

Von H. BLANKE und P. RENTROP

11.1. Historischer Hintergrund

In den sechziger und siebziger Jahren konnte die Infarktmortalität durch eine wirksamere antiarrhythmische Behandlung und die Einrichtung monitorisierter Intensivstationen deutlich gesenkt werden. Die Bemühungen, eine weitere Mortalitätssenkung durch eine Infarktgrößenbegrenzung zu erzielen, waren weniger erfolgreich. In zahlreichen tierexperimentellen und klinischen Studien wurde durch Gabe von Nitroglycerin, Nitroprussid, Betablockern oder Calciumantagonisten eine Reduktion des Sauerstoffbedarfs angestrebt und versucht, durch eine Besserung des Mißverhältnisses zwischen Sauerstoffangebot und Bedarf eine Infarktgrößenbegrenzung zu erzielen. Die Ergebnisse dieser Studien sind widersprüchlich. Keine der Substanzen erwies sich also wirksam genug, um sich als allgemein akzeptiertes Infarkttherapeutikum durchzusetzen (1). SCHAPER fand in Tierexperimenten, daß bei permanentem Infarktgefäßverschluß durch Reduktion des Sauerstoffverbrauchs der Infarzierungsprozeß verlangsamt werden kann, jedoch keine Infarktgrößenbegrenzung erzielt wird (2). Dies ist in Übereinstimmung mit den Befunden von LEINBACH et al. Die Autoren untersuchten den Einfluß der intraaortalen Gegenpulsation auf die Infarktgröße (3). Sie fanden bei gegenpulsierten Patienten, deren Infarktgefäß nicht völlig verschlossen war, eine schnellere Rückbildung der Ischämiesymptomatik, geringere Reduktionen der R-Potentiale im EKG sowie eine Bewahrung der linksventrikulären Funktion. Bei Totalverschluß des Infarktgefäßes bewirkte die Gegenpulsation keine meßbare Infarktgrößenbegrenzung.

Einige amerikanische Zentren versuchten in den siebziger Jahren, durch eine akute aortokoronare Bypass-Operation den Blutfluß im Infarktgefäß wiederherzustellen. Das Verfahren ist jedoch zeitraubend und technisch extrem aufwendig (4, 5, 6).

Eine thrombolytische Therapie des Myokardinfarktes wurde erstmals 1959 von FLETCHER und SHERRY durchgeführt (7). FLETCHER verabreichte parenteral hohe Dosen von Streptokinase. Den ersten Ansatz zu einer selektiven Lyse machte BOUCEK 1960, indem er bei Infarktpatienten EKG-getriggert Thrombolysin in die Aortenwurzel infundierte (8). Obwohl der angiographische Nachweis nicht erbracht wurde, lassen die klinischen Daten vermuten, daß bei 6 von 8 Patienten eine Reperfusion erzielt wurde. Ein Jahr später zeigte BOLTON durch Gefäßdarstellung im Hundeexperiment, daß durch Infusion thrombolytischer Substanzen ein thrombotischer Koronarverschluß wiedereröffnet werden kann (9). 1972 fanden MOSCHOS und KORDENAL, ebenfalls im Hundeexperiment, daß Koronarthromben bei intrakoronarer Applikation einer thrombolytischen Substanz schneller und mit geringeren Dosen der thrombolytischen Substanz aufgelöst werden können als bei intravenöser Applikation oder Infusion in den linken Ventrikel (10, 11).

1976 wurde in der russischen Literatur von zwei Infarktpatienten berichtet, denen intrakoronar eine thrombolytische Substanz verabreicht worden war (12). Eine Rekanalisation des Infarktgefäßes wurde bei einem Patienten erzielt. Diese Befunde waren uns nicht bekannt, als wir 1978 zum ersten Male mit einer Drahtspirale einen Koronarverschluß rekanalisierten, der als Komplikation bei einer Routineherzkatheteruntersuchung aufgetreten war (13). In der Folgezeit versuchten wir bei 16 Infarktpatienten einen Koronarverschluß mit mechanischen Mitteln wiederzueröffnen, bei 10 Patienten mit Erfolg (14). Bei der Mehrzahl der Patienten zeigte die Kontrollangiographie im chronischen Infarktstadium eine spontane Lumenzunahme im Bereich des Rekanalisationskanals. Wir führten dies auf endogene Lyse eines Koronarthrombus zurück. Es lag nahe, die Fibrinolyse durch intrakoronare Streptokinaseapplikation zu beschleunigen. 1979 fanden wir, daß ein hoher Prozentsatz der akuten Koronarverschlüsse durch intrakoronare Streptokinaseapplikation allein rekanalisiert werden kann (15).

11.2. Technik der nicht-chirurgischen Reperfusion

Alle Patienten, denen die intrakoronare Streptokinasetherapie angeboten wird, sollten darüber informiert werden, daß es sich um ein in der Erprobung befindliches Verfahren handelt. Mögliche Vorzüge gegenüber der herkömmlichen Therapie des Myokardinfarktes sind noch nicht gesichert. Da es trotz der vergleichsweise niedrigen Streptokinasedosen häufig zu einem signifikanten Abfall des Fibrinogens kommt, müssen auch bei der selektiven Lyse die Kontraindikationen der Streptokinasetherapie beachtet werden.

Seit der Einführung der intrakoronaren Streptokinasetherapie in die klinische Praxis haben sich einige Grundprinzipien des Verfahrens etabliert, wenn auch das Verfahren im Detail unterschiedlich gehandhabt wird. In den meisten Zentren wird vor der Akutangiographie mit einer parenteralen Nitrattherapie begonnen. Die Angiograpie wird transbrachial nach dem Verfahren von SONES oder transfemoral nach JUDKINS durchgeführt. Vor der Angiographie wird intraarteriell Heparin appliziert. Wir empfehlen die Gabe von 10000 E; bei übergewichtigen Patienten oder langer Katheterliegedauer sind gegebenenfalls weitere Heparingaben erforderlich. In einigen Zentren wird zusätzlich Acetylsalicylsäure verabreicht, um eine Plättchenthrombenbildung am Katheter zu verhindern. Bei ausreichender Heparinisierung kann unseres Erachtens auf Acetylsalicylsäure verzichtet werden. Wir sind der Ansicht, daß durch Acetylsalicylsäure nur das Blutungsrisiko erhöht wird. Auch die prophylaktische Gabe von Corticosterioiden ist unseres Erachtens nicht erforderlich. Selbst bei parenteraler Gabe von hohen Streptasedosen wurden nur selten allergische Reaktionen beobachtet.

Die Gefäßdarstellung dient primär der Identifizierung des Infarktgefäßes. Der akute Koronarverschluß ist häufig daran zu erkennen, daß es bei der Gefäßdarstellung zur Stase von Kontrastmittel im Bereich des Gefäßabbruches kommt. Bei der Durchführung eines linksventrikulären Angiogramms sollte die Kontrastmittelmenge auf ein Minimum beschränkt werden, um eine hämodynamische Verschlechterung zu verhindern. Liegt der enddiastolische Druck über 25 mmHg, sollte auf ein Lävogramm verzichtet werden.

Nach der diagnostischen Angiographie werden zur Prüfung der Frage eines Koronarspasmus 0,1–0,3 mg Nitroglycerin in das Infarktgefäß injiziert. In vielen Zentren wird zusätzlich Nifedipin sublingual oder intrakoronar verabreicht. Nachfolgend wird über den Katheter intrakoronar Streptase infundiert, in den meisten Zentren 2000 E/min; wenige Zentren geben 4000 E/min oder mehr. Die Infusion sollte alle fünf Minuten zur Kontrolle des arteriellen Druckes für zwei bis

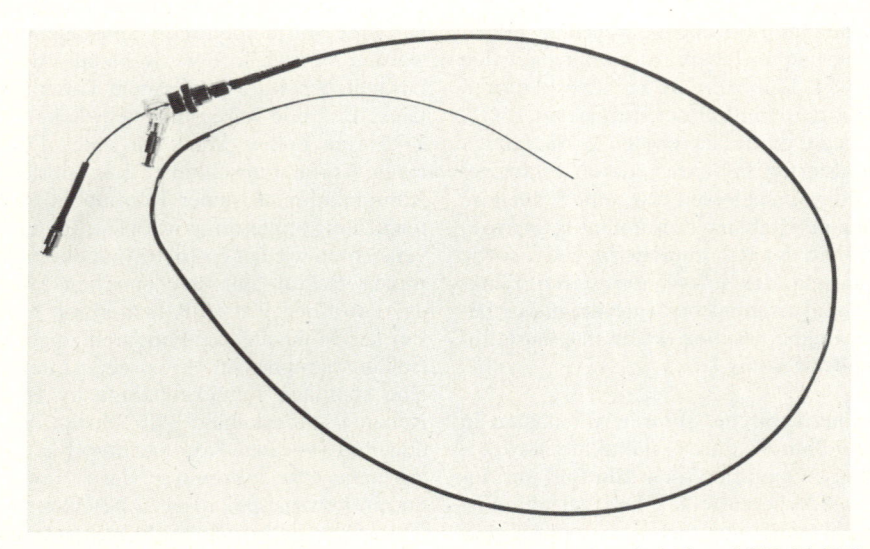

Abb. 11.1. Superselektiver Infusionskatheter (3,5 F) mit Führungs-Katheter (8,3 F) und (USCJ) Y-Konnektor.

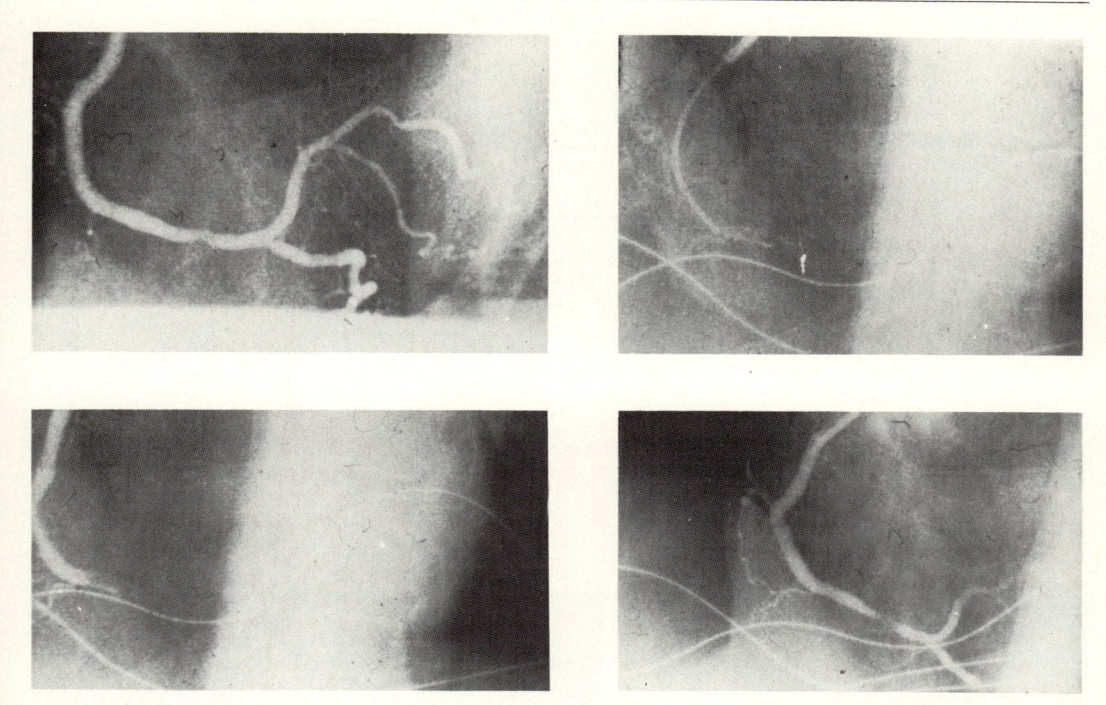

Abb. 11.2. Rechte Koronararterie in LAO-Projektion: *Links oben:* Geringgradige distale Stenose bei einer Herzkatheteruntersuchung ein Jahr vor dem Infarktereignis. *Links unten:* Kompletter Verschluß im akuten Infarktstadium. *Rechts oben:* Superselektiver Infusionskatheter durch den Führungskatheter zum Verschluß vorgeschoben. *Rechts unten:* Rekanalisation nach Streptokinaseinfusion.

drei Herzaktionen unterbrochen werden. Im Intervall von 15 min oder bei Änderung der Beschwerdesymptomatik, Änderung des EKGs bzw. Auftreten von Extrasystolen wird das Infarktgefäß dargestellt. Zeigt die Streptokinaseinfusion in das Koronarostium keinen Effekt, so versuchen wir bei Verschluß in mittleren oder peripheren Gefäßabschnitten, einen superselektiven Katheter zum Gefäßverschluß vorzuschieben. Der superselektive Katheter wird durch einen Y-Konnektor in den Führungskatheter eingeführt. Beide Katheter sind an Transducer angeschlossen. Während der Streptokinaseinfusion kann über den Führungskatheter kontinuierlich der arterielle Druck gemessen werden. Abb. 11.1 zeigt einen superselektiven Katheter mit Führungskatheter. Abb. 11.2 zeigt das Beispiel eines Patienten mit distalem Verschluß der rechten Koronararterie, bei dem ein superselektiver Katheter vor dem Koronarverschluß plaziert wurde. Mit der Anwendung der anfänglich propagierten mechanischen Rekanalisation mit Drahtspiralen sind wir zurückhaltend, nachdem über Koronarperforationen bei zwei Patienten berichtet wurde.

Nach Wiederherstellung eines antegraden Flusses sollte versucht werden, das thrombotische Material möglichst vollständig zu lysieren. Im Anschluß an die Akutintervention werden die Patienten antikoaguliert, anfänglich mit Heparin, nachfolgend mit Marcumar. Wir infundieren in der Regel 1000–1200 E Heparin pro Stunde und streben eine Verlängerung der Thrombinzeit auf das 3fache der Norm an. Um eine effiziente Antikoagulation zu gewährleisten, sind engmaschige Kontrollen der Gerinnungsparameter erforderlich.

11.3. Rekanalisationsraten der intrakoronaren Streptokinasetherapie

Von Juni 1979 bis Dezember 1980 führten wir bei 72 Patienten mit akut ischämischem Syndrom eine intrakoronare Streptokinasetherapie durch. Bei 46 Patienten (64%) war das ischämiebezogene Gefäß vollständig verschlossen, bei 26 Patienten (36%) war es subtotal stenosiert (Abb. 11.3).

```
                    Akut ischämisches Syndrom
                              n=72
                    ┌──────────┴──────────┐
Infarktgefäßebefund  Vollständiger      Unvollständiger
vor Therapie:         Verschluss          Verschluss
                          46                  26
                    ┌─────┴─────┐       ┌─────┴─────┐
Infarktgefäßebefund Rekanalisation Keine  Erweiterung Keine Erweiterung
nach                   38     Rekanalisation des Lumen  des Lumen
Streptokinase-Infusion:         8            5            21
                          └─────┬─────┘              │
Diagnose:                 Akuter Myokard-Infarkt  Instabile
                                  62             Angina pectoris
                                                      10
```

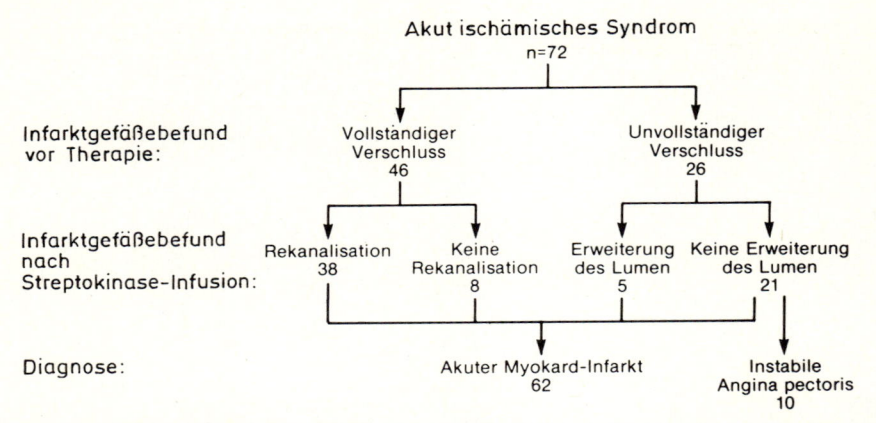

Abb. 11.3. Angiographische Befunde von 72 Patienten mit akut ischämischem Syndrom, die mit intrakoronarer Streptokinase behandelt wurden.

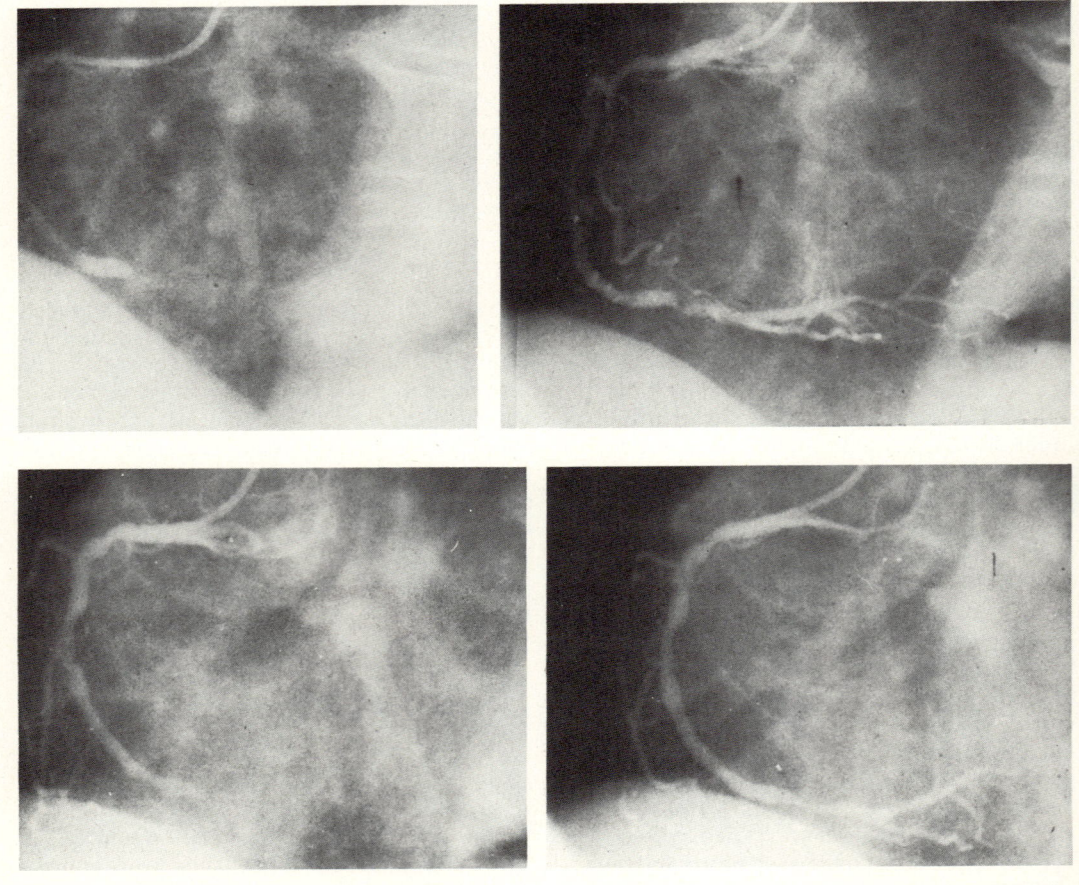

Abb. 11.4. Rechte Koronararterie in LAO-Projektion: *Links oben:* Verschluß der distalen Koronararterie im akuten Infarktstadium. *Rechts oben:* Intermittierende Rekanalisation nach intrakoronarer Nitroglycerinapplikation. *Links unten:* Wiederverschluß 5 min nach intrakoronarer Nitroglyceringabe. *Rechts unten:* Dauerhafte Rekanalisation nach erneuter intrakoronarer Nitroglyceringabe und intrakoronarer Streptokinaseinfusion.

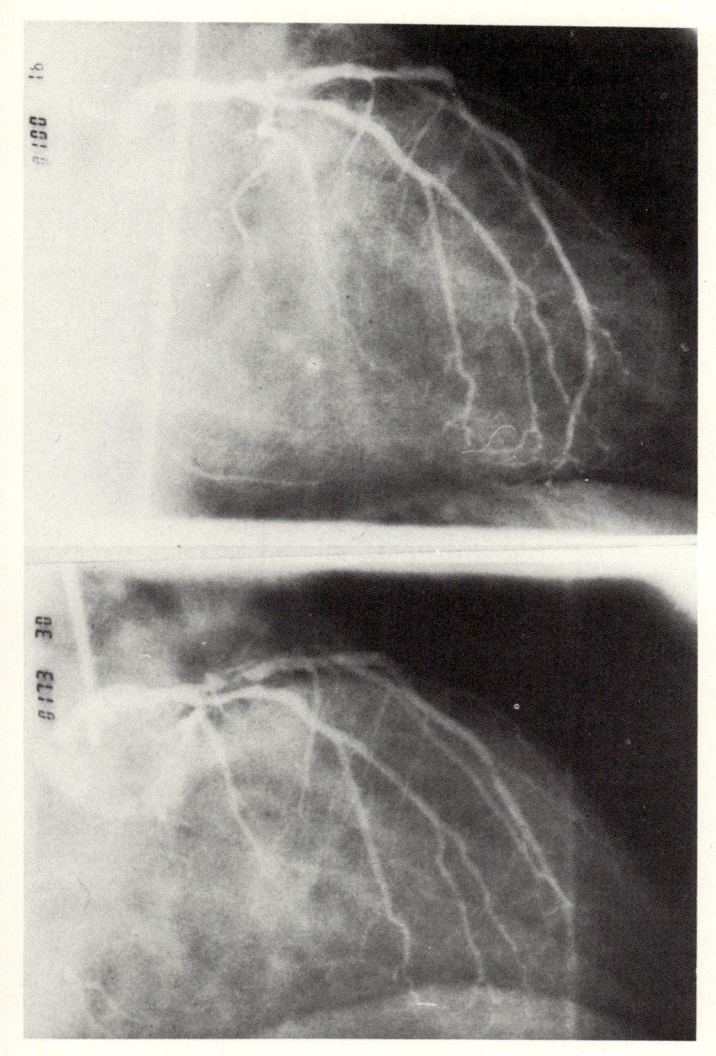

Abb. 11.5. Linke Koronararterie in RAO-Projektion: *Oben:* Hochgradig proximale Stenose des R. interventricularis ant. bei stabiler Belastungsangina. *Unten:* Langstreckige subtotale Stenose des R. interventricularis ant. 2 Tage nach der ersten Angiographie im akuten Infarktstadium.

38 der 46 komplett verschlossenen Koronargefäße konnten wiedereröffnet werden. Bei 5 der 38 Patienten wurde ein geringer antegrader Fluß nach intrakoronarer Nitroglycerinapplikation bzw. sublingualer Nifedipingabe beobachtet. Möglicherweise lag bei diesen Patienten ein Koronarspasmus vor. Es ist aber ebenso denkbar, daß intrakoronares Nitroglycerin bzw. sublingual verabreichtes Nifedipin die Weitstellung eines nichtspastischen Gefäßes bewirkten. Unter der nachfolgenden intrakoronaren Streptaseapplikation kam es bei allen 5 Patienten zu einer Lumenzunahme im Bereich des ursprünglichen Totalverschluß und Flußverbesserung im Infarktgefäß, was für das Vorhandensein thrombotischen Materials sprach. Abb. 11.4 zeigt das Beispiel eines Patienten mit akutem Hinterwandinfarkt, bei dem es nach intrakoronarer Nitroglyceringabe vorübergehend zu einer Wiedereröffnung der rechten Koronararterie kam. Nach erneuter intrakoronarer Nitroglyceringabe und intrakoronarer Streptokinaseinfusion kam es zu einer dauerhaften Wiedereröffnung des Gefäßes. Bei 4 der 38 Patienten wurde der antegrade Fluß zunächst mit mechanischen Mitteln wiederhergestellt. Auch bei diesen Patienten führte die Streptaseapplikation zu einer Lumenzunahme im Bereich des Rekanalisationskanales. Im Mittel erfolgte die Reperfusion bei den Patienten dieser Pilotstudie nach 30 min Streptokinaseapplikation. Eine vergleichbare Streptokinaseinfusionsdauer bis zur Rekanalisation fand RUTSCH in einer multizentrischen Studie (16). Es zeigte sich dabei eine Abhängigkeit von der Symptomdauer. Je länger die Infarktsymptomatik zum Zeitpunkt der Akutangiographie bestand, um so länger mußte Streptokinase infundiert werden, bis eine Rekanalisation erreicht wurde.

Die Rekanalisationsrate von 83%, die wir in unserer Pilotstudie bei Patienten mit komplett verschlossenem Infarktgefäß fanden, bestätigte sich bei größeren Patientenkollektiven. In der europäischen Registratur, in der die Daten von selektiv lysierten Patienten gesammelt werden, konnte bei 251 von 331 Patienten (76%) ein akut verschlossenes Infarktgefäß rekanalisiert werden (17). Mit der Anwendung superselektiver Infusionstechniken kann diese Rate nach unseren neuesten Erfahrungen bis auf 90% gesteigert werden.

Im Gegensatz zum kompletten Gefäßverschluß ist bei subtotaler Stenosierung des Infarktgefäß der Effekt der intrakoronaren Streptasetherapie schwer beurteilbar. Kleine Änderungen des Gefäßdurchmessers, die funktionell bedeutsam sein mögen, sind angiographisch nicht erfaßbar. Wegen der individuell unterschiedlichen Interpretation sind die Ergebnisse verschiedener Zentren kaum vergleichbar. In unserer Pilotstudie kam es nur bei 5 von 26 Patienten mit einer subtotalen Stenose zu einer eindeutigen Lumenzunahme und Flußverbesserung im Infarktgefäß. Bei den übrigen Patienten war die subtotale Stenose weder durch intrakoronares Nitroglycerin noch durch Streptokinase zu beeinflussen. Aufgrund serieller Enzymbestimmungen wurde bei 11 Patienten mit nicht lysierbarer Stenose ein akuter Infarkt diagnostiziert, 10 Patienten hatten eine instabile Angina. Der Übergang zwischen den beiden Gruppen war fließend.

Abb. 11.5 zeigt das Beispiel eines Infarktpatienten mit subtotaler Stenose des Infarktgefäßes zum Zeitpunkt der Akutangiographie. Bei dem Patienten war zunächst wegen stabiler Belastungsangina eine Koronarangiographie durchgeführt worden. Es fand sich dabei eine Stenose im proximalen Abschnitt des R. interventricularis ant. Zwei Tage später trat Ruheangina mit ST-Hebungen in den präkordialen Ableitungen auf. Die sofort wiederholte Koronarangiographie zeigte, daß die Stenose im R. interventricularis ant. plötzlich enger und langstreckig geworden war. Die lokale Nitrat- und Streptokinaseapplikation bewirkte keine Änderung des Stenosegrades.

Aufgrund pathologisch-anatomischer Untersuchungen ist FULTON der Ansicht, daß die instabile Präinfarktangina durch eine hämorrhagische Intimadissektion verursacht wird (18). Es ist denkbar, daß Streptokinase bei einzelnen Patienten eine Zunahme der Subintimablutung bewirkt und damit zu einen kompletten Verschluß eines initial subtotal stenosierten Gefäßes führen kann.

Bei der Mehrzahl der Patienten mit subtotaler Stenose zeigte die Reduktion des myokardialen O_2-Bedarfs durch parenterale Nitroglycerinapplikation, Gabe von Betablockern und Calciumantagonisten und bei einzelnen Patienten die intraaortale Gegenpulsation einen besseren Effekt auf die klinische Symptomatik als die Lysetherapie. Um eine dauerhafte Stabilisierung zu erreichen, war jedoch bei nahezu der Hälfte der Patienten mit subtotaler Stenose eine rasche aortokoronare Bypass-Operation erforderlich.

11.4. Komplikationen der intrakoronaren Streptokinaseapplikation

Die ersten Arbeiten über die intrakoronare Lysetherapie waren hinsichtlich des Risikos der Interventionsangiographie sehr optimistisch. RUTSCH berichtete in einer multizentrischen Studie über keinen Todesfall, der wissentlich durch die Interventionsangiographie bedingt war (16). Mit zunehmender Verbreitung des Verfahrens kommen aber erste Berichte, in denen Todesfälle auf Komplikationen bei der Interventionsangiographie zurückgeführt werden. SERRUYS berichtete über 5 Patienten, die während der Akutangiographie bzw. während der intrakoronaren Lysetherapie verstarben (19). Bei 2 Patienten verursachte die Dislokation eines proximalen Appositionsthrombus des R. interventricularis ant. einen Verschluß der Zirkumflexarterie. Ein Patient mit hypotensiven Blutdruckwerten verstarb nach dem linksventrikulären Angiogramm und Darstellung der nicht infarktbezogenen rechten Koronararterie. SERRUYS folgerte, daß bei Infarktpatienten auf linksventrikuläre Kineangiogramme verzichtet werden soll. Zur Gefäßdarstellung sollten nur nichtionische Kontrastmittel verwendet werden, die weniger negativ inotrop sind. SERRUYS empfiehlt die Kontrastmittelmenge auf ein Minimum zu beschränken. Die ist unseres Erachtens bei hämodynamisch instabilen Patienten besonders bedeutsam, da bei diesen Patienten das Risiko der Interventionsangiographie höher zu sein scheint.

Trotz der vergleichsweise niedrigen Streptokinasedosen kommt es auch bei der selektiven Lysetherapie zu einer systemischen Fibrinolyse mit einem Abfall des Fibrinogens auf Werte um 150 mg% (20). MERX berichtete in einer multizentrischen Studie über transfusionsbedürftige Blutungskomplikationen bei 7% der mit selektiver Lyse behandelten Patienten (21). Die Blutungen traten nur im Akutstadium auf und wurden vermehrt beobachtet bei Applikation von mehr als 200000 E Streptokinase, bei einem Abfall des Fibrinogens unter 100 mg% und vor allem beim transfemoralen Vorgehen nach JUDKINS. Die Blutungskomplikationsrate kann jedoch nach MERX dadurch erheblich reduziert werden, daß man die Katheterschleuse für 24 bis 48 Stunden in der Femoralarterie beläßt und das Gefäß gegebenenfalls beim Ziehen der Schleuse chirurgisch versorgt.

Zahlreiche tierexperimentelle Arbeiten beschreiben das Auftreten von ventrikulären Tachykardien bzw. Flimmern nach Reperfusion (22). Diese Arrhythmien werden durch Elektrolytverschiebungen bei reaktiver Hyperämie verursacht. Wird im Tierexperiment das Gefäß nicht abrupt wiedereröffnet, sondern der Blutfluß langsam gesteigert, so sind die Arrhythmien milder (23). Bei Infarktpatienten erfolgt die Reperfusion meist graduell. Eine höhergradige Reststenose des Infarktgefäßes verhindert die reaktive Hyperämie. Reperfusionsarrhythmien werden daher in der Klinik weit seltener beobachtet als im Tierexperiment und sind in der Regel leicht beherrschbar. RUTSCH untersuchte das Auftreten von Reperfusionsarrhythmien bei 230 mit intrakoronarer Streptokinase behandelten Patienten (16). Arrhythmien wurden bei 25% der Patienten nach erfolgreicher Reperfusion beobachtet. Meist bestanden sie aus monotopen oder polytopen ventrikulären Extrasystolen; nur selten wurden Kammertachykardien bzw. Kammerflimmern beobachtet. In allen Fällen konnten die Rhythmusstörungen beherrscht werden.

Nach erfolgreicher Wiedereröffnung des Infarktgefäßes findet man meist eine höhergradige Reststenose. Reokklusionen des Infarktgefäßes sind daher eine gefürchtete Komplikation. MERX fand in der schon oben angeführten multizentrischen Studie bei 20 von 119 Patienten, deren Infarktgefäß rekanalisiert werden konnte, klinische Zeichen eines Reinfarktes (21). Alle Reinfarktpatienten, bei denen eine Kontrollangiographie durchgeführt wurde, zeigten im chronischen Infarktstadium eine Reokklusion oder eine hochgradige Reststenose des Infarktgefäßes. Es wurden aber auch Reokklusionen ohne klinische Zeichen eines Reinfarktes beobachtet. Bei niedrigdosierter Heparintherapie war die Reinfarktrate erhöht; aber auch durch eine hochdosierte Heparintherapie konnte in Einzelfällen der Reinfarkt nicht verhindert werden. Einige Zentren gingen aufgrund dieser Erfahrungen dazu über, akut nach der Reperfusion eine aortokoronare Bypass-Operation oder eine Angioplastie durchzuführen (24, 25).

Im eigenen Patientenkollektiv betrug die Wiederverschlußrate weniger als 10%. Dieses vergleichsweise günstige Ergebnis ist unseres Erachtens dadurch bedingt, daß wir (1) nach Wiedereröffnung des Infarktgefäßes versuchten, das gesamte thrombotische Material aufzulösen und (2) die Patienten engmaschig kontrolliert antikoagulierten. Eine akute aortokoronare Bypass-Operation führten wir nur beim Wiederauftreten von Ischämiesymptomen durch. Ansonsten wurde die Indikation zur Bypass-Operation im chronischen Infarktstadium gestellt unter Berücksichtigung der klinischen Symptomatik des Patienten, des Kontrollangiographiebefundes sowie der Ergebnisse von Belastungsuntersuchungen. In unserer Pilotstudie wurden nur 3 von 38 Patienten, deren initial komplett verschlossenes Infarktgefäß rekanalisiert werden konnte, akut operiert. Vierzehn Patienten wurden elektiv im chronischen Infarktstadium operiert. Bei mehr als der Hälfte der Patienten sahen wir auch im chronischen Infarktstadium keine Indikation zur Operation. Hierfür gab es verschiedene Gründe. Bei einem Teil der Patienten war es trotz Reperfusion zu einer weitgehenden Infarzierung des Myokards gekommen. Andere Patienten hatten nur eine 1-Gefäßerkrankung mit relativ kleinem Infarktgefäß oder peripherer Stenose des Infarktgefäßes. Wenige Patienten hatten bei der Kontrollangiographie eine weniger also 50%ige Stenose im Bereich des ursprünglichen Gefäßverschlusses. Bei zwei Patienten erschien uns in Anbetracht des Alters der Patienten das Risiko der Operation zu hoch.

11.5. Mortalitätssenkung durch Reperfusion?

Eine Antwort auf diese Frage kann zur Zeit noch nicht gegeben werden. Eine Untersuchung der Hospitalmortalität von 451 mit selektiver Thrombolyse behandelten Patienten, deren Daten in der europäischen Registratur gesammelt wurden, ergab, daß nur 8% (19/251) der Patienten, bei denen ein komplett verschlossenes Infarktgefäß rekanalisiert werden konnte, verstarben (17). Bei Patienten, deren komplett verschlossenes Infarktgefäß nicht rekanalisiert werden konnte, betrug hingegen die Hospitalmortalität 21% (17/80). Von den Patienten mit initial subtotaler Stenose verstarben 10% (8/83). Die Gruppen sind allerdings nicht vergleichbar. In der Gruppe der Patienten, deren Infarktgefäß nicht wiedereröffnet werden konnte, war der Prozentsatz der instabilen Patienten (kardiogener Schock, Linksherzinsuffizienz) deutlich höher als in den Vergleichgruppen. Der Einfluß der selektiven Lysetherapie auf die Mortalität muß in einer prospektiv randomisierten Studie untersucht werden, in der größere Patientenkollektive rekrutiert werden.

11.6. Infarktgrößenbegrenzung durch Reperfusion?

Bei der Mehrzahl der Infarktpatienten führt die Rekanalisation des Infarktgefäßes zu einem raschen Nachlassen der pektanginösen Beschwerden und einer Senkung der ST-Strecken. Dies könnte Ausdruck einer Ischämiebeseitigung oder aber auch Folge eines schnelleren Nekrotisierungsprozesses sein. Einige tierexperimentelle Arbeiten fanden Hinweise für einen beschleunigten Zelluntergang und eine Infarktausdehnung nach Reperfusion (26, 27, 28). Hämorrhagien in das Infarktareal und linksventrikuläre Funktionsverschlechterung wurden beschrieben (29, 30). MATHEY berichtete von einer hämorrhagischen Infarzierung bei 3 Infarktpatienten, deren Infarktgefäß im akuten Infarktstadium rekanalisiert worden war und die ein bis 9 Tage später im kardiogenen Schock verstarben (31).

Thalliumszintigramme zeigten nach Reperfusion eine deutlich verbesserte Thalliumaufnahme im Infarktareal und persistierende Füllungsdefekte bei Patienten, deren Infarktgefäß nicht rekanalisiert werden konnte (32). Akute Verschlechterungen der Hämodynamik oder der linksventrikulären Funktion nach Reperfusion wurden bislang nicht beschrieben. In einer multizentrischen Studie fanden wir unmittelbar nach Reperfusion einen signifikanten Anstieg der Ejektionsfraktion (33). Dieses Ergebnis ist jedoch mit Vorsicht zu interpretieren, da nach der Intervention die Nachlast signifikant niedriger war als vor der Intervention.

Nach der Reperfusion kommt es zu einem raschen Anstieg der CPK (34). Während bei konventionell behandelten Patienten die CPK nach im Mittel 24 Stunden das Maximum erreicht, wird bei erfolgreicher Rekanalisation der Maximalwert schon nach 12–14 Stunden registriert. Dieses Phänomen wurde in tierexperimentellen Arbeiten beschrieben (35). Die Reperfusion bewirkt ein Auswaschen der CPK. Die Infarktgrößenberechnungsmodelle gehen davon aus, daß nur 30% der freigesetzten CPK in das periphere Blut gelangen (36). Dieser Prozentsatz ist nach Reperfusion deutlich erhöht. In Relation zur angiographisch bestimmten Infarktgröße sind die CPK-Werte überhöht (34). Die herkömmlichen Infarktberechnungsformeln sind nach Reperfusion nicht anwendbar, die maximale CPK kann nicht nach den üblichen Kriterien beurteilt werden.

Elektrokardiographisch entwickelte die überwiegende Mehrzahl der Patienten Infarktzeichen. In einer retrospektiven Studie von Patienten mit Verschluß des R. interventricularis ant. fanden wir jedoch, daß Patienten, bei denen das Infarktgefäß akut rekanalisiert wurde, einen geringeren R-Wellen-Verlust und weniger pathologische Q-Wellen in der präkordialen Ableitung zeigten als eine medikamentös konservativ behandelte Vergleichsgruppe (37). Diese Befunde legen die Annahme nahe, daß die schnellere ST-Senkung nach Reperfusion am ehesten Folge einer Ischämiebeseitigung und nicht Folge eines schnelleren Nekrotisierungsprozesses ist.

Ob und in welchen Ausmaß durch die Reperfusion Myokard gerettet wird, dürfte sicherlich wesentlich von der Dauer der Gefäßokklusion abhängen. In tierexperimentellen Untersuchungen fand man, daß Gefäßokklusionen bis zu 20 min vom Myokard toleriert werden. Nach 4- bis 6stündiger Okklusion ist das Myokard im Versorgungsgebiet des okkludierten Gefäßes weitgehend nekrotisch (35, 38, 49, 40, 41, 42). Diese Ergebnisse sind aber nur bedingt auf den Menschen übertragbar. Tierversuche spiegeln nur unzureichend die komplexen pathogenetischen und pathophysiologischen Verhältnisse beim Myokardinfarkt wider. So ist bei der Angiographie im akuten Infarktstadium das Infarktgefäß von ungefähr 30% der Patienten nicht verschlossen, sondern nur hochgradig stenosiert; und auch bei Nachweis eines Verschlusses ist der Symptombeginn nicht unbedingt mit dem Zeitpunkt des Gefäßverschlusses gleichzusetzen. Ferner wird der Infarzierungsprozeß vom Ausmaß der Kollateralen zum Infarktareal beeinflußt.

In einer multizentrischen Studie untersuchten wir die Änderung der linksventrikulären Funktion vom akuten Präinterventionsstadium zum chronischen Infarktstadium in Abhängigkeit von der Symptomdauer bis zur Klinikaufnahme und vom Kollateralstatus zum Zeitpunkt der Akutangiographie (43). 9 Patienten, deren Gefäß akut rekanalisiert wurde, jedoch bei der Kontrollangiographie im chronischen Infarktstadium wieder verschlossen war, zeigten keine Änderung der Auswurffraktion des linken Ventrikels vom akuten zum chronischen Infarktstadium. Patienten, die innerhalb von 3 Stunden eingeliefert wurden und bei denen innerhalb von 4 Stunden das Infarktgefäß rekanalisiert war, zeigten unabhängig von der Existenz von Kollateralen, einen Anstieg der linksventrikulären Ejektionsfraktion. Der ausgeprägteste Anstieg wurde bei Patienten mit initial reduzierter Ejektionsfraktion gefunden. Bei Patienten, die 3 bis 6 Stunden nach Symptombeginn zur Aufnahme kamen, änderte sich die mittlere Ejektionsfraktion nicht.

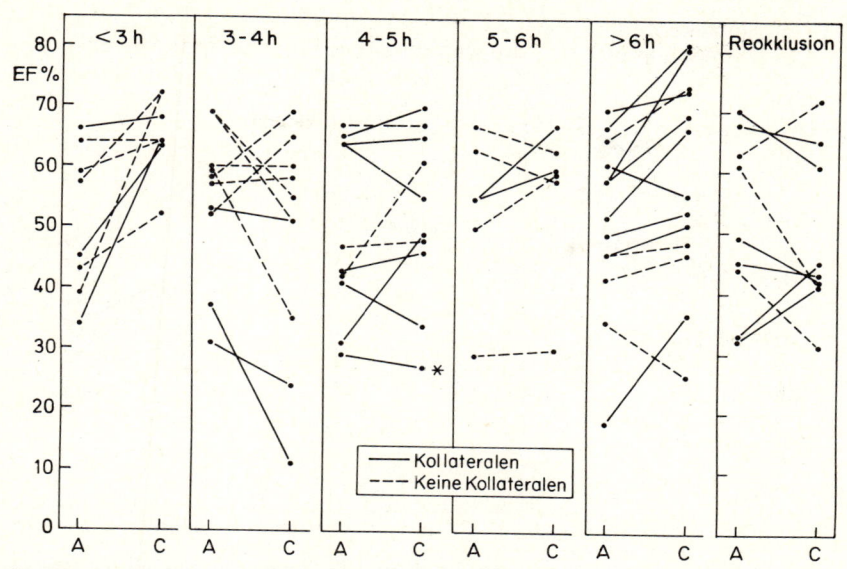

Abb. 11.6. Änderung der linksventrikulären Ejektionsfraktion vom akuten Präinterventionsstadium (A) zum chronischen Infarktstadium (C) in Abhängigkeit von der Symptomdauer zum Zeitpunkt der Klinikaufnahme. Durchgezogene Linien repräsentieren Patienten, bei denen vor Intervention Kollateralen zum Infarktgefäß angiographisch nachweisbar waren, gestrichelte Linien Patienten ohne angiographisch nachweisbare Kollateralen.
* Kollateralstatus unbekannt.

Vier von 10 Patienten, die 3 bis 4 Stunden nach Symptombeginn aufgenommen wurden, zeigten einen Abfall der Ejektionsfraktion um mehr als 10%. Ein Reperfusionsschaden kann bei einzelnen dieser Patienten nicht ausgeschlossen werden. Auffallend ist, daß Patienten, die mehr als 6 Stunden nach Symptombeginn zur Aufnahme kamen, wiederum einen signifikanten Anstieg der Ejektionsfraktion zeigten. Dies ist unseres Erachtens auf eine Patientenselektion zurückzuführen. Patienten, die früh nach Auftreten der Symptomatik kamen, wurde die Interventionsangiographie angeboten, gleichgültig, ob sie Beschwerden hatten oder schon beschwerdefrei waren, während Patienten, die mehr als 6 Stunden nach Symptombeginn angiographiert wurden, ausnahmslos symptomatisch waren. Kollateralen zum Infarktgefäß wurden in dieser Gruppe bei der Akutuntersuchung mehr also doppelt so häufig gesehen wie in den Vergleichsgruppen. Die Daten lassen vermuten, daß 3 bis 4 Stunden Symptomdauer ein kritisches Zeitintervall für die Reperfusion sind. Bei Patienten mit angiographisch nachweisbaren Kollateralen zum Infarktgefäß verläuft der Infarktprozeß jedoch möglicherweise langsamer ab. Die Patienten bleiben länger symptomatisch. Es ist denkbar, daß bei Patienten mit Kollateralen eine Reperfusion auch nach längeren Zeitintervallen eine Rettung von Myokard bewirkt. Es ist aber auch denkbar, daß die linksventrikuläre Funktionsverbesserung in der Patientengruppe, die mehr als 6 Stunden nach Symptombeginn zur Aufnahme kam, der »natural history« von Patienten mit Kollateralen zum Infarktareal entspricht.

Der Einfluß der Reperfusion auf die Infarktgröße kann nur im Vergleich mit der konventionellen medikamentösen Therapie beurteilt werden. Dieser Vergleich läßt sich am besten in Form einer prospektiv randomisierten Studie durchführen. Daten einer solchen Studie liegen bislang noch nicht vor. Insgesamt ist unser Wissen über die spontane Entwicklung des Myokardinfarktes begrenzt. In einer retrospektiven, nicht randomisierten Studie verglichen wir die Änderung der linksventrikulären Funktion vom akuten zum chronischen Infarktstadium bei Patienten, deren komplett verschlossenes Infarktgefäß durch intrakoronare Streptokinaseapplikation wiedereröffnet werden konnte, mit der Änderung der linksventrikulären Funktion bei medikamentös konservativ behandelten Patienten (Abb. 11.7) (44). Es handelte sich bei den medikamentös konservativ behandelten Patienten um eine historische Kontrollgruppe; die Akutangiographie war bei diesen Patienten vor der Einfüh-

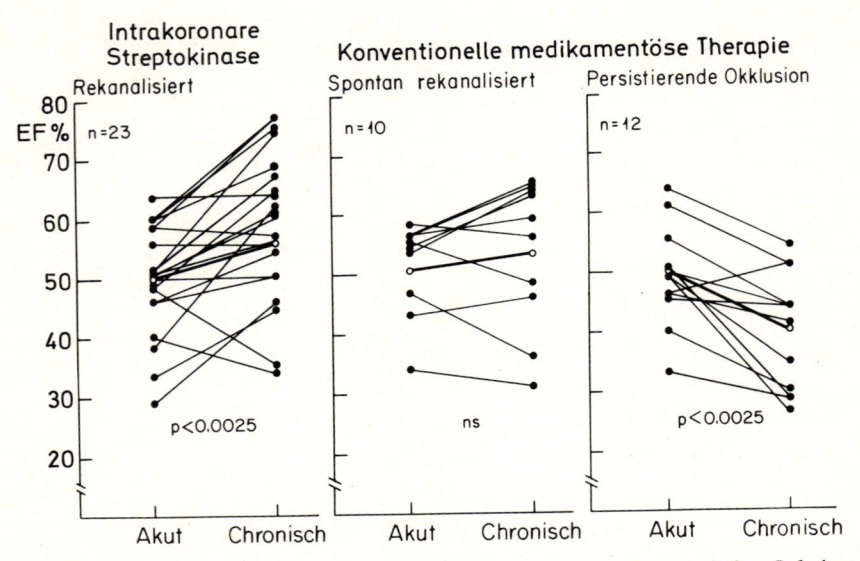

Abb. 11.7. Änderung der linksventrikulären Ejektionsfraktion vom akuten zum chronischen Infarktstadium.

rung der Rekanalisationstechniken durchgeführt worden. Nahezu die Hälfte der konventionell behandelten Patienten zeigte bei der Kontrollangiographie im chronischen Infarktstadium eine spontane Rekanalisation des akut komplett verschlossenen Infarktgefäßes, am ehesten durch endogene Thrombolyse bedingt. Die übrigen Patienten zeigten eine persistierende Okklusion. Die akuten Ejektionsfraktionen von lysierten und medikamentös konservativ behandelten Patienten waren vergleichbar. In der Streptokinasegruppe stieg die linksventrikuläre Auswurffraktion vom akuten Präinterventionsstadium zum chronischen Stadium signifikant an. In der Kontrollgruppe mit spontaner Rekanalisation wurde keine Änderung der mittleren Ejektionfraktion beobachtet, während die Patienten mit persistierender Okklusion einen signifikanten Abfall der mittleren Auswurffraktion um 10% vom akuten zum chronischen Stadium zeigten. Die chronische Auswurffraktion der spontan rekanalisierten konventionell behandelten Patienten unterschied sich nicht signifikant von der Auswurffraktion der Patienten, deren Infarktgefäß durch intrakoronare Streptokinaseapplikation wiedereröffnet worden war.

Aus unseren Daten können wir nicht ableiten, wann es bei den medikamentös konservativ behandelten Patienten zur spontanen Rekanalisation kam. DE WOOD fand bei der Akutangiographie von 322 Patienten, daß es mit Zunahme der Symptomdauer zu einer Abnahme des Prozentsatzes des komplett verschlossenen Infarktgefäßes kommt (45). Bei Patienten, die innerhalb von 4 Stunden nach Symptombeginn angiographiert wurden, betrug der Anteil der komplett verschlossenen Infarktgefäße 87%, bei Patienten, die 12 bis 24 Stunden nach Symptombeginn untersucht wurden 65%. Wir fanden in unserem eigenen Patientenkollektiv zwar nicht eine solche zeitliche Beziehung, es ist aber denkbar, daß bei einem Teil der konventionell behandelten Patienten das Infarktgefäß spontan rekanalisierte, bevor der Infarkt seine volle Ausdehnung erreicht hatte. Bei Patienten mit Mehrgefäßerkrankung könnte die spontane Rekanalisation auch die Kollateralreserve zu anderen hochgradig stenosierten oder verschlossenen Koronararterien verbessern und sich somit positiv auf die linksventrikuläre Funktion auswirken.

Das Ausmaß des Infarktgeschehens wird wesentlich durch das Vorhandensein eines »Restflusses« zum Infarktareal beeinflußt. Ein Restfluß kann durch Kollateralen zum Infarktareal aufrechterhalten werden. Bei nicht komplettem Verschluß des Infarktgefäßes kann ein minimaler Fluß über das Infarktgefäß bestehen. In unserem medikamentös konservativ behandelten Kontrollkollektiv zeigten Patienten mit komplettem Verschluß des Infarktgefäßes, bei denen akutangiographisch Kollateralen zum Infarktgefäß nachweisbar waren, keine Änderung der linksventrikulären Ejektionsfraktion vom akuten zum chronischen Infarktstadium, während Patienten ohne Kollateralen einen signifikanten Abfall der Ejektionsfraktion zeigten (46). Zwischen medikamentös konservativ behandelten Patienten mit Kollateralen zum Infarktgefäß und lysierten Patienten mit oder ohne Kollateralen fand sich keine signifikante Differenz in der chronischen Ejektionsfraktion. Bei konventioneller Therapie wurde die günstigste Entwicklung der linksventrikulären Funktion gesehen, wenn akut Kollateralen zum Infarktgefäß nachweisbar waren und sich im chronischen Stadium eine spontane Rekanalisation des Infarktgefäßes fand. Abb. 11.8 zeigt das Beispiel eines Patienten, der im akuten Stadium des Infarktes Kollateralen von der rechten Koronararterie zum akut verschlossenen R. interventricularis ant. besaß. Im chronischen Infarktstadium war der R. interventricularis ant. spontan rekanalisiert. Die linksventrikuläre Ejektionsfraktion dieses Patienten betrug akut 38% und 50% im chronischen Infarktstadium. Im Gegensatz hierzu zeigten Patienten mit persistierender Okklusion des Infarktgefäßes, bei denen akut keine Kollateralen nachweisbar waren, ausnahmslos eine Verschlechterung der linksventrikulären Funktion vom akuten zum chronischen Infarktstadium. Wahrscheinlich würden diese Patienten mit avaskulärem Infarkt am meisten von der Lysetherapie profitieren.

Über die Entwicklung der linksventrikulären Funktion von medikamentös konservativ oder mit intrakoronarer Streptokinase behandelten Patienten, die bei der Akutangiographie keinen kompletten Verschluß des Infarktgefäßes zeigten, liegen nur wenige Daten vor. Ein Vergleich zwischen medikamentös konservativ und mit intrakoronarer Streptase behandelten Patienten ist nicht möglich. Nur 45% der mit intrakoronarer Streptase behandelten Infarktpatienten zeigen akut eine eindeutige Änderung des Ausmaßes der Gefäßobstruktion. Umgekehrt fanden wir bei mehr als der Hälfte der medikamentös konservativ behandelten Patienten mit akut subtotaler Stenose des Infarktgefäßes eine spontane Lumenzunahme des Gefäßes bei der Kontrollangiographie im chronischen Infarktstadium. Bei einzelnen dieser medikamentös konservativ behandelten Patienten ging dies mit einer deutlichen Verbesserung der linksventrikulären Funktion vom akuten zum chronischen Infarktstadium einher. Abb. 11.9 zeigt die linke Koronararterie einer Patientin im akuten Infarktstadium und bei der Kontrollangiographie 3 Wochen später. Es fand sich bei dieser konservativ behandelten Patientin eine spontane Lumenzunahme im Bereich der akut subtotalen Stenose des R. inter-

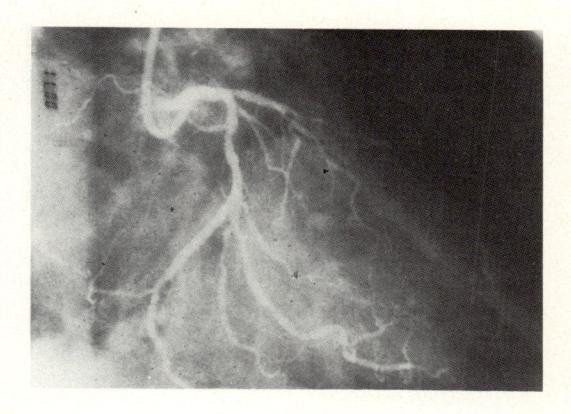

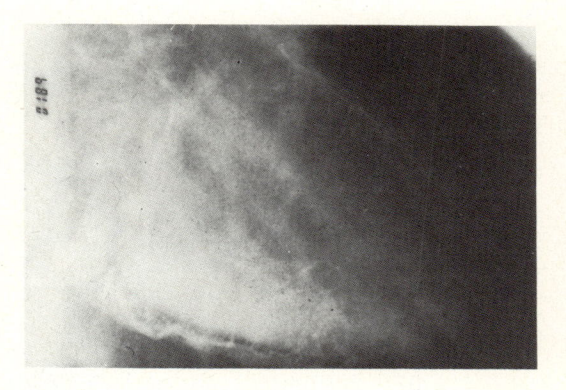

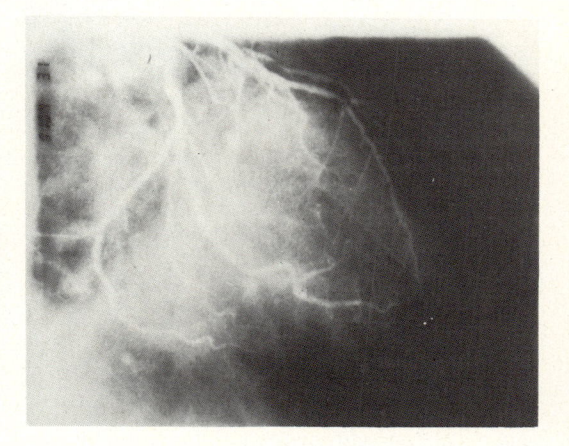

Abb. 11.8. *Oben:* Linke Koronararterie (RAO-Projektion) im Akutstadium des Myokardinfarktes; Verschluß des R. interventricularis ant. *Mitte:* Späte Füllungsphase einer Kontrastmittelinjektion in die rechte Koronararterie (RAO-Projektion) im akuten Infarktstadium, Kollateralen zum R. interventricularis ant. *Unten:* Linke Koronararterie (RAO-Projektion) im chronischen Infarktstadium 3 Monate später; spontane Rekanalisation des R. interventricularis ant.

Abb. 11.9. Linke Koronararterie in RAO-Projektion: *Oben:* Im akuten Infarktstadium subtotale Stenose des R. interventricularis ant. *Unten:* Im chronischen Infarktstadium 3 Wochen später; Lumenzunahme des R. interventricularis ant. im Bereich der akut subtotalen Stenose.

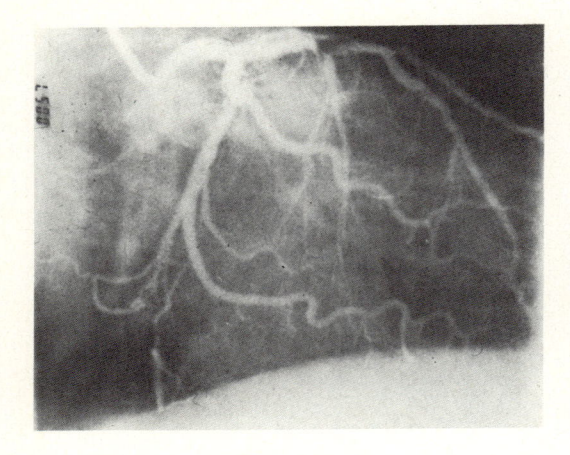

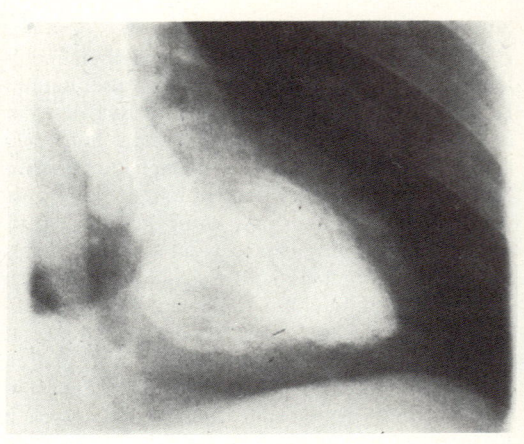

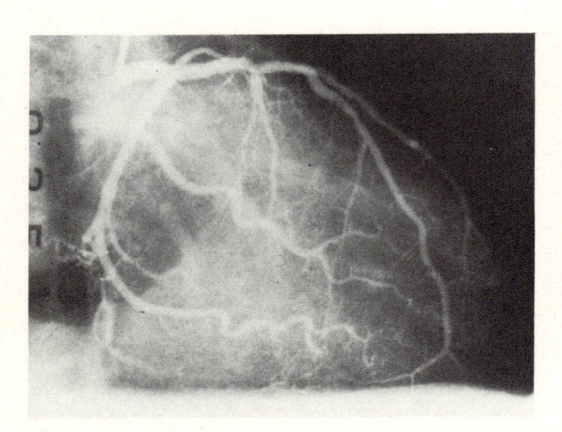

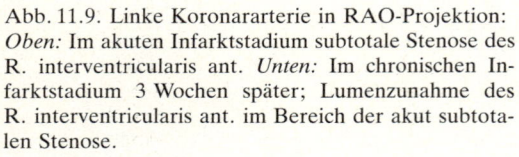

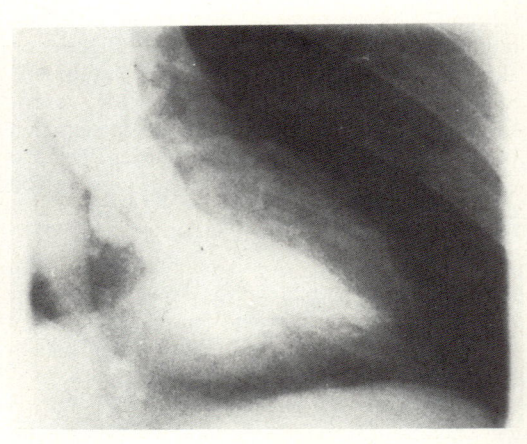

Abb. 11.10. Endsystolisches linksventrikuläres Angiogramm in RAO-Projektion.
Oben: Im akuten Infarktstadium; Hypokinesie bis Akinesie der Anterolateralwand und des Apex. *Unten:* Im chronischen Infarktstadium; deutliche Funktionsverbesserung im Bereich der Anterolateralwand.

ventricularis ant. Die linksventrikuläre Ejektionsfraktion dieser Patientin stieg von akut 45% auf 64% im chronischen Infarktstadium an (Abb. 11.10). Ausgeprägte Abfälle der linksventrikulären Ejektionsfraktion, wie wir sie bei Patienten mit komplettem Verschluß des Infarktgefäßes sahen, wurden bei Patienten mit subtotaler Stenosierung des Infarktgefäßes nicht beobachtet. Es ist denkbar, daß bei einzelnen Patienten, die bei der Akutangiographie eine subtotale Stenose zeigten, intermittierend im Akutstadium des Infarktes ein thrombotischer Verschluß vorlag, der früh spontan rekanalisierte. Bei einem großen Teil der Patienten mit subtotaler Stenose zum Zeitpunkt der Akutangiographie dürfte unseres Erachtens auch intermittierend kein kompletter Verschluß vorgelegen haben. Die Interventionsangiographie bot bei diesen Patienten keinen Hinweis für eine Koronarthrombose. Die Rolle der Lysetherapie bei Patienten mit subtotaler Stenose bleibt Gegenstand weiterer Untersuchungen.

11.7. Vergleich mit systemischer Lysetherapie

Die ersten positiven Berichte über die intrakoronare Lysetherapie führten zu einer Renaissance der systemischen Streptokinasetherapie. Die systemische Lysetherapie fand in mehr als 20 Jahren keine Anerkennung als allgemeingültiges Therapieverfahren des Myokardinfarktes. Nahezu 20 Studien erbrachten widersprüchliche Ergebnisse (47). Die Mehrzahl der Studien zeigte keine Senkung der Infarktmortalität. In der European Cooperative Study fand sich eine Mortalitätssenkung bei Patienten mit erhöhtem Risiko (48). In nur wenigen Arbeiten wurde versucht, die Infarktgröße elektrokardiographisch zu erfassen (49). Die Ergebnisse dieser Untersuchungen waren wenig überzeugend. Der günstige Effekt der intravenösen Streptokinasetherapie wurde primär einer Steigerung der Myokarddurchblutung durch Auflösung von Mikrothromben bzw. einer durch Fibrinogenspaltung bedingten Viskositätssenkung sowie einer Nachlastsenkung als Folge der Viskositätssenkung zugeschrieben (50, 51). An eine rasche Lyse eines obturierenden Koronarthrombus glaubte man nicht. Es muß in diesem Zusammenhang bemerkt werden, daß die Rolle der Koronarthrombose in der Pathogenese des Myokardinfarktes bis in jüngster Zeit umstritten war (52).

In deutsch-schweizer Gemeinschaftsstudien wurde eine schnellere Senkung der ST-Hebung im EKG sowie ein rascher CPK-Anstieg bei den mit parenteraler Streptokinase behandelten Patienten beobachtet (49, 53). Die retrospektive Analyse dieser Daten läßt vermuten, daß es auch bei intravenöser Streptokinaseapplikation bei einem Teil der Patienten zu einer schnellen Rekanalisation verschlossener Koronararterien kam. Die Ergebnisse zahlreicher systemischer Streptokinasestudien wurden sicher dadurch beeinträchtigt, daß Patienten mit einer Symptomdauer von 24 Stunden und mehr in die Studie aufgenommen wurden. Bei diesen Patienten kann nach heutigen Vorstellungen die Reperfusion keinen oder einen nur geringen Effekt haben. Möglicherweise war auch die Streptokinasedosis für ein rasches Ingangsetzen der Lyse zu niedrig gewählt. Bei der Mehrzahl der Studien wurden initial 250000 E Streptokinase und nachfolgend 100000 E pro Stunde infundiert. Abweichend von dieser Standarddosis wurden in der ersten europäischen Studie 1,25 Millionen Einheiten als Initialdosis gegeben (54). Mortalitätsunterschiede zwischen mit Heparin und Streptokinase behandelten Patienten wurden in dieser Studie nicht gefunden. Es wurden allerdings Patienten mit einer Symptomdauer bis zu 72 Stunden in die Studie aufgenommen. Auffallend war in dieser Studie die hohe Rate an Myokardrupturen in der Streptokinasegruppe. BREDDIN verabreichte in eine 3stündigen Kurzzeitlyse 750000 E Streptokinase (55). Er fand eine signifikante Mortalitätsdifferenz zugunsten der mit Streptokinase behandelten Patienten. SCHROEDER führte bei Infarktpatienten, denen er innerhalb von 30 min 500000 E Streptokinase infundierte eine Akutangiographie durch (46). Innerhalb von einer Stunde wurden 45% der Infarktgefäße wiedereröffnet. Nach 24 Stunden sowie im chronischen Infarktstadium waren 86% der Infarktgefäße rekanalisiert. NEUHAUS et al. fanden nach Infusion von 1,5–3,0 Millionen Einheiten Streptokinase eine akute Rekanalisationsrate von über 60% (57). Die Frage der optimalen Streptokinasedosis für die parenterale Lysetherapie ist noch nicht geklärt.

11.8. Indikationen und Zukunftsperspektiven

Die Interventionsangiographie hat unser Wissen über die Pathogenese des Myokardinfarktes erheblich bereichert. Die dominierende Rolle der Koronarthrombose hat sich in der Klinik bestätigt. Im Vergleich zur Thrombose scheint der Spasmus von sekundärer Bedeutung zu sein. Auch wenn die intrakoronare Lysetherapie in den letzten 3 Jahren rasch Verbreitung gefunden hat, lassen sich klare Indikationen für diese Therapie zur Zeit noch nicht ableiten. Wir haben zwar häufig den Eindruck, mit der Rekanalisation etwas Positives bewirkt zu haben; es fehlt uns aber der Beweis. Sicher profitieren nicht alle Infarktpatienten von der thrombolytischen Therapie. Negative Effekte sind bei einzelnen Patienten denkbar. Andererseits ist bei einem Teil der Patienten der spontane Infarktverlauf günstig. Es müssen daher Patientengruppen identifiziert werden, die im Vergleich zur konventionellen Therapie unter Berücksichtigung des Interventionsrisikos von der Therapie profitieren. Für Untergruppen, so z. B. Patienten mit subtotaler, unter der Lyse persistierender Stenose des Infarktgefäßes, sind andere Therapieformen wie akute aortokoronare Bypass-Operation oder Angioplastie zu diskutieren.

Zur Zeit gehen die Bemühungen dahin, das Verfahren der selektiven Lysetherapie zu perfektionieren, um so bei einem hohen Prozentsatz der

Patienten möglichst schnell eine Reperfusion zu erzielen. Einige Zentren arbeiten an einer Verbesserung der superselektiven Lysetechnik. Andere Zentren versuchen, während der Vorbereitung zur selektiven Lyse durch intravenöse Streptokinaseapplikation den Lyseprozeß in Gang zu setzen. Ungeklärt ist noch die Frage der optimalen Anschlußbehandlung nach Reperfusion.

Die selektive Lysetherapie ist zur Zeit noch an Zentren gebunden, die eine Herzkatheterdiagnostik durchführen. Eine 24stündige Rufbereitschaft mit erfahrenen Ärzten, Schwestern und Technikern stellt auch diese Zentren vor logistische Probleme. Selbst bei erheblicher technischer Vereinfachung könnte die intrakoronare Lysetherapie nicht die breite Anwendung finden wie die parenterale Lysetherapie. Hinzu kommt, daß mit der parenteralen Lysetherapie ohne zeitliche Verzögerung begonnen werden kann. Zahlreiche Arbeitsgruppen bemühen sich mit der parenteralen Lysetherapie Rekanalisationsraten zu erzielen, die der selektiven Lysetherapie vergleichbar sind. Es wird versucht, die wirksamste Streptokinasedosis zu finden. In einigen Zentren wird zur Zeit die Effektivität von parenteral verabreichter Urokinase geprüft. Neu entwickelte thrombolytische Substanzen mit hoher Affinität zu Fibrin und fehlendem bzw. minimalem fibrinogenlytischen Effekt befinden sich im vorklinischen Stadium der Erprobung. Es ist sehr gut denkbar, daß diese Substanzen eine lokale Applikation überflüssig machen. Unabhängig vom Reperfusionsmodus bleibt zunächst die Frage, ob durch Reperfusion Myokard gerettet wird. Diese Frage läßt sich zur Zeit am besten mit der Interventionsangiographie beantworten, da diese uns ein Maximum an Information gibt.

Literatur

(1) RUDE, R., J. E. MULLER, E. BRAUNWALD: Efforts to limit the size of myocardial infarcts. Ann. int. Med. 95: 736 (1981).
(2) SCHAPER, W., J. SCHAPER: Der experimentelle Infarkt. Verh. deutschen Ges. Herz- u. Kreislaufforsch. 45: 1 (1979).
(3) LEINBACH, R. C., H. K. GOLD, R. W. HARPER, M. J. BUCKLEY, W. J. AUSTEN: Early intra-aortic balloon pumping for anterior myocardial infarction withouth shock. Circulation 58: 204 (1978).
(4) BERG, R. Jr., R. W. KENDALL, G. E. DUVOISIN, J. H. GANJI, L. W. RUDY, F. J. EVERHART: Acute myocardial infarction. J. thorac. cardiovasc. Surg. 70: 432 (1975).
(5) BOOLOOKI, H., A. VARGAS: Myocardial revascularization after acute myocardial infarction. Arch. Surg. 111: 1216 (1976).
(6) PHILLIPS, S. J., C. KONGTAHWORN, R. H. ZEFF, M. BENSON, L. IANNONE, T. BROWN, D. F. GORDON: Emergency coronary artery revascularization: a possible therapy for acute myocardial infarction. Circulation 60: 241 (1979).
(7) FLETCHER, A. P., N. AKJAERSIG, F. E. SMYRNIOTIS, S. SHERRY: The treatment of patients suffering from early myocardial infarction with massive and prolonged streptokinase therapy. Trans. Assoc. Amer. Physcns. 71: 287 (1958).
(8) BOUCEK, R., W. P. MURPHY Jr.: Segmental perfusion of the coronary arteries with fibrinolysin in man following a myocardial infarction. Amer. J Cardiol 6: 525 (1960).
(9) BOLTON, H. E., F. A. TAPIA, H. CABRAL, R. RIERA, M. S. MAZEL: Removal of acute coronary thrombus with fibrinolysin – in vivo experiment. JAMA 30: 640 (1961).
(10) MOSCHOS, C. B., W. M. BURKE, P. H. LENAU, H. A. OLDENWURTEL, T. J. REGAN: Thrombolytic agents and lysis of coronary artery thrombus. Cardiovasc. Res. 4: 228 (1970).
(11) KORDENAT, K. R., P. KEZDI, D. POWLEY: Experimental intracoronary thrombosis and selective in situ lysis by catheter technique. Amer. J. Cardiol. 30: 640 (1972).
(12) CHAZOV, E. I., L. S. MATECVA, A. V. MAZAEV, K. E. SARGIN, M. SADOVSHAYA, Y. RUDA: Intracoronary administration of fibrinolysin in acute myocardial infarction. Ter. Arkh. 48: 8 (1976).
(13) RENTROP, P., E. R. DE VIVIE, K. R. KARSCH, H. KREUZER: Acute coronary occlusion with impending infarction as an angiography complication relieved by a guidewire recanalization. Clin. Cardiol. 1: 101 (1978).
(14) RENTROP, P., H. BLANKE, K. R. KARSCH, H. KREUZER: Initial experience with transluminal recanalization of the recently occluded infarct-related coronary artery in acute myocardial infarction. Comparison with conventionally treated patients. Clin. Cardiol. 2: 92 (1979).
(18) FULTON, W. F. M.: The morphology of coronary thrombotic occlusions relevveant to thrombolytic intervention. In: KALTENBACH et al. (Hrsg.): Transluminal Coronary Angioplasty and Intracoronary Thrombolysis. Springer, Berlin 1982.
(19) SERRUYS, P. W., M. BRAND, T. E. H. GOOGHOUDT, M. L. SIMOONS, P. FIORETTI, J. RUITER, P. W. FELS, HUGENHOLTZ: Coronary recanalization in acute myocardial infarction: Immediate results and potential risks. Europ. Heart J. (Im Druck).
(20) CROWLEY, M. et al.: Fibrinolytic effect of low dose intracoronary streptokinase in acute myocardial infarction. Circulation 64: IV–10 (1981).
(21) MERX, W., Ch. BETHGE, P. RENTROP, H. BLANKE, H. R. KARSCH, D. G. MATHEY, P. KREMER, W. RUTSCH, H. SCHMUTZLER: Selektive Thrombolyse mit Streptokinase beim akuten Herzinfarkt. Sta-

tionärer Verlauf bei 204 Patienten. Z. Kardiol. *71:* 14 (1982).
(22) SOMMERS, H. M., R. B. JENNINGS: The influence of procaine amide and oxygen on the onset of ventricular fibrillation following temporary occlusion of the left circumflex coronary artery. Fed. Proc. *23:* 444 (1964).
(23) MOSCHOS, C. B., W. M. BURKE, P. H. LEHAN, H. A. OLDEWURTEL, T. J. REGAN: Thrombolytic agents and lysis of coronary artery thrombosis. Cardiovasc. Res. *4:* 228 (1970).
(24) MATHEY, D. G., G. RODEWALD, P. RENTROP, K. LEITZ, W. MERX, B. J. MESSMER, W. RUTSCH, E. S. BÜCHERL: Intracoronary streptokinase thrombolytic recanalization and subsequent surgical bypass of remaining atherosclerotic stenosis in acute myocardial infarction: Complementary combined approach effecting reduced infarct size, preventing reinfarction, and improving left ventricular function. Amer. Heart J. *102:* 1194 (1981).
(25) MEYER, J., W. MERX, P. SCHWEIZER, R. ERBEL, R. DÖRR, R. HALFENBERG, B. J. MESSMER, S. EFFERT: Advantages of combining transluminal coronary angioplasty (PCTA) with selective coronary thrombolysis in acute infarction. Circulation *66:* 11–261 (1982).
(26) BANKA, V. S., K. D. CHADDA, R. H. HELFANT: Limitations of myocardial revascularization in restoration of regional contraction abnormalities produced by coronary occlusion. Amer. J. Cardiol. *34:* 164 (1974).
(27) LANG, T. W., E. CORDAY, H. GOLD, S. MEERBAUM, S. RUBINS, C. CONSTANTINI, S. HIROSE, J. OSHER, W. ROSEN: Consequences of reperfusion after coronary occlusion. Effects on hemodynamic and regional myocardial metabolic function. Amer. J. Cardiol. *33:* 69 (1974).
(28) DELOCHE, A., J. N. FABIAN, J. P. CAMILLERI, J. RELLAND, D. JOSEPH, A. CARPENTIER, D. H. DUBOST: The effect of coronary artery reperfusion on the extent of myocardial infarction. Amer. Heart J. *93:* 358 (1977).
(29) BRESNAHAN, F. G., R. ROBERTS, W. E. SHELL, J. ROSS, Jr., B. E. SOBEL: Deleterious effects due to hemorrhage after myocardial reperfusion. Amer. J. Cardiol. *33:* 82 (1974).
(30) CAPONE, R. J., A. S. MOST: Myocardial hemorrhage after coronary reperfusion in pigs. Amer. J. Cardiol. *41:* 259 (1978).
(31) MATHEY, D. G., G. KLOEPPEL, K. H. KUCK, U. BEIL, J. SCHOFER: Transmural hemorrhagic infarction following intracoronary streptokinase: clinical, angiographic and autoptical findings. Circulation *64:* IV–194 (1981).
(32) MARKS, J. E., M. MALAGOLD, J. A. PARKER, K. J. SILVERMAN, W. H. BARRY, A. V. ALS, S. PAULIN, W. GROSSMAN, E. BRAUNWALD: Myocardial salvage after intracoronary thrombolysis with streptokinase in acute myocardial infarction.
(33) RENTROP, P., K. R. KARSCH, H. BLANKE, W. RUTSCH, M. SCHARTL, W. MERX, C. BETHGE, R. VAN ESSEN, D. MATHEY: Changes of left ventricular function after non-surgical reperfusion in evolving myocardial infarction. Amer. Heart J. *102:* 1188 (1981).
(34) BLANKE, H., D. VON HARDENBERG, K. R. KARSCH, H. KAISER, M. DRIESMAN, P. RENTROP: Changes in patterns of CPK kinetics following coronary reperfusion. Amer. J. Cardiol. *49:* 1034 (1982).
(35) MAROKO, P. R., P. LIBBY, W. R. GINKS, C. M. BLOOR, W. E. SHELL, B. E. SOBEL, J. ROSS Jr.: Coronary artery reperfusion. I. Early effects on local myocardial function and the extent of myocardial necrosis. J. clin. Invest. *51:* 2710 (1972).
(36) SHELL, W. E., J. K. KJEKSHUS, B. E. SOBEL: Quantitative assessment of the extent of myocardial infarction in the concious dog by means of serial changes in serum creatine phosphokinase activity. J. clin. Invest. *50:* 2614 (1971).
(37) BLANKE, H., K. R. KARSCH, G. SCHLÜTER, M. DRIESMAN, A. PICHARD, P. RENTROP: Preservation of R-waves after acute LAD-occlusion by streptokinase reperfusion. Circulation *64:* IV–9 (1981).
(38) MCNAMARA, J. J., G. T. SMITH, J. R. SOETER, R. J. ANEMA, A. C. MORGAN Jr., S. K. KIAO: Myocardial visibility after transient ischemia in primates. J. thorac cardiovasc. Surg. *68:* 248 (1974).
(39) MATHUR, V. S., G. A. GUINN, W. H. BURRIS: Maximal revascularization (reperfusion) in intact concious dogs after 2 to 5 hours of coronary occlusion. Amer. J. Cardiol. *36:* 252 (1975).
(40) CONSTANTINI, C., E. CORDAY, T. LANG, S. MEERBAUM, J. BRASCH, L. KAPLAN, S. RUBINS, H. GOLD, J. OSHER: Revascularization after 3 hours of coronary arterial occlusion: Effects on regional cardial metabolic function and infarct size. Amer. J. Cardiol. *36:* 368 (1975).
(41) BLUMENTHAL, M. R., H. WANG, M. P. LIUS: Experimental coronary artery occlusion and release. Amer. J. Cardiol. *36:* 225 (1975).
(42) PURI, P. S.: Contractile and biochemical effects of coronary reperfusion after extended periods of coronary occlusion. Amer. J. Cardiol. *36:* 244 (1975)
(43) RENTROP, P., H. BLANKE, K. R. KARSCH, W. RUTSCH, M. SCHARTL, W. MERX, R. DORR, D. MATHEY, K. KUCK: Changes in left ventricular function after intracoronary streptokinase infusion in clinically evolving myocardial infarction. Amer. Heart. J. *102:* 1188 (1981).
(44) RENTROP, K. P., H. BLANKE, K. R. KARSCH: Effects of nonsurgical coronary reperfusion upon the left ventricle in human subjects compared with conventional treatment. Amer. J. Cardiol. *49:* 1 (1982).
(45) DEWOOD, M. A., J. SPORES, R. NOTSKE, L. T. MOUSER, R. BURROUGHS, M. S. GOLDEN, H. T. LANG: Prevalence of total coronary occlusion during the early hours of transmural myocardial infarction. New Engl. J. Med. *303:* 897 (1980).
(46) RENTROP, P., H. BLANKE, H. SCHLÜTER, H. NORDBECK, K. R. KARSCH: Die Bedeutung von Kollateralen für die linksventrikuläre Funktion bei kon-

servativ und mit intracoronarer Lyse behandelten Infarktpatienten. Z. Kardiol. 70: 635 (1981).

(47) DUCKER, F.: Thrombolytic therapy in myocardial infarction. Progr. cardiovasc. Dis. 21: 342 (1979).

(48) European Cooperative Study Group: Streptokinase in acute myocardial infarction. New Engl. J. Med. 301: 797 (1979).

(49) GILLMAN, H., K. COLBERG, H. P. KELLER et al.: Zur fibrinolytischen Behandlung des akuten Herzinfarktes II. Deutsch-Schweizerische Gemeinschaftsstudie. Teil 2: Ergebnisse der elektrokardiographischen Untersuchungen. Z. Kardiol. 62: 193 (1975).

(50) EHRLY, A. M.: Rheological Changes Due to Fibrinolytic Therapy, Hemodilution: Theoretical Basis and Clinical Application, S. 289–297. Karger, Basel 1972.

(51) NEUHOF, H., D. HEY, E. GLASER et al.: Hemodynamic reactions induced by streptokinase therapy in patients with acute myocardial infarction. Eur. J. Intens. Care Med. 1: 27 (1975).

(52) CHANDLER, A. B., I. CHAPMAN, L. R. ERHARDT, W. C. ROBERTS, C. J. SCHWARTZ, D. SINAPIUS, D. M. SPAIN, S. SHERRY, P. M. NESS, T. L. SIMON: Coronary thrombosis in myocardial infarction. Amer. J. Cardiol. 34: 823 (1974).

(53) KÖRTGE, P., P. PRÄTORIUS, B. SCHNEIDER et al.: Zur thrombolytischen Therapie des frischen Herzinfarktes, III Zusammenfassende Beurteilung der Enzymauswertung. Dtsch. med. Wschr. 92: 1546 (1967).

(54) AMERY, A., G. ROCBER, H. J. VERMENLEN, M. VERSTRATE: Single blind randomized multicenter trial comparing heparin and streptokinase treatment in recent myocardial infarction. Acta med. scand, Suppl. 505: 5–35 (1969).

(55) BREDDIN, K., A. M. EHRLY, L. FECHLER, D. FRICK, H. KÖNIG, H. KRAFT, H. KRAUSE, H. J. KRZYWANED, J. KUTSCHERA, H. W. LÖSCH, O. LUGWIG, B. MIKAT, F. RAUSCH, P. ROSENTHAL, S. SARTORY, G. VOIGT, P. WYLICIL: Die Kurzzeitfibrinolyse beim akuten Myokardinfarkt. Dtsch. med. Wschr. 98: 861 (1973).

(56) SCHRÖDER, R., G. BIAMINO, E. R. LEITNER, T. LINDERER: Intravenous short-time thrombolysis in acute myocardial infarction. Circulation 64: IV–10 (1981).

(57) NEUHAUS, K. L., H. KÖSTERING, U. TEBBE, G. SAUER, H. KREUZER: Intravenöse Kurzzeitstreptokinase-Therapie beim frischen Myokardinfarkt. Z. Kardiol. 70: 791 (1981).

12. Revaskularisation nach Fibrinolysebehandlung des akuten Herzinfarktes
– Ballondilatation, Bypass-Operation –

Von J. Meyer, W. Merx, R. Erbel, R. von Essen, B. J. Messmer und S. Effert

Der akute Myokardinfarkt entsteht in der überwiegenden Zahl aller Fälle durch die Bildung eines frischen Thrombus im Bereich einer vorbestehenden, hochgradigen Koronarstenose. Wenn man Patienten mit Myokardinfarkt in der Akutphase systematisch koronarographiert, so findet man abhängig von dem Zeitintervall zwischen Infarkteintritt und Angiographie in etwa 25% bereits eine Rekanalisation des ursprünglich verschlossenen Gefäßes (1–7). Bei persistierendem Koronarverschluß gelingt es, zumindest innerhalb der ersten 6 bis 8 Stunden, sowohl mit der selektiven intrakoronaren als auch mit der systemischen Lysetherapie in einem hohen Prozentsatz, das Gefäß wieder zu eröffnen (siehe Kapitel 11).

Gleichgültig, ob das Koronargefäß durch die körpereigenen Lysine, die selektive oder die systemische Fibrinolysetherapie wieder eröffnet worden ist, besteht an der Stelle des ursprünglichen Koronarverschlusses in ca. 95% aller Fälle eine mehr oder weniger hochgradige Koronarstenose. Etwa 20% der Patienten mit akutem Infarkt leiden an einer Eingefäßerkrankung. Diese Stenose ist also die einzige relevante Manifestation der koronaren Herzkrankheit. In der Mehrzahl der Patienten besteht eine koronare Zwei- oder Dreigefäßerkrankung. Die zum Infarkt führende Stenose ist also nur eine unter mehreren. Bei etwa 5% der Patienten kann man nach Wiedereröffnen des Gefäßes im Angiogramm – zumindest makroskopisch – keine hämodynamisch wirksame Koronarstenose erkennen. In diesen Fällen muß man wohl davon ausgehen, daß sich der Thrombus auf einer flachen Intimaläsion gebildet hat (8).

Obwohl die Fibrinolysetherapie durch Reperfusion des infarzierten Myokardareals zu einer Verbesserung der Myokarddurchblutung und dadurch zu einer wesentlichen Stabilisierung des klinischen Bildes führt, ist die Normalisierung wegen der Strömungsbehinderung durch die zugrunde liegende Stenose nicht so gut, wie sie sein könnte. Eine Beseitigung der Koronarstenose würde zu einer Verbesserung des Blutflusses zur Ischämiezone (Abb. 12.1) und damit zu einer Reduktion der Infarktgröße führen. Da aus zahlreichen Studien bekannt ist (7, 9–11), daß abhängig von der Koronarmorphologie und der Myokardfunktion im ersten Jahr, speziell aber in den ersten Wochen nach abgelaufenem Myokardinfarkt, in einem hohen Prozentsatz mit einem Rezidiv gerechnet werden muß, wäre nach Beseitigung der Koronarstenose das Risiko eines erneuten Gefäßverschlusses und das Auftreten von Angina-pectoris-Beschwerden wahrscheinlich wesentlich geringer. Es müßte sich außerdem sowohl die Frühprognose in der Klinikphase als auch die Spätprognose innerhalb des ersten folgenden Jahres wesentlich verbessern. Wir analysieren deshalb nach erfolgreicher intrakoronarer Lysetherapie in jedem Fall (Abb. 12.2), ob eine Anschlußtherapie zur Verbesserung der Revaskularisation möglich ist (12). In einer Serie von 143 Patienten hielten wir bei 60 Patienten (42%) den Versuch einer sofortigen Koronardilatation für indiziert. Bei 45 Patienten war die Dilatation erfolgreich. Bei 15 Patienten gelang es nicht, den Dilatationskatheter über die Stenose zu bringen und sie effektiv zu erweitern. Bei 83 Patienten hielten wir einen Dilatationsversuch nicht für indiziert. 34 von ihnen hatten eine koronare

---

Revaskularisation nach Lyse

In 95% der Fälle hochgradiger Ein- oder Mehrgefäßbefall
– Verbesserung des Blutflusses zur Ischämiezone
– Weitere Reduktion der Infarktgröße
– Verhinderung eines Re-Verschlusses
– Reduktion der Angina nach dem Infarkt
– Verbesserung der Früh- und Spätprognose
– Durch Kombination von Lyse und Revaskularisation: Schonung des Patienten, Kosten- und Zeitersparnis

---

Abb. 12.1. Positive Gesichtspunkte für die Kombination von Fibrinolysetherapie und Revaskularisation.

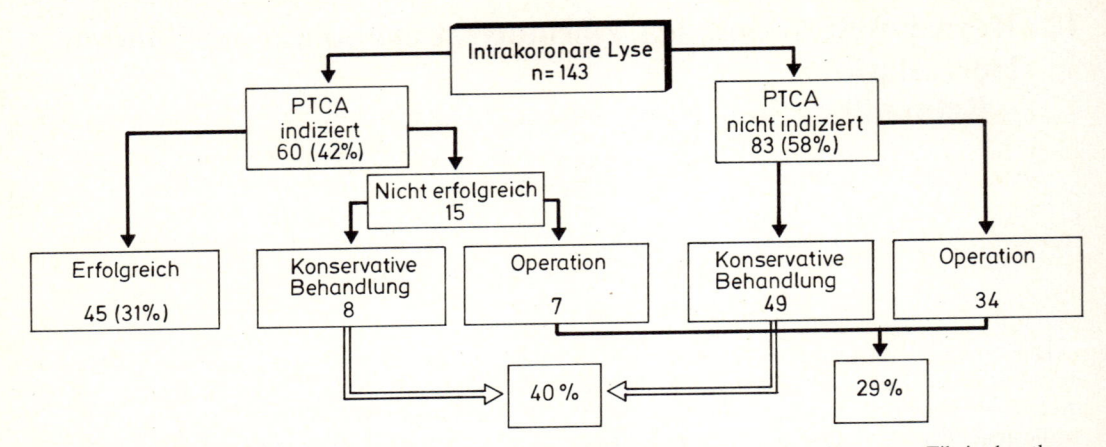

Abb. 12.2. Differentialtherapie bei einem nicht ausgesuchten Patientengut nach intrakoronarer Fibrinolysetherapie – Intrakoronare Ballondilatation – Operation – Medikamentöse Therapie.

Mehrgefäßerkrankung. Bei ihnen lagen zusätzliche hochgradige Stenosen auch in anderen Gefäßen vor, so daß die Indikation zur baldigen Bypass-Operation gestellt wurde. Bei 49 Patienten war wegen der schweren diffusen koronaren Herzkrankheit, der schlechten Myokardfunktion oder des reduzierten Allgemeinzustandes weder der Versuch einer Ballondilatation noch die Indikation zur Operation gegeben. Sie wurden konservativ-medikamentös behandelt. Aus der Gruppe der 15 Patienten mit erfolglosem Dilatationsversuch kamen anschließend sieben Patienten zur Operation, während die übrigen acht konservativ behandelt wurden. Von der Gesamtgruppe der 143 Patienten mit erfolgreicher intrakoronarer Lysetherapie konnte also bei 45 Patienten (31%) eine sofortige anschließende Ballondilatation durchgeführt werden. Bei 41 Patienten (29%) war eine Bypass-Operation innerhalb der nächsten Tage möglich. Lediglich bei 57 Patienten (40%) blieb die alleinige medikamentös-konservative Therapie übrig.

Die Frage, ob sofort im Anschluß an die Lysetherapie eine Ballondilatation möglich und sinnvoll ist, kann mit genügender Sicherheit nach der Wiedereröffnung des betroffenen Gefäßes entschieden werden. Zwar finden sich ganz in der Regel im Bereich der organischen Koronarstenose noch Thrombusreste, die oft eine höhergradige Stenose vortäuschen. Unsere systematischen koronarographischen Untersuchungen drei Tage nach der Lyse haben aber gezeigt, daß auch nach Abstrom dieser Thrombusreste in der überwiegenden Mehrzahl der Fälle eine 50–80%ige Stenose übrigbleibt, die den Koronarfluß weiter signifikant behindert.

Da nach Wiedereröffnung des Lumens noch über weitere 30 min Streptokinase in die Koronararterie infundiert wird, kann diese Zeit zur Vorbereitung der Ballondilatation genutzt werden. Von der gleichen arteriellen Punktionsstelle aus werden über die Einführungshülse der Führungskatheter und der Ballonkatheter vorgebracht. Weitere medikamentöse Interventionen sind nicht notwendig. Der Dilatationsversuch selbst verlängert den Aufenthalt im Katheterlabor um maximal 30 min.

Bei 46 von 60 Patienten (Tab. 12.1) wurde der Dilatationsversuch in gleicher Sitzung sofort anschließend an die Fibrinolysetherapie durchgeführt, bei vier Patienten innerhalb der nächsten

Tab. 12.1. Zeitspanne zwischen Lyse und Dilatation (n = 60).

46 Patienten	= sofort anschließend
4 Patienten	= innerhalb 24 Stunden
10 Patienten	= innerhalb 2.–6. Tag

Tab. 12.2. Zeit zwischen Lyse und Bypass-Operation (n = 41).

1. Tag	=	2 Patienten
2. Tag	=	9 Patienten
3. Tag	=	10 Patienten
4. Tag	=	6 Patienten
5. Tag	=	7 Patienten
6. Tag	=	– Patient
7. Tag	=	3 Patienten
8. Tag	=	3 Patienten
9. Tag	=	1 Patient

24 Stunden und bei 10 Patienten am zweiten bis sechsten darauffolgenden Tag. Die Gründe für die zeitliche Verschiebung waren unterschiedlich. In einigen Fällen bestand zunächst der Eindruck, daß es sich bei der Lumeneinengung lediglich um restliche Thromben handele. Die Kontrollkoronarographie zeigte aber, daß tatsächlich eine hochgradige, organische Stenose vorlag. In einigen Fällen waren äußere Gründe verantwortlich. Zwei Patienten kamen wenige Tage nach Durchführung einer systemischen Lyse in einem auswärtigen Krankenhaus wegen persistierender Angina-pectoris-Beschwerden zur anschließenden Koronardilatation.

Die Bypass-Operationen wurden zwischen dem ersten und neunten Tag nach Infarkteintritt durchgeführt (Tab. 12.2). Da das Operationsprogramm in allen herzchirurgischen Kliniken außerordentlich ausgefüllt ist, kann nicht in jedem Fall eine Akutoperation innerhalb von 24 Stunden eingeplant werden. Nach Möglichkeit sollte aber eine solche Bypass-Operation zur Verbesserung der Revaskularisation der Infarktregion in ihrer Randzone innerhalb der ersten 72 Stunden erfolgen (13).

Das Durchschnittsalter der 60 Patienten, bei denen ein Dilatationsversuch unternommen wurde, lag bei 55,0 ± 11,0 Jahre.

Obwohl bei einem relativ hohen Prozentsatz von ihnen eine hochgradige und zum Teil verkalkte Koronarstenose vorlag, war die Passage des sklerotischen Areals mit dem Ballonkatheter relativ einfach. Es gelang in 75% der Fälle, die Stenose zu passieren und anschließend zu dilatie-

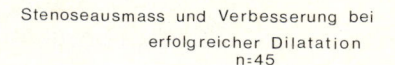

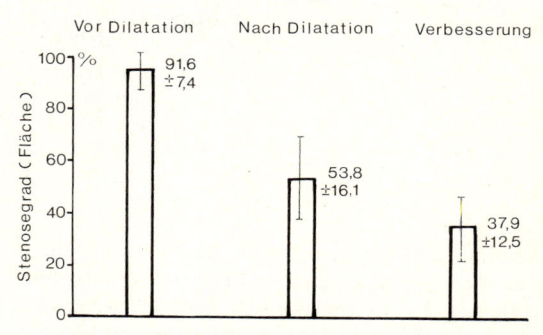

Abb. 12.3. Ausmaß der Koronarstenosen (Flächenmethode) bei 45 erfolgreich nach der Lyse dilatierten Patienten.

ren. Verglichen mit einer Serie von 176 Patienten, die in gleicher Zeit in unserer Klinik wegen einer stabilen Angina pectoris mit der Ballontechnik behandelt wurde (Erfolgsrate 70%), war dieses Ergebnis auffallend hoch. Der Grund für die relativ leichte Passage liegt wohl darin, daß das Atherom beim akuten Infarkt aufgebrochen und aufgelockert ist.

Vor der Dilatation waren die Koronararterien bei den 45 erfolgreich behandelten Patienten im Mittel um 91,6 ± 7,4% der Gefäßfläche eingeengt (Abb. 12.3). Direkt nach der Dilatation fand sich noch eine Einengung um 53,8 ± 16,1. Die Verbesserung betrug 37,9 ± 12,5%. Unter-

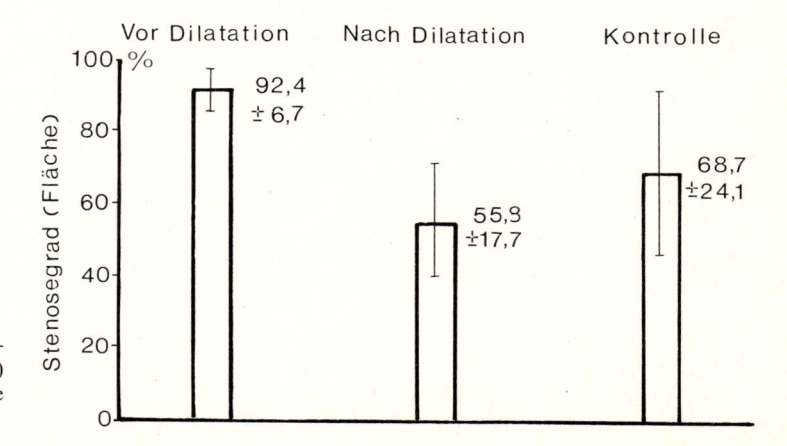

Abb. 12.4. Ausmaß der Koronarstenose (Flächenmethode) vor und nach Dilatation sowie nach sechs Monaten.

Tab. 12.3. Unmittelbare Komplikationen bei intrakoronarer Ballondilatation und bei Bypass-Operation im Anschluß an eine Lyse.

Lyse und Dilatation n = 60	Lyse und Operation n = 41
2 × Re-Verschluß	2 × Herzversagen + 2 × Re-Thorakotomie 1 × passagere Parese

teilt nach Veränderungen im Bereich der rechten Kranzarterie bzw. des R. interventricularis ant. oder des R. circumflexus der linken Kranzarterie fanden sich weder Unterschiede im Ausmaß der Stenose vor noch nach der Dilatation. Stenosen des R. circumflexus sind schlechter erreichbar als die im R. interventricularis ant. oder der rechten Kranzarterie.

Bisher wurde eine Gruppe von 26 Patienten 6 Monate nach erfolgreicher Lyse und anschließender Dilatation angiographisch nachkontrolliert (Abb. 12.4). In dieser Gruppe war die Ausgangsstenose von 92,4 ± 6,7 auf 55,8 ± 17,7% reduziert worden. Bei der Kontrolle betrug die Stenose im Mittel wieder 68,7 ± 24,1%. Im Einzelfall war erkennbar, daß bei 20% der Patienten eine signifikante Re-Stenose eingetreten war, während bei 80% das erreichte Ergebnis entweder stabil oder sogar im Laufe der folgenden sechs Monate spontan weiter verbessert war.

Wenn unmittelbar an die erfolgreiche Wiedereröffnung einer Koronararterie eine intrakoronare Manipulation durch den Ballonkatheter angeschlossen wird, so besteht naturgemäß das Risiko eines erneuten Verschlusses. Unter den 60 Patienten mit der Kombination von Lyse und Dilatation kam es in zwei Fällen durch die Loslösung einer atherosklerotischen Plaque zu einem erneuten Verschluß. Er konnte weder durch die Manipulation mit dem Ballonkatheter noch die sofortige Gabe von Urokinase wieder eröffnet werden (Tab. 12.3). Die Patienten behielten den Infarkt in der ursprünglichen Größe, hatten im übrigen aber einen unkomplizierten Heilungsverlauf. In der Gruppe der 41 Patienten mit Lyse und anschließender Operation starben zwei postoperativ an Herzversagen. In zwei Fällen war eine Re-Thorakotomie wegen einer Blutung in den ersten postoperativen Tagen notwendig. Ein Patient erlitt eine flüchtige, voll rückbildungsfähige Parese.

Wegen des noch relativ kleinen Patientengutes und der Kürze der Nachbehandlungszeit läßt sich noch kein eindeutiges Urteil darüber abgeben, in welchem Ausmaß die Prognose durch die Lyse alleine bzw. mit Dilatation oder Operation verbessert wurde, wieviel Myokard gerettet und in welchem Ausmaß die Angina pectoris im darauffolgenden Jahr reduziert wurde. Ein direkter Vergleich der Ergebnisse der dilatierten mit der operierten Gruppe ist deshalb nicht möglich, weil es sich um Gruppen in unterschiedlich stark ausgeprägter koronarer Herzkrankheit gehandelt hat.

Dilatiert wurden überwiegend Eingefäßerkrankungen, operiert aber Mehrgefäßerkrankungen. Kontrollierte Studien müssen in den nächsten Jahren zeigen, ob und wieweit die anschließenden Revaskularisationsmaßnahmen die Prognose verbessern, Reinfarkte verhindern, bedrohtes Myokard wiederherstellen, ventrikuläre Rhythmusstörungen reduzieren und Angina-pectoris-Beschwerden vermindern können.

Literatur

(1) DE WOOD, M. A., J. SPORES, R. NOTSKE, L. T. MOUSER, R. BURROUGH, M. S. GOLDEN, H. T. LANG: Prevalence of total coronary occlusion during the early hours of transmural myocardial infarction. New Engl. J. Med. *303:* 897–902 (1980).

(2) RENTROP, P., H. BLANKE, K. R. KARSCH, V. WIEGAND, H. KÖSTERING, G. RAHLF, H. OSTER, K. LEITZ: Wiedereröffnung des Infarktgefäßes durch transluminale Rekanalisation und intrakoronare Streptokinase-Applikation. Dtsch. med. Wschr. *104:* 1438–1440 (1979).

(3) RENTROP, P., H. BLANKE, K. R. KARSCH, G. RAHLF, K. LEITZ: Infarktgrößenbestimmung durch nichtchirurgische Rekanalisation der Koronararterien. Dtsch. med. Wschr. 106: 765–770 (1981).

(4) GANZ, W., N. BUCHBINDER, N. MARCUS, Y. CHARUZI, T. PETER, D. BERMAN, P. K. SHAH, H. J. C. SWAN, R. KASS: Intracoronary thrombolysis in evolving myocardial infarction. Circulation *62–III:* 162 (1980).

(5) MERX, W., R. DÖRR, P. RENTROP, H. BLANKE, K. R. KARSCH, D. G. MATHEY, P. KREMER, W. RUTSCH, H. SCHMUTZLER: Evaluation of the effectiveness of intracoronary streptokinase infusion in acute myocardial infarction: Post-procedure management and hospital course in 204 patients. Amer. Heart J. *102:* 1181–1187 (1981).

(6) BERTRAND, M. E., J. M. LEFEVRE, C. L. LAISNE, M. F. ROUSSEAU, A. G. CARRE, I. R. LEKIEFFRE: Coronary arteriography in acute myocardial infarction. Amer. Heart J. *97:* 61–69 (1979).

(7) MADIGAN, N. P., B. D. RUTHERFORD, R. L. FRYE: The clinical course, early prognosis and coronary anatomy of subendocardial infarction. Amer. J. Med. *60:* 634–641 (1976).

(8) RIDOLFI, R. L., G. M. HUTCHINS: The relationship between coronary artery lesions and myocardial infarcts: Ulceration in atherosclerotic plaques precipitating coronary thrombosis. Amer. Heart J. *93:* 468–473 (1977).

(9) SCHUSTER, E. H., B. H. BULKLEY: Early postinfarction angina: ischemia at a distance and ischemia in the infarct zone. New Engl. J. Med. *305:* 1101–1105 (1981).

(10) DE FEYTER, P. J., M. J. VAN EENIGE, D. H. DIGHTON, E. C. VISSER: Prognostic value of exercise testing, coronary angiography and left ventriculography 6–8 weeks after myocardial infarction. Circulation *66:* 527–536 (1982).

(11) EFFERT, S., W. MERX, J. MEYER: Revaskularisation des Myokards. Trasluminale Koronardilatation – Intrakoronare selektive Thrombolyse. Dtsch. Ärztebl. *78:* 807–816 (1981).

(12) MEYER, J., W. MERX, H. J. SCHMITZ, R. ERBEL, T. KIESLICH, R. DÖRR, H. LAMBERTZ, C. BETHGE, W. KREBS, S. EFFERT: Percutaneous transluminal coronary angioplasty immediately after intracoronary streptolysis of transmural myocardial infarction. Circulation *66:* 905–913 (1982).

(13) MESSMER, B. J., W. MERX, J. MEYER, P. BARDOS, C. MINALE S. EFFERT: New developments in medico-surgical treatment of acute myocardial infarction. Ann. thorac. Surg. *35:* 70–78 (1983).

13. Chirurgische Therapie der koronaren Herzkrankheit

Von H. Dalichau und A. Hannekum

13.1. Elektive Koronar- und Ventrikelchirurgie

13.1.1. Indikationen zur Myokardrevaskularisation

13.1.1.1. Chronische stabile Angina pectoris

Die koronare Herzkrankheit ist eine dynamische Systemerkrankung und ihr Verlauf kann im Einzelfall demzufolge kaum vorausgesagt werden. Andererseits existieren heutzutage umfassende epidemiologische Informationen (126), die allgemeine Kenntnisse über die Prognose dieses Krankheitsbildes vermittelt haben. So ist beispielsweise hinlänglich bekannt, daß durch chirurgische Behandlungsverfahren zwar bei der Mehrheit koronarkranker Patienten eine wesentliche Verbesserung des Beschwerdebildes erreichbar ist, nicht dagegen generell, sondern nur unter bestimmten Voraussetzungen die natürliche Lebenserwartung gravierend beeinflußt werden kann. Solche Voraussetzungen werden vor allem von Patienten mit stenosierten, aber in der Peripherie weitgehend unveränderten Herzkranzarterien erfüllt, bei denen das Auftreten eines Gefäßverschlusses mit Sicherheit oder großer Wahrscheinlichkeit zu einem für die Ventrikelfunktion bedeutsamen Myokardausfall führen muß. Das ist erwartungsgemäß bei der Stenosierung des Hauptstammes der linken Herzkranzarterie und beim kritischen Befall aller drei großen Arterienäste gegeben, kann aber auch für eine Eingefäßerkrankung wie die Verengung des Ramus interventricularis anterior vor Abgang des 1. Septalastes oder die Stenosierung eines dominierenden Gefäßes mit eingeschränkter Kollateralzirkulation (bei Verschluß oder schlechter Funktion der übrigen Koronararterien) zutreffen Tab. 13.1).

Für die *Anzeigestellung zur Operation* ist allerdings primär nicht der angiologische Stenosenachweis, sondern das klinische Beschwerdebild entscheidend. Der asymptomatische Koronarpatient ist in der Regel kein Operationskandidat. Dies gilt prinzipiell auch für die klinisch stumme Hauptstammstenose der linken Kranzarterie, obwohl man bei ihrem Nachweis unter Berücksichtigung niedriger Operationsrisiken heute im Zweifelsfall auf kardiologischer und herzchirurgischer Seite eher für eine chirurgische Behandlung entscheidet.

Die klassischen Operationskandidaten sind jedoch Patienten mit medikamentös nur schwer oder konservativ überhaupt nicht therapiefähiger chronischer Angina pectoris, bei denen die *angiologischen Vorbedingungen* für eine chirurgische Myokardrevaskularisation erfüllt sind. Zu diesen gehören neben der Darstellbarkeit überbrückungsfähiger Stenosen vor allem der Nachweis für den Bypass-Anschluß geeigneter distaler Herzkranzarterien und eines von einer Perfusionsverbesserung noch profitierenden nachgeschalteten Herzmuskelareals. Dementsprechend kann die Anzeigestellung zur Operation durch die Feststellung einer in die Peripherie reichenden diffusen Koronarsklerose ebenso limitiert werden wie durch das Vorhandensein großer Narbenareale im Versorgungsgebiet des Stenosegefäßes.

Die Probleme liegen nicht nur in der technischen Schwierigkeit, eine Herzkranzarterie mit einem Durchmesser von weniger als 1,5 mm optimal zu anastomosieren, sondern daneben

Tab. 13.1. Indikationen für elektive koronarchirurgische Eingriffe.

Instabile Angina pectoris	1. Linke Hauptstamm-Stenose 2. Dreigefäß-Erkrankung
Stabile Angina pectoris	3. Ein-/Zweigefäß-Erkrankung bei Beteiligung dominanter Arterien
Asymptomatische Stenose	Hauptstammstenose, Koronaranomalie, Begleiterkrankung bei Klappenvitium

auch in der Unsicherheit hinsichtlich einer adäquaten Bypass-Durchströmung bei schlechtem Abfluß und hohem peripherem Gefäßwiderstand. Insofern kann sich eine Revaskularisation als technisch undurchführbar oder nicht erfolgversprechend und damit als kontraindiziert erweisen.

Obwohl die *Funktion der linken Herzkammer* als die wesentliche Determinante für das Spätschicksal des Koronarkranken angesehen werden kann (1), muß eine höhergradige Funktionseinschränkung nicht in jedem Falle die Operationsanzeige limitieren. Das trifft vor allem dann zu, wenn sie im wesentlichen die Folge einer mangelhaften Perfusion und nicht durch Infarktnarben bedingt ist (1, 19, 122, 125). Eine präoperative Differenzierung ist häufig durch szintigraphische Untersuchungsverfahren möglich. Obwohl die Operationsletalität bei diesen Patienten gegenüber solchen mit normaler oder geringgradig reduzierter Ventrikelleistung deutlich erhöht ist (1, 59), ermöglichen die heutigen Verfahren der intraoperativen Myokardprotektion prinzipiell eine erfolgreiche chirurgische Behandlung dieser Risikogruppe. Bei globaler linksventrikulärer Funktionseinschränkung allerdings ist die Entscheidung für die Revaskularisation nur dann vertretbar, wenn die Angina pectoris und nicht die Linksherzinsuffizienz das führende Symptom ist und die peripheren Koronararterien akzeptable Kaliber besitzen (125). Bei schlechter Gefäßperipherie oder fehlenden angiographischen Vorbedingungen für die Durchführung einer kompletten Revaskularisation ist die Operation jedoch kontraindiziert.

Andere *kardiale Begleiterkrankungen* müssen nicht operationslimitierend sein, sondern können vielmehr die gleichzeitige Korrektur indizieren. Das trifft beispielsweise für die Kombination von Koronar- und Herzklappenleiden zu. Auch beim gleichzeitigen Vorliegen therapiebedürftiger symptomatischer *Gefäßstenosen der extrakardialen Arterien* besteht für den Koronareingriff im allgemeinen keine Kontraindikation. Für die chirurgische Behandlung multilokulärer Arterienstenosen gilt lediglich, daß die hirnversorgenden Gefäße vor den Herzkranzarterien angegangen und erst dann periphere Gefäßoperationen vorgenommen werden sollten (58). Häufig werden allerdings Karotis- und Koronarstenosen in einer Sitzung operiert, wobei initial während der Venenentnahme für die Myokardrevaskularisation der Eingriff am supraaortischen Gefäßsystem simultan zur Durchführung gelangt (52, 58). Diese Rangfolge erklärt sich aus der Gefahr einer zusätzlich zerebralen Durchblutungsminderung während des extrakorporalen Eingriffs, wenn Stenosen der hirnversorgenden Arterien vor der Herzoperation unbehandelt bleiben.

Die Operationsletalität wird durch die Mitbehandlung dieser Karotisstenosen nicht verändert (52), und für das Spätschicksal wird meist die koronare Herzkrankheit verlaufsbestimmend (58).

Das *numerische Alter* eines Koronarkranken für sich allein wird heute im allgemeinen nicht mehr als operationslimitierend betrachtet (34, 45). Da jedoch das Operationsrisiko im Greisenalter im Vergleich zum übrigen Krankengut durch Begleiterkrankungen erheblich erhöht sein kann (34, 37, 44, 54, 63), müssen extrakardiale Risikofaktoren beim alten Patienten besonders mit in das Kalkül gezogen werden. Dazu zählen insbesondere Adipositas, schlecht eingestellter arterieller Hochdruck, höhergradig eingeschränkte Lungenfunktion und chronische Niereninsuffizienz, natürlich aber auch verminderte geistige Kooperationsfähigkeit (s. a. Tab. 13.4).

Die Berücksichtigung der sich durch *allgemeine und Organfunktionsstörungen* ergebenden Risikokonstellation im Rahmen der Anzeigestellung zum koronarchirurgischen Eingriff ist natürlich auch bei Patienten der übrigen Altersgruppen unerläßlich. Allerdings wird bei ihnen häufig weitaus großzügiger vorgegangen. So werden beispielsweise auch Patienten mit einer chronischen Nierenerkrankung einschließlich solcher mit einer dieserhalb erforderlichen regelmäßigen Dialysebehandlung nicht grundweg von der Operation ausgeschlossen. Fortgesetzter Nikotinkonsum wird heute hingegen von der Mehrzahl der Chirurgen auch aus prinzipiellen Erwägungen als eine Kontraindikation angesehen.

Die *perkutane transarterielle Ballondilatation* (PTCA)* zentraler Koronarstenosen, auf die an anderer Stelle ausführlich eingegangen wird (s. Seite 207 ff.), stellt trotz ihrer zunehmenden Anwendung in den letzten Jahren keine Alternative zur operativen Revaskularisation dar. Nur bei etwa 10% aller operationsfähigen Herzkranzgefäßstenosen ist eine Dilatationsbehandlung erfolgversprechend. Die Auswahlkriterien sind dementsprechend noch strenger als für die chirurgische Revaskularisation zu handhaben. Trotzdem hat die Katheterdilatation in der Zwischenzeit einen festen Platz im therapeutischen Repertoir erhalten und ist auch nicht ohne Auswirkungen auf die Indikationsstellung zur Operation ge-

---

* Amerikanische Originalbezeichnung: percutaneous transluminal coronary angioplasty (PTCA).

blieben. So wird bei einer koronaren Eingefäßerkrankung heute sehr viel häufiger die perkutane transarterielle Ballondilatation als der erste therapeutische Schritt gewählt, wofür nicht nur das kleinere Risiko der nichtchirurgischen Intervention, sondern auch die Überlegung ausschlaggebend ist, daß koronare Zweitoperationen technisch sehr viel schwieriger und gefährlicher als Ersteingriffe sind und die primäre Operation bei einer Eingefäßerkrankung im Hinblick auf die erwartbare Progression der Erkrankung und den sich dann als notwendig erweisenden chirurgischen Eingriff nach Möglichkeit vermieden werden sollte. Andererseits kann ein Dilatationsversuch auch als die primäre therapeutische Maßnahme gewählt werden, wenn der Operationserfolg infolge ungünstiger Vorbedingungen als fraglich beurteilt wird.

Da die PTCA nach den bisherigen Erfahrungen jedoch nur bei 65–87% der Fälle primär erfolgreich verläuft (28, 66), ergibt sich bei der Mehrzahl der Patienten mit nichtdilatierbaren Stenosen die Notwendigkeit ihrer sekundären elektiven operativen Behandlung. Bei wievielen Patienten mit zunächst gelungener Stenosedilatation frühzeitig wegen einer Rest- oder Restenose doch eine Bypass-Operation erforderlich wird, läßt sich noch nicht exakt übersehen.

Die elektive Behandlung, sei es Dilatation oder Operation, sollte der diagnostischen Intervention idealerweise in kürzestmöglichem Zeitabstand folgen. Dafür sprechen neben medizinischen auch psychologische und soziale Gründe. Bei den gegenwärtig in der Bundesrepublik Deutschland bestehenden Wartezeiten auf eine Operation ist diese Forderung jedoch nicht realisierbar. Wenn das Intervall bis zur Operation 6 Monate überschreitet, ist eine Wiederholung der koronarangiographischen Untersuchung unerläßlich, da sich der Befund zwischenzeitlich durch die Progredienz der Grunderkrankung ganz wesentlich geändert haben kann (Abb. 13.1), so daß ein anderes operationstaktisches Vorgehen erforderlich ist oder gegebenenfalls sogar die Operabilitätskriterien nicht mehr erfüllt werden.

13.1.1.2. Instabile Angina pectoris

Eine instabile, medikamentös nicht oder nur temporär beeinflußbare Angina pectoris entwickelt sich bei der Mehrzahl der davon betroffenen Kranken aus einer vorbestehenden chronischen Pectangina (80–90%) auf dem Boden kritischer zentraler Koronarstenosen. Häufig liegt eine Eingefäßerkrankung mit Bevorzugung der linken Koronararterie vor. Die akute Änderung des Beschwerdebildes, die sich durch eine Zunahme der Anfallshäufigkeit oder des Schweregrades der Anginaattacken äußert, muß nicht zwangsläufig mit einer Zunahme des Stenosegrades in Zusammenhang stehen. Die Verschlechterung der Perfusion des nachgeschalteten Herzmuskels kann ebenso aus einer Veränderung der Kollateralzirkulation resultieren oder durch Spasmen in einem stenosefreien Gefäßareal bedingt sein. Die Infarktgefährdung dieser Patientengruppe ist erwartungsgemäß hoch. Sofern eine intensivierte medikamentöse Behandlung die pektanginösen Beschwerden nicht nachhaltig zu beeinflussen vermag, ist die Indikation für eine dringliche Revaskularisation daher grundsätzlich gegeben. Ob dafür eine PTCA in Betracht kommt oder eine Bypassoperation unumgänglich ist, muß vom angiographischen Befund abhängig gemacht werden. Meist ist jedoch ein chirurgischer Eingriff unumgänglich.

In manchen Kliniken werden Diagnostik und Operation unter dem Schutze der intraaortalen Ballonpumpe durchgeführt. Wir haben mit diesem Vorgehen keine eigene Erfahrung, glauben aber, daß Afterload-Reduktion und verbesserte

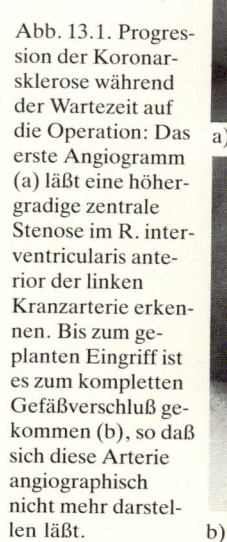

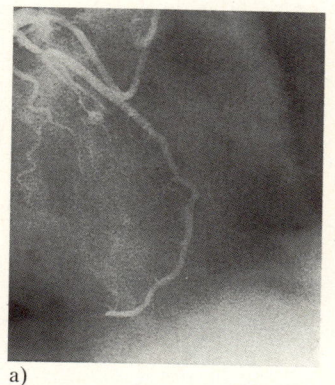

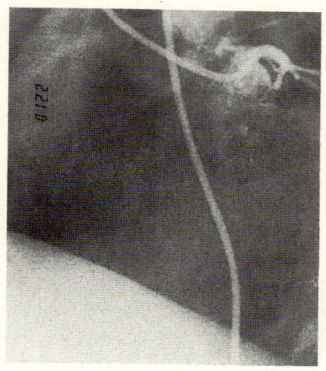

Abb. 13.1. Progression der Koronarsklerose während der Wartezeit auf die Operation: Das erste Angiogramm (a) läßt eine höhergradige zentrale Stenose im R. interventricularis anterior der linken Kranzarterie erkennen. Bis zum geplanten Eingriff ist es zum kompletten Gefäßverschluß gekommen (b), so daß sich diese Arterie angiographisch nicht mehr darstellen läßt.

Myokardperfusion, wie sie durch die aortale Gegenpulsation erreicht werden, heute in der Mehrzahl der Fälle auch pharmakologisch herbeigeführt werden können.

Nur bei etwa 10–20% entwickelt sich eine instabile Angina, ohne daß zuvor pektanginöse Beschwerden bestanden haben (123). Bei diesen Patienten sind oft auch keine kritischen Gefäßveränderungen nachzuweisen und daher Gefäßspasmen als Ursache der akuten Myokardmangeldurchblutung anzunehmen. Bei diesen Patienten sprechen die Beschwerden in aller Regel gut auf antianginöse Maßnahmen an.

13.1.2. Operationstechnik und Risiken der Myokardrevaskularisation.

Die operative Revaskularisation erfolgt heute nahezu ausschließlich mittels *aortokoronarer Gefäßbrücken* unter Verwendung autologer Beinvenen. Zum Zwecke einer kompletten Revaskularisation (14, 23, 42) werden dabei sämtliche Herzkranzarterien, die zentral stenosiert und peripher Bypass-geeignet sind, singulär oder sequentiell mit Bypass-Venen versorgt (Abb. 13.2). Der Vorteil des Anschlusses mehrerer Koronaräste an eine zuführende Vene liegt neben dem geringeren operativen Zeitaufwand insbesondere im höheren Durchfluß in der zentralen Bypass-Vene (89), wodurch sich diese Technik besonders für die Revaskularisation kleinkalibriger Herzkranzarterien anbietet. Die Beobachtung einer höheren Durchgängigkeitsrate sequentiell angeschlossener Venenbrücken (32, 89) gegenüber Bypass-Venen, die jeweils nur eine Arterie versorgen, wird allerdings nicht von allen Untersuchern bestätigt (11). Die Festlegung der für einen Bypass-Anschluß vorzusehenden Arterien ist beim Nachweis kritischer Stenosen und weitkalibriger Gefäßperipherie relativ einfach. Dagegen ist die hämodynamische Wirksamkeit von Lumeneinengungen um 50% des Gefäßquerschnittes präoperativ nur schwierig und während des Eingriffs fast gar nicht zu beurteilen. Fehleinschätzungen beim Vorliegen mittelgradiger Stenosen können sich daher nachteilig auswirken. Bei Unterschätzung einer solchen Stenose unterbleibt eine Versorgung des Gefäßes durch einen Bypass, bei Überschätzung ist die angelegte Venenbrücke möglicherweise funktionslos, da eine hämodynamisch relevante Durchflußreduktion im Koronargefäß erst bei einer Lumenverschmälerung von mehr als 50% des Gefäßquerschnitts auftritt und der Bypass deshalb nicht durchströmt wird.

Die präoperative Beurteilung der Bypass-Eignung eines peripheren Koronargefäßes kann aber auch dadurch erschwert sein, daß eine ausreichende angiographische Darstellung nicht gelingt, weil nur eine unzureichende Kontrastmittelfüllung über die zentrale Stenose und/oder die Kollateralgefäße erfolgt. Die endgültige Entscheidung über die Bypass-Fähigkeit kann dann erst intraoperativ durch Darstellung und Exploration des betroffenen Gefäßes fallen.

Die angestrebte *komplette Revaskularisation* ist aus diesem Grunde nicht immer erreichbar. In einzelnen Fällen kann der periphere Bypass-Anschluß allerdings durch eine lokale Endarteriektomie erzwungen werden (33, 52, 54, 91, 128). Sie ist jedoch nur dann erfolgversprechend, wenn die Durchgängigkeit des peripheren Gefäßabschnittes wiederhergestellt werden kann und die Abgänge der Seitenäste offenbleiben. Technisch ist die Durchführung der Endarteriektomie daher um so schwieriger, je schmalkalibriger das zu desobliterierende Gefäß ist und je mehr Seiten-

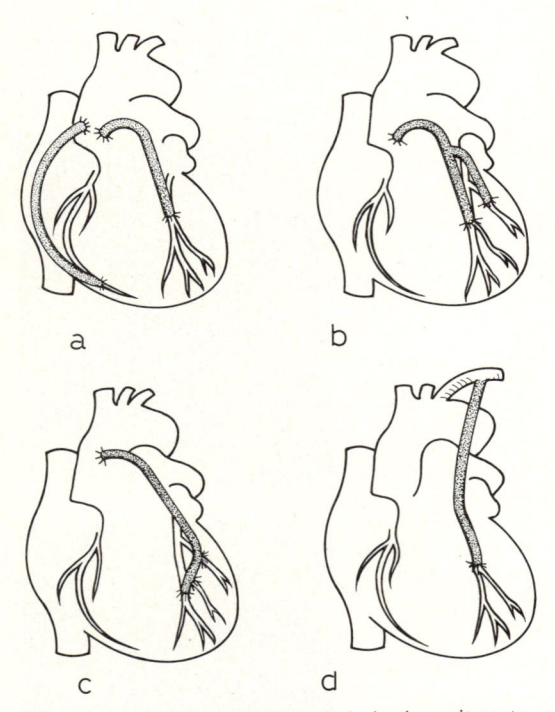

Abb. 13.2. Varianten der Revaskularisation mit aortokoronarem Venen-Bypass (a–c) bzw. durch Anschluß der A. mammaria interna (d). Die Venenbrücken können einzelne stenotische Arterien singulär (a), als y-förmiger Gefäß-Bypass mit nur einer zentralen aortokoronaren Anastomose (b) oder sequentiell durch Anschluß der Bypass-Vene an mehrere Herzkranzarterien (c) versorgen.

äste es abgibt. Aus diesem Grunde ist wohl die Endarteriektomie der rechten Koronararterie in der Regel am leichtesten und mit dem besten Ergebnis durchzuführen (128).

Beim Vorliegen multipler Verengungen einer Arterie können alternativ die langstreckige offene Endarteriektomie mit Erweiterung der gesamten inzidierten Gefäßstrecke durch die auf gleiche Länge aufgeschnittene Bypass-Vene oder besser die Überbrückung der verschiedenen Stenosen mit der mehrfach anastomosierten gleichen Vene als sogenannter Jumping graft zur Anwendung gelangen.

In geeigneten Fällen kann man sich auch der intraoperativen Ballondilatation der Stenosen geringeren Schweregrades bedienen, wobei von einer Gefäßinzision in einem stenosefreien Areal aus ortho- und/oder retrograd bougiert wird und anschließend der Bypass-Anschluß an die indizierte Arterie erfolgt (92). Limitierungen ergeben sich durch die Unpassierbarkeit von Stenosen mit dem Dilatationskatheter (92). Zur Überprüfung des Dilatationserfolges, aber auch zum Ausschluß von Gefäßwandläsionen, die bei Sondierung schmalkalibriger Arterien am stillstehenden Herzen leicht auftreten können (128), sollte möglichst vor Beendigung des Eingriffs eine angiographische Gefäßdarstellung vorgenommen werden.

Nach den bisherigen, noch begrenzten Erfahrungen führt die Anwendung der additiven intraoperativen Ballondilatation von Koronarstenosen zu einer höheren perioperativen Infarktrate als die Endarteriektomie (52, 54, 63, 91, 128), jedoch nicht zu einem Anstieg der Frühletalität (52). Die Wertigkeit der intraoperativen Koronardilatation wird jedoch dadurch eingeschränkt, daß angiographische Nachuntersuchungen gezeigt haben, daß eine Verbesserung der Durchgängigkeit nur bei etwa 40% der auf diese Weise behandelten Gefäße erreicht wird (113) und in noch einem geringeren Umfang erhalten bleibt.

Welches zusätzlichen Verfahrens man sich beim Vorliegen diffuser Gefäßveränderungen auch bedienen mag, eine Revaskularisation anatomisch schlechter Arterien sollte auf Kosten einer Verlängerung der Ischämiedauer nicht erzwungen werden. Das gilt insbesondere dann, wenn bereits eine höhergradige Myokardschädigung besteht.

Als zentrales Spendergefäß für die Venenbrücke wird überwiegend die aszendierende Aorta gewählt, in deren Wand die Bypassgefäße endständig einzeln oder zu einem Y-Bypass miteinander verbunden eingepflanzt werden. Bei ungünstigen Arterienwandverhältnissen kann es sich als notwendig erweisen, die Bypass-Implantation in die Aorta über einen Kunststoffflicken oder überhaupt am Aortenbogen oder an einem supraaortischen Gefäß vorzunehmen.

Zuweilen können erhebliche Schwierigkeiten bei der Gewinnung geeigneter autologer Transplantatvenen an den Beinen auftreten (Tab. 13.2). Das gilt für Patienten mit abgelaufenen Thrombophlebitiden und tiefen Venenthrombosen ebenso wie für solche mit einer Varikosis oder vorangegangenem Venenstripping.

Die ausweichsweise benutzten Armvenen lassen sich wesentlich schlechter handhaben und zeigen bekanntermaßen auch eine höhere Frühverschlußrate. Ersatzweise sind frische oder tiefgekühlte allogene Venen wie auch kleinkalibrige Kunststoffgefäße (Goretex®) verwandt worden. Die Ergebnisse haben sich durchweg als unbefriedigend erwiesen, weil die Frühverschlußrate extrem hoch war (8). Die einzige praktikable Alternative ist die Verwendung der A. mammaria interna als Bypass-Gefäß (56, 70, 84, 87). Sie wird von der inneren Brustwand abgelöst und distal abgetrennt, zentral jedoch im Verband der A. subclavia belassen. Ihre Anastomosierung mit den stenosierten Koronararterien kann singulär oder sequentiell erfolgen (70, 87). Voraussetzung ist der Ausschluß einer Abgangsstenose der Armarterie aus dem Aortenbogen. Aufgrund unterschiedlicher Gefäßkaliber eignet sich die rechte A. mammaria interna als Bypass-Gefäß oft schlechter als die linke. Trotzdem liegt nach Verwendung beider Arterien die Spätdurchgängigkeitsrate höher als nach Implantation autologer Venen (5, 84, 118).

Eignung des Gefäßinterponates, Qualität der Gefäßverbindungen und peripherer Anschluß im richtigen Areal sind nur die *technischen Vorbedingungen* einer optimalen Bypass-Funktion. Wesentlicher ist die Aufnahmefähigkeit des distalen Gefäßabschnittes und der Endstrombahn des Versorgungsgebietes. Sie hängt ganz wesentlich

Tab. 13.2. Alternative Bypass-Gefäße in der Koronarchirurgie. Nur autologe Vene und A. mammaria interna haben sich bewährt.

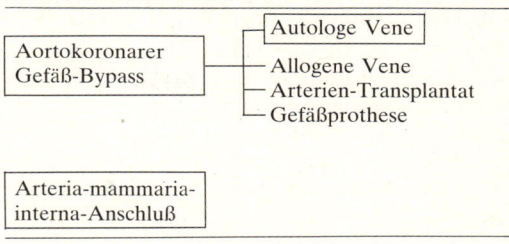

Aortokoronarer Gefäß-Bypass	— Autologe Vene — Allogene Vene — Arterien-Transplantat — Gefäßprothese
Arteria-mammaria-interna-Anschluß	

von der Weite des anastomosierten Gefäßes (optimaler Querschnitt mehr als 2,5 mm), der Zahl und dem Querschnitt der nachgeschalteten Aufzweigung und natürlich von der Aufnahmefähigkeit des abhängigen Muskelareals ab. Die am Ende der Operation in einem Bypass elektromagnetisch gemessene Durchflußmenge sollte wenigstens 40 ml/min betragen (4, 117). Bei einer niedrigeren Flußrate muß man jedoch nicht zwangsläufig mit einem frühen Bypass-Verschluß rechnen, da die Durchflußmenge in den ersten Stunden nach dem Eingriff noch bis auf das Doppelte ansteigen kann, wie sich bei Messungen gezeigt hat, die anläßlich frühpostoperativer Rethorakotomien durchgeführt wurden (121, eigene Beobachtungen).

Sofern die technischen Voraussetzungen bestehen, sollte jedoch durch eine intraoperative Angiographie die Bypass-Funktion überprüft werden, wenn eine niedrige Flußrate nicht mit der Qualität der Gefäßanastomosen und der peripheren Strombahn erklärt werden kann (107). Nicht selten können dabei Stenosierungen an der venokoronaren Verbindung nachgewiesen werden, besonders wenn ohnehin schmallumige periphere Arterien anastomosiert werden mußten.

Die Häufigkeit einer *perioperativen Myokardinfarzierung* hat mit der zunehmenden operativen Erfahrung und dem routinemäßigen Einsatz myokardprotektiver Maßnahmen ganz erheblich abgenommen (51, 63, 90, 112). Sie liegt heute unter 5%. Wie bereits erwähnt, hat die Anwendung additiver chirurgischer Verfahren (Endarteriektomie, Dilatation) gegenüber der ausschließlichen Bypass-Revaskularisation jedoch ein erhöhtes perioperatives Infarktrisiko zur Folge (52, 54, 63, 91, 128).

Die durchschnittliche *Frühsterblichkeit* (Tab. 13.3) nach isolierter Bypass-Chirurgie liegt heute bei 1–2% (50, 90, 126), kannl jedoch durch verschiedene patientenbezogene Risikofaktoren erheblich erhöht werden (Tab. 13.4) unter denen die Einschränkung der Funktion der linken Herzkammer führend ist (1, 59, 122, 125). Dazu zählen aber auch hohes Lebensalter (34, 37, 44, 45) und extrakardiale Organ- oder Systemerkrankungen. Auffallend ist auch die höhere Letalität unter Patienten des weiblichen Geschlechts (7, 34, 37, 54, 74), was allerdings wohl nicht auf Geschlechtsmerkmalen zu beruhen scheint (37), sondern mit den im Vergleich zu Männern durchschnittlich schmaleren Koronargefäßen der Frauen in Zusammenhang steht. Dafür spricht auch, daß sich bei Männern eine ähnliche Korrelation zwischen Koronarquerschnitt und Letalität herstellen läßt.

13.1.3. Ergebnisse der Bypass-Chirurgie und Trends in der Koronarchirurgie

Wenn man davon ausgehen kann, daß die indikatorischen Kriterien für die Durchführung einer Bypass-Operation erfüllt gewesen sind, die anatomischen Bedingungen eine optimale Revaskularisation ermöglichten und keine technischen Fehler begangen wurden, wird bei der Mehrheit der Patienten eines der wesentlichen Behandlungsziele (Tab. 13.5), nämlich die Besserung der Beschwerden durch Verringerung oder Behebung der pektanginösen Attacken, erreicht (2, 50, 77). Trotz der damit verbundenen Zunahme der körperlichen Belastungsfähigkeit, die primär von etwa 80–90% der Operierten subjektiv empfunden wird und klinisch in aller Regel auch zu objektivieren ist (Ergometerbelastung etc.), gelingt aber nur bei durchschnittlich der Hälfte dieser Patientengruppe auch eine berufliche Rehabilitation (Tab. 13.6). Daß dabei Abhängigkeiten von Lebensalter, Art des ausgeübten Berufes und sozialem Status bestehen (78), ist nicht überraschend (Tab. 13.7). Der Rehabilitationserfolg wird jedoch auch ganz entscheidend durch die Länge der Wartezeit auf den chirurgischen Eingriff, die vorbestehende Invalidität sowie die psychologische Führung des Kranken durch den behandelnden Arzt beeinflußt (49, 53, 65, 78, 129). Die Rolle der sozialen Absicherungen

Tab. 13.3. Frührisiken der koronaren Bypass-Chirurgie (nach Angaben in der Literatur).

Letalität (30 Tage p. op.)	1–2%
Periop. Infarkt	<5%
Bypassverschluß (12 Mo p. op.)	10–20%

Tab. 13.4. Einflüsse auf die Operationsletalität der koronaren Bypass-Chirurgie.

Kardiale Befunde	Grad der LV-Dysfunktion (EF ↓)
	Herzinsuffizienz (LVEDP ↑)
Allgemeine Befunde	Alter
	Geschlecht (♀ > ♂)
	Adipositas
	Nikotinkonsum
Organschäden	Lungenfunktionsstörung
	Niereninsuffizienz
	Diabetes mellitus
Operative Einflüsse	Ischämiezeit
	Myokardprotektion

EF = Ejektionsfraktion, LV = linke Herzkammer, LVEDP = enddiastolischer linksventrikulärer Druck.

Tab. 13.5. Bewertungskriterien für das Operationsergebnis nach Myokard-Revaskularisation.

Beschwerde-Besserung
Steigerung der Belastungsfähigkeit
Verbesserung der Pumpleistung
Infarkt-Prävention
Lebensverlängerung

Tab. 13.6. Klinische Symptomatik und berufliche Wiedereingliederung nach Koronaroperation (nach der Literatur).

	Postoperatives Intervall		
	1 J.	3 J.	10 J.
Symptomfrei oder gebessert	80%	70%	35%
Berufsfähigkeit	BRD: 25–56% USA: 63–86%		?

(Rentenversicherung) bei der beruflichen Wiedereingliederung wird daran deutlich, daß in der Bundesrepublik Deutschland der Anteil der beruflich reintegrierten Operierten nur halb so hoch ist wie in den USA (Tab. 13.6). Dagegen besteht keinerlei Korrelation zwischen Bypass-Durchgängigkeit und Wiederaufnahme der Berufstätigkeit (65).

Der *Langzeiteffekt der Revaskularisation* (Tab. 13.8) auf Beschwerdebesserung, Infarktverhütung und Lebenserwartung hängt ganz entscheidend davon ab, daß eine komplette Revaskularisation erfolgt ist (14, 23, 42, 77) und die Gefäßbrücken ihre Durchgängigkeit behalten. Ob eine Bypass-Vene offen bleibt oder nicht, wird natürlich ganz entscheidend vom Zustand der Koronargefäße und von der Progredienz der Koronarsklerose peripher der venokoronaren Anastomosen bestimmt (42, 114). Bei schlechten oder sich verschlechternden Abflußverhältnissen und dadurch reduzierter Bypass-Durchströmung kann auch durch eine systemische Langzeitantikoagulation die Thrombosierung der Venenbrücken nicht verhindert werden. Es ist im übrigen ohnehin strittig, ob sich eine Antikoagulantienbehandlung über die postoperative Frühphase hinaus auf die Bypass-Verschlußrate überhaupt auswirkt. Die zur Verhütung der Frühthrombosierung effektivste Therapie scheint nach neueren Untersuchungen in der Verabfolgung von Thrombozytenaggregationshemmern (17) und nicht in der Behandlung mit Marcumar zu bestehen.

Nach allgemeiner Erfahrung ist innerhalb des ersten postoperativen Jahres mit einem Verschluß von 10–20% der angelegten Bypass-Venen zu rechnen (12). Venenbrücken zum Versorgungsgebiet der Zirkumflex-Arterie sind davon häufiger betroffen als solche zu anderen Koronargefäßen. Geringere Verschlußraten werden nach Verwendung der A. mammaria interna beobachtet (118).

Wie angiographische Nachuntersuchungen gezeigt haben, bleibt die Mehrzahl der 12 Monate nach der Operation durchgängigen Bypass-Gefäße auch langfristig offen (12). Die Verschlußrate liegt dann bei nur etwa 1–2% pro Jahr.

Die Förderleistung der Gefäßbrücke kann sich allerdings langzeitig durch eine fortschreitende stenosierende Koronarsklerose im Bypass-Versorgungsgebiet oder durch degenerative Veränderungen des Interponates selbst erheblich verringern. Den dabei beobachteten Stenosen der Bypass-Vene liegt meist eine Atherosklerose zugrunde (25, 31), zu der eine Hyperlipoproteinämie besonders zu disponieren scheint. Mit zunehmendem Abstand von der Operation werden solche atherosklerotischen Bypass-Veränderungen häufiger beobachtet (31). Es ist daher auch nicht verwunderlich, wenn die Zahl *koronarchirurgischer Zweiteingriffe* ständig zunimmt (18, 55, 81, 82, 104, 114), die zur Revision einer stenosierten Venenbrücke erforderlich sind. Die Anwendung der perkutanen transluminalen Ballondilatation zur Behebung solcher Stenosen hat sich langfristig als nicht erfolgreich erwiesen (67). Die Mehrzahl der Reoperationen erfolgt allerdings zum Zwecke der Revaskularisation der bei dem Ersteingriff nicht stenosierten und daher nicht chirurgisch angegangenen Arterien. Nach aktuellen Kalkulationen (82) müssen 7% der Operier-

Tab. 13.7. Einflüsse auf die berufliche Rehabilitation nach koronarer Bypass-Operation.

Lebensalter	Dauer bis Op
Berufsart	Präop. Invalidität
Sozialer Status	Ärztl. Beratung

Tab. 13.8. Abhängigkeit des Operationsergebnisses nach Koronaroperation (KHK = Koronare Herzkrankheit.)

Koronargefäß-Status
Linksventrikel-Funktion
Umfang der Revaskularisation
Bypass-Funktion
Progression der KHK

Tab. 13.9. Spätrisiken nach koronarchirurgischen Eingriffen (nach der Literatur).

Letalität (pro Jahr)	1.–5. p. op. J.	1,5– 2%
	6.–10. p. op. J.	2,5– 3%
Infarkt (pro Jahr)		1– 2%
Bypass-Verschluß (pro Jahr)	ab 2. p. op. J.	1– 2%
Re-Operation	1. p. op. Dezennium	7%
	2. p. op. Dezennium	10%

ten innerhalb des ersten postoperativen Dezenniums mit der Notwendigkeit eines koronarchirurgischen Zweiteingriffs rechnen und muß man von einem linearen Häufigkeitsanstieg im zweiten postoperativen Jahrzehnt ausgehen (81, 82).

Reoperationen sind erwartungsgemäß technisch schwieriger und auch mit einem höheren Letalitätsrisiko belastet. Die Hauptgefahr besteht in der Verletzung der bereits früher angelegten Gefäßbrücken. Um dieses Risiko zu verringern, kann man sich in geeigneten Fällen besonderer, vom Standardvorgehen abweichender Techniken bedienen, wie beispielsweise der Revaskularisation der Zirkumflex-Arterie über einen linksthorakalen Zugang mit Anschluß des proximalen Bypassendes an die deszendierende thorakale Aorta (18).

Nichtinvasive Untersuchungsverfahren, die eine hinreichend zuverlässige Aussage über die Bypass-Funktion gestatten würden und damit für die postoperative Verlaufskontrolle geeignet wären, gibt es nicht. Die Myokardperfusionsszintigraphie und die Radionuklid-Ventrikulographie (79) vermitteln lediglich Informationen über die Qualität der Herzmuskeldurchblutung und gegebenenfalls regionale Perfusionsstörungen und entbinden bei vorhandener klinischer Symptomatik daher nicht von der Durchführung der koronarangiographischen Kontrolle. Mit der Computertomographie kann zwar die Durchgängigkeit einer Bypass-Vene nachgewiesen werden, jedoch keine Aussage über ihre Funktion gemacht werden. Welche Fortschritte diesbezüglich von der digitalen Subtraktionsangiographie erwartet werden können, ist derzeit noch nicht übersehbar.

Die *Langzeitüberlebenszeit* nach erfolgreicher Bypass-Operation kann durchaus optimistisch beurteilt werden. Während der ersten 5 Jahre nach der Operation muß man mit einer jährlichen Absterberate von 1,5–2% (Tab. 13.9.), danach bis zum 10. postoperativen Jahr von 2,5–3% rechnen (2, 53, 54, 71, 74, 82). Das entspräche einer Überlebensrate von ca. 80% der Operierten am Ende des ersten postoperativen Dezenniums. Für die verschiedenen Untergruppen (Eingefäßstenose, Mehrgefäßerkrankung, linkskoronare Hauptstammstenose) differieren die Absterberaten allerdings ganz erheblich (50, 53, 54, 71, 126). Darüber hinaus aber besteht eine direkte Abhängigkeit der Überlebensdauer vom Schweregrad der linksventrikulären Dysfunktion zum Zeitpunkt der Operation (1, 59, 77, 122, 125).

Trotz dieser Erfahrung läßt der allgemeine Trend in der Koronarchirurgie erkennen, daß in zunehmendem Maße eine Ausweitung der Indikationsstellung auch auf Risikogruppen erfolgt. Dazu zählen insbesondere Patienten mit eingeschränkter Linksherzfunktion, fortgeschrittenen koronaren Gefäßveränderungen und im hohen Lebensalter. Die durchschnittliche Zahl der bei ihrer Operation angelegten Gefäßbrücken ist erheblich angestiegen, Bypass-Operationen wegen einer koronaren Eingefäßerkrankung sind seltener geworden (53, 90). Die besseren Langzeitergebnisse haben auch zur Zunahme koronarchirurgischer Zweiteingriffe geführt. Die neuen kardiologischen Behandlungsverfahren (PTCA, Lysebehandlung des akuten Myokardinfarktes) haben zwar zu einer Verschiebung innerhalb des chirurgischen Krankengutes, nicht jedoch zu seiner Dezimierung geführt.

13.1.4. Elektive Eingriffe am infarktgeschädigten Herzen

Bei der Mehrheit der dem Chirurgen für eine elektive Operation zugewiesenen Koronarkran-

Tab. 13.10. Verteilung und Letalität koronar- und ventrikelchirurgischer Eingriffe im eigenen Krankengut (September 1976 bis April 1984). Von den elektiv operierten Patienten mit ausschließlicher Bypass-Operation hatten 67% (427 Operierte) bereits wenigstens einen Myokardinfarkt durchgemacht. Zusammen mit den wegen Infarktfolgen Operierten (172 Patienten) betrug der Anteil der nach einem Infarktereignis chirurgisch behandelten Kranken mithin 68% des Gesamtkrankengutes (ACVB = aortokoronarer Venen-Bypass).

Isolierte Bypass-Operation*	638	+ 17 (2,7%)
Bypass-Op und Herzklappen-Op	75	+ 11 (14,7%)
Behebung von Infarktfolgen (± ACVB)	172	+ 21 (12,2%)
	885	+ 49 (5,5%)

* einschl. Akut-Revaskularisationen + Zweitoperationen

ken kommt ein präventiver Eingriff im eigentlichen Sinne nicht mehr in Betracht, da diese Patienten bereits ein oder häufiger auch mehrere Infarktereignisse überstanden haben, wie das eigene Krankengut verdeutlicht (26, Tab. 13.10). Bei etwa 80% dieser Patienten steht die Minderperfusion des gesunden Herzmuskels auf dem Boden eines stenosierenden Mehrgefäßleidens und damit klinisch die Angina pectoris im Vordergrund, bei dem Rest ist die Einschränkung der linksventrikulären Pumpleistung durch Infarktfolgen mit oder ohne zusätzliche Mangeldurchblutung und damit die Insuffizienz des linken Ventrikels das führende klinische Symptom. Dementsprechend kann ausschließlich ein koronarchirurgischer Eingriff, die isolierte operative Behandlung chronischer Infarktresiduen oder die Kombination beider indiziert sein. Unter den *behandlungsbedürftigen Infarktfolgen* (Tab. 13.11) ist das Aneurysma der linken Herzkammer vor der ischämisch verursachten Mitralklappenfunktionsstörung und dem postinfarziellen Kammerscheidewanddefekt am häufigsten anzutreffen. Eine besondere Gruppe stellen daneben Infarktpatienten mit tachykarden ventrikulären Herzrhythmusstörungen dar, die von abnormen Reizbildungszentren in Infarkt- oder Narbenrandzonen ausgehen und oftmals therapieresistent sind.

13.1.4.1. Myokardrevaskularisation nach Infarkt

Bei den meisten Patienten mit durchgemachtem Myokardinfarkt führt die Vernarbung der ischämiegeschädigten Herzwand deshalb nicht zu einer wirksamen Kammerfunktionsstörung, weil es sich nicht um einen transmuralen Infarkt gehandelt hat, das Infarktareal verhältnismäßig klein geblieben ist und deshalb keine wesentliche Pumpleistungseinschränkung auftritt. Das kann sich jedoch durch eine Perfusionsminderung der Infarktrandgebiete und des gesunden Myokards durch zusätzlich bestehende oder später auftretende Gefäßstenosen an anderen Arterien ändern, was klinisch zur Entwicklung einer Angina pectoris und/oder den Zeichen der Linksherzinsuffizienz führt. Die Operationsindikation zur Revaskularisation ergibt sich dann nach den gleichen, für den nichtinfarktgeschädigten Patienten geltenden Kriterien.

Inwieweit im Rahmen eines solchen Eingriffs auch ein Bypass-Anschluß an das der Infarktnarbe vorgeschaltete Koronargefäß sinnvoll ist, muß davon abhängig gemacht werden, ob von ihm noch Äste zu gesundem Myokard abgehen. Das kann beispielsweise für den R. interventricularis anterior der linken Herzkranzarterie zutreffen, wenn dadurch diagonale oder septale Äste perfundiert werden können. Häufiger ist jedoch eine ausschließliche Revaskularisation der anderen stenosierten Arterien notwendig und möglich, doch kann auch davon das Infarktareal infolge einer Zunahme der Blutversorgung seiner Randzonen ebenfalls profitieren.

Eine gleichzeitige Resektion von Ventrikelnarben ist nur dann angezeigt, wenn diese nachweislich die linksventrikuläre Pumpleistung beeinträchtigen oder als Ausgangspunkt ventrikulärer Rhythmusstörungen identifiziert werden können (s. unten). Anderenfalls führt die Ventrikulotomie unter Umständen sogar zu einer Verschlechterung der Ventrikelfunktion.

Prinzipiell kontraindiziert ist die Operation bei globaler linksventrikulärer Dysfunktion durch generalisierte ischämische Myokardschädigung, die am besten szintigraphisch belegt werden kann.

13.1.4.2. Ventrikelchirurgie wegen Infarktfolgen

13.1.4.2.1. Ventrikelaneurysma

Die klinisch bedeutsamste Infarktfolge ist das linksventrikuläre Wandaneurysma, das nach

Tab. 13.11. Operationsfähige Infarktfolgen.

Linksventrikuläres Aneurysma
Mitralklappeninsuffizienz durch Papillarmuskeldysfunktion
Postinfarzieller Kammerscheidewanddefekt
Therapierefraktäre Herzrhythmusstörungen

Tab. 13.12. Koronar- und Ventrikelchirurgie nach abgelaufenem Myokardinfarkt bei 599 Patienten (68% des Gesamtkrankengutes).

	n	†
Revaskularisation	427	11
Aneurysmaresektion	168	20
isoliert	81 († 3)	
+ Aortokoronarer Bypass	73 († 12)	
+ Mitralklappenersatz (± ACVB)	8 († 2)	
+ VSD-Verschluß (± ACVB)	5 († 2)	
+ Mitralklappenersatz + VSD-Verschluß	1 († 1)	
VSD-Verschluß	4	1
	599	32

ACVB = aortokoronare Bypass-Op
VSD = postinfarzieller Ventrikelseptumdefekt

transmuralem Myokardinfarkt bei durchschnittlich 10% der Betroffenen erwartet werden kann. Unter den chirurgisch behandelten Koronarkranken und insbesondere in der Gruppe der nach einem Infarkt Operierten ist es allerdings weitaus häufiger (20 bzw. 25%), wie das eigene Krankengut verdeutlicht (Tab. 13.12.). Das beleuchtet seine klinische Relevanz für die Morbidität des Infarktpatienten. Mit etwa 90% sind die anteroseptalen und anterolateralen Bezirke der linken Kammerwand, also das Versorgungsgebiet des R. interventricularis anterior, häufigste Lokalisation postinfarzieller Aneurysmen. Das dürfte maßgeblich mit der Größe der dem R. interventricularis anterior nachgeschalteten Kammerwandbezirke und deren im Vergleich zur Hinterwand ungünstigeren kollateralen Gefäßversorgung im Zusammenhang stehen. Im Gegensatz zur linksventrikulären Hinterwand, die sowohl durch Gefäße vom Zirkumflex-Ast der linken Herzkranzarterie als auch über Äste der rechten Koronararterie versorgt wird, verfügt die Vorderwand über weitaus weniger Kollateralarterien. Natürlich bestehen dabei vom koronaren Versorgungstyp abhängige Unterschiede. Aus diesem Grund ist bei einer Infarzierung der anterioren Kammerwand im allgemeinen auch mit einem ausgedehnteren Muskeluntergang zu rechnen. Eine zusätzliche Rolle kann dabei auch der unterschiedlichen Kammerwanddicke der verschiedenen Ventrikelabschnitte zukommen. Je ausgedehnter die infarktbedingte Kammerwandnarbe ist, um so größer ist auch die Wahrscheinlichkeit der Aneurysmaentwicklung unter ihrer anhaltenden systolischen Druckbelastung.

In welchem Umfang das entstandene Aneurysma sich hämodynamisch auswirkt, hängt primär von der Funktionsfähigkeit des Restmyokards ab. In dem Maße, wie die Auswurfleistung von der Kammer nicht mehr erbracht werden kann, steigen enddiastolischer Druck und endsystolisches Volumen und führen schließlich zur Dekompensation des linken Herzens. Neben tachykarden, bis zum Kammerflimmern reichenden Herzrhythmusstörungen wird das Linksherzversagen daher auch zu einer der häufigsten Todesursachen für den Aneurysmaträger. Angesichts seiner äußerst schlechten Prognose unter rein konservativer Therapie ist die Anzeige zur Operation des *symptomatischen linksventrikulären Aneurysmas* im Prinzip immer gegeben (64).

Indikatoren in der Reihenfolge ihrer klinischen Bedeutung (Tab. 13.13) sind Linksherzinsuffizienz (pathologische Hämodynamik in Ruhe oder unter Belastung bzw. Linksherzdekompensation) und Neigung zur ventrikulären Tachykardie, sehr viel seltener rezidivierende systemische Embolien aus parietalen intraaneurysmatischen Thromben (ca. 10%). Dagegen sind medikamentöse behebbare ventrikuläre Herzrhythmusstörungen für sich allein keine Anzeige für eine Aneurysmaresektion.

Pektanginöse Beschwerden als führendes Symptom werden beim Aneurysmaträger mit koronarer Eingefäßerkrankung nur extrem selten beobachtet und deuten daher gewöhnlich auf das Vorhandensein von zusätzlichen Stenosen in anderen Kranzarterien hin. Beim größeren posterobasalen Aneurysma und seltener beim sehr ausgedehnten Aneurysma der Vorderwand kann der Ansatz des entsprechenden Mitralpapillarmuskels in die Aneurysmawand einbezogen sein und dadurch eine Klappeninsuffizienz hervorgerufen werden. Sie ist meist jedoch hämodynamisch weniger ausgeprägt als bei der akuten postinfarziellen Papillarmuskelinsuffizienz (s. unten), kann allerdings die Pumpleistung der linken Herzkammer zusätzlich beeinträchtigen.

Das *asymptomatische Aneurysma* stellt für sich allein üblicherweise keine Operationsanzeige dar. Eine progressivere Haltung ist allerdings beim Nachweis intraaneurysmatischer Thromben begründet, selbst wenn erfahrungsgemäß durch eine konsequente Antikoagulation das Risiko systemischer Embolien verhältnismäßig klein ist. Wir selbst verfahren angesichts einer niedrigen operativen Sterblichkeit bei isolierter Aneurysmaresektion im eigenen Krankengut ähnlich wie andere Autoren (109) mit der Entscheidung zugunsten eines chirurgischen Eingriffs, jedoch auch dann etwas großzügiger, wenn ein sehr gut lokalisiertes Aneurysma vorliegt oder wenn hohe enddiastolische linksventrikuläre Drucke registriert werden.

Die *Operabilität eines Aneurysmas* hängt nicht von dessen Größe, sondern in erster Linie von seiner Abgrenzung gegen die nichtinfarktgeschädigte Restkammer und deren Funktionsfähigkeit ab. Das ist nicht nur im Hinblick auf die architektonische und funktionsgerechte Rekonstruierbarkeit der Herzkammer und das Risiko dieses chirurgischen Eingriffs von Belang, sondern hat ganz erhebliche prognostische Bedeutung. Patienten mit schlechtem Restventrikel profitieren

Tab. 13.13. Indikationen zur Operation des postinfarziellen Ventrikelaneurysmas.

Linksherzinsuffizienz
Therapierefraktäre Arrhythmien
Rezidivierende systemische Embolisation

von einer Aneurysmaresektion nämlich weder bezüglich der klinischen Symptome noch langfristig hinsichtlich ihrer Lebenserwartungen (20). Für die Beurteilung der Operationsfähigkeit sind daher der Nachweis einer gut kontrahierenden Restkammer mit ausreichender Beteiligung des Kammerseptums an der systolischen Kammerbewegung, das Fehlen einer Funktionsstörung der Mitralklappe (Insuffizienz) durch Einbeziehung der Papillarmuskeln in die Aneurysmawand und die Bestätigung einer ausreichenden koronaren Perfusion des linken Herzens wichtige indikatorische und prognostische Kriterien. Besonders in Grenzfällen kann die angio- und lävokardiographische Diagnostik durch nuklearmedizinische Untersuchungsmethoden eine wertvolle Ergänzung bei der Beurteilung der Operationsfähigkeit erhalten. Eine globale Funktionseinschränkung der linken Herzkammer schließt eine erfolgreiche Resektion der infarktgeschädigten Bezirke im allgemeinen aus. Dagegen ist der Nachweis einer durch Papillarmuskelbeteiligung verursachten Mitralklappeninsuffizienz zusätzlich zum Aneurysma für sich allein natürlich keine Gegenanzeige, so lange bezüglich der Resektionsfähigkeit des Aneurysmas alle übrigen angiographischen Parameter erfüllt werden. Das trifft auch für posterobasale Aneurysmen zu, die oft den hinteren Papillarmuskel einbeziehen und durch Resektion mit klappenchirurgischer Intervention erfolgreich zu behandeln sind (s. unten). Bezüglich des koronaren Gefäßstatus sind Kontraindikationen nur dann gegeben, wenn die zusätzlich zum Aneurysma vorliegende Perfusionsstörung des Restmyokards nicht ebenfalls chirurgisch verbessert werden kann. Die Mitbehandlung überbrückbarer Koronarstenosen ist andererseits aus prognostischen Gründen zwingend geboten. Der Einfluß der gleichzeitigen Revaskularisation auf die Lebenserwartung ist statistisch gesichert (20, 64, 108).

Die *Technik der Aneurysmaresektion* ist heutzutage weitgehend standardisiert, wobei die einzelnen Chirurgen allerdings bei partieller oder totaler extrakorporaler Zirkulation mit oder ohne Aortenabklemmung und am elektrisch geflimmerten, ischämischen oder pharmakologisch stillgelegten Herzen operieren, was offensichtlich ohne wesentlichen Einfluß auf die Operationsletalität zu sein scheint. Wir selbst bevorzugen die Operation unter totaler extrakorporaler Zirkulation am hypothermen (30° C), kardioplegisch gemachten Herzen. Der Umfang der Resektion ist durch die Ausdehnung des Aneurysmas und seine Abgrenzung gegen normales Myokard vorgegeben. Oftmals ist der Übergang jedoch

Tab. 13.14. Letalität der Aneurysma-Resektion in Abhängigkeit von der Op-Indikation.

Angina pectoris und/oder leichte LH-Insuffizienz	4%
Schwere LH-Insuffizienz	21%
Schwere Arrhythmie	56%

n. BRAWLEY, R. K. et al. (10)

schlecht markiert, so daß Narbenreste belassen werden müssen oder die Resektion auch auf noch muskuläre Randzonen ausgedehnt werden muß. Inkomplett bleibt die Resektion auch bei einer Einbeziehung der Papillarmuskelbasen in den Aneurysmarand oder bei der außerordentlich häufigen postinfarziellen Vernarbung der anterioren Septumanteile. Bei Aneurysmen nach anteroseptalem Infarkt empfiehlt sich jedoch eine Raffung des vernarbten vorderen Kammerseptums beim Verschluß der Ventrikelinzision, um die spätere Beteiligung des Septums an der Kammerkontraktion zu verbessern.

Daß die Angaben über die *Frühsterblichkeit* nach Aneurysmaresektion außerordentlich stark voneinander abweichen (5–56%), hängt wohl vor allem mit den unterschiedlichen Selektionskriterien zusammen (10, 20, 26, 35, 41, 108). Mit der Zunahme der linksventrikulären Funktionsschädigung und damit der klinischen Symptomatik steigt auch das operative Risiko (Tab. 13.14). Dementsprechend sind Patienten, bei denen das Aneurysma keine wesentliche Linksherzinsuffizienz verursacht oder bei denen die Angina pectoris das führende klinische Symptom ist, durch die Operation nur wenig gefährdet (ca. 4% Letalität). Demgegenüber ist die Operationssterblichkeit erheblich erhöht, wenn der Eingriff durch manifestes Linksherzversagen (21% Letalität) oder durch therapieresistente Arrhythmien (Letalität 56%) indiziert ist (10).

Sichere Parameter für die präoperative Risikoabschätzung gibt es nicht. Insbesondere haben sich linksventrikulärer enddiastolischer Druck und Herzindex dafür als ungeeigneter erwiesen als die Ejektionsfraktion der linken Herzkammer. Allerdings ist eine exakte Bestimmung der Ejektionsfraktion beim Vorliegen eines linksventrikulären Aneurysmas kaum möglich.

Im eigenen Krankengut, bei dem die Operationsanzeige nach den oben genannten Gesichtspunkten gestellt wurde, lag die Operationssterblichkeit während der letzten 7 Jahre bei 3,7%.

Hinsichtlich der *Langzeitprognose* nach Aneurysmaresektion schneiden jene Patienten am besten ab, bei denen eine Angina pectoris das führende klinische Symptom vor der Operation gewesen ist (41, 108), bei denen keine Schädigung des Restventrikels vorlag und bei denen zusätzlich zur Aneurysmaresektion eine komplette Revaskularisation vorgenommen wurde, wenn zusätzliche Gefäßstenosen vorgelegen hatten (10, 41, 108). Bei ihnen liegt die 5-Jahres-Überlebenszeit bei 75–80% (41, 108). Statistisch ergibt sich dabei kein Unterschied, ob eine Ein- oder Mehrgefäßerkrankung vorgelegen hat, sofern die Revaskularisation aller stenosierten Gefäße erfolgt war (108).

13.1.4.2. Postinfarzielle Mitralklappeninsuffizienz

Chronische Funktionsstörungen an der Mitralklappe infolge einer ischämisch verursachten Insuffizienz eines der Papillarmuskeln werden weitaus seltener isoliert als im Gefolge einer Kammerwandinfarzierung in der Umgebung des Papillarmuskelansatzes angetroffen. Aus anatomischen Gründen ist der hintere Papillarmuskel stärker als der vordere gefährdet, so daß eine Mitralklappeninsuffizienz bevorzugt im Zusammenhang mit einem posterobasalen Aneurysma nach hohem Verschluß des R. circumflexus der linken Koronararterie zu beobachten ist.

Die Anzeige zur Operation ergibt sich daher eher durch die hämodynamischen Folgen der mangelhaften Klappenschlußfähigkeit als durch dieses Aneurysma selbst. Obwohl die Mitralklappensegel in der Regel keinen organischen Defekt aufweisen, kommt ein klappenerhaltender Eingriff in Form einer Rekonstruktion des Klappenhalteapparates oder einer Papillarmuskelreinsertion in gesundes Myokard nur selten in Betracht. Meist endet die Intervention mit einem prothetischen Herzklappenersatz, der üblicherweise durch den linken Vorhof, bei gleichzeitiger Aneurysmaresektion allerdings durch die Ventrikulotomie transventrikulär vorgenommen wird. Selbstverständlich werden zusätzlich alle kritisch stenosierten und Bypass-fähigen Herzkranzarterien durch aortokoronare Gefäßbrücken versorgt.

Das *Risiko* von kombinierter Ventrikel- und Mitralklappenchirurgie ist erwartungsgemäß hoch. Das überrascht nicht, wenn man weiß, daß schon in der elektiven Herzklappenchirurgie die operative Behandlung der ischämischen Mitralklappeninsuffizienz von der höchsten Frühsterblichkeit belastet wird (27). Das ist zweifellos damit zu erklären, daß bei solchen Patienten der vitiumbedingte linksventrikuläre Myokardschaden durch die Ischämiefolgen vergrößert wird.

13.1.4.3. Ventrikeleingriffe wegen postinfarzieller Herzrhythmusstörungen

Die koronare Herzkrankheit ist die bei weitem häufigste Ursache für rezidivierende ventrikuläre Arrhythmien bzw. Kammertachykardien. Die äußerst ungünstige Spontanprognose jener Patienten, die im Rahmen einer koronaren Herzkrankheit unter Rhythmusstörungen leiden und durch ein akut auftretendes Kammerflimmern (sogenannter Sudden death) besonders gefährdet sind, führte zur Entwicklung neuer elektrophysiologischer Untersuchungs- und Überwachungsmethoden zur frühzeitigen Erkennung von ventrikulären Extrasystolen sowie zum Einsatz wirksamerer antiarrhythmischer Pharmaka. Trotz der hierdurch erreichten Verbesserung der frühzeitigen Feststellung und Behandlung komplexer ventrikulärer Herzrhythmusstörungen ist ein Teil dieser Patienten mit einer konservativ-medikamentösen Therapie nicht langfristig zu stabilisieren.

Neben der *indirekten chirurgischen Therapie* von Arrhythmien durch Revaskularisation chronisch ischämischer Myokardareale und/oder durch Resektion von Infarktnarben bzw. Ventrikelaneurysmen sind aufgrund der unbefriedigenden Erfolge bei den aus dieser Indikation heraus behandelten Patienten schon Anfang der 70er Jahre Versuche unternommen worden, durch eine gezielte direkte *chirurgische Isolierung* arrhythmogener Endomyokardareale die Ursprungsorte von ventrikulären Herzrhythmusstörungen aus dem Reizleitungssystem zu separieren. Das hat jedoch eine exakte Lokalisationsdiagnostik erforderlich gemacht. Die durch prä- und intraoperative elektrophysiologische Untersuchung gewonnenen Erkenntnisse über die Genese und den Erregungsausbreitungsablauf ventrikulärer Arrhythmien und die daraus abgeleiteten Möglichkeiten der Lokalisation führten zur Einführung differenzierter chirurgischer Techniken für die Intervention am Endomyokard.

Die *indirekte* chirurgische Behandlung durch alleinige revaskularisierende Operation führte nur bei einem Teil der Patienten, oft auch erst bei zusätzlichem Einsatz von Antiarrhythmika, zu einer dauerhaften Beseitigung der ventrikulären Rhythmusstörung. Die Angaben über eine erfolgreiche Unterdrückung von Kammerarrhythmien durch alleinige aorto-koronare Bypass-Operation liegen in der Literatur zwischen 30 und 70% (15, 75, 85, 111, 116, 127).

Die besonders hohe Gefährdung von Patienten mit linksventrikulären Aneurysmen führte schon früh zu der Indikationsstellung zur Aneurysmektomie ausschließlich unter dem Gesichtspunkt bedrohlicher Herzrhythmusstörungen (22). In einigen Kliniken machte diese Indikationsstellung 10% der Operationsanzeigen zur Aneurysmektomie aus. Langzeitbeobachtungen bei dieser Patientengruppe (75) haben jedoch die Erwartungen stark gedämpft. Bei hoher Frühletalität ist lediglich bei etwa der Hälfte der Patienten mit einer dauernden Rhythmusstabilisierung oder einer danach medikamentösen Beherrschbarkeit der ventrikulären Extrasystolien zu rechnen. Das entspricht auch unseren eigenen Erfahrungen.

Als Ursache ventrikulärer Arrhythmien bzw. Tachykardien werden neben Reentry-Mechanismen auch fokale Reizbildungen verantwortlich gemacht (43, 62, 119). Tierexperimentelle Untersuchungen lassen den Schluß zu, daß der Ursprungsort von Kammertachykardien subendokardial gelegen ist. Möglicherweise sind überlebende Purkinje-Zellen in einem Infarktareal Ausgangspunkt dieser Arrhythmien. Elektrophysiologisches Substrat dieser Herde ist die zeitlich verzögerte Aktivierung der arrhythmogenen Zonen während eines Sinusrhythmus sowie die erste und führende Kammererregung während einer Ventrikeltachykardie. Auch Postexzitationsphänomene und sogenannte Fraktionierungen im Elektrokardiogramm weisen auf den Ort abnormer Erregungsbildungen hin, wie KLEIN et al. (75) beobachten konnten.

Da sowohl Reentry-Mechanismen als auch Orte fokaler Reizbildungen ventrikuläre Herzrhythmusstörungen bedingen können, lassen sich die unbefriedigenden Ergebnisse der alleinigen Aneurysmektomie wie folgt erklären:
1. Bei der Aneurysmaresektion wird in der Regel nur der bindegewebig veränderte Anteil der Kammerwand reseziert, der selbst nicht Ausgangspunkt von Tachykardien ist.
2. Die Grenzzone zwischen gesundem und fibrotisch umgebautem Myokard, in der die Reentry-Tachykardien entstehen können, wird damit in der Regel belassen.
3. Eine Resektion der mitinfarzierten Septumareale unterbleibt.
4. Unterschiedliche Resektions- und Nahttechniken können bei Übergriff auf gesundes Myokard neue Ischämierandzonen verursachen, von denen Rhythmusstörungen ihren Ausgang nehmen.

Die Ergebnisse der Aneurysmaresektion bzw. der Revaskularisation lassen dennoch wegen der schlechten Spontanprognose rhythmusgefährdeter Patienten die Indikation zur indirekten chirurgischen Therapie bei gegebener Operabilität grundsätzlich als gerechtfertigt erscheinen. Andererseits sollte Ziel des operativen Vorgehens die Unterbrechung von Reentry-Bahnen bzw. die Exzision des arrhythmogenen Areals sein. Die exakte Lokalisationsdiagnostik ist deshalb unabdingbare Voraussetzung für einen chirurgischen Erfolg.

Zur invasiven kardiologischen Vorfelddiagnostik gehören daher heute das endokardiale Kathetermapping sowie die programmierte Ventrikelstimulation. Durch Abgreifen endokardialer Elektrogramme und Analyse der Aktivierungsmuster kann präoperativ eine grobe Lokalisationsbestimmung der Entstehungsorte ventrikulärer Arrhythmien vorgenommen werden, daneben kann durch Provokation einer Tachykardie geprüft werden, ob ventrikuläre Rhythmusstörungen durch antitachykarde Schrittmachersysteme terminierbar sind.

Die intraoperative Lokalisationsdiagnostik erfolgt mittels einer Tastelektrode durch das sogenannte epi- und endokardiale Mapping. Die lokalen relativen Aktivierungszeiten des Herzinnenraums bzw. der Herzoberfläche an genau definierten Punkten gegenüber einer Referenzelektrode werden während eines Sinusrhythmus aufgezeichnet. Über die gleiche Elektrode wird versucht, durch ventrikuläre Stimulation eine Kammertachykardie auszulösen und den Ort der frühesten epi- bzw. endokardialen Erregung zu lokalisieren (39).

Intraoperativ kann nur bei ca. 80% der Patienten eine Kammertachykardie gezielt ausgelöst oder der Ort frühester endokardialer Erregung exakt lokalisiert werden. Darüber hinaus besteht die Gefahr methodisch verursachter Fehldeutungen (mechanische Irritation, Qualität und Auswertbarkeit des Elektrogramms, Berührungspotentiale, pharmakologische Einflüsse etc.).

Während das intraoperative Abgreifen epikardialer Elektrokardiogramme in letzter Zeit zunehmend an Bedeutung verliert, da der Ort des epikardialen »Durchbruchs« (sogenannter Break through) subendokardial entstandener Extrasystolen oder Tachykardien bis zu 6 cm von diesem Ort entfernt liegen kann (61, 120, 131), ist das präoperative endokardiale Kathetermapping heute unverzichtbar (69).

Die nicht immer mögliche exakte Lokalisierung arrhythmogener Zonen führte zu verschiedenen chirurgischen Interventionsmethoden am Endomyokard (30). GUIRAUDON u. Mitarb. (47) beschrieben erstmalig die Methode der »encircling endocardial ventriculotomy«, eine zirkuläre, vom Endokard her ausgeführte, fast transmural reichende Umschneidung des Infarktareals bzw. der Endokardfibrose. Es wird dadurch die Isolation eines arrhythmogenen Bezirkes erreicht, wodurch Reentry-Bahnen unterbrochen werden können. Auch bei nicht exakter Lokalisation durch intraoperatives Mapping soll damit eine 80%ige Erfolgsquote erreichbar sein (47). Die Nachteile dieses Verfahrens bestehen in der oftmals nicht unerheblichen Zerstörung kontraktilen Myokards im Bereiche der Aneurysmarandzonen sowie in der Beeinträchtigung der myokardialen Blutversorgung (57, 61, 68).

Die Resektion definierter endo- und subendokardialer Schichten, wie sie von anderen Autoren empfohlen wurde (57, 61, 62, 68) ist demgegenüber wesentlich schonender. Sie setzt allerdings eine exakte Lokalisation des ektopen Reizbildungsortes oder des Ursprungs eines Reentry-Kreises voraus (75). Das am wenigsten aggressive Vorgehen besteht in der endokardialen Umschneidung des lokalisierten Arrhythmieherdes bis in die subendokardiale Schicht (40, 101), wie sie auch an unserer Klinik praktiziert wird. Der Vorteil dieser Technik liegt in der geringen Traumatisierung des Endomyokards, was insbesondere bei Vorliegen einer stärkeren Myokardschädigung von Belang sein kann. Dieses Verfahren eignet sich auch zur Anwendung bei Patienten, bei denen eine exakte Lokalisierung des Arrhythmieherdes nicht gelingt oder wo ein solcher im Bereiche des Kammerseptums oder am Ansatz eines Papillarmuskels nachgewiesen wird.

Wir selbst führen diese Endokardinzision mit dem Elektrokauter durch, mit dem der lokalisierte Herd in ca. 1 cm Abstand im gesunden Myokard umschnitten wird. Zusätzlich nehmen wir meist noch eine Inzision des Endokards parallel zu den Narbenrändern der Ventrikelwand und des Kammerseptums vor.

Die klinischen Erfahrungen der operativen Rhythmuschirurgie sind bislang noch begrenzt. Wenn in der Literatur auch Erfolgsquoten von bis zu 80% postoperativer Rhythmusstabilität berichtet werden (38, 46, 75, 100), bleibt zu berücksichtigen, daß es sich um zahlenmäßig kleine Kollektive streng selektierter Patienten handelt und die Beobachtungszeiträume noch verhältnismäßig kurz sind.

Von den 9 in unserer Klinik chirurgisch behandelten Patienten mit therapieresistenten Arrhythmien sind nach einer mittleren Beobachtungszeit von 1,2 Jahren 4 ohne und 4 mit additiver antiarrhythmischer Therapie von ihren schweren ventrikulären Herzrhythmusstörungen befreit.

Inwieweit diese mit einem hohen technischen Aufwand verbundene und von einer nicht unerheblichen Letalität (20–40%) belastete chirurgische Therapie von Nutzen und ihr Einsatz damit gerechtfertigt ist, wird man erst nach Vorliegen adäquater Langzeitergebnisse beurteilen können. Möglicherweise hat sich aber bis dahin die Behandlung schwerer postinfarzieller Herzrhythmusstörungen dadurch vereinfacht, daß geeignetere Antitachykardie-Herzschrittmacher zur Verfügung stehen.

13.1.5. Klappen- und Koronarchirurgie

Die invasive diagnostische Abklärung symptomatischer Herzklappenfehler schließt heutzutage fast immer auch eine koronarchirurgische Untersuchung ein. Zumindest gilt das für alle Patienten oberhalb des 40. Altersjahres. Dabei zeigt sich, daß angiographisch bedeutsame Koronarstenosen zusätzlich zu einem Herzklappenfehler bei 22–23% (98) aller Untersuchten angetroffen werden, wobei erwartungsgemäß die Koinzidenz bei den Patienten des 6. und 7. Lebensjahrzehntes am größten ist (nach REED [110] etwa 70%).

Ihre operative Behandlung im Zusammenhang mit der chirurgischen Sanierung der Klappenerkrankung ist auch dann angezeigt, wenn die angiologischen Operationskriterien erfüllt sind, ohne daß Beschwerden von Seiten der Koronarerkrankung im Vordergrund stehen. Erfahrungsgemäß wird nämlich die Spätprognose nach Herzklappenersatzoperation durch ein unbehandeltes Koronarleiden signifikant verschlechtert. Das gilt im besonderen Maße für Patienten mit einem Aortenklappenleiden.

Operationstaktisch empfiehlt sich, die Myokardrevaskularisation dem klappenchirurgischen Eingriff voranzustellen, weil die für den peripheren Bypass-Anschluß erforderliche Luxation des Herzens nach Kunstklappenimplantation die Verletzungsgefahr maßgeblich erhöht.

Im Vergleich mit isolierten klappen- oder koronarchirurgischen Eingriffen sind kombinierte Klappen- und Koronaroperationen erwartungsgemäß von einer höheren Frühletalität belastet (83, 96, 110, eigene Erfahrungen). Auch hier bestehen deutliche Abhängigkeiten von linksventrikulärer Funktion, Geschlecht des Kranken und Lokalisation der Koronarstenosen (83). Der Eingriff bei Aortenklappenstenose und linkskoronarer Hauptstammstenose ist dabei besonders risikoreich (96). Nach einer Sammelstatistik von DISESA et al. (27) ist allerdings die Operationssterblichkeit unter den Operierten mit einem

Mitralklappenvitium (insbesondere einer Mitralklappeninsuffizienz) und einer koronaren Herzkrankheit am höchsten (23, 7%). Im eigenen Krankengut liegt die Frühletalität bei Patienten mit Klappen- und Koronareingriff bei ca. 15% (26).

Hinsichtlich der Spätprognose nach erfolgreichem Kombinationseingriff ergeben sich ebenfalls Unterschiede für die verschiedenen Klappenvitien. Auch hier schneiden Patienten mit einer führenden Mitralklappeninsuffizienz am ungünstigsten ab. Dagegen ist die Prognose nach Bypass-Operation und Aortenklappenersatz wegen einer Aortenstenose identisch mit der nach isoliertem Aortenklappenersatz (98).

13.2. Notfallchirurgische Eingriffe wegen Infarktfolgen

13.2.1. Ventrikelwandruptur

Die Ruptur der freien Kammerwand in der Frühphase nach Auftreten eines transmuralen Myokardinfarktes ist wahrscheinlich häufiger, als man es aufgrund klinischer Beobachtungen annimmt (6). Autoptischen Untersuchungen zufolge sind 5–10% aller Infarktfrühtodesfälle durch eine Herzwandruptur bedingt (29, 60).

Meist geht der Ruptur ein transmuraler Infarkt der freien linksventrikulären Wand voraus (6) und liegt diesem eine koronare Eingefäßerkrankung zugrunde. Nach Angaben in der Literatur sind ältere Patienten männlichen Geschlechtes und mit bekannter Hypertonie bevorzugt davon betroffen (6, 29, 102).

In der Mehrzahl der Fälle erfolgt die Ruptur innerhalb der ersten 5 Tage (6, 102), aber nur selten während der ersten 24 Stunden nach dem Infarktereignis. Das Intervall bis zum Auftreten der tödlichen Herzbeuteltamponade ist um so kleiner, je größer die Rupturstelle ist. Die Chance einer erfolgreichen Behandlung ist daher nur bei kleinen Ventrikelwandperforationen gegeben, die erst protrahiert über ein zunehmendes Hämoperikard zur Tamponade führen (36). Da die Symptome jedoch denen eines postinfarziellen kardiogenen Schocks entsprechen, wird an das Vorliegen einer Ruptur zu selten oder zu spät gedacht (13).

Chirurgisch kommt nur die notfallmäßige Dekompression des Herzbeutels durch Perikardiozentese und die unmittelbare Versorgung des rupturierten Ventrikels durch Übernähung oder Infarktektomie in Betracht (6, 60, 97).

In der Regel kann der Nachweis des Hämoperikards durch Herzbeuteldrainage als ein ausreichender Indikator für die Anzeigestellung zur sofortigen Operation gelten (6). In jüngerer Zeit ist jedoch mehrfach empfohlen worden (6, 60, 102), nach Perikardentleerung zunächst die perkutane intraaortale Ballongegenpulsation zur Kreislaufstabilisierung zu applizieren und dann die invasive kardiologische Diagnostik vorzunehmen, um eine ausreichende Information über das Ausmaß der Schäden an Herzkranzgefäßen und -kammern zu gewinnen, bevor man chirurgisch interveniert.

Bisher ist in der uns zugängigen Literatur erst über 20 erfolgreich behandelte Fälle einer postinfarziellen Ventrikelwandruptur berichtet worden (6, 36, 97, 102, 105). Eine Verbesserung dieses Ergebnisses ist zweifellos an die Früherkennung gebunden. Von ihr können wohl aber auch nur Patienten mit einem protrahierten Verlauf, nicht solche mit einer massiven Kammerperforation profitieren. Die Echokardiographie kann dabei diagnostisch hilfreich sein (13).

13.2.2. Kammerseptumruptur (postinfarzieller Ventrikelseptumdefekt)

Die Ruptur des Kammerseptums, die ähnlich wie die Ventrikelwandperforation überwiegend innerhalb der ersten Woche nach dem Infarktereignis, selten während der ersten 24 Stunden und kaum noch nach Ablauf von 2 Wochen auftritt, ist mit 0,5–1% eine seltene Komplikation, aber nach der freien Wandperforation mit 1–5% die vierthäufigste Infarkttodesursache. Unbehandelt sterben etwa 25% der betroffenen Patienten innerhalb der ersten 24 Stunden und 60–70% während der ersten Woche nach dem Auftreten der Ruptur; und nur etwa 10% überleben die 8. Woche nach dem Ereignis (3, 36, 73, 93, 95, 106). Die ungünstigste Prognose haben posterior lokalisierte Defekte, was sicherlich damit zusammenhängt, daß sie häufig mit einer Mitralklappeninsuffizienz vergesellschaftet sind.

Die Mehrzahl der postinfarziellen Ventrikelseptumdefekte wird jedoch bei Patienten mit einer schlecht kollateralisierten Eingefäßerkrankung (106) und Erstinfarkt beobachtet und betrifft bevorzugt das Versorgungsgebiet des R. interventricularis anterior als anteroseptale Septumruptur.

In welchem Umfang die Hämodynamik beeinträchtigt wird, hängt zum einen von der Ausdehnung des Infarktes und seiner Rückwirkung auf die linksventrikuläre Pumpleistung, zum anderen von der Größe des intrakardialen Kurzschlusses ab. Das Volumen des interventrikulären Links-Rechts-Shunts und die Zunahme der dadurch verursachten Lungenmehrperfusion können dabei allerdings mit den Widerstandsverhältnissen in beiden Kreisläufen erheblich variieren. Trotzdem führt die sekundäre Septumruptur in aller Regel zu einer ganz erheblichen Verschlechterung der Kreislaufsituation, nicht selten zum kardiogenen Schock. Die differentialdiagnostische Abgrenzung zum Infarktrezidiv ist durch den Nachweis des neu aufgetretenen holosystolischen Geräusches über dem Herzen meist einfach, und durch die Echokardiographie ist sie heutzutage in der Mehrzahl der Fälle auch gegenüber der Mitralklappeninsuffizienz durch Papillarmuskelabriß möglich geworden (115).

Das *therapeutische Konzept* hat sich in den letzten Jahren gewandelt. Die Empfehlung des operativen Defektverschlusses erst 5–6 Wochen nach seinem Auftreten wegen der hohen Letalitäts- und Rezidivrate nach einer chirurgischen Frühversorgung (3, 24) ist angesichts der eingangs erwähnten extrem schlechten Prognose nicht mehr vertretbar (73, 130).

Sofern die Ruptur nicht zum kardiogenen Schock führt (80), kann man durch eine medikamentöse (Vasodilatation) oder mechanische Nachlast-Reduktion (Einsatz der intraaortalen Ballon-Gegenpulsation) bei manchen Patienten eine temporäre hämodynamische Stabilisierung erreichen und die chirurgische Behandlung in günstigen Fällen bis zu 4 Wochen aufschieben (3, 24, 73, 76, 130). Dieses Intervall kann für weitere diagnostische Maßnahmen genutzt werden (24). Wenn sich darunter allerdings eine kardiale Verschlechterung einstellt (Niereninsuffizienz, Lungenödem, kardiogener Schock), sollte sofort operiert werden, weil sich mit dem Auftreten eines kardiogenen Schocks auch die Erfolgschancen einer Operation drastisch reduzieren (3, 24, 36, 73, 76, 80, 106). Die Entscheidung über das optimale therapeutische Vorgehen muß daher individuell von der jeweiligen hämodynamischen Situation abhängig gemacht werden (73).

Welche Anforderungen man an die präoperative Diagnostik stellen sollte, wird kontrovers beurteilt. Im Hinblick auf die Belastung des Patienten durch invasive Maßnahmen wird vielfach eine Beschränkung auf eine Rechtsherzkatheterisierung empfohlen. Wenn jedoch echokardiographisch ein einwandfreier Defektnachweis gelingt, was offensichtlich oftmals der Fall ist (76), kann man von einer ausschließlich auf das rechte Herz beschränkten invasiven Untersuchung keine wesentlichen zusätzlichen Informationen erwarten. Wenn Zeit und Zustand des Patienten es jedoch erlauben, ist die Durchführung einer Linksherzuntersuchung mit Darstellung der Herzkranzarterien allerdings wünschenswert. Wenn dabei nämlich zusätzliche behandlungsbedürftige Gefäßveränderungen nachgewiesen werden, kann im Zusammenhang mit dem Defektverschluß auch die erforderliche Myokardrevaskularisation erfolgen.

Das *operationstaktische Vorgehen* für die Versorgung einer Septumruptur richtet sich ganz nach der Position des Defektes und der Beschaffenheit seiner Umgebung. Im Unterschied zum Verschluß kongenitaler Defekte wird meist ein Zugang durch die infarzierte Wand der linken Kammer gewählt. Der Defekt selbst wird praktisch niemals direkt vernäht, sondern durch die Einnaht eines Flickens versorgt (130), dessen Verankerung insbesondere in der Infarktfrühphase vor Vernarbung der Infarktrandzonen schwierig sein kann. Aus diesem Grunde ist praktisch immer eine Unterlegung der Nähte mit Teflonstreifen oder deren Sicherung durch Aufsteppen der freien nichtinfarzierten Kammerwand notwendig. Bei anteroseptalen Defekten kommt alternativ für die Rekonstruktion auch die Amputation der gesamten infarzierten Herzspitze in Betracht (130), wie überhaupt das nekrotische Wandgewebe in aller Regel reseziert wird. Sofern das Vorliegen behandlungsbedürftiger Herzkranzgefäßstenosen bekannt ist, erfolgt zusätzlich deren Überbrückung durch aorto-koronare Gefäßinterponate.

Die *Operationsletalität* ist mit 20–25% zwar noch immer hoch (9, 24, 93, 95), gegenüber früheren Ergebnissen (40–55%) und insbesondere im Vergleich zu den Risiken einer ausschließlich konservativen Behandlung (85%) trotzdem akzeptabel. Von der größten Frühsterblichkeit ist auch heute noch die Operation des inferioren Ventrikelseptumdefektes belastet (93, 95, 106). Restdefekte oder Defektrezidive durch Nahtausriß sind bei Patienten mit einer Operation in der frühen Postinfarktphase erwartungsgemäß am häufigsten (73).

13.2.3. Papillarmuskelruptur

Mit dem Abriß eines Papillarmuskels nach akuter Myokardinfarzierung ist nur bei weniger als 1% aller Infarktpatienten zu rechnen (9).

Damit stellt die Papillarmuskelruptur, die dem Infarkt gewöhnlich innerhalb der ersten Woche folgt, die seltenste Frühkomplikation dar (9). Die mit ihrem Auftreten verbundene außerordentlich hohe Frühsterblichkeit von 50–70% während der ersten 24 Stunden und bis zu 90% innerhalb der ersten 14 Tage beleuchtet die besondere therapeutische Problematik.

Der klinische Verlauf wird natürlich ganz entscheidend davon geprägt, welches Ausmaß die Papillarmuskelläsion erreicht und welchen Grad der Mitralklappeninsuffizienz sie verursacht.

Die partielle Ruptur eines Papillarmuskels kann prinzipiell mit dem Weiterleben vereinbar sein. Beim kompletten Ausriß eines der beiden Papillarmuskeln aus der Ventrikelwand ist die akut auftretende Regurgitation über die schlußunfähig gewordene Mitralklappe dagegen zwangsläufig so ausgeprägt, daß der Patient im allgemeinen innerhalb kurzer Zeit im Linksherzversagen verstirbt (13).

Sofern die Veränderung im Geräuschbefund nicht auffällt, ist natürlich auch die Gefahr außerordentlich groß, daß die akut aufgetretene Mitralklappeninsuffizienz als postinfarzieller kardiogener Schock fehlinterpretiert und nicht für das richtige therapeutische Konzept entschieden wird. Klinisch kann auch die differentialdiagnostische Unterscheidung von der Septumruptur schwierig sein, mittels zweidimensionaler Echokardiographie ist sie jedoch im allgemeinen möglich (13, 115).

Mit dem Nachweis einer Papillarmuskelruptur ergibt sich automatisch die Indikation zu deren dringlicher operativer Behandlung. Im Gegensatz zum Vorgehen beim postinfarziellen Ventrikelseptumdefekt kommt jedoch einer medikamentösen Nachlastreduktion oder der intraaortalen Gegenpulsation als temporärer Behandlungsmaßnahme eine weitaus geringere Bedeutung zu. Auch gegenüber weiterführenden invasiv-diagnostischen Interventionen ist eher Zurückhaltung geboten.

Chirurgisch kommt nur selten ein Klappenerhalt durch Papillarmuskelreinsertion in Betracht, weil auch die Ventrikelwand in der Umgebung der Papillarmuskelbasen infarktgeschädigt ist. Am ehesten scheint sich der anteriore Papillarmuskel für eine solche Rekonstruktion zu eignen (48). Meist ist ein prothetischer Ersatz der Mitralklappe jedoch unvermeidbar. Für seine Durchführung bedient man sich nur dann eines transventrikulären Zuganges, wenn die linke Herzkammer zum Zwecke der Resektion des Infarktareales ohnehin inzidiert werden muß. Sonst wird der transatriale Standardzugang gewählt.

Die *Operationsletalität* solcher Eingriffe liegt mit 15–30% ganz erheblich über der einer elektiven Mitralklappenersatzoperation (9, 27).

13.3. Chirurgische Therapie des akuten Myokardinfarktes

Da die Mehrzahl der Myokardinfarkte ohne Prodromalzeichen auftritt und bei den Überlebenden Schäden am Herzen verursacht, die später nur partiell oder gar nicht mehr behoben werden können, wäre die Wiederherstellung der gestörten Herzmuskeldurchblutung in der frühen Postinfarktphase die logische Konsequenz. Die Erfolgschance dafür geeigneter Behandlungsverfahren werden jedoch dadurch limitiert, daß die Herzmuskelzelle eine äußerst kurze Ischämietoleranz besitzt, die durch den Zeitverlust zwischen Infarktereignis und Hospitalisation des Kranken häufig bereits überschritten wird. Das dürfte auch einer der Gründe dafür gewesen sein, daß die bereits Anfang der 70er Jahre versuchte Akutrevaskularisation in unmittelbarer Folge des Infarktereignisses – insbesondere innerhalb der ersten 48 Stunden und im kardiogenen Schock – von einer hohen perioperativen Sterblichkeit belastet gewesen ist (99).

Die Schwierigkeiten erwachsen vor allem daraus, daß selbst bei einer frühzeitigen Hospitalisation entweder ohne exakte Kenntnis des Koronarbefundes operiert oder zunächst eine zeitraubende invasive Diagnostik durchgeführt werden muß. Ohne eine genaue Information über die vorliegenden Herzkranzgefäßveränderungen ist jedoch eine korrekte und komplette Revaskularisation undenkbar. Auf der anderen Seite hat auch der Einsatz der intraaortalen Ballonpumpe den für die invasive Diagnostik erforderlichen Zeitaufwand nicht zu kompensieren vermocht. Bei einem zu spät vorgenommenen Eingriff, wenn also die Muskelnekrose bereits komplett ist, hat die Wiederherstellung der Perfusion des Infarktareals nicht nur keinen Nutzen mehr, sondern ist sogar mit der Gefahr einer hämorrhagischen Infarzierung des zuvor ischämisch geschädigten Muskels verbunden, wodurch die Entwicklung eines kardiogenen Schocks nur begünstigt wird (132). Die dann durchgeführte Resektion der infarktgeschädigten Kammerwand (Infarktektomie) ist im Hinblick auf die hohen Risiken keine empfehlenswerte Alternative.

Tab. 13.15. Indikationen für die akute Myokardrevaskularisation.

I. Akute Myokardinfarzierung bei bekanntem Koronargefäßbefund
II. Evolving infarct bei nachgewiesener Koronarmehrgefäßerkrankung und fehlenden Voraussetzungen für die Durchführung einer Lyse- oder/und Dilatationsbehandlung
III. Untersuchungszwischenfall (Koronardissektion etc.)
IV. Erfolglose Dilatationsbehandlung oder Dilatationszwischenfall
   1. erfolglose Dilatation und Persistenz von Ischämiezeichen
   2. thrombotischer Gefäßverschluß nach Dilatationsbehandlung
   3. poststenotischer Koronarspasmus nach erfolgreicher Dilatation
   4. akuter Koronarverschluß durch Dissektion unter PTCA
V. Versagen der Lysebehandlung des akuten Infarktes
   1. kein Erfolg der intrakoronaren Lyse
   2. erfolgreiche Lyse, doch Nachweis kritischer, nicht dilatierbarer Stenosen und Persistenz der Ischämiezeichen

Die Abschätzung der Erfolgsaussichten wird auch dadurch erschwert, daß das tolerable Zeitintervall zwischen dem Ischämieereignis und dem definitiven Muskeluntergang starken individuellen Schwankungen unterliegt. Während bei tierexperimentellen Untersuchungen schon nach 40minütiger Unterbrechung der Blutversorgung irreversible Ischämieschäden beobachtet werden können, ist die Revaskularisation beim Menschen in einzelnen Fällen selbst noch nach 6 Stunden erfolgreich gewesen. Hierbei dürfte neben der Ausdehnung des Infarktgebietes vor allem die Restperfusion über Kollateralgefäße eine große Rolle spielen (72, 123). Aus diesem Grunde sind auch solche Patienten am stärksten gefährdet, bei denen ein akuter Koronargefäßverschluß auftritt, bevor sich ein Kollateralkreislauf ausbilden konnte. Das gilt besonders für solche mit einer schlecht kollateralisierten Eingefäßerkrankung.

Tab. 13.16. Op-Indikationen beim akuten Myokardinfarkt.

Ventrikelchirurgie	Bypasschirurgie
Kammerwand- Kammerseptum- } Ruptur Papillarmuskel-	Linksherz-Versagen Frühes Infarkt-Rezidiv Schwere Arrhythmie Anhaltende Angina

Die größten Chancen für eine erfolgreiche Akutrevaskularisation (Tab. 13.15.) bestehen daher vor allem bei jenen Patienten, bei denen das Vorliegen einer behandlungsbedürftigen stenosierenden Koronarsklerose angiographisch gesichert ist und die bei Auftreten eines Infarktes sofort stationär aufgenommen und operiert werden können. Die zeitgerechte chirurgische Behandlung ist bei ihnen dann ein überwiegend organisatorisches Problem (rechtzeitige Hospitalisierung, Verfügbarkeit von Operationssaal und chirurgischem Team). Ähnlich ist die Situation bei Patienten mit einem Untersuchungszwischenfall (Koronararteriendissektion etc.) während der invasiven Abklärung einer Herzerkrankung (21). Die Zahl der davon betroffenen Patienten ist erwartungsgemäß gering.

Trotz des bereits erwähnten hohen Risikos operativer Interventionen in der postinfarziellen Frühphase muß gelegentlich aus zwingenden klinischen Überlegungen in den ersten 14 Tagen nach dem Infarkt die Frage einer notfallmäßigen Myokardrevaskularisation entschieden werden (99) (Tab. 13.16.). Das betrifft jedoch ausschließlich Patienten, bei denen auch unter adäquater konservativer Therapie unter Einschluß der intraaortalen Gegenpulsation die Linksherzinsuffizienz nicht gebessert werden kann, ein frühes Infarktrezidiv auftritt oder schwere Rhythmusstörungen und/oder Angina pectoris persistieren. Die kalkulierbar hohe Operationsletalität kann bei diesen Kranken nur im Hinblick auf die noch ungünstigere Prognose unter fortgesetzter konservativer Behandlung in Kauf genommen werden.

Im Zusammenhang mit der in den letzten Jahren von den Kardiologen in steigendem Maße praktizierten mechanischen Dilatation von Koronarstenosen mittels Ballonkathetern (sogenannte PTCA) und der systemischen bzw. intrakoronaren Lysebehandlung des akuten Myokardinfarktes hat die chirurgische Akutrevaskularisation als additives Verfahren wieder eine zunehmende Bedeutung erlangt.

Nicht immer führt die *perkutane transluminale Ballondilatation* einer Koronarstenose zu dem angestrebten Resultat und es ist deshalb danach eine elektive Bypass-Operation notwendig. Bei anderen Patienten ist die Dilatationsbehandlung zwar zunächst erfolgreich, doch kommt es unter oder unmittelbar nach dieser Intervention durch Thrombosierung oder poststenotischen Koronarspasmus zur Ischämie im Versorgungsgebiet der dilatierten Arterien, die mechanisch oder medikamentös nicht oder nicht dauerhaft zu beheben sind. Die häufigste Ursache von Mißerfolgen ist jedoch die Gefäßwanddissektion (28, 66) mit der Gefahr der akuten Myokardinfarzierung.

In diesen Situationen ist die sofortige notfallmäßige operative Revaskularisation zur Vermeidung des Infarktes unumgänglich (28). Das hat allerdings zur Voraussetzung, daß die Dilatationsbehandlung grundsätzlich in Operationsbereitschaft des Chirurgen durchgeführt und diesem der Koronarbefund im voraus bekanntgemacht worden ist. Die Einbeziehung des Chirurgen in die Indikationsstellung zur PTCA ist auch deshalb sinnvoll, weil gelegentlich zwar der Versuch einer mechanischen Revaskularisation gerechtfertigt ist, die angiographischen Kriterien für eine erfolgversprechende Bypassoperation im Falle ihres Versagens hingegen fehlen. Da das Risiko eines Mißerfolges der PTCA nach bisherigen Erfahrungen bei nahezu 20% liegt (28, 66, 94), muß ein Patient auch auf die Möglichkeit eines notfallmäßigen chirurgischen Eingriffs vorbereitet sein.

Unter günstigen Bedingungen (kurzer Transportweg und operationsbereites Chirurgenteam) kann die Perfusion des infarktgefährdeten Muskelareals durch einen Venen-Bypass innerhalb von 45–60 min wiederhergestellt werden, also binnen der hinsichtlich eines definitiven Ischämieschadens tolerablen Zeitgrenze. Trotzdem sind postoperativ bei 35–50% der akut und rechtzeitig operierten Patienten Infarktresiduen im Elektrokardiogramm zu finden, die allerdings nur selten auch perfusionsszintigraphisch zu bestätigen sind.

Wenn die Zeitlimits eingehalten werden und die Voraussetzungen für eine Myokardrevaskularisation erfüllt sind, liegt die Sterblichkeit nach der Notfalloperation wegen eines Dilatationszwischenfalls nur unwesentlich über der nach einer elektiven Bypass-Operation (66, 94).

Bei den Patienten, die nach einer nicht gelungenen PTCA einer planbaren Operation unterzogen werden können, entspricht das Operationsrisiko dem der elektiven Myokardrevaskularisation (94).

Akutrevaskularisation nach selektiver Lysetherapie des Myokardinfarktes: An zahlreichen größeren kardiologischen Kliniken werden Patienten mit einem akuten Myokardinfarkt bei rechtzeitiger Hospitalisation heutzutage einer selektiven intrakoronaren statt einer systemischen Lysebehandlung unterzogen. Da der Behandlungserfolg nicht von der meist erreichbaren Auflösung der intrakoronaren Thromben, sondern vom Ausmaß des zu diesem Zeitpunkt bereits eingetretenen ischämischen Muskelschadens abhängt, müssen für die Indikationsstellung prinzipiell gleiche Kriterien gelten, wie für die operative Akutrevaskularisation. Hinsichtlich der Einhaltung des oberen Zeitlimits nach dem Infarkt darf allerdings großzügiger verfahren werden, weil die Lysetherapie im Vergleich zum chirurgischen Revaskularisationsversuch mit einem weitaus geringeren Aufwand verbunden und außerdem für den Patienten auch weniger belastend und risikoreich ist (86). Selbst wenn eine komplette Restitution des ischämischen Areals nicht gelingt und nur eine Verbesserung der Perfusion der Infarktrandzonen eintritt, kann sich dieser Effekt auf den klinischen Verlauf positiv auswirken. Hämorrhagische Myokardinfarkte nach relativ spät durchgeführter intrakoronarer Lysebehandlung sind auffallend selten beobachtet worden (86).

Wenn sich nach erfolgreicher Lysebehandlung dilatationsgeeignete Koronarstenosen nachweisen lassen, werden diese in aller Regel in der gleichen Sitzung mechanisch angegangen. Führt diese Intervention jedoch nicht zu einem befriedigenden Resultat und können der Re-Verschluß des Gefäßes pharmakologisch verhindert und die Erholung des nachgeschalteten ischämiegeschädigten Herzmuskels festgestellt werden, dann muß zum frühestmöglichen Zeitpunkt nach hämodynamischer Stabilisierung des Kranken die Bypass-Operation erfolgen (88, 103). Über die optimalen Zeitintervalle für solche chirurgischen Maßnahmen bestehen unterschiedliche Ansichten. Besteht dagegen die Gefahr einer Re-Thrombosierung oder persistieren die Ischämiezeichen nach Lyse- und Dilatationsbehandlung, dann ergibt sich die Anzeige für eine akute Revaskularisation.

Das Risiko solcher Eingriffe liegt in Abhängigkeit von der Kreislaufsituation des Patienten zu Beginn der chirurgischen Therapie mit 5–20% über der Frühletalität nach notfallmäßigen Koronaroperationen, die wegen eines Dilatatonszwischenfalles erforderlich werden. Das ist sicherlich mit der vergleichsweise ungünstigen hämodynamischen Ausgangslage der Infarktpatienten und den unterschiedlichen Zeitintervallen zwischen Ischämiebeginn und Wiederherstellung der Perfusion zu erklären. Besonders gefährdet sind dabei Patienten, die im kardiogenen Schock zur Operation kommen (103).

Die Patienten mit einer erfolgreichen Lysebehandlung und nachgewiesenem Mehrgefäßleiden sollten frühzeitig dem notwendigen operativen Eingriff zugeführt werden.

Nach den bisherigen klinischen Erfahrungen wird bei 5–10% aller Patienten mit Koronardilatation oder Lysebehandlung eine chirurgische

Akutrevaskularisation erforderlich. Dementsprechend hat auch die Zahl koronarchirurgischer Noteingriffe in den letzten Jahren zugenommen. Dringliche Bypass-Operationen wegen instabiler Angina sind trotzdem auch heute noch weitaus häufiger, da die invasiven Therapieverfahren vorwiegend von solchen Kardiologen eingesetzt werden, die auch einen herzchirurgischen Partner im Rücken haben. Dazu kommt, daß sich das neue Therapiekonzept für die Behandlung des akuten Infarktes noch nicht allgemein durchgesetzt hat und aus den bereits erwähnten Gründen auch nicht generell zur Anwendung gelangen kann.

Literatur

(1) ALDERMAN, E. L., L. D. FISHER, P. LITWIN, G. C. KAISER, W. O. MYERS, CH. MAYNARD, F. LEVINE, M. SCHLOSS: Results of coronary artery surgery in patients with poor left ventricular function (CASS). Circulation 68: 785–795 (1983).

(2) ARNOLD, M., S. WATHANACHAROEN, W. A. REED, D. A. KILLEN, J. CROCKETT, T. KING, B. D. MCCALLISTER, H. BELL: Five-year follow-up of patients undergoing coronary artery bypass. Ann. thorac. Surg. 27: 225–229 (1979).

(3) BAILLOT, R., C. PELLETIER, J. TRIVINO-MARIN, Y. CASTONGUAY: Postinfarction ventricular septal defect: delayed closure with prolonged mechanical circulatory support. Ann. thorac. Surg. 35: 138–142 (1983).

(4) BALDERMANN, C., J. M. MORAN, P. J. SCANLON, R. PIFARRE: Predictors of late aorta-coronary graft patency: Intraoperative phasic flow versus angiography. J. thorac. cardiovasc. Surg. 79: 724–728 (1980).

(5) BARNER, H. B., M. T. SWARTZ, J. G. MUDD, D. H. TYRAS: Late patency of the internal mammary artery as a coronary bypass conduit. Ann. thorac. Surg. 34: 408–412 (1982).

(6) BAUDONY, PH. Y., PH. MENASCHE, S. KURAL, M. WOLFF, A. PIWNICA: Acute left ventricular rupture secondary to myocardial infarction. Report of long-term survival after early surgical repair. Thorac. cardiovasc. Surgeon 30: 409–411 (1982).

(7) BOLOOKI, H., A. VARGAS, R. GREEN, G. A. KAISER, A. SHAHRAMANI: Results of direct coronary artery surgery in women. J. thorac. cardiovasc. Surg. 69: 271–277 (1975).

(8) BORTOLOTTI, U., D. CASAROTTO, C. FRUGONI, P. DE MOZZI, G. THIENE, V. GALLUCCI: Coronary artery bypass with glucerol-preserved saphenous vein allografts. Cardiovasc. Dis. 8: 250–258 (1981).

(9) BRANDT, B., C. WRIGHT, J. EHRENHAFT: Ventricular septal defect following myocardial infarction. Ann. thorac. Surg. 27: 580–589 (1979).

(10) BRAWLEY, R. K., G. J. MAGOVERN, V. L. GOTT, J. S. DONAHOO, T. J. GARDNER, L. WATKINS: Left ventricular aneurysmectomy: Factors influencing postoperative results. J. thorac. cardiovasc. Surg. 85: 712–717 (1983).

(11) BROWER, R. W., K. F. VAN EIJK, J. SPEK, E. BOS: Sequential versus conventional coronary artery bypass graft surgery in matched patient groups. Thorac. cardiovasc. Surg. 29: 158–162 (1981).

(12) BROWER, R. W., K. LAIRD-MEETER, P. W. SERRUYS, G. T. MEESTER, P. G. HUGENHOLTZ: Long term follow-up after coronary artery bypass graft surgery. Progression and regression of disease in native coronary circulation and bypass graft. Brit. Heart J. 50: 42–47 (1983).

(13) BUBENHEIMER, P.: Myocardruptur nach Infarkt. Herz + Gefäße 3: 724–726 (1983).

(14) BUDA, A. J., I. L. MACDONALD, M. J. ANDERSON, H. D. STRAUSS, T. E. DAVID, N. D. BERMAN: Long-term results following coronary bypass operation. Importance of preoperative factors and complete revascularization. J. thorac. cardiovasc. Surg. 82: 383–390 (1981).

(15) BUDA, A. J., E. B. STINSON, D. C. HARRISON: Surgery for life-threatening ventricular tachyarrhythmias. Amer. J. Cardiol. 44: 1171–1178 (1979).

(16) CATINELLA, F. P., J. N. CUNNINGHAM jr., R. K. SRUNGARAM, F. G. BAUMANN, J. M. NATHAN, E. A. GLASSMAN, E. A. KNOPP, F. C. SPENCER: The factors influencing early patency of coronary artery bypass vein grafts. Correlation of angiographic and ultrastructural findings. J. thorac. cardiovasc. Surg. 83: 686–700 (1982).

(17) CHESEBRO, J. H., V. FUSTER, I. P. CLEMENTS, L. R. ELVEBACK, H. C. SMITH, R. L. FRYE, J. R. PLUTH, H. V. SCHAFF: Perioperative dipyridamole plus aspirin therapy improves early aortocoronary vein graft patency with a continued late effect on individual grafts. J. Amer. Coll. Cardiol. 1: 618 (1983).

(18) CHEUNG, D., R. J. FLEMMA, D. C. MULLEN, D. LEPLEY jr.: An alternative approach to isolated circumflex coronary bypass reoperation. Ann. thorac. Surg. 33: 302–303 (1982).

(19) COBANOGLU, J. FREIMANIS, G. GRUNKEMEIER, L. LAMBERT, V. ANDERSON, D. NUNLEY, C. GARCIA, A. STARR: Enhanced late survival following coronary artery bypass graft operation for unstable versus chronic angina. Ann. thorac. Surg. 37: 52–58 (1984).

(20) COHEN, M., M. PACKER, R. GORLIN: Indications for left ventricular aneurysmectomy. Circulation 67: 717–722 (1983).

(21) CONNORS, J. P., S. THANAVARO, R. C. SHAW, J. G. SANDZA, PH. A. LUDBROOK, R. J. KRONE: Urgent myocardial revascularization for dissection of the left main coronary artery: A compli-

cation of coronary angiography. J. thorac. cardiovasc. Surg. *84:* 349–352 (1982).
(22) COUCH, O. A.: Cardiac aneurysm with ventricular tachycardia and subsequent excision of aneurysm. Circulation *20:* 251–259 (1959).
(23) CUKINGNAN, R. A., J. S. CAREY, J. H. WITTIG, B. G. BROWN: Influence of complete coronary revascularization on relief of angina. J. thorac. cardiovasc. Surg. *79:* 188–193 (1980).
(24) DAGGETT, W. M., R. A. GUYTON, E. D. MUNDTH, M. J. BUCKLEY, M. T. McENANY, H. K. GOLD, R. C. LEINBACK, W. G. AUSTEN: Surgery for post-myocardial infarct ventricular septal defect. Ann. Surg. *186:* 260–271 (1977).
(25) DALICHAU, H., N. GULDNER, M. STOLTE, D. W. BEHRENBECK: Atherosclerosis as a cause of stenosis of an aorto-coronary bypass graft – Case report and review of the literature. Thorac. cardiovasc. Surg. *3:* 172–175 (1982).
(26) DALICHAU, H., A. HANNEKUM: Chirurgische Therapie der koronaren Herzkrankheit: Koronar- und Ventrikelchirurgie. Internist. Welt *6:* 71–80 (1983).
(27) DISESA, V. J., L. H. COHN, J. J. COLLINS, J. K. KOSTER, ST. VANDEVANTER: Determinants of operative survival following combined mitral valve replacement and coronary revascularization. Ann. Thorac. Surg. *34:* 481–489 (1982).
(28) DORROS, G., M. J. COWLEY, J. SIMPSON, L. G. BENTIVOGLIO, P. C. BLOCK, M. BOURASSA, K. DETRE, A. J. GOSSELIN, A. R. GRÜNTZIG, S. F. KELSEY, K. M. KENT, M. B. MOCK, S. M. MULLIN, R. K. MYLER, E. R. PASSAMANI, S. H. STERTZER, D. O. WILLIAMS: Percutaneous transluminal coronary angioplasty: report of complications from the National Heart, Lung, and Blood Institute PTCA registry. Circulation *67:* 723–730 (1983).
(29) DOTZAUER, G., W. NAEVE: Spontane Herzrupturen nach Myokardinfarkt. Lebensvers. Med. *11:* 21–26 (1959).
(30) ENGEL, T. R.: Endocardial surgery for ventricular tachycardia: The inside story. Ann. intern. Med. *94:* 402–404 (1981).
(31) ENJALBERT, M., J. LESPÉRANCE, C. GOULET, A. SNIDERMAN, M. G. BOURASSA, L. CAMPEAU: Risk factors and atherosclerosis of saphenous vein grafts 10 to 12 years after aorto-coronary bypass surgery. J. Amer. Coll. Cardiol. *1:* 618 (1983).
(32) ESCHENBRUCH, E. M., F. PABST, P. TOLLENAERE, H. ROSKAMM, M. SCHMUZIGER: The significance of coronary topography for operative technique and tactics in multiple myocardial revascularization with jump-grafts. Thorac. cardiovasc. Surg. *29:* 206–211 (1981).
(33) ESCHENBRUCH, E. M., M. SCHMUZIGER, P. TOLLENAERE, L. GÖRNANDT, CH. HAHN: Endarterectomy of the left coronary artery (LCA) as a supplementary surgical means of myocardial revascularization with aortocoronary vein bypass procedure. Thorac. cardiovasc. Surg. *28:* 280–284 (1980).

(34) FARO, R. S., M. D. GOLDEN, H. JAVID, C. SERRY, G. A. DELARIA, D. MONSON, M. WEINBERG, J. A. HUNTER, H. NAJAFI: Coronary revascularization in septuagenarians. J. thorac. cardiovasc. Surg. *86:* 616–620 (1983).
(35) FAXON, D. P., T. J. RYAN, K. B. DAVIS, C. H. McCABE, W. MYERS, J. LESPÉRANCE, R. SHAW, T. G. L. TONG: Prognostic significance of angiographically documented left ventricular aneurysm from the coronary artery surgery study (CASS). Amer. J. Cardiol. *50:* 157–164 (1982).
(36) FENELEY, M. P., V. P. CHANG, M. F. O'ROURKE: Myocardial rupture after acute myocardial infarction – Ten year review. Brit. Heart J. *49:* 550–556 (1983).
(37) FISHER, L. D., J. W. KENNEDY, K. B. DAVIS, CH. MAYNARD, J. K. FRITZ, G. KAISER, W. O. MYERS: Association of sex, physical size, and operative mortality after coronary artery bypass in the Coronary Artery Surgery Study (CASS). J. thorac. cardiovasc. Surg. *84:* 334–341 (1982).
(38) FONTAINE, G., G. GUIRAUDON, R. FRANK, G. DROBINSKI, C. CABROL, Y. GROSGOGEAT: Operationsergebnisse in der Behandlung der ventrikulären Tachycardie. In: LÜDERITZ, B. (ed.): Ventrikuläre Herzrhythmusstörungen, S. 390–405. Springer, Berlin – Heidelberg – New York 1981.
(39) FONTAINE, G., G. GUIRAUDON, R. FRANK, F. FILLETTE, J. TONET, Y. GROSGOGEAT: Correlations between latest delayed potentials in sinus rhythm and earliest activation during chronic ventricular tachycardia. In: BIRCKS, W. (Hrsg.): Medical and Surgical Management of Tachyarrhythmias, S. 138–154. Springer, Berlin – Heidelberg – New York 1980.
(40) FRANK, G., H. KLEIN, P. LICHTLEN, H. G. BORST: Direct surgical therapy of ventricular arrhythmias in coronary heart disease. Thorac. cardiovasc. Surgeon *29:* 315–319 (1981).
(41) FRANK, G., K. SPIEKER, H. KLEIN: Lebenserwartung und Spätergebnisse nach Resektion von postinfarziellen Herzwandaneurysmen. Lebensvers. Medizin *35:* 36–45 (1983).
(42) FRICK, M. H., P.-T. HARJOLA, M. VALLE: Persistent improvement after coronary bypass surgery: ergometric and angiographic correlations at 5 years. Circulation *67:* 491–496 (1983).
(43) FRIEDMANN, P. L., J. R. STEWART, A. L. WIT: Spontaneous and induced cardiac arrhythmias in subendocardial Purkinje fibers surviving extensive myocardial infarction in dogs. Circulat. Res. *33:* 612–618 (1973).
(44) GERSH, B. J., R. A. KRONMAL, R. L. FRYE, H. V. SCHAFF, T. J. RYAN, A. J. GOSSELIN, G. C. KAISER, T. KILLIPP III and Participants in the Coronary Artery Surgery Study: Coronary arteriography and coronary artery bypass surgery – morbidity and mortality in patients ages 65 years or older – A report from the coronary artery surgery study. Circulation *67:* 483–491 (1983).

(45) Gooch, J. B., H. Ed. Garrett, J. T. Davis, R. L. Richardson: Coronary artery bypass surgery in the septuagenarian. Texas Heart Inst. J. *10:* 137–141 (1983).

(46) Guiraudon, G., G. Fontaine, R. Frank, J. Berra, Y. Grosgogeat, C. Cabrol: Zirkuläre endocardiale Ventrikulotomie – Derzeitige Ergebnisse. In: Lüderitz, B. (ed.): Ventrikuläre Herzrhythmusstörungen, S. 443–451. Springer, Berlin – Heidelberg – New York 1981.

(47) Guiraudon, G., G. Fontaine, R. Frank: Encircling endocardial ventriculotomy. A new surgical treatment for life-threatening ventricular tachycardia resistant to medical treatment following myocardial infarction. Ann. thorac. Surg. *26:* 438–442 (1978).

(48) Gula, G., M. H. Yacoub: Surgical correction of complete rupture of the anterior papillary muscle. Ann. thorac. Surg. *32:* 88–91 (1981).

(49) Guvendik, L., M. Rahan, M. Yacoub: Symptomatic status and pattern of employment during a five-years period following myocardial revascularization for angina. Ann. thorac. Surg. *34:* 383–387 (1982).

(50) Hacker, R. W., M. Torka, J. von der Emde: Life expectancy after coronary artery bypass surgery. Thorac. cardiovasc. Surgeon *29:* 212–215 (1981).

(51) Hacker, R. W., M. Torka, F. R. Golling, J. Reiss, H. J. Schmid, M. Stolte: Perioperative myocardial infarction in coronary artery bypass surgery. Thorac. cardiovasc. Surgeon *28:* 96–101 (1980).

(52) Halim, M. A., S. A. Qureshi, M. K. Towers, M. H. Yacoub: Early and late results of combined endarteriectomy and coronary bypass grafting for diffuse coronary disease. Amer. J. Cardiol. *49:* 1623–1626 (1982).

(53) Hall, R. J.: Coronary artery bypass: facts and figures. Texas Heart Inst. J. *9:* 478–482 (1982).

(54) Hall, R. J., M. A. Elayda, A. Gray, V. S. Mathur, E. Garcia, C. M. de Castro, A. Massumi, D. A. Cooley: Coronary artery bypass: long-term follow-up of 22,284 consecutive patients. Circulation *68, Suppl. II:* 20–26 (1983).

(55) Hanna, E. S., D. G. Ellertson, R. J. Jones, and J. R. Crew: Coronary artery revascularization: reoperations performed on 124 consecutive patients. Texas Heart Inst. J. *9:* 293–297 (1982).

(56) Hanna, E. S., S. S. Kabbani, T. T. Bashour, J. R. Crew, D. G. Ellertson, M. Alqaisi, J. Iskikian: Internal mammary coronary artery bypass surgery: experience with 1000 cases. Texas Heart Inst. J. *10:* 131–136 (1983).

(57) Harken, A. H., M. E. Josephson, L. N. Horrowitz: Surgical endocardial resection for the treatment of malignant ventricular tachycardia. Ann. Surg. *190:* 456–460 (1979).

(58) Hertzer, N. R., F. D. Loop, P. C. Taylor, E. G. Beven: Combined myocardial revascularization and carotid endarterectomy: Operative and late results in 331 patients. J. thorac. cardiovasc. Surg. *85:* 577–589 (1983).

(59) Hochberg, U. S., V. Parsonnet, J. Gielchinsky, G. M. Hussain: Coronary artery bypass grafting in patients with ejection fractions below forty percent. Early and late results in 466 patients. J. thorac. cardiovasc. Surg. *86:* 519–527 (1983).

(60) Hochreiter, C., J. Goldstein, J. S. Borer, T. Tyberg, H. L. Goldberg, V. Subramanian, I. Rosenfeld: Myocardial free-wall rupture after acute infarction: survival aided by percutaneous intraaortic balloon counterpulsation. Circulation *65:* 1279–1282 (1982).

(61) Horrowitz, L. N., A. H. Harken, J. A. Kastor, M. E. Josephson: Ventricular resection guided by epicardial and endocardial mapping for treatment of recurrent ventricular tachycardia. New Engl. J. Med. *302:* 589–593 (1980).

(62) Horrowitz, L. N., J. F. Spear, E. N. Moore: Subendocardial origin of ventricular arrhythmias in twenty-four hour old experimental myocardial infarction. Circulation *53:* 56–63 (1976).

(63) Järvinen, A., T. Mattila, K. Kyösola, M. H. Frick, B. Åström, E. Merikallio, P.-T. Harjola: Perioperative myocardial infarction in coronary bypass surgery. Thorac. cardiovasc. Surg. *31:* 147–150 (1983).

(64) Jehle, J., M. Heerdt, P. Spiller, F. Loogen: Verlaufsbeobachtungen bei Patienten mit Aneurysma des linken Ventrikels nach konservativer und chirurgischer Therapie. Z. Kardiol. *71:* 566–575 (1982).

(65) Jensen, R. L., P. D. Clayton, H. V. Liddle: Relationship between graft patency, postoperative work status, and symptomatic relief. J. thorac. cardiovasc. Surg. *83:* 503–511 (1982).

(66) Jones, E. L., J. M. Craver, A. R. Grüntzig, S. B. King III, J. S. Douglas, D. K. Bone, R. G. Guyton, Ch. R. Hatcher: Percutaneous transluminal coronary angioplasty: role of the surgeon. Ann. thorac. Surg. *34:* 493–503 (1982).

(67) Jones, E. L., J. S. Douglas, A. R. Grüntzig, J. M. Craver, S. B. King, R. A. Guyton, Ch. R. Hatcher: Percutanous saphenous vein angioplasty to avoid reoperative bypass surgery. Ann. thorac. Surg. *36:* 389–395 (1983).

(68) Josephson, M. E., A. H. Harken, L. N. Horrowitz: Endocardial excision: A new surgical technique for the treatment of recurrent ventricular tachycardia. Circulation *60:* 1430–1439 (1979).

(69) Josephson, M. E., L. N. Horrowitz, S. R. Spielman, A. M. Greenspan, C. Vandepol, A. H. Harken: Comparison of endocardial catheter mapping with intraoperative mapping of ventricular tachycardia. Circulation *61:* 395–404 (1980).

(70) Kabbani, S. S., E. S. Hanna, T. T. Bashour, J. R. Crew, D. G. Ellertson: Sequential internal mammary-coronary artery bypass. J. thorac. cardiovasc. Surg. *86:* 697–702 (1983).

(71) KALTENBACH, M.: Langzeitergebnisse der Bypass-Chirurgie bei Koronarerkrankungen. Lebensvers. Medizin *35:* 26–31 (1983).
(72) KAWASUJI, M., R. HETZER, H. OELERT, H. G. BORST: Complete occlusion of the left main coronary artery: report of three surgical cases and review of the literature. Thorac. cardiovasc. Surgeon *29:* 183–186 (1981).
(73) KEENAN, D. J. M., J. L. MONRO, J. K. ROSS, J. M. MANNERS, H. CONWAY, A. M. JOHNSON: Acquired ventricular septal defect. J. thorac. cardiovasc. Surg. *85:* 116–119 (1983).
(74) KILLEN, D. A., W. A. REED, M. ARNOLD, B. D. MCCALLISTER, H. H. BELL: Coronary artery bypass in women: long-term survival. Ann. thorac. Surg. *34:* 559–563 (1982).
(75) KLEIN, H., G. FRANK, R. B. KARP, R. R. LICHTLEN, A. L. WALDO: Chirurgische Therapie ventrikulärer Arrhythmien. In: LÜDERITZ, B. (ed.): Ventrikuläre Herzrhythmusstörungen, S. 430–442. Springer, Berlin – Heidelberg – New York 1981.
(76) LAMBERTZ, H., J. MEYER, P. SCHWEIZER, S. EFFERT, P. BARDOS, B. J. MESSMER, P. FRANKE, K.-J. GEORG, P. HERZOG, E. KEIDL, T. POP: Ventrikelseptumdefekt bei akutem Herzinfarkt. Dtsch. med. Wschr. *107:* 1465–1470 (1982).
(77) LAWRIE, G. M., G. C. MORRIS jr., A. SILVERS, W. F. WAGNER, A. E. BARON, S. S. BELTANGADY, D. H. GLAESER, D. W. CHAPMAN: The influence of residual disease after coronary bypass on the 5-year survival rate of 1274 men with coronary artery disease. Circulation *66:* 717–723 (1982).
(78) LIDDLE, H. V., R. JENSEN, P. D. CLAYTON: The rehabilitation of coronary surgical patients. Ann. thorac. Surg. *34:* 374–382 (1982).
(79) LINDSAY, J., N. G. NOLAN, E. V. KOTLYAROV, ST. A. GOLDSTEIN, L. W. SCHOOLMEESTER, J. M. BACOS: Radionuclide ventriculography following coronary bypass surgery: correlation with arteriographic findings. Ann. thorac. Surg. *33:* 238–243 (1982).
(80) LOISANCE, D. Y., J. P. CACHERA, H. POULAIN, PH. AUBRY, A. M. JUVIN, J. J. GALEY: Ventricular septal defect after acute myocardial infarction: early repair. J. thorac. cardiovasc. Surg. *80:* 61–67 (1980).
(81) LOOP, F. D., D. M. CROSGROVE, B. W. LYTLE, L. R. GOLDING: Life expectancy after coronary artery surgery. Amer. J. Surgery *141:* 665–671 (1981).
(82) LOOP, F. D., W. B. LYTLE, C. C. GILL, L. A. R. GOLDING, D. M. COSGROVE, P. C. TAYLOR: Trends in selection and results of coronary artery reoperations. Ann. thorac. Surg. *36:* 380–388 (1983).
(83) LYTLE, B. W., D. M. COSGROVE, F. D. LOOP, P. C. TAYLOR, C. C. GILL, L. A. R. GOLDING, M. GOORMASTIC, L. K. GROVES: Aortic valve replacement combined with myocardial revascularization: Determinants of late morbidity and mortality, 417 patients, 1967–1981. J. Amer. Coll. Cardiol. *1:* 631 (1983).
(84) LYTLE, B. W., D. M. COSGROVE, G. L. SALTUS, P. C. TAYLOR, F. D. LOOP: Multivessel coronary revascularization without saphenous vein: longterm results of bilateral internal mammary artery grafting. Ann. thorac. Surg. *36:* 540–547 (1983).
(85) MASON, J. W., A. J. BUDA, E. B. STINSON, D. C. HARRISON: Surgical therapy of ventricular tachyarrhythmias in ischemic heart disease using conventional techniques. In: BIRCKS, W. (ed.): Medical and Surgical Management of Tachyarrhythmias, S. 177–182. Springer, Berlin – Heidelberg – New York 1980.
(86) MATHEY, D. G., T. SCHOFER, H.-H. KUCK, U. BEIL, G. KLÖPPEL: Transmural, haemorrhagic myocardial infarction after intracoronary streptokinase. Clinical, angiographic, and necropsy findings. Brit. Heart J. *48:* 546–551 (1982).
(87) MCBRIDE, L. R., H. B. BARNER: The left internal mammary artery as a sequential graft to the left anterior descending system. J. thorac. cardiovasc. Surg. *86:* 703–705 (1983).
(88) MESSMER, B. J., W. MERX, J. MEYER, P. BARDOS, C. MINALE, S. EFFERT: New developments in medical-surgical treatment of acute myocardial infarction. Ann. thorac. Surg. *35:* 70–77 (1983).
(89) MEURALA, H., M. VALLE, P. HEKALI, K. SOMER, M. H. FRICK, P.-T. HARJOLA: Patency of sequential versus single vein grafts in coronary bypass surgery. Thorac. cardiovasc. Surg. *30:* 147–151 (1982).
(90) MILLER, D. C., E. B. STINSON, P. E. OYER, ST. W. JAMIESON, S. MITCHELL, B. A. REITZ, W. A. BAUMGARTNER, N. E. SHUMWAY: Discriminant analysis of the changing risks of coronary artery operations: 1971–1979. J. thorac. cardiovasc. Surg. *85:* 197–213 (1983).
(91) MILLER, D. C., E. B. STINSON, P. E. OYER, B. A. REITZ, S. W. JAMIESON, R. J. MORENO-CABRAL, N. E. SHUMWAY: Long-term clinical assessment of the efficacy of adjunctive coronary endarteriectomy. J. thorac. cardiovasc. Surg. *81:* 21–29 (1981).
(92) MILLS, N. L., J. L. OCHSNER, D. P. DOYLE, W. P. KALCHOFF: Technique and results of operative transluminal angioplasty in 81 consecutive patients. J. thorac. cardiovasc. Surg. *86:* 689–696 (1983).
(93) MONTOYA, A., L. MCKEEVER, P. SCANLON, H. J. SULLIVAN, R. M. GUNNAR, R. PIFARRÉ: Early repair of ventricular septal rupture after infarction. Amer. J. Cardiol. *45:* 345–348 (1980).
(94) MURPHY, D. A., J. M. CRAVER, E. L. JONES, A. R. GRÜNTZIG, S. B. KING III, CH. R. HATCHER: Surgical revascularization following unsuccessful percutaneous transluminal coronary angioplasty. J. thorac. cardiovasc. Surg. *84:* 342–348 (1982).
(95) NAIFEH, J. G., T. M. GUHL, E. J. HURLEY: Surgical treatment of post-myocardial infarction

ventricular septal defects. J. thorac. cardiovasc. Surg. 79: 483–488 (1980).
(96) NUGENT, W. C., R. M. WEINTRAUB, R. L. THURER, F. H. LEVINE: Aortic valve replacement and coronary bypass in patients with severe stenosis of the left main coronary artery. Ann. thorac. Surg. 35: 562–564 (1983).
(97) NUNEZ, L., R. DE LA LLANA, J. L. SENDON, I. COMA, M. G. AGUADO, J. L. LARREA: Diagnosis and treatment of subacute free wall ventricular rupture after infarction. Ann. thorac. Surg. 35: 525–529 (1983).
(98) NUNLEY, D. L., G. L. GRUNKEMEIER, A. STARR: Aortic valve replacement with coronary bypass grafting: Significant determinants of ten-years survival. J. thorac. cardiovasc. Surg. 85: 705–711 (1983).
(99) NUNLEY, D. L., G. L. GRUNKEMEIER, J. F. TEPLY, P. A. ABBRUZZESE, J. S. DAVIS, S. KOHANSARI, A. STARR: Coronary bypass operation following acute complicated myocardial infarction. J. thorac. cardiovasc. Surg. 85: 485–491 (1983).
(100) OSTERMEYER, J., G. BREITHARDT, H. BORGGREFE, E. GODEHARDT, W. BIRCKS: LV aneurysmectomy combined with encircling endocardial ventriculotomy for treatment of recurrent sustained ventricular tachycardia. Vortrag: Joint Workshop on New Trends and Controversies in Coronary Artery Surgery, Oct. 1983, Innsbruck. Publikation in Vorbereitung, Springer 1984.
(101) OSTERMEYER, J., R. KOLVENBACH, G. BREITHARDT, L. SEIPEL, R. R. ABENDROTH, H. D. SCHULTE, W. BIRCKS: Intraoperative electrophysiologic diagnosis and surgical management of drug-resistant ventricular tachycardias (VT). Thorac. cardiovasc. Surg., Spec. Iss. 29: 18–21 (1981).
(102) PIFARRÉ, R., H. J. SULLIVAN, J. GRIECO, A. MONTOYA, U. BAKHOS, P. J. SCANLON, R. M. GUNNAR: Management of left ventricular rupture complicating myocardial infarction. J. thorac. cardiovasc. Surg. 86: 441–443 (1983).
(103) PHILLIPS, ST. J., CH. KONGFAHWORN, J. R. SKINNER, R. H. ZEFF: Emergency coronary artery reperfusion: A choice therapy for evoling myocardial infarction: Results in 339 patients. J. thorac. cardiovasc. Surg. 86: 679–688 (1983).
(104) QAZI, A., J. M. GARCIA, L. A. MISPIRETA, P. J. CORSO: Reoperation for coronary artery disease. Ann. thorac. Surg. 32: 16–18 (1981).
(105) QURESHI, S. A.: Survival after subacute cardiac rupture. Brit. Heart J. 47: 180–183 (1982).
(106) RADFORD, M. J., R. A. JOHNSON, W. M. DAGGETT, J. T. FALLON, M. J. BUCKLEY, H. K. GOLD, R. G. LEINBACH: Ventricular septal rupture. A review of clinical and physiologic features and analysis of survival. Circulation 64: 545–553 (1981).
(107) RAINER, W. G., T. R. SADLER jr., A. D. HILGENBERG, T. F. KELLY jr.: Technique and value of operative arteriography in coronary artery bypass operations. J. thorac. cardiovasc. Surg. 83: 358–362 (1982).
(108) RATCLIFFE, P. J., P. KAY, P. J. OLDERSHAW, K. DAWKINS, L. COTTER, S. C. LENNOX, M. PANETH: Long-term survival following left ventricular aneurysmectomy. J. cardiovasc. Surg. 24: 461–466 (1983).
(109) REDDY, S. B., D. A. COOLEY, J. M. DUNCAN, J. C. NORMAN: Left ventricular aneurysm: twenty-year surgical experience with 1572 patients at the Texas Heart Institute. Cardiovasc. Dis. 8: 165–186 (1981).
(110) REED, G. E., G. M. SANOUDOS, R. W. POOLEY, R. A. MOGGIO, J. A. MCCLUNG, E. D. SOMBERG, P. I. PRAEGER: Results of combined valvular and myocardial revascularization operations. J. thorac cardiovasc. Surg. 85: 422–426 (1983).
(111) RICKS, W. B., R. A. WINKLE, N. G. SHUMWAY, D. C. HARRISON: Surgical management of life-threatening ventricular arrhythmias in patients with coronary artery disease. Circulation 56: 38–49 (1977).
(112) ROBERTS, A. J.: Perioperative myocardial infarction and changes in left ventricular performance related to coronary artery bypass graft surgery. Ann. thorac. Surg. 35: 208–225 (1983).
(113) ROBERTS, A. J., R. S. FARO, R. L. FELDMAN, C. R. CONTI, D. G. KNAUF, J. A. ALEXANDER, C. J. PEPINE: Comparison of early and long-term results with intraoperative transluminal balloon catheter dilatation and coronary artery bypass grafting. J. thorac. cardiovasc. Surg. 86: 435–440 (1983).
(114) SCHAFF, H. V., T. A. ORSZULAK, B. J. GERSH, J. M. PIEHLER, F. J. PUGA, G. K. DANIELSON, J. R. PLUTH: The morbidity and mortality of reoperation for coronary artery disease and analysis of late results with use of actuarial estimate of event-free interval. J. thorac. cardiovasc. Surg. 85: 508–515 (1983).
(115) SCHRÖDER, R.: Differentialdiagnose der Septumruptur und des Papillarmuskelabrisses bei Myokardinfarkt. Herz/Kreisl. 11: 441–445 (1979).
(116) SEALY, W. C., H. N. OLDHAM: Surgical treatment of malignant ventricular arrhythmias by sympathectomy, coronary artery graft and heart wall resection. In: D. T. KELLEY (ed.): Advances in the Management of Arrhythmias. Australia Telectronics Pty. Ltd. 218–222 (1978).
(117) SHARMA, G. V. R. K., S. F. KHURI, E. D. FOLLAND, E. M. BARSAMIAN, A. F. PARISI: Prognosis for aorta-coronary graft patency: A comparison of preoperative and intraoperative assessments. J. thorac. cardiovasc. Surg. 85: 570–576 (1983).
(118) SINGH, R. N., J. A. SOSA, G. E. GREEN: Long-term fate of the internal mammary artery and saphenous vein grafts. J. thorac. cardiovasc. Surg. 86: 359–363 (1983).
(119) SPEAR, J. F., E. L. MICHELSON, S. R. SPIELMAN, E. N. MOORE: The origin of ventricular arrhythmias 24 hours following experimental anterior

septal coronary artery occlusion. Circulation 55: 844–851 (1977).
(120) SPIELMAN, S. R., E. L. MICHAELSON, L. N. HORROWITZ: The limitation of epicardial mapping as a guide to the surgical therapy of ventricular tachycardia. Circulation 57: 666–675 (1978).
(121) STURM, J. T., N. J. SNOW, D. W. VAN HEECKEREN, J. A. CLAYMAN, T. P. HORRIGAN, J. L. ANKENEY: Coronary artery bypass grafts: increased flow in the early postoperative period. Ann. thorac. Surg. 29: 534–538 (1980).
(122) SUTER, B., H. O. HIRZEL, M. FISCHER, M. TURINA, A. SENNING, H. P. KRAYENBÜHL: Bringt die aortokoronare Bypassoperation einen Nutzen bei Patienten mit fortgeschrittener Koronarsklerose und schlechter Ventrikelfunktion? Schweiz. med. Wschr. 112: 1688–1694 (1982).
(123) TANABE, M., S. FUJIWARA, N. OHTA, N. SHIMAMOTO, M. HIRATA: Pathophysiological significance of coronary collaterals for preservation of the myocardium during coronary occlusion and reperfusion in anaesthetised dogs. Cardiovasc. Res. 14: 288–284 (1980).
(124) TURINA, M.: Instabile Angina pectoris: Chirurgische Behandlung. Fortschritte in der Kardiologie 1983, S. 35–40. Steinkopff, Darmstadt 1983.
(125) TYRAS, D. H., G. C. KAISER, H. B. BARNER, D. G. PENNINGTON, J. E. CODD, V. L. WILLMAN: Global left ventricular impairment and myocardial revascularization: determinants of survival. Ann. thorac. Surg. 37: 47–51 (1984).
(126) VARNAUSKAS, E., S. B. OLSSON, E. CARLSTRÖM, T. KARLSSON, (European Coronary Surgery Study Group): Long-term results of prospective randomised study of coronary artery bypass surgery in stable angina pectoris. Lancet II/11: 1173–1180 (1982).
(127) WALD, R. W., M. B. WAXMAN, P. N. COREY, J. GUNSTENSEN, B. S. GOLDMAN: Management of intractable ventricular tachyarrhythmias after myocardial infarction. Amer. J. Cardiol. 44: 329–332 (1979).
(128) WALLSH, E., A. J. FRANZONE, G. S. WEINSTEIN, K. ALCAN, A. CLAVEL, S. H. STERTZER: Use of operative transluminal coronary angioplasty as an adjunct to coronary artery bypass. J. thorac. cardiovasc. Surg. 84: 843–848 (1982).
(129) WALTER, P., B. THIES, M. GERHARDT: Wie viele Patienten nehmen nach einer Koronaroperation die Arbeit wieder auf? Med. Klin. 78: 276–280 (1983).
(130) WEINTRAUB, R. M., R. L. THURER, J. WEI, J. M. AROESTY: Repair of postinfarction ventricular septal defect in the elderly. Early and long-term results. J. thorac. cardiovasc. Surg. 85: 191–196 (1983).
(131) WITTIG, J. H., J. R. BOINEAU: Surgical treatment of ventricular arrhythmias using epicardial transmural and epicardial mapping. Ann. thorac. Surg. 20: 117–126 (1975).
(132) WOOD, D., CH. ROBERTS, ST. H. VAN DEVANTER, R. KLONER, L. H. COHN: Limitation of myocardial infarct size after surgical reperfusion for acute coronary occlusion. J. thorac. cardiovasc. Surg. 84: 353–387 (1982).

Sachverzeichnis

Acebutolol 181
Acetylsalicylsäure 124, 220
active state 86
Adenosin 7, 8
Äquilibrium-Methode 61, 63
Afterload 6, 86, 160
Akinesie 89
Akutprophylaxe 175, 176
Alprenolol 180
Amiodarone 191
Amylnitrit 171 ff
Amyloidose 139
Anastomosen 1
Aneurysma 249 ff
Aneurysmaresektion 251
Angina, atypische 138, 140
–, Belastungs ~ 35, 105
–, instabile 243
– pectoris 105
–, Postinfarkt ~ 115
–, Prinzmetal ~ 113, 115
–, Ruhe ~ 35
–, Variant ~ 120
Aortokoronare Venenbrücke 68, 69, 72
Apexkardiogramm 55, 56
Argondiffusion 20, 21, 22, 23
Argonmethode 20
Arrhythmien, ventrikuläre 40, 49
Asynchronie 89
Atenolol 181
ATP 107, 108, 109
Atypische Angina 138, 140
Auswurffraktion 152, 153
Autonomes Nervensystem 124
Autoregulation 5

Ballondilatation 84, 207 ff
Ballonkatheter 206 ff
Bayesches Theorem 41
Belastung 105
Belastungsangina 35, 105
Belastungs-EKG 38, 39, 42
Belastungstoleranz 176
Betarezeptorenblocker 166, 173, 180 ff
Bewegungsanalyse, radiale 97, 106
Bezold-Jarisch-Reflex 106
Blutviskosität 140
Bronchospastik 183

Bupranolol 180
Bypass-Operation 219, 235 ff

Calciumantagonisten 121, 126, 127, 128, 173, 185 ff
Carteolol 181
Cast 90
Columnae carnae 1
Compliance 158
Computertomograph, dynamisch-räumlich-auflösender 70, 71
Computertomographie 67, 68
Converting-enzyme Inhibitoren 167
coronary steal phenomenon 10, 43
Crescendoangina 35

Digitale Subtraktionsangiographie 71, 72
Diltiazem 126, 127, 186, 189
Dipyridamol 141
Dipyridamol-Test 43, 44
Diskontinuierliches Langzeit-EKG 46
dp/dt max 154
Druckanstiegsgeschwindigkeit, maximale 87
Druckhypertrophie 150
Druck-Volumen-Verhältnis 98
Durchleuchtung 67
Durchblutungsverteilung, Myokard 9, 29
Dynamisch-räumlich-auflösender Computertomograph 70, 71
Dyskinesie 89
Dyspnoe 105
2,3-Diphosphoglycerat 106

Echokardiographie 56 ff
EDV 154
Einschwemmkatheter 83, 84
Ejektionsfraktion 95, 152, 153
EKG, Belastungs ~ 35, 39, 42
–, Langzeit ~ 45, 117
–, signalgemitteltes 50
Emissionsszintigraphie 60
Endokarddurchblutung 6
Energiereiche Phosphate 107
Ergometer 38
Ergometrie 38
Ergometrin 122, 123
Erythritoltetranitrat 174 ff
Etafenon 185

Faserverkürzungsgeschwindigkeit 95
Fendilin 185
Fibrinolyse 224
Ficksches Prinzip 20, 83
First-Pass-Effekt 180, 181
– -Methode 61, 63
Flächen-Längen-Methode 89
Flowmeter 3
Füllungsdruck, linksventrikulärer 84, 87
Funktion, linksventrikuläre 55, 57, 64, 68, 84, 106, 226, 242

Gallopamil 185, 188
Gamma-Emissionsmessung 65
Gammakamera 27, 29
Gartenschlaucheffekt 5
gated cardiac blood pool scanning 63
Gegenpulsation 5
Gleichstromapplikation 13
Glucocorticoide 110
Glyceryltrinitrat 174 ff
Glykolyse 107

Hämodilution 143
Hämodynamik 153
Halbachsenmethode 96
HDL-Cholesterin 36, 37
Herzbinnenraumszintigraphie 61, 62
Herzfernaufnahme 66
Herzgröße 152
Herzhypertrophie 149, 151, 157, 161, 166
Herzinfarkt 10, 37, 53, 57, 60, 143, 144, 249
Herzkatheteruntersuchung 122 ff
Herzrhythmusstörungen 10, 40, 118, 123
Herztod, plötzlicher 52 ff
Herztrauma 145
Hochdruckherz 149 ff
Hochdruckkrise 160, 161
Holter-EKG 117, 45
Hyperlipoproteinämie 36
Hypokinesie 89
Hypoxie 107

Indikatormethode 4
Infarktgrößenbegrenzung 109, 110, 226 ff
Infarktrandzone 109
Instabile Angina pectoris 243
ISA 181, 184
Ischämie 107, 108
Isosorbiddinitrat 174 ff
Isosorbidmononitrat 174 ff

Kältetest 122
Kaliumgleichgewichtspotential 14
Kammerflimmern 10, 13, 118
Kapillardichte 3
Kapillartransport 3
Kardiogener Schock 105
Kardiomyopathie 139
Karotispulskurve 56
Katecholamine 15

Kernspinresonanztomographie 72, 73
Kollagenose 140
Kollateralen 5, 8, 10
Kollateralenentwicklung 9
Kombinationstherapie 191 ff
Kontinuierliches Langzeit-EKG 46
Kontraktilität 86, 87, 100, 103
Kontraktur 108, 109
Kopfschmerz 179
Koronarangiographie 84, 85, 99, 144
Koronaranomalie 120
Koronardilatation 121
Koronardurchblutung 3, 19, 29, 142
Koronardurchblutungsmessung 19 ff, 138, 150
Koronargefäße 1
Koronarkalk 43, 67
Koronarreserve 4, 25, 26, 104, 142, 161, 163
Koronarspasmus 113, 145
Koronarstenose 84

Lävokardiographie 84, 85, 88, 89, 100
Langzeit-EKG 45, 117
–, diskontinuierliches 46
–, kontinuierliches 46
LDL-Cholesterin 36, 37
Linksventrikuläre Funktion 55, 57, 64, 68, 84, 106, 226, 242
Linksventrikulärer Füllungsdruck 84, 87
Linksschenkelblock 143
Linksversorgungstyp 85
Lown-Klassifizierung 55
LVMM 154
Lysetherapie 219 ff

Mannitolhexanitrat 174 ff
Masse-Volumen-Relation 150, 154, 157, 159, 163
Maximale Drucksanstiegsgeschwindigkeit 87
Mediahypertrophie 162
Mehrbildanalyse 97
Metabolische Reserve 165
Metoprolol 181
Mikroangiopathie 139
Mikrosphären 29
Mitralklappenprolaps 113
MNSER 154
Molsidomin 174 ff
Myokard, Biopsie 138
–, Durchblutungsverteilung 9, 29
–, Infarkt 65, 71, 73, 106
–, Insuffizienz 162
–, Perfusion 110
–, Stoffwechsel 62, 65, 107
–, Szintigraphie 61, 138
Myokarditis 145

Nadolol 181
Nachtestwahrscheinlichkeit 41
Nervensystem, autonomes 124
Nifedipin 114, 126, 167, 185, 187
Nitrate 127, 173, 174 ff
Nitroglycerin 126

Operabilität 250
Oxprenolol 180
Oxyfedrin 190

Papillarmuskelruptur 256
Parasympathikolytika 124
Parasympathikomimetika 124
Penbutolol 180
Pentaerythritoltetranitrat 174 ff
Perhexilin 126, 185
Phosphate, energiereiche 107
Pindolol 181
Plasmahalbwertszeit 175
Plexektomie 126
Plötzlicher Herztod 52, 53, 54, 55
Positronen 29
Positronenemissionstomographie 29
Postinfarktangina 115
Präinfarktsyndrom 35, 37
Prazosin 127
Preload 86
Prenalterol 167
Prenylamin 185
Prinzmetal-Angina 113, 115
Programmierte Ventrikelstimulation 55
Propranolol 180
Prostaglandine 8
PTCA 242, 205 ff

Querachsenmethode 96

Radiale Bewegungsanalyse 97
Radiopharmazeutika 60, 64, 66
Raynaud-Erkrankung 113
– -Phänomen 183
Rechtsversorgungstyp 85
Redistribution 63
Reentry 12, 52, 53
Reflextachykardie 176
Rehabilitation 247
Rekanalisation 221 ff, 231
Relaxationsgeschwindigkeit 103, 119
Reperfusion 226 ff
Reserve, metabolische 165
Restenose 238
Restfluß 228
Retikulum, sarkoplasmatisches 108 f
Revaskularisation 235, 244
Risikoprofil 50
Ruheangina 35

Sarkoplasmatisches Retikulum 108, 109
Sauerstoffangebot 103
Sauerstoffmangel 104
Sauerstoffverbrauch 103, 107, 142, 164
Scheibchen-Summationsmethode 89, 90
Schlagarbeit 99
Schlagvolumen 93, 154
Schock, kardiogener 105

Sekundärprophylaxe 180
Sensitivität 40, 44, 84
Sinus coronarius 1
Signalgemitteltes EKG 50
Sklerodermie 113
small vessel disease 44, 138
Sotalol 181
Spätpotential, ventrikuläres 51, 53
Spezifität 40, 44, 84
Spontanvariabilität 46, 48
Streptokinase 111, 224, 236
ST-Strecken-Änderung 39, 50, 84
Subtraktionsangiographie, digitale 71, 72
Syndrom X 44, 138, 141
Systolische Zeitintervalle 56
Szintillationskamera 27

TCA 205 ff
Tension Time Index 88
Thalliumszintigraphie 28, 43, 61, 64
Theophyllin 44
Thermodilution 26
Thyreotoxikose 113
Timolol 181
Toleranzentwicklung 177
Trolnitrat 174

Ultraschallkardiographie 56 ff

Variant-Angina 120
Vasodilatatoren 166
Vasokonstriktion 7
V_{CF} 154
Venenbrücke, aortenkoronare 68f, 72
Ventrikelaneurysma 249 ff
Ventrikeldilatation 164, 167
Ventrikelfunktion 155, 168
Ventrikelseptumdefekt 255
Ventrikelstimulation, programmierte 55
Ventrikelvolumen 91, 92
Ventrikelwandruptur 255
Ventrikuläre Arrhythmien 40, 49
Ventrikuläres Spätpotential 51, 53
Verapamil 126, 127, 185, 188
Verletzungsstrom 12, 13
Vorhersagewert 40
Vorhofseptumdefekt 116
Vortestwahrscheinlichkeit 34, 35, 64

Wahrscheinlichkeitsverhältnis 41
Walk-through-Phänomen 125
Wandspannung 158, 168
Wiederverschlußrate 225

Xenon-Clearance-Technik 28

Zeitintervalle, systolische 56
Zweiteingriff 247